（中文翻译版）

超声心动图释疑与技巧

Questions, Tricks, and Tips for the Echocardiography Boards

原著 Vincent L. Sorrell
Sasanka Jayasuriya

主审 张　运

主译 刘丽文　郑敏娟

译者 （以姓氏笔画为序）

于　铭	马　慧	王　音	王　晶
王　静	左　蕾	冯　桦	朱　霆
朱永胜	刘丽文	齐　伟	孙　超
李红玲	宋宏萍	张　颖	陈　曦
罗　文	郑敏娟	孟　欣	赵晓妮
徐　鹏			

科学出版社

北　京

图字:01-2018-4863 号

内 容 简 介

  本书是由 Vincent L. Sorrell 和 Sasanka Jayasuriya 两位著名的心血管病和超声心动图专家主编的、以帮助读者了解和深化超声心动图临床应用的教材和习题。分 13 部分 53 章,包括 700 多道习题和 700 幅图,内容涵盖了超声心动图物理原理、超声心动图检查、心脏瓣膜疾病、左心室大小和功能、冠状动脉疾病、心肌病、先天性心脏病和胎儿超声心动图等,以及新技术应用、超声心动图相关的多模态成像,书末附有学习经验和策略。以临床视角为切入点,以提问和解答的方式,引导读者将超声心动图理论知识应用于临床实践中,并含有认证考试中出现的多种心血管系统常见疾病案例和诊断技巧。本书独特的风格可有效提高读者在其专业领域的知识水平,因此极具价值。

  本书适合心血管病超声检查和介入操作医师、内外科医师、重症监护医师、儿科医师阅读学习,同时也可以用于心血管超声规范化培训时使用。

图书在版编目(CIP)数据

超声心动图释疑与技巧:中文翻译版/(美)文森特·索莱尔(Vincent L. Sorrell),(美)萨桑卡·加亚苏里亚(Sasanka Jayasuriya)著;刘丽文,郑敏娟主译. —北京:科学出版社,2019.1

书名原文:Questions,Tricks,and Tips for the Echocardiography Boards

ISBN 978-7-03-060077-6

Ⅰ. ①超… Ⅱ. ①文… ②萨… ③刘… ④郑… Ⅲ.①超声心动图—教材

Ⅳ. ①R540.4

中国版本图书馆 CIP 数据核字(2018)第 281479 号

责任编辑:路 弘 / 责任校对:张林红
责任印制:肖 兴 / 封面设计:龙 岩

  Vincent L Sorrell, Sasanka Jayasuriya, Questions Tricks, and Tips for the Echocardiography Boards

  ISBN-13:978-1-4511-7632-2

  Copyright © 2015 by Lippincott Williams & Wilkins, a Wolters Kluwer business. All rights reserved.

  This is a Chinese translation published by arrangement with Lippincott Williams & Wilkins/ Wolters Kluwer Health, Inc. , USA.

  本书限中华人民共和国境内(不包括香港、澳门特别行政区及台湾)销售。

  本书封面贴有 Wolters Kluwer Health 激光防伪标签,无标签者不得销售。

  本书中提到了一些药物的适应证、不良反应和剂量,它们可能需要根据实际情况进行调整。

  读者须仔细阅读药品包装盒内的使用说明书,并遵照医嘱使用,本书的作者、译者、编辑、出版者和销售商对相应的后果不承担任何法律责任。

科 学 出 版 社 出版

北京东黄城根北街 16 号

邮政编码:100717

http://www.sciencep.com

三河市春园印刷有限公司 印刷

科学出版社发行 各地新华书店经销

*

2019 年 1 月第 一 版 开本:889×1194 1/16

2019 年 1 月第一次印刷 印张:23 1/4

字数:756 000

定价:150.00 元

(如有印装质量问题,我社负责调换)

Questions, Tricks, and Tips for the
ECHOCARDIOGRAPHY BOARDS

Vincent L. Sorrell, MD, FACC, FACP, FASE

The Anthony N. DeMaria Chair in Cardiovascular Imaging
Professor of Medicine
Assistant Chief for the Division of Cardiovascular Medicine
Director of Cardiovascular Imaging
University of Kentucky
The Linda and Jack Gill Heart Institute
Lexington, Kentucky

Sasanka Jayasuriya, MBBS, FACC, FASE

Clinical Instructor
Section of Cardiovascular Medicine
Division of Medicine
Yale University School of Medicine
New Haven, Connecticut

. Wolters Kluwer
Health

Philadelphia • Baltimore • New York • London
Buenos Aires • Hong Kong • Sydney • Tokyo

原著者

Aiden Abidov, MD, PhD, FACC, FAHA, FASE
Associate Professor, Medicine and Radiology
Division of Cardiology, Department of Medicine
The University of Arizona College of Medicine
Medical Director
Echocardiography/Cardiovascular Imaging
The University of Arizona Medical Center
Tucson, Arizona

Masood Ahmad, MD, FRCP(C), FACP, FACC, FAHA, FASE
Professor of Medicine, Director of Echocardiography Laboratory
Division of Cardiology
Department of Internal Medicine
University of Texas
Galveston, Texas

Mohamed Ahmed, MD
Post-Doctoral Associate
University of Pittsburgh Medical Center
Heart and Vascular Institute
University of Pittsburgh
Pittsburgh, Pennsylvania

Andre Babak Akhondi, MD
Interventional Cardiology Fellow
Division of Cardiology
University of California Los Angeles
Los Angeles, California

Paul Anaya, MD, PhD
Associate Professor of Medicine
Division of Cardiovascular Medicine
Gill Heart Institute
University of Kentucky
Lexington, Kentucky

Edgar Argulian, MD, MPH
Attending Physician
Department of Medicine, Division of Cardiology
St. Luke's Roosevelt Hospital Center, Mount Sinai Health Network
New York, New York

Reza Arsanjani, MD
Staff Physician
Department of Cardiology
Cedars Sinai Medical Center
Los Angeles, California

Ayman Haj Asaad, MD
Instructor Fellow
Division of Cardiovascular Disease
University of Alabama at Birmingham
Instructor Fellow
Division of Cardiovascular Disease
University of Alabama Hospital
Birmingham, Alabama

Robert Attaran, MD, FACC, FSCAI, FASE
Attending Cardiologist
Department of Cardiology
Aventura Hospital
Aventura, Florida

Alison L. Bailey, MD
Assistant Professor of Medicine
Gill Heart Institute
University of Kentucky
Lexington, Kentucky

Brent J. Barber, MD
Associate Professor
Section of Pediatric Cardiology
University of Arizona, College of Medicine
Tucson, Arizona

Daniel Berman, MD, FACC
Chief of Cardiac Imaging and Nuclear Cardiology
Medical Director, Artificial Intelligence in Medicine Program
Medical Director, Biomedical Research Institute
Cedars-Sinai Medical Center
West Hollywood, California
Professor of Imaging and Medicine
David Geffen School of Medicine
University of California, Los Angeles
Los Angeles, California

Louis I. Bezold, MD
Associate Professor and Vice-Chair
Department of Pediatrics
University of Kentucky College of Medicine
Enterprise Quality Director
Kentucky Children's Hospital
Lexington, Kentucky

Kunal Bodiwala, MD, FACC
Staff Cardiologist, Director of Cardiac Imaging
Advocate Medical Group
Illinois Heart and Lung
Normal, Illinois

Charles L. Campbell, MD
Associate Professor of Medicine
Division of Cardiovascular Disease
Department of Medicine
University of Kentucky Lexington
Veterans Administration Hospital
Lexington, Kentucky

Farooq A. Chaudhry, MD, FACP, FACC, FASE, FAHA
Professor of Medicine, Cardiology
Director, Echocardiography Laboratories
Associate Director, Mount Sinai Heart Network
Icahn School of Medicine at Mount Sinai
Zena and Michael A. Wiener Cardiovascular Institute
Marie-Josée and Henry R. Kravis Center for Cardiovascular Health
New York, New York

Andrew Cheng, MD
Acting Instructor/Senior Fellow
Department of Medicine
Division of Cardiology
University of Washington
Seattle, Washington

Patrick Collier, MD, PhD, FASE
Associate Staff Cardiologist
Robert and Suzanne Tomsich Department of Cardiovascular Medicine
Cleveland Clinic Foundation
Cleveland, Ohio

Dennis M. Enomoto, MD, FACC
Staff Cardiologist
Division of Cardiology
Department of Medicine
St. Luke's Magic Valley Medical Center
Twin Falls, Idaho

Francesco F. Faletra, MD
Staff Cardiologist
Cardiocentro Ticino
University of Zurich
Lugano, Switzerland

Paul E. Fenster, MD, FACC
Associate Professor of Medicine
The University of Arizona College of Medicine
Tucson, Arizona

Edward A. Gill, MD, FASE, FAHA, FACC, FACP, FNLA
Professor of Medicine
Division of Cardiology
Department of Medicine
Adjunct Professor of Radiology
Director of Harborview Medical Center Echocardiography
University of Washington School of Medicine
Clinical Professor of Diagnostic Ultrasound
Seattle University
Seattle, Washington

John Gorcsan III, MD
Professor of Medicine
University of Pittsburgh
Pittsburgh, Pennsylvania

Jeffrey K. Gregoire, RDCS, RRT
Technical Director, Outpatient Echocardiography Lab
Department of Medicine
University of Arizona Medical Center
Tucson, Arizona

Brian Griffin, MD, FACC
Head, Imaging Section
Cardiovascular Medicine
Cleveland Clinic
Cleveland, Ohio

M. Reza Habibzadeh, MD
Staff Cardiologist
Carondelet Heart and Vascular Institute
St Mary's Hospital
Tucson, Arizona

Kamran Haleem, MD
Non-Invasive Cardiologist
Cardiovascular Medicine
Hudson Valley Heart Center
Poughkeepsie, New York

Arzu Ilercil, MD
Associate Professor of Medicine
Cardiovascular Sciences
University of South Florida
Staff Physician
Cardiovascular Disease
Tampa General Hospital
Tampa, Florida

Sasanka Jayasuriya, MBBS, FACC, FASE
Clinical Instructor
Section of Cardiovascular Medicine
Division of Medicine
Yale University School of Medicine
New Haven, Connecticut

Jooby John, MD, MPH, FACC, FSCAI
Staff Cardiologist
Cardiovascular Associates Inc.
Kissimmee, Florida

Elizabeth B. Juneman, MD
Associate Professor
Department of Medicine
University of Arizona
Director of Echocardiography
Department of Medicine
Southern Arizona VA Health Care System
Tucson, Arizona

Nishant Kalra, MD
Interventional Fellow
Cardiovascular Diseases
Gill Heart Institute
University of Kentucky
Lexington, Kentucky

Divya Kapoor, MD, FACC
Assistant Professor
Sarver Heart Center
University of Arizona
Director Tele-Cardiology Program
Cardiology Division
Southern Arizona VA Health Care System
Tucson, Arizona

Dalane W. Kitzman, MD
Professor of Internal Medicine
Section on Cardiology
Kermit G. Phillips, II Chair in Cardiology
Wake Forest School of Medicine
Winston-Salem, North Carolina

Scott Klewer, MD, FAAC
Professor
Chief, Division of Pediatric Cardiology
Peggy M. Barrett Endowed Chair for Congenital Heart Disease in Adults
Department of Pediatrics
The University of Arizona College of Medicine
Tucson, Arizona

Konstantinos P. Koulogiannis, MD
Associate Director, Cardiovascular Core Lab
Department of Cardiovascular Medicine
Morristown Medical Center
Gagnon Cardiovascular Institute
Morristown, New Jersey

Itzhak Kronzon, MD, FASE, FACC, FACP, FESC, FAHA
Professor of Cardiology
Hofstra University
Chief
Non-Invasive Cardiac Imaging
North Shore-Long Island Jewish/ Lenox Hill Hospital
New York, New York

Daniela Lax, MD
Associate Professor
Department of Pediatrics (Section of Pediatric Cardiology)
University of Arizona
University of Arizona Medical Center
Tucson, Arizona

Kwan S. Lee, MD
Assistant Professor
Department of Cardiology
University of Arizona
Medical Director of Cardiology
Department of Cardiology
University of Arizona Medical Center South Campus
Tucson, Arizona

Steven J. Lester, MD, FACC, FRCP(C), FASE
Associate Professor of Medicine
Mayo Clinic College of Medicine
Scottsdale, Arizona

Steve W. Leung, MD
Assistant Professor
Department of Medicine and Radiology
Gill Heart Institute, University of Kentucky
Lexington, Kentucky

Rekha Mankad, MD, FACC
Instructor of Medicine
Division of Cardiovascular Diseases
Mayo Clinic School of Medicine
Rochester, Minnesota

Sunil Mankad, MD, FACC, FASE
Associate Professor of Medicine
Director of Transesophageal Echocardiography
Associate Director, Cardiology Fellowship
Division of Cardiovascular Diseases
Mayo Clinic College of Medicine
Rochester, Minnesota

Marti L. McCulloch, BS, MBA, RDCS, FASE
Director of Cardiovascular Imaging
Cardiovascular Imaging Section
Department of Cardiology
Houston Methodist DeBakey Heart and Vascular Center
Houston, Texas

Mohamed Morsy, MD, FACC, FASE, FACP
Assistant Professor
Division of Cardiology
Department of Medicine
University of Texas Medical Branch
Galveston, Texas

Steven D. Mottl, BS, DO
Director of Non-Invasive Cardiology
The Heart Hospital
Baylor Denton
Denton, Texas

Navin C. Nanda, MD
Distinguished Professor of Medicine
and Cardiovascular Disease
Director
Heart Station/Echocardiography
Laboratories
University of Alabama at Birmingham
Birmingham, Alabama

Jacqueline A. Noonan, MD
Pediatric Cardiologist
UK Healthcare's Kentucky Children's
Hospital
Professor Emeritus
Department of Pediatrics
University of Kentucky College of
Medicine
Lexington, Kentucky

Natesa G. Pandian, MD, FACC
Professor, Tufts University School of
Medicine
Director, Heart Valve Center
Co-Director, Cardiovascular Imaging
Center
Director, Cardiovascular Ultrasound
Research
Boston, Massachusetts

John P. Panidis, MD, FACC, FASE
Professor of Medicine
Department of Medicine
Temple School of Medicine
Attending
Department of Cardiology
Temple University Hospital
Philadelphia, Pennsylvania

Ayan R. Patel, MD
Professor
Department of Medicine
Tufts University School of Medicine
Director
Cardiovascular Imaging Center
The Cardiovascular Center
Tufts Medical Center
Boston, Massachusetts

Pravin Patil, MD
Assistant Professor of Medicine
Division of Cardiology
Temple University Hospital
Philadelphia, Pennsylvania

Dermot Phelan, MD, PhD
Cardiologist
Cardiovascular Imaging
Cleveland Clinic Foundation
Cleveland, Ohio

Min Pu, MD, PhD
Professor of Internal Medicine
Department of Cardiology
Wake Forest University
Director of Echocardiography
and Stress Laboratory
Department of Cardiology
Wake Health Baptist Medical
Center
Winston-Salem, North Carolina

Amit Pursnani, MD
Assistant Professor of Medicine
Division of Cardiology
Temple University Hospital
Philadelphia, Pennsylvania

Peter S. Rahko, MD
Professor of Medicine
Department of Medicine
University of Wisconsin School of
Medicine and Public Health
Director
Adult Echocardiography Laboratory
Cardiovascular Medicine
University of Wisconsin Hospital and
Clinics
Madison, Wisconsin

Louai Razzouk, MD, MPH
Cardiovascular Fellow
Department of Medicine
Division of Cardiology
New York University School of
Medicine
New York, New York

Vera H. Rigolin, MD
Professor of Medicine
Division of Cardiology
Department of Medicine
Northwestern University Feinberg
School of Medicine
Medical Director
Echocardiography Laboratory
Northwestern Memorial Hospital
Chicago, Illinois

Benjamin Sanchez, MD
Associate Professor of Medicine
Division of Cardiology
Temple University Hospital
Philadelphia, Pennsylvania

Muhamed Saric, MD, PhD
Associate Professor
Leon H. Charney Division of
Cardiology
Director
Echocardiography Lab
New York University Langone Medical
Center
New York, New York

Chetan Shenoy, MBBS
Fellow
Division of Cardiology, Department of
Medicine
Tufts Medical Center
Boston, Massachusetts

Mikel D. Smith, MD, FACC, FAHA, FASA
Alberto Mazzoleni Professor of
Cardiology
Department of Medicine
Division of Cardiovascular Disease
University of Kentucky
Director
University of Kentucky and Gill Heart
Echocardiography Labs
Department of Internal Medicine
Albert B. Chandler Hospital and Gill
Heart Institute
Lexington, Kentucky

Vincent L. Sorrell, MD, FACC, FACP, FASE
The Anthony N. DeMaria Chair in
Cardiovascular Imaging
Professor of Medicine
Assistant Chief for the Division of
Cardiovascular Medicine
Director of Cardiovascular Imaging
University of Kentucky
The Linda and Jack Gill Heart Institute
Lexington, Kentucky

William Stewart, AB, MD
Professor
Cleveland Clinic Lerner College of
Medicine
Staff Physician
Cardiovascular Medicine
Cleveland Clinic
Cleveland, Ohio

Lissa Sugeng, MD, MPH
Associate Professor of Medicine
  Cardiovascular Medicine
Yale Cardiovascular Clinical Research
Yale School of Medicine
New Haven, Connecticut

Prakash Suryanarayana, MBBS, MD
Assistant Professor
Division of Cardiology
University of Arizona Medical Center
Assistant Professor
Division of Cardiology
University of Arizona Medical Center,
  South Campus
Tucson, Arizona

Gabriel Vorobiof, MD, FACC, FASE
Assistant Clinical Professor of Medicine
  (Cardiology) and Molecular &
  Medical Pharmacology
Department of Medicine, Division of
  Cardiology
David Geffen School of Medicine at
  University of California, Los Angeles
Director
Non-Invasive Cardiology Laboratories
University of California, Los Angeles
  Cardiovascular Center
Ronal Reagan University of California,
  Los Angeles Medical Center
Los Angeles, California

R. Parker Ward, MD
Professor of Medicine Director
Cardiovascular Fellowship Program
Non-Invasive Imaging Laboratories
Section of Cardiology
University of Chicago Medicine
Chicago, Illinois

Russell Witte, PhD
Associate Professor
Medical Imaging, Optical Sciences,
  Biomedical Engineering
University of Arizona
Tucson, Arizona

中文翻译版序

　　进入 21 世纪以来,随着科学技术的迅猛发展,超声心动图影像技术日新月异,已成为现代医疗、教学和科研工作的重要工具。由于超声技术具有安全、简便、准确、价廉、可随时应用、可反复检查等优点,这一技术已广泛应用于心血管病内科、心血管病外科、心血管病儿科、老年病科、急诊科、麻醉科、重症监护科等多个专科,因此对超声理论的正确理解、超声技术的规范操作和超声图像的合理解释已成为这些专科医师不可或缺的培训内容。

　　超声心动图学术界蓬勃发展的一个重要标志是该领域专著的繁花似锦,正所谓"荒林春雨足,新笋进龙雏"。然美中不足的是,以往出版的书籍多为"高大上"的理论专著,缺乏一本可临阵杀敌的"孙子兵法"。由科学出版社出版、空军军医大学附属西京医院超声医学科刘丽文和郑敏娟两位教授主译的《超声心动图释疑和技巧》,是美国超声专业认证的标准化考试专用习题册,原著由 Vincent L. Sorrell 和 Sasanka Jaya-suriya 两位著名的心血管病和超声心动图专家牵头,组织美国超声心动图学会多名专家教授撰写而成。该书"以病人为中心",基于认证考试中出现的多种心血管系统常见和疑难疾病的简要病史和超声心动图图像,以提问和回答相结合的方式,提供诊断线索、思维角度、鉴别方法和解决技巧,引导读者将超声心动图的理论知识应用于临床实践之中,全面提高超声心动图诊断水平。该书对于从事超声心动图诊断工作的新兵,无疑提供了一件"临阵磨枪,不快也光"的武器,而对于超声心动图学界的资深专家,开卷即可观赏"半亩方塘一鉴开,天光云影共徘徊"的奇特景色。

　　该书共分 53 章,作者从基础理论和设备原理入手,重点探讨疾病诊断,同时展望技术进展,是一本难得的超声心动图"孙子兵法"。刘丽文和郑敏娟两位学者率领多位超声专家,夜以继日,辛苦工作,终使该书与广大读者见面,我认为她们做了一件大好事。我衷心祝贺该书的出版,同时希望这本著作对于促进我国超声心动图规范化培训与国际专业考试,以及培训教育的接轨起到重要的推动作用。

中国工程院院士　张运

2018 年 8 月 10 日

译者前言

  随着超声医学不断发展,超声心动图的临床应用也日臻成熟、完善,以其实时、准确、方便等优势,越来越广泛地参与临床诊疗指导过程,成为临床医师不可或缺的帮手。目前,关于超声心动图方面的译著已有不少面世,多数是传统或经典教材的译本,对有一定基础的超声医师和心脏内外科等相关专业临床医师熟悉超声技术的临床应用、正确解读超声参数的临床意义显得必要和实用。

  本书是一本帮助读者了解、深化超声心动图临床应用的教材和习题册。以临床视角切入,以问题和答案解析的方式提出知识要点,引导读者将超声心动图的理论知识应用于实践之中。本书内容丰富、知识点全面,从理论到实践及新技术均有涵盖,并在一些重点问题上从不同角度进行了强化,非常适合有一些工作经验的超声医师和心内外科临床医师学习及使用。

  另外,本书也是美国超声专业认证的标准化考试专用习题册,由 Vincent L. Sorrell 和 Sasanka Jayasuriya 两位美国知名的心血管和超声心动图专家,组织美国超声心动图学会(American Society of Echocardiography,ASE)多名专家教授编写,紧扣临床需求和发展动态,对国内的超声专业工作者而言,是一本内容丰富、实用,能提供国际化培训视野的好教材。

  本书的翻译工作量较大,全部是由译者在繁忙的临床工作之余完成的,全体译校者和有关人员通力合作,尽心尽力,如有疏漏之处,敬请专家学者和读者予以指正。

空军军医大学西京医院 刘丽文 郑敏娟

2018 年 11 月 10 日书于西安

献　词

　　任何成就,无论伟大或是微小,我相信都离不开我所爱的人们的付出与奉献。因为他们必须付出更多的时间和精力去分担各种事物,并且要对我格外包容。我从父亲身上获益良多,是他告诉我,要努力工作,锲而不舍,持之以恒,可以克服许多的自身不足之处;至于我的母亲,她总是能从自己的孩子身上发现许多优点,好像他们才是对家里付出最多努力的人;我的兄弟杜安总是把家人放到第一位;而我的孩子们则引导了我的焦点和目标:我听从佐伊的建议利用清早时段有效率地写作这本书,从杰克的物理或数学教材中得到参考材料。他们的大学学习任务也是十分繁重的,但他们轻松热情的态度也影响着我如何对待这些繁劳的工作。最后,我把这本书献给我亲爱的妻子阿曼达,她对人生的诸多事都有非同寻常的见解,如果没有她的督促和鼓励,这本书永远也不会完成。

——VLS

　　献给我的父母——贾杨塔和简思,在一个美丽的斯里兰卡乡村用爱和感情养育了我,并树立了我正确的价值观念;感谢我丈夫阿尔文达对我们的孩子们的照顾和对家庭的奉献,正是他的支持和鼓励,我才能有时间来完成这本书;也感谢所有的老师、家人及朋友们,是他们和我一起度过人生岁月并支持我前进的每一步。

——SJ

原著前言

　　每年,在心脏病学会筹备超声心动图认证考试时,我都能体会到这门学科的博大精深,也让我想起许多年前我参加考试的情景。当时,获得练习的途径有限,而且没有人参加过这项考试,所以也没有任何备考经验可以借鉴。我目睹了许多同事通过努力阅读、参加小组会议、练习习题成为超声心动图专家。重要的是,除了学习课本知识,他们在日常临床结果解读及患者管理方面也做了充分准备。超声心动图是一门通用学科,丰富的超声心动图知识对介入医师、电生理医师和心脏科医师的日常实践有重要意义。

　　本书提供了认证考试中出现过的多种心血管疾病案例和常见诊断技巧,读者可借此评估自己的知识水平。

　　在本书中,我的合作者和我一起收集编辑了各地具有不同教学风格专家的习题,旨在使读者的学习获益最大化。

　　本书并非传统意义的超声心动图教科书,但它系统地概括了超声相关的多个章节。这些章节为读者提供了认证考试中常见的概念解答。每一章的练习难度都与美国心脏超声专项能力考试(ASCeXAM)相当。练习题为单选答案模式。正确及错误选项均有详细的解释说明。

　　许多作者都参加了美国超声专项考试题库的编写,因此不能直接处理某些问题或主题,以防泄露考试材料。我们尊重他们高尚的职业道德,并与其国家超声心动图考试组织确定合同后才予以安排。因此,他们同意参加本书的编写。他们的独到见解是本书的关键。因为本书培养读者提出第二、第三衍生知识型问题的洞察力,而这种洞察力要求更高层次的思维,而不是机械记忆。作者来自不同的专业背景。在编书过程中,他们一直严格遵守职业道德,没有透露任何 ASCeXAM 机密材料。

　　此外,我们也通过和许多同事及考生的交流汲取了他们成功学习的经验。编辑们花了很大的精力将常用的备考技巧、对标准化考试的见解及专家提供的一般应考技巧归为一章。我们避免讨论具体材料或确切问题,因为我们意在提供方法以便读者在准备考试中有效安排时间,而不违背保密原则。

　　通过学习精选习题的答案,读者肯定会获益。但我们真诚地希望读者能反复练习习题,评判地看待正确和错误选项,且花时间阅读与练习相关的参考材料。只有这样才能更加受益。

　　Jayasuriya 博士以其敏锐的洞察力在本书中评估了其他相关教育材料。读者可以借此直观地了解已出版的教学材料,并获得其他考生对这些材料的反馈和评价。因此,读者可以对这些超声心动图相关教材有自己的见解。我们不是为教材排名,而是让读者了解哪些材料是适合自己的。因为考生学习方式各异,对于一些人来说某些学习材料更适合。我们希望读者通过阅读本章能选择与其学习风格一致的教育材料。

　　本书独特的风格能够有效提高读者在其专业领域的知识水平。对于心脏科研究生,希望保持超声心动图技能的中级教员,想要参加 CME 和 ASCeXAM 的高级教员、超声医师,以及任何对超声心动图感兴趣的人,本书都极具价值。心脏科医师、麻醉医师、住院医师和内科医师、重症监护医师、外科医师及儿科医师均可从本书获益。

　　许多重要的图像、图形和表来自 *Feigenbaum's Echocardiography* 和其他核心超声心动图教材。Wolters Kluwer 同时提供视频和图片,以便读者能更好地理解动态图像。"视频与图片远胜文学描述。"这句话是对本书的恰当描述。许多作者同时提供了基于案例的考试题,这能帮助读者了解自己在临床情况下处理超声数据的能力。

虽然我们尽力在本书出版时确保问题和答案的准确性，并反映推荐的标准指南，但若仍有错误，我们将非常感谢您的不吝指正。

我个人对参与本书编写的每一位作者都报以最诚挚的感谢。他们中的许多人是我钦佩的朋友和同事。还有许多是我最近才认识但是已久仰其名的新朋友。他们都是杰出的教师，我一直并将继续向他们学习心血管成像方面的知识。

我要对我的合作编者 Sasanka Jayasuriya 致以最深切的感谢。她是我最好的心血管研究参与者之一。她刻苦学习并以优异的成绩通过了超声心动图考试。是她最早提出以问题和答案的形式编写一部超声心动图教材。她在孕育新生命的同时，仍然不知疲倦地工作。她没有给女儿命名 Nyquist 或 Coanda 真让我意外。

最后，在我们看来，如果你能够正确地回答大多数的问题，那么我们相信你已经为 ASCeXAM 做好准备了。如果某些章节对你有难度，请你重点学习这些章节，阅读这些章节的附加推荐阅读。

祝你考试好运！更祝你能深化理解超声心动图的原理及应用。

Vincent L. Sorrell and Sasanka Jayasuriya

目　录

第1章

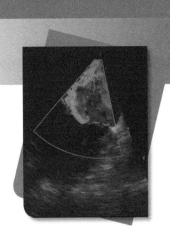

考试原则

许多医师认为，为获得专业认证而进行的标准化考试，更像是一种考试技能的测试而不是知识的测试。事实上有人在研究这种现象，正如《美国家庭医生杂志》中一篇文章提到的，有作者在研究实习医师必需的背景知识与这些非临床技能间的相互影响。研究者发现，非临床医师通过努力是有可能通过标准化考试的，尽管他们的实际能力可能还达不到执业医师的标准。

因此我们相信，准备充分的报考者，应具备与考试内容相关的渊博知识，同时也要具备相应的应试技巧。与大量考试通过者交流后得到这样的建议，多进行综合练习，总结以往的成功和失败经验。这对能根据确切知识去选择最佳答案的考生可能用处不大，但当考生面对考题犹豫不决时，这些经验和技巧或许是很有价值的。

常用概念

这里要说明的是有三种主要的推测类型，随机的、有提示的和有明确信息提示的。当考生阅读后面对完全没有想法的问题选择一个最佳答案时，就是随机推测。有提示的推测是可以根据一些提示进行推演。有明确信息提示的猜测常称之为"有根据的推测"，指根据一些不是很完整的知识做出的推测判断。

医学考生很少进行随机推测，而常常依据有提示推测或有明确信息根据推测来做决定。一项重要的考试技巧就是排除那些不正确的选项。通过简单的去除错误的选项，考生提高了正确选择答案的概率。然而，一个考生能排除全部选项中的错误后仍剩下两个选项，最好情况下他（她）也仅仅有 50％ 回答正确的可能性。

ABIM 官方报道，近 85％ 的考题是针对临床的情景题而不是基于知识的推理题，22％ 是记忆题，且大多数是针对基础知识。最新知识的考题很少，因为题目都在考试前一年就整理准备好了。当然，最新临床研究成果方面的题也不会考。

现在 ASCeXAM（成人心脏超声专业考试）的考题都是由计算机测试中心提供的，有多选题和病例分析题。同时出版的相关复习书籍，其内容大纲也提到，ASCeX-AM 由 4 个考试模块组成，3 个多选题模块（60 分钟）和一个病例分析题的模块（90 分钟）。这些题按照以下目录进行分类排布。

1. 超声物理原理。
2. 心脏瓣膜病。
3. 心室大小及功能，冠脉疾病，心肌病。
4. 先心病和胎儿超声心动图。
5. 心脏肿瘤、心包疾病、心肌收缩功能，超声心动图新应用。

考生将要被考到 M 型超声、二维和多普勒超声、经食管超声、超声造影和负荷超声心动图等知识。

在 ASCeXAM 考试前几天进行填鸭式复习可能会造成倒摄抑制，即长期牢固记忆的内容会被当前学习内容替代的现象，而短期记忆的知识不能抵消长期储备的知识遗忘的损失，这就导致记忆失衡。当然会有一些成功的应试者，他们发现难以理解的知识可以在考试前用几天时间死记硬背，像一些公式或定量参数。又比如，有些应试者在物理基础方面比较薄弱，他们就会死记硬背一些诸如波长、带宽、衰减系数、多普勒频移等概念和数值。

有一些人死记瓣膜反流程度为轻度、重度（剩下的就是中度）的量化指标，并针对这类问题，考试前做成卡片帮助记忆，这样快速信息堆砌的方法，对于强化那些不能遗忘的内容很有效，对考试内容进行准确答题也很有帮助。当然，最重要的还是反复练习。

最重要的考试经验，就是在前主治阶段（fellowship）第一年通过反复练习、强化知识来准备考试，完成一个学习过程。不要在考试前花上几天或是几周进行"临时抱佛脚"式的突击复习。成人心血管研究培训课程是以周为频次的习题练习课程，当应试者想通过他们的认证考试时，就得认真准备和学习，才能顺利通过。无论是培养考试文化还是考生积极练习各类考题，其核心都遵从考试技巧的一个最重要的原则，即练习，练习，再练习。尽管"练习不可能创造最佳"，但它能给考生以自信，并降低记忆负担和焦虑。重要的是，这种练习有助于帮助考生对自身薄弱的知识进行补充巩固。注意在讨论和练习章节中要进行标注。

一些通过了 ASCeXAM 考试的高手认为，小组学习法很值得推荐。尽管这种练习很可能对应试者是一种新体验，但是通过小组讨论，组员可以获取考试中需要的一些非常专业的知识。根据从这种练习受益的人群中调查得知，限定每组 3～6 人，经常定期进行（通常是每周 1 次）是很有效的，人数限定有助于保持讨论的中心和命题不偏题。如果其他成员想提升水平要加入，他们只能聆听和记录，但不能表述太多问题以免打扰正常交流秩序。通过 4～6 个月的训练，小组讨论将完成整本教材内容的学习。在每个 45～90min 的复习章节中，要保证一定的时间用于解答练习题。在复习章节的训练中要时刻做出注释并经常记下不懂的原理、疾病或技术性问题，以便后续有针对性加强。

我们曾向考生和教师极力推荐的综合性教材，最多的是 ASE 或 MAYO 的综合课程材料，上述材料不仅对学员现已掌握的知识加以巩固复习，还能补充新的知识点。我们认为，这些综合性课程在学期期末是很有用的，但不建议替代 4～6 个月的小组学习。

阅读这些复习资料和其他典型例题时，其实最重要的是掌握那些选项正确与否的原因。只能简单回答出问题的答案，不如真正理解错误选项的错误之处更有意义。也许，考生可以不用完全理解题意就能正确回答问题，但可能不多久将会忘记此类或相似的问题。花时间去理解其他选项，关注教材提出的重点，这样做是值得的，因为它会夯实考生的知识基础、为将来遇到类似问题提供解决方案。为此，本书在每个问题后都会注明详细解析，为考生的知识增长提供必要的储备材料。

医学类很多题目都涉及基本原理和概念，这些都属于临床基础方面的内容。基础好的考生常常能够不用看其他选项就可以根据相关信息作出选择。尽管题目不会专门设计"陷阱"，但应该记住，就像面对实际的患者，考题不可能完全能对号入座，常常会只有部分答案是正确的，在考生出最终选择前必须完整阅读每个选项。

当解答有详细临床信息题干的病例分析题时，每个题干的最后一句和最初印象选择值得重视，阅读冗长的提示时，考生潜意识会去甄别错误并筛选出事实。可将您的注意力放在题干的核心部分。这个小窍门就相当于在会诊中去倾听一个冗长的病史，最后做出总结一样有用。我们需要知道，为什么在请求会诊时开始要进行病情阐述，这样专家才能从陈述的信息中过滤掉不必要的信息，留下有用的信息进行汇总。用这种方法，在阅读完提示前最佳答案可能已经显而易见了。经过几个小时的测试，这种技巧可以大大降低精神疲劳和视觉疲劳。示例如下。

一名主动脉狭窄伴二尖瓣反流（MR）的 82 岁男性患者，定期前来复诊。患者 5 年前就诊断出有严重的主动脉狭窄，他每天坚持进行体能锻炼，沿湖行走 4.8km。2 周前做了常规超声心动图，提示主动脉瓣钙化、瓣口狭窄，开放面积 0.9cm²，平均和峰值压差分别为 41mmHg、62mmHg，较前没有明显改变。二尖瓣瓣叶增厚及退行性变，中度二尖瓣环钙化，可确认中度的 MR。要用量化标准进行 MR 定量评价，那下面哪个标准和中度 MR 最不一致？

A. ERO 0.30cm²

B. 腔静脉收缩 0.6cm

C. 反流分数 55％

D. 反流容积 42ml

E. 反流束面积 6cm²

本题答案是 C。A 等其他选项都是瓣膜中度 MR 的定量表现。C 是和重度 MR＞50％ 一致。要想正确地回答这个问题，题干最后一句很重要，考生就可以在选择项里快速浏览。尽管这位 82 岁患有严重主动脉狭窄的老者每天沿湖行走锻炼的现象比较少见、难免引起读者注意，但在一场时间分秒必争的考试关注这种细节并不合适。

不要空腹参加考试，尽量饮食清淡，避免高脂饮食，因为这会导致应试者反应迟钝。根据应试者习惯可选择苹果或咖啡，有助于提高记忆力，但不必为考试改变生活习惯。

专业理论知识

众所周知，每个题目最重要的就是要抓住中心思想，中心思想是什么？大多数编者都有一个教学重点，如果你能抓住重点，那答案就显而易见了，从而避免对题目过度解读，否则只能使题目更加晦涩难懂。

例如，"下列哪项超声表现，提示心脏有病理改变的患者最可能出现心血管事件？"和"先天性心脏病患者术后的超声心动图表现，哪项最能表明患者状态好转？"可能就有完全不一样的答案。阅读题干时深谙此道是很有必要的。

本教材还兼顾了种族、人种、地域、职业等情况。如非洲裔美国人更易罹患肉瘤；年轻女性比男性罹患红斑狼疮的比例要高；许多先天性疾病是有性别特异性的。

考试中不要纠结于让你犹豫不决的题目。先跳过它，以后再回来看这道题。有时，后面的题目反而会帮助你得到答案或让你的知识记忆逐渐恢复，从而提升你正确选择的能力。

下面是考生遇到一些难题时常采用的取巧方法，但是在像 ASCeXAM 这种级别的考试未必适用。

1. **语法暗示**——干扰选项与题干表达不相符。

例:患者需要进一步诊断时最佳的步骤是什么?
A. 立即进行 CT 外科会诊
B. 制订可选的门诊随访
C. 进行急诊床旁经食管超声检查 TEE
D. 立即使用氨茶碱(可松弛支气管缓解喘息症状)
E. 请求上级医生会诊

答案是 C。考生应该意识到只有 C 选项是"诊断"项,其他项都无法做出"诊断"。所以,即使没有提供患者情景,而出现的唯一"诊断"项就是我们要找的答案。这就是一种语法暗示。

2. 逻辑暗示——单项子集选项详尽概括题干内容。

如:下列哪项说法正确?
A. 提高超声探头频率将提高深度分辨率
B. 提高超声探头频率不会改善深度分辨率
C. 提高超声探头频率将降低深度分辨率
D. 超声探头频率无法改变
E. 深度分辨率也无法调整

答案是 C。考生看到 ABC 已经把可能的三种情况都排列出来了,只需要在它们三个中选一个即可。

3. 绝对/限制性词汇与开放性词汇——像"总是、从不、全部、没有一个"等词常常提示它不是答案,因为它们太绝对并限制一切可能性。这些词限定了一些实际存在的可能性,而在医学中这种现象是很罕见的。开放性表达如"通常、经常、大多数、可能和一般"等词,常常是正确的选项(也并不一定总是),因为它们限定很少且适用于各种各样的临床可能性。

如:超声心动图造影增强技术将:
A. 一定可提高心肌边界的识别
B. 从不能增强左室心肌显像
C. 常常可提高左室心尖四腔的显像
D. 常常(>20%)引起一些轻微的不良反应如背痛
E. 左室容积测量值总是比常规超声心动图法非造影成像测得的高

答案是 C。尽管造影超声常能提高心肌边界的识别(A),且和常规超声相比测得的容积值会高些(E),但是还是有很多情形下(大多数是技术原因)这些结论并不成立。考生意识到这条,由于用了"一定"这个词,就剔除了这些选项。同样,B 中用了"从不",但有时,造影可增强左室心肌显像(特别是用了灌注成像)。这样就只剩下 C 和 D 可选了。

4. 长句选项多为正确答案——比起其他选项,正确答案更长、更完整,也更专业。

如:以下哪个说法更好说明了 M 型超声和 2D 超声心动图的区别?
A. M 型超声的空间分辨率优于 2D
B. 2D 和 M 型超声都需要优化扫描技术来获得最佳时间和空间分辨率
C. M 型超声的时间分辨率是 2D 的 100 倍以上
D. 2D 的时间分辨率可以通过减小扇形成像的宽度来提高
E. 改变探头频率将改变 2D 特性,但 M 型超声不变

答案是 B。这条经验未必比其他"技巧和窍门"实用,但这是考试者通过大量尝试获得验证的宝贵经验。本书谨慎推荐使用这条经验,只有当考生完全不知如何选择时它才是最后的一招。

5. 以上都是或以上都不是选项——这是常说的"技巧"之一,本书编者也意识到,这个选项常常就是正确答案。当有"以上都是"选项时,一旦你确定 2 个选项是正确的,那么这个题的答案就可能是"以上都是"。为此,我们的资料中很少出现这种题,而常常包含有不正确的选项来减弱这种技巧的使用。这种技巧在 ASCeXAM 考试中能否奏效还不清楚。
记住,如果选项的部分内容是错误的,那么"以上都"的选项就是错误的!然而,选项的部分内容是对的,"以上都"的选项也不能选为最佳答案。

6. 相反选项——如果两个选项是相反的,其中一个可能是正确答案。

如:A. 彩色血流多普勒信号将升高
　　B. 彩色血流多普勒信号将减少

7. 从没听说的选项——如果这个选项听起来很"荒谬",那它可能就是"荒谬"的。不要选一个从来没有听说过的作为答案,因为它很可能就是不正确的。

如:A. 当微泡造影增强信号被动脉循环稀释破坏时,经二尖瓣口的多普勒频谱血流信号带宽会变窄。
　　这是为了迷惑考生而完全虚构的一个说法。

8. 我以前做过这道题,知道正确答案——做计算题时要小心,因为它有好几个貌似正确的答案,不要轻率地选择。编者知道,应试高手会"找答案",他们需要考核考生能否选对公式或计算正确。为了让考生更专注于考试而不是猜答案,出题人现在常常会提供一个迷惑

性的错误公式,或是在正确公式里填一个错误的数字。

如:AV 面积是用以下哪个参数计算?		
LVOT 2.0cm	RVOT 2.2cm	RVOT vti 17cm
LVOT vti 20cm	AR pht 400m	
AV vti 100cm	AV 平均压力	AV 峰值
	梯度 60mmHg	＝速度 5.0m/s

A. $0.63cm^2＝[(2.0×2.0×0.785$ 或 $1.0×1.0×3.14)$ $×20 cm/100 cm]$

B. $0.13cm^2＝(2.0×2.0×0.785$ 或 $1.0×1.0×3.14/500)$

C. $0.65cm^2＝(2.2×2.2×0.785$ 或 $1.1×1.1×3.14/100 cm)$

D. $0.2cm^2＝20 cm/100 cm$

答案是 A。因为它是根据正确的公式推算出来正确的值。其他选项用的是错误的公式得到的。

注意:C 选项是没有心内分流情况下,无法测得 LV-OT 时的一种替代计算方法,得到的数值不够精确(流出道压力阶差等)。

注意:D 是无量纲指数。当这个值<0.25 时,和 LV-OT 内径测量不够精确时,不失为一项评价严重程度的指标,且是一种很有用的方法(如人工瓣膜)。

但遇到计算题时,把数值代入才能有助于答对题。

小贴士:把所有值都换算成 cm(如 1.2m/s＝120cm/s,12mm＝1.2cm)

9. **坚持你的第一选择**——在进行标准化的多选题考试中,想提高分数的各种建议吧。有些人会相信直觉,从不检查也不修改他做过的选择,有些人则总是来回犹豫,不确定哪个是正确答案。为了能给读者一个最中肯的建议,我们总结了各种文献及报道,做了以下综合评测(表 1.1)。当你无法肯定正确答案时,这个表让你既节省时间又能有效审视你修改后的选择。

应对压力和焦虑

最后,应该讨论一下压力和焦虑所带来的副作用。以上考试应对技巧希望能对大家起到帮助,降低这些方面的影响。不过,虽然部分考生认真勤奋地学习和练习,但始终压力很大。众所周知,肾上腺素可以激发人的应激力,那么问题来了,"我是不是要用点β受体阻滞药(抗兴奋药,简称 BB)来减低焦虑,提高机体状态呢?"有些人就用 BB 来改善高压力下的精神状态。近期有 2 位奥林匹克运动员因 PEDs 测试阳性而被禁赛,他们用的药物是普萘洛尔。在艺术界,盐酸普萘洛尔是音乐家私底下常用于提高演出效率的药物。所以,有人依赖于 BB 类药物来保持状态。但是,这个方法对考生适用吗?

表 1.1　改变你最初选择答案的策略

作者	全部题目数	改动数(%)	改错的比例(%)	改对的比例(%)
Davis (1929)	22 000	2.50	21	53
Shahabudin (1929)	21 903	2.90	34	66
Bath (1967)	7 700	4.30	20	60
Mathews (1975)	11 630	5.40	20	58
Lowe and Crawford(1983)	39 380	4.60	22	46
Fabry and Case(1985)	123 175	3.80	23	48
总计	225 788	3.9	23	55

我们还不知道结果,但是下面的这些研究会尝试解决这个问题。

这方面公开发表的文献报道很少,其中一篇研究报道提到,他们给学生考前服用 5mg 或 10mg 的甲吲洛尔,以评估β肾上腺素阻断后考生对答题熟练程度的影响。在试验组与对照组中(分别有 55 名和 49 名学生),尽管考生心率下降,但并不能证实考生内心焦虑得到缓解。可以证实的是考生的考试表现既没有提高也没有变差。结论是,β受体阻滞药对焦虑有无影响无法证实,对考生应试状态的提升有无帮助也无法证实。需要说明的是,在这个试验中,试验组有 10 位考生感到眩晕、疲乏和(或)头痛。

半个世纪以前,英国一个研究小组做过 BB 对音乐技能影响的试验,用临床试验中交叉双盲法进行试验,在最大压力下,音乐家们被要求表演一个曲目 4 次,在服用安慰剂后表演 2 次,在 BB 后再进行 2 次。他们的表现由 2 位专业评委分别进行打分。结果表明,BB 组颤抖减少且表演更好。表演技能提高的程度很小,最大的改善就是焦虑得到缓解,而那些精神紧张或神经质的人所受影响更大。

我们总结认为,似乎 BB 组会降低焦虑的外在表现,但不能改变压力影响带来的记忆恢复的损坏。这种焦虑的外在表现对如步气枪和弓箭射手等运动员的影响是消极的,而音乐家从 BB 剂获益的效果是可预测的,至少像一些非常焦虑的人会获得一些生理变化(如颤抖减少)。

压力和焦虑是我们生理和心理最大的敌人。考生如果遭受压力和焦虑的困扰,他们会失去协调性和丧失注意力,这将导致逻辑思考不清晰、记忆力混沌、降低考试最佳状态,是一个危险信号。

要减少压力和焦虑带来精神层面的不利影响,我们建议通过呼吸调整,放松肌肉,来改善考生心血管系统适应力。这些活动有一定的精神及生理方面的作用。

有节律地调整呼吸有助于平静情绪,提高自信心,集中注意力,很多人相信,它可以让你的身体回到自然状态。虽然没有这方面的测试,但是这些会让你在考试中提升表现。这种特殊的呼吸技巧练习特别有助于对所学知识信息的记忆强化和调用。

众所周知,深呼吸是完整的呼气和吸气,能有效降低压力,用鼻腔吸气用口腔呼气,用这种方式尽量排空肺内残余气体。

渐进性肌肉放松法也是一种释放压力的方式。在特定场所肌肉非常紧张时,这种放松方法非常有效。在开始考试前几分钟进行这种练习可能会对考试很有帮助。颈部疼痛或头痛时,如耸肩、头转动角度过大造成的颈部疼痛、闭眼后头痛等,把疼痛处的肌肉收缩 10s,然后再放松 10s,反复进行可大大缓解紧张压力。

缓解压力和焦虑,提高考生应试能力最重要的活动之一是通过体能锻炼来增强心血管系统的功能。即使它最终没有给你带来考分的提高,也会对个人健康大有裨益。

针对像 ASCeXAM 这一类的大型考试,对考试细节提前做好计划会有效地降低焦虑,比如提前了解清楚考场的地理位置、停车情况等。考试当天将准备好的相关证件和材料放在一起,并且放在易取的地方。熟悉计算机软件操作(可以通过在线模拟练习来熟悉并掌握考试流程)。最后,一定要熟知考试规定和要求。不要以为每种考试的要求和规定都相同,像有些考试休息时可以使用手机,有些则不行。我们就遇到过此类原因导致考试成绩全部无效的情况(而且不能退费),因为考生在考试期间的最后一次休息时给配偶打电话,而实际电话内容却只不过是关于晚餐准备的,这样的事是很令人遗憾的。

学习贴士

做好学习计划,随时标记学习中的知识点,以确保掌握整个学习资料中的要点。要做好因为能力不足放弃个别题目的准备,这样才能保持最佳的考试状态。记住,要有"舍"才有"得"。

我们认为,准备参加一个数小时的考试是要花相当长的时间来训练的,就像运动员一样,你不能只是 1 周前决定要每天跑步 4h,而是要逐步建立一个运动过程。这个原理和参加类似 ASCeXAM 这样时长漫长的考试一样。考试前数周到数月,就必须建立从提出疑问到解决问题的过程。保证充足的睡眠,按规律作息,让身体进入工作状态,避免胃肠道不适症状或精神萎靡。每天同一时间开始做题,做完全部练习测试题,解决更多的疑问,则会减轻考试当天的精神压力。对待每个练习题目就好像真正的考试题一样,这样在实际考试时就会像平时做练习题一般放松。

我们积极鼓励学员在培训课程中,要把指南和教科书,还有一些重要的心血管影像学手册等的标准超声图像全部掌握。一种有效的章节练习方法就是,用投影机在屏幕上投射图像或在动态视频图像标出图解,然后再把图解遮住,由学员解读图像,描述图像特性,最后对照图解进行比较,这就是人们所说的最重要的学习技巧。

一些考生常常把一些常用公式和概念写在卡片上,事实上书写也是增强长期记忆的有效方法。同时,在工作中也会迅速回忆起相关概念并得以应用。

有一些考生通过用语音记录来帮助练习,比如在早上通勤班车上或学习结束后、睡前的一小段时间进行练习。

可以使用联想记忆法来记住一些关键知识点或基本概念,这种方法很常用,确实也很有成效(如心房颤动的病理学可以用 RIPCHAT 代替,R 是风湿性心脏病,I 是心肌缺血,P 是外周血管疾病和肺动脉疾病,C 是冠状动脉粥样硬化性心脏病或先天性心脏病,H-HBP 高血压,A＝酒精,T＝甲状腺)。

但我们认为,真正理解原理比单纯死记硬背更有效,不仅在考试复习时,在临床实际中处置病情时也一样适用。出于这个目的,把难以理解的原理做成图形来解释就很有帮助。

考前几天把全部复习资料快速浏览一遍,有助于加深记忆和知识更新。在冲刺的最后几天不要再去深究一些晦涩的新原理,这对提升考试通过率毫无帮助。

在实际考试中,有些考生把考题的关键词和备选答案勾画出来,他们觉得这样可以提炼题目的中心思想,找出不同答案之间的关系。

总结

合理饮食,充足睡眠,充分复习准备,掌握几个考试技巧去应对考试挑战中的一些难以解答的题目。尽你所能减少压力和焦虑,切忌死记硬背,找一个兴趣相投的学习小组在一起进行讨论,进行大量的各种类型习题的练习,把所有正确和答错的都重新复习一遍,规律作息,饮食合理,大量做题,考前数周都要保持这个节奏。提高你的身体素质,认真理解教科书和手册的超声图像,读懂题意再回答问题,当你不确定答案重新审视题目时,不要害怕换选项。最后祝愿每一位参加考试的人都能成功。

(译者　朱　霆)

第2章

二维超声基本原理

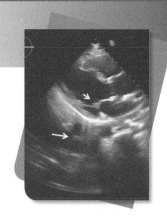

1. 下面哪个说法最正确?

   A. 超声波由疏密波组成,当穿过特定的介质如脂肪或血液时,速度可变

   B. 超声是高于人耳所能听到的(一般>2000Hz),而次声是低于人耳听觉下限的机械波(<200Hz)

   C. 超声是沿声波发射的方向进行振荡,并以纵波进行传播的

   D. 大多数二维超声心脏成像探头的工作频率是2.5~5.0MHz

   E. 与可闻声频不同,超声波很难被周围物体反射"听见",但可穿透组织,发生平面反射,衍射,从而产生伪像

2. 以下哪条是超声的缺点?

   A. 超声很难在气体介质中传播,且衰减明显

   B. 超声穿过一种介质时,在声束范围内的微粒振动方向与传播方向一致

   C. 声波其特征可由排列紧密的粒子所在区域(密部)和排列松散的粒子所在区域(疏部)确定

   D. 反射、折射、衰减都与介质的声学特性有关

   E. 当超声穿过介质,介质微粒会产生振荡,这些粒子运动会引起组织升温和损伤

3. 下列组织的超声声速从最快到最慢,哪个顺序是正确的?

   A. 血液、骨骼、空气

   B. 空气、骨骼、血液

   C. 空气、血液、骨骼

   D. 骨骼、血液、空气

   E. 骨骼、空气、血液

4. 请将下面的名词术语与定义解释进行匹配。

   A. 增益　　　1. 传播时超声能量转换到组织中

   B. 声强　　　2. 传播时超声能量减少的现象

   C. 声阻抗　　3. 回波信号的放大幅度

   D. 吸收　　　4. 组织密度和声速的乘积

   E. 衰减　　　5. 一定区域内能量的分布,和标定声音的响度相似

5. 根据超声和组织间相互作用的说法,下列哪项最不准确?

   A. 波长越短,能精确分辨结构越小

   B. 超声频率越高,空间分辨率越高

   C. 超声频率越低,组织穿透力越强

   D. 不考虑频率或组织类型的影响,衰减随着深度加深而增高

   E. 声差异越大,被反射回来的能量就越多

6. 下面关于超声耦合剂的说法哪项最准确?

   A. 必须使用声耦合剂,因为探头会在皮肤上摩擦并因升温带来组织损伤

   B. 使用耦合剂后有利于图像形成,否则不使用耦合剂,99%的超声能量在进入皮肤前就被反射回来

   C. 在探头和皮肤表面间涂抹耦合剂,可以降低进入人体组织的超声能量比例

   D. 声耦合剂对成像不是必需的,但可提高信噪比

   E. 使用耦合剂可以改变超声频率,增强超声能量的穿透力

7. 下面哪种组织不能充当镜面反射体?

   A. 左室心内膜

   B. 左室心肌纹理或斑点

   C. 心包膜

   D. 二尖瓣

   E. 右室心外膜

8. 如图 2.1 所示的 2D 短轴切面,下面哪项说法最为正确?

   A. 左图较右图的增益调节要高

   B. 右图焦点比左图更靠近近场

   C. 左图为基频成像,右图为谐波宽频探头所得

   D. 左图较右图所用的探头频率低

   E. 左图较右图的空间分辨率更高

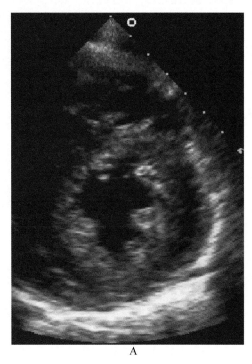 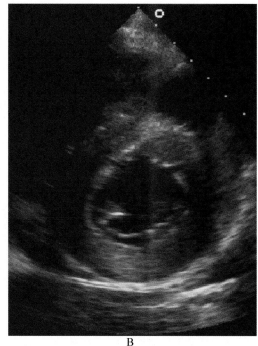

A   B

图 2.1

9. 以下关于 2D 图像采集的说法哪项是正确的？

　A. 超声冲击波即脉冲波,是压电晶片阵元受到短暂电激励后形成的,可产生脉冲波多普勒图像,但必须连续发射多个脉冲波才能获得 2D 图像

　B. 脉冲重复频率(PRF)在每秒 1000～2000 个脉冲可用于 M 型超声扫描成像,2D 成像的 PRF 更高,一般为 3000～5000 个脉冲/s

　C. 因为 M 型超声扫描的脉冲重复率比 2D 的高,超声心动图的 M 型超声图像比 2D 的时间分辨率高

　D. 常规 2D 图像需要有非常灵敏的接收换能器,因为有高达 50%的超声能量在反射回探头前都被衰减了

　E. 2D 扫描过程中脉冲重复频率确实低,因为扫查需要经过一个 90°宽的扇形区域

10. 以下关于 2D 成像关系说法最不准确的是

　A. 脉冲重复频率(PRF)与成像的深度有关

　B. 2D 扇形扫描区域如从 60°增宽到 90°,要想保证图像质量则需要更多的扫描线

　C. 要保证高质量的 2D 图像,线密度(线数/度)至少要达到 200 线/度以上

　D. 提高帧频会降低线密度,导致图像质量下降

　E. 2D 图像叠加彩色血流成像的模式下,血流速度频谱无法计算测量,只能测算出平均速度(即频率分布的变异度)

11. 你需要协助外科医生进行术中 TEE 操作。当你到场时,麻醉师为超声机器提示"过热"的错误信息后自动关机所困扰。通过进一步询问在场的医师得知,整个 45 分钟手术过程中都在观察同一幅经食管中部的图像。下列哪项说法是最正确的？

　A. 过热很少见,可能是超声仪器或探头出现故障。患者有可能受到严重的损伤,该探头必须检查后才能再次使用

　B. 要应用经胃而非经食管切面,很可能避免这类情况发生

　C. 通过冻结图像或降低机械指数就可以避免这类情况发生

　D. 这是超声仪器的常见问题,很可能是因为患者体温过高。操作者要升高患者体温来配合探头的温度要求

　E. 重启超声仪器像之前一样继续成像是安全的,并未使患者风险升高

12. 以下图像是常见二维图像的伪像,请将其与下面的描述进行匹配。

图 2.2	A. 响铃伪像(多次混响伪像)
图 2.3	B. 侧边声影(旁瓣)伪像
图 2.4	C. 混响伪像
图 2.5	D. 声影伪像
图 2.6	E. 回声增强伪像
	F. 镜像伪像
	G. 不是伪像,是实际结构

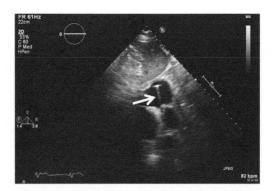

图 2.2

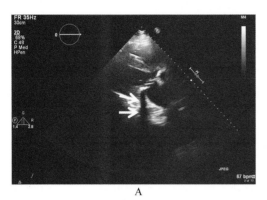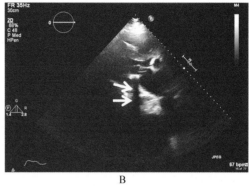

A　　　　　　　　　　B

图 2.3

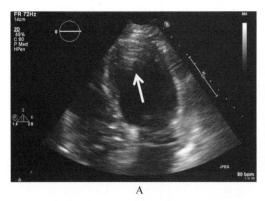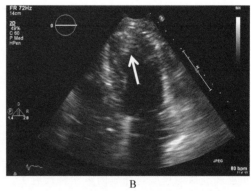

A　　　　　　　　　　B

图 2.4

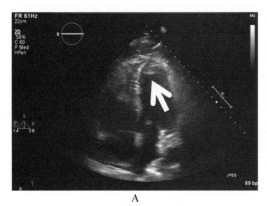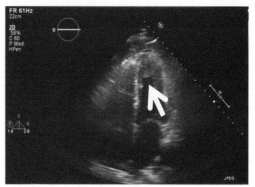

A　　　　　　　　　　B

图 2.5

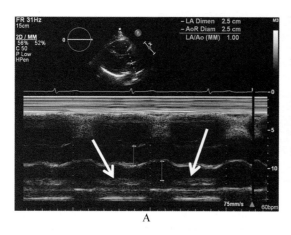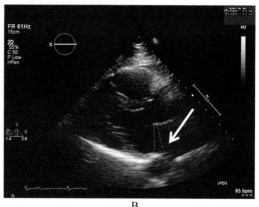

图 2.6

题 1 答案是 C。

A 是错误的，因为声束穿过一种介质的速度是固定的，不会发生改变，只有遇到不同介质时才改变。

B 也是错的，因为人耳可以听到的声音频率为 20～20 000Hz，超声频率要高于 20 000Hz，次声低于 20Hz。

D 是错的，大多数心脏成像用探头的频率在 1～12MHz（即 1 000 000～12 000 000Hz）。

E 是错的，因为超声不同于可听声，它是沿直线传播而不是衍射。

超声频率与可听声不同，超声有几个独特的性能使它能应用于临床诊断。超声呈束状传播且能聚焦，遵循反射定律（垂直入射）、折射定律（斜入射）。细小的目标会引起超声反射而被定位。不过，超声遇到含气介质，衰减严重，且随频率增高而加剧。超声传播过程中，介质中的微粒沿着传输方向振动形成纵波。超声传播的方式能很好阐释微粒在某些区域密集堆积（压缩）而在有些区域稀疏（稀薄）的现象。这种波通常也称为有波峰（压缩）和波谷（稀疏）的正弦波。介质中的微小颗粒随着声压变化而发生微小的振荡运动，但并没有发生微粒的迁移运动。

反射、折射和衰减的程度与介质的声学特性有关。肺部组织反射很多超声能量，导致穿透力很差，但肺组织成分发生变化时（如肺水肿），超声特性会随之改变，从而为诊断提供价值。软组织（和血细胞）反射的超声能量较少，超声有更好的穿透力和更高的诊断意义。

题 2 答案是 A。

B 是超声的优点，因为粒子是沿着传播方向振动而形成纵波，可获得准确的二维超声图像。

C 也是超声优点，因为超声在声阻抗不一致的介质中传播，从而产生有诊断价值的图像。

D 也是超声一个重要的优点，介质决定的超声参数既是可预测，也是一致的。

E 不正确。粒子振动非常小，也没有产生粒子的运动，在医学超声常规成像中超声在组织中产生的热量非常少。

反射、折射和衰减程度等会随着组织的声学特性而变化，如果存在空气，像肺和骨骼，（在它们的表面）会反射绝大部分的声束，衰减也很大。致密介质反射强，不那么致密的组织（软组织和血液）有更多的超声能量传递，从而得到诊断图像。

题 3 答案是 D。超声在骨骼中传播速度最快（＞4000m/s），空气最慢（＜350m/s），大多数软组织和血液是差不多的，约 1540m/s（1.54km/s）。

声速与介质密度有关，表 2.1 是不同软组织的声速。

表 2.1　　不同软组织的声速

组织	速度（m/s）
空气	330
脂肪	1450
软组织	1540
血液	1570
肌肉	1580
骨骼	4080

题 4 答案如下。参看表 2.2 超声的基本定义。

A—3

B—5

C—4

D—1

E—2

表2.2	与超声有关的基本概念
项目	定义
吸收	超声能量传播时转换到组织中的能量
声阻抗	介质密度与声速的乘积,两种介质声阻抗的差异决定了声在界面上透射和反射的比例
幅度	声压幅值,与波的压力变化有关;也有称为波的强度(单位 dB)
衰减	超声在介质中传播时能量减少的现象
周期	声波传播时经历过一个完整的压缩和稀疏过程所需时间的总和
间歇时间	超声没有发射时脉冲之间的间期
分贝	用对数标记声强的计量单位,是与一个参照值比较后得到的(dB)
占空比	探头发射超声的时间比例值,数值一般在 0~1
远场	圆锥状声束传播至近场以外的位置
频率	每秒内周期的个数,单位是 Hz
增益	反射回来的超声信号进行放大的程度或百分率
半值层	超声在介质中传播,声强衰减为原来一半时的距离
强度	在单位面积内声能量分布的情况,一般在与超声束垂直的断面,与响度相似
纵波	能量传播方向与粒子振动方向平行的波
周期	完成一个全振动周期所需时间,常用微秒(μs)表示
近场	圆柱形超声束的近端部分,从探头到声束尚未发散前的这段距离
压电效应	某些材料加电流后形状会发生改变,形状改变引起振动从而产生声波的现象;或是机械性变后会产生电脉冲的现象;实现了电能和声能的互换
功率	单位时间内声能在介质中传播时所做的功,用瓦特表示
脉冲	有限时间内超声发射一串数目固定的振荡波
脉冲长度	超声脉冲发射时脉冲传播的长度或距离,通常用毫米(mm)表示
脉冲重复频率	探头发射脉冲的比率,即单位时间里脉冲的个数,通常指 1s 内的个数
分辨率	能分辨两个目标点之间的最小距离
灵敏度	在一定深度超声仪器能对小目标成像的能力
超声	在介质中传播的机械振动,特征为频率>20 000Hz 的机械振动
声速	声波在介质中传播的速度
波长	超声波在一个振动周期内传播的长度,以距离而不是时间来标定

题5 答案是 D。在可选的答案中,D 是最不准确的选项,因为它是部分正确。尽管说衰减会随着深度增加,衰减的程度还与频率、组织类型有关。衰减可用以下参数估算,0.5dB/(cm·MHz)。参照这样的参数,3.5MHz 探头对 20cm 深的目标进行成像,衰减的大小可测算出是 0.5×20×3.5＝35 dB,5MHz 探头则会有更多衰减 0.5×20×5＝50 dB。

频率越高(波长越短),越细微的结构就越能精确分辨。因为成像的目的就是要看清楚细微结构,因此会要求频率越高越好。但是,诊断用的超声其物理特性无法同时兼顾这两种需求,即诊断图像特性改善了,但是其他特征又会减弱这种改善,如高频超声比低频超声穿透性更差,由于吸收、散射和反射等影响,超声在介质中传播能量损失也会更加严重。衰减也会随深度增加而增加,即高频衰减更大。组织类型也严重影响衰减。

题6 答案是 B。

A 是错的,因为耦合剂不是用来防止损伤的,超声引起温度上升导致的危害非常小,这也不是因为探头表面与皮肤间的摩擦。

B 是对的。由于空气的声阻抗非常低,耦合剂可把空气层的干扰降低到最小。

C 是错的,耦合剂使用只会减小反射增加超声能量的穿透距离。

D 是错的,因为耦合剂对产生超声图像是必要的。

E 也是错的。尽管超声耦合剂会提高超声的穿透能力,但这个作用不是因为改变了超声频率。

声学特性不匹配(声阻抗不同)引起超声反射回波,并遵循光学传播规则,反射、折射与声阻抗值及入射角度有关。声耦合剂可以降低皮肤表面空气层的影响(否则>99％的超声能量会损失掉)。因空气声阻抗太低,耦合剂可以提高超声进入人体的能量百分比。

题 7 答案是 B。超声进入人体组织时,会遇到很多大大小小的界面,改变超声传播的方向。只有当目标较超声波长大很多时会发生镜面反射,这种镜面反射可以发生在心内膜和心包膜表面、心脏瓣膜及心外膜。

散射体尺寸一般比波长小,只有很少部分的超声能量反射回探头。这种现象形成"斑点"成像,比如心肌内结构的图像。如没有这种作用(也被称作瑞利散射体),心肌壁会呈现两条实线(心内膜和心外膜/心包膜),而两条实线间没有超声反射回来。

题 8 答案是 D。这是个关于改变探头频率如何影响二维超声图像质量的题。图 2.1A 是使用探头频率为 3MHz 得到的胸骨旁左室短轴切面图,而图 2.1B 是用探头频率为 5MHz 得到的同一个切面图。频率越高空间分辨率越好,在心肌成像中这个是要重点关注的,因为低频探头获得的影像更"颗粒化",高频探头获得图像则更"细腻光滑"。这个"细腻"特性是由于更高的空间分辨率能分辨出两个挨得很近的点是"两个点"而不是"一个点"。图像上的点或目标就是正常左室心肌内的不均匀结构。

选项 A~C 是错的。因为焦点、增益和探头都没有改变。选项 E 是错的,因为图 2.1B 的左室心肌图像显然有更高的空间分辨力(所以,证明了 D 选项是唯一正确的答案)。

题 9 答案是 B。

A 选项不对,因超声成像过程中有超声能量发射、反射然后接收,超声探头既做超声脉冲的发射器又是接收器。

C 是错的,二维扫描必须要有更高的脉冲重复率才能获得大的(如 90°)成像扇区。M 型成像只有一条扫描线,全部脉冲都在这条扫描线上,尽管 PRF 稍低,其时间分辨率仍然较高。

D 是错的,超过 50% 以上超声发射的能量都被衰减了(99%)。

E 也是错的,因为二维图像需要更高 PRF 才能得到合适的时间分辨率,以得到如此大的扇区数据。

生成二维超声图像,发射超声能量,反射回来并接收。一个短的电脉冲间断作用于压电阵元,于是产生一系列超声脉冲,进入人体,同时探头停止发射等待信号反射回来。M 型超声心动图的 PRF 一般是 1000~2000Hz,90° 宽扇区的二维图像的 PRF 是 3000~5000Hz。尽管 M 型超声 PRF 比二维的低,但是这些脉冲都在一个扫描线,因此它的时间分辨率(TR)要远高于二维。要提高二维图像的 TR,可以缩窄扇区或是降低成像深度,这样可减少超声返回探头的时间,以此来提高成像的 TR。探头还必须有非常灵敏的接收性能,才能检测出反射回来的衰减到不足 1% 能量的超声信号。

题 10 答案是 C。

A 是正确的说法,因为 PRF 是由发射与接收超声脉冲的时间间隔决定的,而声速又是相对固定的,最主要的变量就是图像的深度。

B 是对的,随着扇区的增大则需更多采集线来保持一个合适的图像质量。

C 是最不正确答案,要获得高质量的图像 2 线/度是必需的,达到 200 线/度将耗时非常长。

D 也是正确的。要增加帧频,得减少线密度,那图像质量就会降下来。

E 也是对的。这个概念很重要,即组织多普勒速度是从不同的技术获得的。彩色编码测量的是平均速度,这种测量必然会低于采用脉冲波多普勒频谱获得的测量值。

进行二维成像时必须考虑很多变量,如检查深度、PRF、线密度、帧频等,以获得高质量的图像。一个激励脉冲发射后,产生反射并被接收,这大都是传播深度的函数。这样一个脉冲可以检测一条线上的目标并获得一系列回声信息,这样脉冲发射的频率就是 PRF。二维图像形成时(不同于一维的 M 型超声图形),超声束扫描过一定角度,线密度越大,空间分辨率就越高,则图像质量更好。更大的扇区需要更多的数据线,线密度为大约每度两线一般能准确地重建高质量的图像。可以减少扇区宽度/角度(即每个小区域有更多的取样线),减少帧频(每帧可以有更多时间进行扫描)和降低成像深度(扫描线越短即时间越多)等方法来提高线密度。

超声束扫完一个切面所记录下的全部数据可称之为"场",每幅图像的全部数据称为"帧"。为提高线密度两场得一帧,所以帧频是扫查频率的一半。

彩色血流多普勒成像 CFD 是脉冲波成像的一种,CFD 沿多条扫描线在多个取样容积上采样来获取多个位置上的多普勒频移,然后叠加显示在二维图像上面。但只是平均频率和频率变异度(方差)这两种显示方式,因为它是采用了节省信号处理时间的傅里叶变化技术而获得的信息。

题 11 答案是 C。

A 是错的,它不是最佳答案,尽管仪器出现了故障提示,但本次情形下,实习医生们在一个位置使用高频 TEE 探头连续 45min 并不一定会引起故障。但有可能引起食管灼伤的潜在风险。目前还没有文献报道,但有食管穿孔的说法,这也不能完全排除探头的影响。

B 不对,因为尽管胃黏膜和胃壁较厚(引起损伤的风险较低),如果探头在一个固定位置成像时间太长,探头发热是有可能的。

C 是唯一正确的答案。降低局部过热的方法包括减少整个成像时间,当不用成像时,使用冻结键来冻结图像,减少超声发射功率(如降低超声的机械指数)。后续有讨论。

D 错。虽然高热患者对 TEE 探头和超声仪器产生较高的温度,而患者体温升高就算是超声引起的,这种高温有黏膜受损的潜在风险。

E 不对。超声仪器已经报警并设计为自动关机,再次继续工作将引起危险。

超声是一种最安全的诊断手段之一,尽管已经进行过千万次的检查,临床也没有一例常规超声引起严重不良反应的报道。但是在动物实验和一些较新的超声热消融技术中,这个结论有可能改变。因为超声生物学影响与所用的超声能量(焦耳)有关,即组织暴露于超声的量及暴露的持续时间。下面将讨论超声辐照剂量和照射时间的关系。

1W(瓦特)=1J/s,1mW=0.001W,强度=W/m²,但超声是以脉冲形式照射进入人体组织,由于人体组织的个体差异非常大,超声能量的变化很大容易让人搞混淆(占空比决定超声辐照时间),超声能量的大小由超声束(能量主要集中在声束中心)和介质性质决定。声能量引起最可能的生物学效应就是组织热效应。

热效应由组织性质、照射持续时间(占空比)、超声能量(声强)、血液流动反作用(液体流动可以带走超声照射产生的热量而抑制热效应产生)等因素决定。

术中 TEE 成像时,由于探头发射能量较高且对同一局部组织进行反复照射,因此更容易产生热效应而引起组织的损伤。因此,TEE 探头设置有报警关机装置,以警告操作人员警惕探头温度已升高到危险限度,此时操作人员可采取减少损伤的各种方法,如降低超声发射功率,经常改变探头位置,减少超声成像时间(不需要看超声图像时按下冻结键)等。

除了热效应,超声还有一个非常值得注意的生物效应。早在超声临床应用发展过程中,"空化"可能引起损伤就有讨论。空化是当超声在组织中传播时小气泡产生破溃的过程,但在活体中还没有这方面的报道。人为注入的微泡在声场中受到超声照射,微泡大小随之发生周期性变化,在高功率超声照射下可能破裂。这种微泡与超声的相互作用已被认为是一种重要的超声生物效应。事实上,有研究者利用这种变化来进行消融治疗,通过注入微泡后进行超声成像并同时激发微泡破裂来溶解血凝块。

题 12 答案。

图 2.2—E 回声增强伪像。剑下短轴图像是回声增强(或彗星尾征)伪像。视频见图 2.1 动态图像。

图 2.3—D 声影伪像。胸骨旁长轴切面,A 图是舒张期、B 图是收缩期的声影伪像示意图,查看解释。查看视频图像 2.2 帮助理解。

图 2.4—A。响铃(多次混响)伪像,如心尖四腔收缩期(A 图)、舒张期(B 图)图像,是一个响铃伪像的示意图。注意看 B 图的心尖室壁运动是不正常的,这种情形并不常见,鉴别此伪像有临床意义,可看视频图像 2.3。

图 2.5—G。不是伪像——是真实的生理解剖结构。这是一例心律失常患者心脏的四腔切面图,A、B 分别是舒张期和收缩期,心内近心尖处有一巨大血栓。不像

响铃伪像,心尖包块回声较强,边界清晰,与组织边界没有"交集"。同时,还可以观察到心尖正常的室壁运动,看解释和视频图 2.4。

图 2.6—B。旁瓣伪像。胸骨旁长轴的二维图像和M 型超声(A 图)是典型的旁瓣伪像。请注意,左心房大小的测量会与实际左心房腔室大小有较大出入,会导致低估。而胸骨旁短轴切面(B 图)也是旁瓣伪像的图像,蓝线表示正在测量左心房大小,此时测量不准且容易低估左心房腔,应该用 M 型超声测量较准。绿线是实际左心房腔的大小。

心血管超声诊断时,特别是心脏超声,正确识别常见的伪像是一项重要的技能。理解其形成原理有助于鉴别伪像与实际结构的关系,而不是随便就将其认为是病理异常结构而下结论。

所有伪像都是图像成像过程中的错误图像(噪声),伪像是很常见的,是超声成像系统遵循"原则"而遇到干扰后产生的,超声处理"原则"包括以下情况。

1. 超声沿直线传播。

2. 所有的反射回波都是在超声声束的中间部分内。

3. 超声信号都是在目标源之间直接传播。

4. 超声在人体组织中传播的速度都是精确的1540m/s。

5. 每个目标(反射体)都会产生单独的回声。

遗憾的是,超声仪器按假定的"原则"执行,但很多情况下假设不成立,因此就出现了伪像,这些"规则"也就帮助大家理解了产生伪像的来源,如伪像较真实目标的回声信号要弱一些(不够明亮),与相邻心肌结构的运动不关联,有时可能还越过邻近组织结构(看起来就像覆盖在上面)。反射界面的位置是由超声信号返回的时间来决定的,但实际上图像中的距离并不是实际深处目标所处位置。超声仪器将所有的超声回声信号都按照直线来处理显示。

下面列出一些更常见的伪像。

混响伪像也很常见,伪像会导致图像质量下降或影响诊断(图 2.7 和图 2.8)。产生伪像的原因是反射回来的超声遇到探头表面(可理解为又一个近场的声反射体),又被反射回组织,这样如此反复直至衰减。再次反射的信号没有原始信号强,但是被探头接收并被处理为 2 倍于实际距离的超声图像。这样,近场就会有一个不随心脏运动的目标(实际是探头表面)在图像中出现。然而,如果近场的目标不固定(如介质中有两个强反射体如主动脉壁),它们呈现出的"混响伪像"将是多动的,即距原始目标 2 倍远处也出现运动的室壁信号。如果信号一直被再次反射,则会产生一系列等距离回声,每个回声较前一个略弱。值得注意的是,混响伪像也有可能是仪器缺陷导致的。

旁瓣伪像也很常见(图 2.9)。超声束是成束状传播且能量集中于中心,但实际上仍有一小部分能量向旁边发射,称为旁瓣。像单一压电晶片发射的超声束

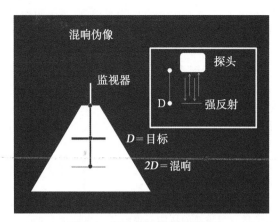

图 2.7 混响伪像产生的原理

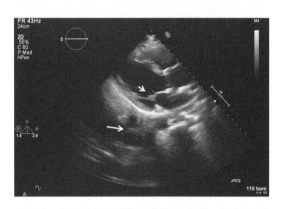

图 2.8 混响伪像(长箭头所指)示意图。这是心脏收缩期胸骨旁长轴切面二维图像,注意真实的二尖瓣(短箭头所指)被重建在心脏以外的肺区为伪像

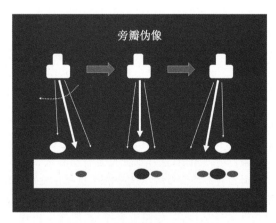

图 2.9 旁瓣伪像产生的过程

就不是一个中心型的,与压电晶片阵列发射的超声束相比,旁瓣较大,这样的边缘效应就会导致图像处理时"噪声"的存在。侧向方向发射的超声能量也会被接收并处理成图像,这种信号较中心方向的回声信号要弱很多。因为所接收的信号被假想认为是沿着超声中心声束方向产生的,这样旁瓣信号也就被处理在主方向位置上,于是形成旁瓣图像。旁瓣能成像并形成伪像

时,通常表现为紧邻在强回声的目标旁,假目标图像回声较弱且不会被认为是噪声。像左心室后壁、左心房室沟、心包膜等都容易形成很明显的旁瓣图像,如果左心房扩大,左心房腔内本没有回声的区域会出现类似的图像(伪像)。

声影伪像相对容易鉴别和理解。当目标衰减很严重时[衰减系数远大于 0.5 dB/(cm·MHz)]伪像就容易产生,表现为强回声目标(像钙化、金属等)。这种目标将超声信号"拢"在自己表面,能量几乎都被反射回探头。这种伪像对强回声组织特性的鉴别特别有意义,像钙化(二尖瓣环、冠脉等)就很容易出现。

在较早的探头技术中,响铃伪像也是特别常见的伪像,但在现代工艺中随着采用宽频带探头和谐波技术,这种伪像出现就少了。这种伪像的来源是由于压电晶片的振动,离探头近的近场会有高幅度的振荡波。像一些对探头频率要求非常高的特定成像,如腔内血管超声成像和心腔内超声成像就更容易出现响铃伪像。

回声增强伪像,是并行于超声声束方向上的高回声伪像,要与衰减进行区别。这种伪像一般非常细长或被认为是彗星尾。这是由于一些很小但有强反射性能的反射体所导致的多次反射造成的。所有的超声图像都是声在组织中反射而得,而反射越强,彗星尾伪像就越容易发生。常见的部位有置入的片状异物、U 形金属、缝合处或心脏瓣膜等。

镜像伪像是心脏图像中一种非常考验功力的现象,可能需要数小时培训讲解才能理解(像通过肺看跳动的心脏,两个二尖瓣叶等,图 2.10)。超声成像时经常会看到,但是超声技师可以改变图像方位来减少伪像,所以超声诊断医师通常不太能看到这种伪像。

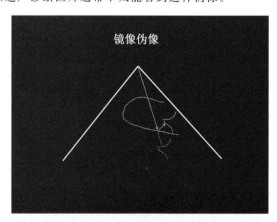

图 2.10 镜像伪像产生的示意图

当超声遇到一个声反射强且表面平整的目标(如横膈膜),这个目标表面就像一个镜子一样反射超声信号进入其他组织。超声仪器认为这个第二个界面还是在原来方向上的二次反射,于是就将其显示在原来方向,图 2.11 箭头所示就是实际目标,它就好像是被镜子反射出一个影像。

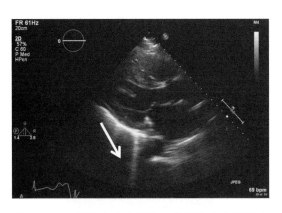

图 2.11 胸骨旁左心室长轴二维图像上常见混响发生的位置

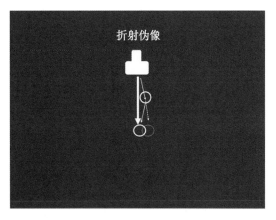

图 2.12 折射伪像形成示意图

（动态视频图 2.7 是一个典型的折射伪像图，从横膈反射形成的两个左心室短轴图像）

最后，和镜像伪像相似的一种伪像，折射（透镜）伪像也很有意思，很多初学者会经常遇到，会看到不合常理的图像，如两个主动脉瓣、六个瓣叶、两个左心室等（图 2.12）。

总而言之，伪像是一种特定的图像，比实际目标显示更远的位置［如多次混响（在同一方向运动）或镜像（在对侧方向运动）］，或在同一位置出现（如旁瓣或折射）。

（译者 朱 霆）

第3章

超声多普勒成像原理

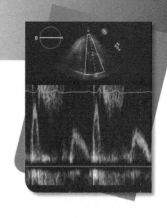

1. 下列关于多普勒频移与目标运动速度之间关系的说法,哪项是正确的?
   A. 多普勒超声声束与血流方向构成的夹角,运动速度与之成正比
   B. 影响多普勒速度测量的一个主要因素是声在介质中传播速度的改变
   C. 发射和接收频率间的差值假设是探头实际工作频率的 2 倍
   D. 多普勒频移的减少会降低接收的速度
   E. 速度等于频移除以声速再乘以声束夹角的余弦值

2. 多普勒夹角从平行角变成 20°,则多普勒速度会是以下哪种结果?
   A. 速度比实际速度少 7%
   B. 速度比实际速度少 10%
   C. 速度比实际速度少 14%
   D. 速度比实际速度少 20%

3. 以下哪种调整可以提高检测指定位置的收缩期多普勒信号(图 3.1)?
   A. 减小取样容积大小
   B. 降低 Nyquist 极限
   C. 提高成像深度
   D. 将脉冲波切换到连续波多普勒
   E. 提高脉冲重复频率(PRF)

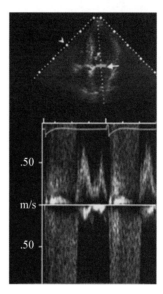

图 3.1

4. 当频率是多少时,脉冲波多普勒频谱会发生混叠?
   A. 大于 2 倍的脉冲重复频率
   B. 大于脉冲重复频率的 1/2
   C. 大于脉冲重复频率的 1/4
   D. 小于脉冲重复频率的 1/2

5. 如图 3.2 显示的频谱多普勒图,可做什么优化调节?
   A. 提高输出声功率
   B. 调整多普勒声束方向使其和血流方向尽可能一致
   C. 使用连续波多普勒
   D. 提高频率
   E. 这是主动脉瓣狭窄和反流的频谱,所以不能调整

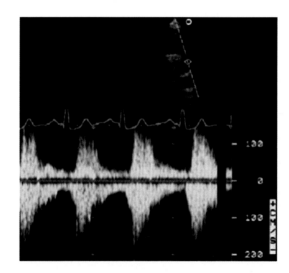

图 3.2

6. 在彩色多普勒血流成像过程中,降低 PRF 会发生什么情形?
   A. 改善闪烁伪像影响
   B. 降低彩色多普勒混叠
   C. 改善低速血流的敏感性
   D. 帧频得到提高

7. 混叠伪像是脉冲多普勒检测固有的问题,是以下哪个因素引起的?

A. 高 PRF

B. 高奈奎斯特极限

C. 没用连续波进行信号采样

D. 较高的频率

8. 以下哪项调节可以改善图 3.3 所示的多普勒频谱信号？

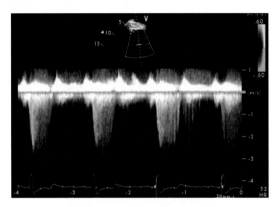

图 3.3

A. 壁滤波

B. 增益

C. PRF

D. 采样率

9. 改善图 3.4 所示的多普勒频谱信号应该调节以下哪项？

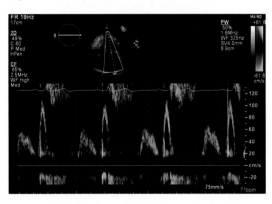

图 3.4

A. 增加壁滤波

B. 降低壁滤波

C. 提高增益

D. 降低增益

E. 增高频率

10. 在数字化超声回声信号检测成像系统的发展历程中，超声仪器操作技师可以听到多普勒声音，但专门审阅图像的人员很少能听到。以下与声音信号相关的观点哪项是最准确的？

A. 临床实际中的血流速度范围为 0.5～6.0m/s，这

一范围表示多普勒频移范围是发射频率的 5%～60%

B. 因为超声频率太高，不可能听到多普勒声音

C. 因为没有什么实际应用价值，临床超声心动图检查中不再利用多普勒声音

D. 悦耳的口哨样音调表明多普勒信号包含的频率与层流的血流速度和运动特征方向一致，符合层流血流速度均匀一致、运动方向一致的频谱特性

E. 窄带和宽带频移信号发出的都是粗糙刺耳的多普勒声音

11. 用脉冲波多普勒测量速度时，发现速度太高，以下哪个步骤无法减少混叠伪像？

A. 使用连续波超声或者提高 PRF

B. 将零基线向频谱显示的末端调整

C. 使用较高频率的探头

D. 增大夹角

E. 减少探头与取样容积间的距离

题 1 答案是 D。 血流速度测定由以下公式推算：

$$V = \Delta f \times c / 2f_0 \times \cos\theta$$

其中 V 是血流速度（m/s），Δf 是发射和接收频率的差值（多普勒频移，kHz），c 是声在介质中的传播速度（血液中声速为 1560m/s），$2f_0$＝探头工作频率的 2 倍（单位是 kHz），$\cos\theta$ 是血流运动方向与超声声束夹角 θ 的余弦值。

其中 A 错。从公式得知，血流运动速度和超声束与血流运动方向的夹角是反比例关系。

B 错。超声在介质中传播的速度不是影响多普勒频谱测量血流速度的主要因素，血液中的声速一般假设为 1560m/s。实际上多普勒频移非常低，频移是决定运动速度的主要因素。

C 错。发射频率和接收的频率差异就是多普勒频移，乘以声速并除以探头频率的 2 倍即是相对运动速度。

D 对。测得的血流速度是与频移成正比，所以频移的减少或升高就是要测的相对运动速度在降低或升高。

E 错。相对运动速度等于频移乘以而不是除以声速，再除以夹角的 cos 值（还有 $2f_0$）。

这个公式很重要，很多时候需要演算，它可以帮助你理解多普勒频移与血流速度间的关系。用伯努利公式可以将速度转化为压差，几乎每个超声心动图检查中都会用到。

题 2 答案是 A。 多普勒频移（Δf）与超声发射频率、声速、声束与血流方向夹角及目标的运动速度有关（图 3.5）。红细胞以一定速度 v 朝向探头移动时，反射回来的频率 f，发射频率 f_0，$\cos\theta$ 是声束与血流方向夹角的余弦，从图 3.5 可见，多普勒发射与血流运动方向的夹角增大时，检测到的速度会降低。0°～20°变化时，误差较小，如随着角度>20°，检测到的速度较实际声速就会有明显的降低（表 3.1）。

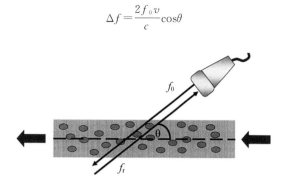

$$\Delta f = \frac{2f_0 v}{c} \cos\theta$$

图 3.5

表 3.1 不同角度的 cos 计算值

角度(°)	cos 值
0	+1.00
5	+1.00
10	+0.98
20	+0.94
30	+0.87
40	+0.77
50	+0.64
60	+0.50
90	0.00
180	−1.00

　　当内径很细血管进行超声成像时,血流束窄且血液流动变异大,常用多普勒角度校正方法进行检测。但这种方法并不适用于大内径管腔的超声成像,如心脏超声成像。

　　以目前现有的仪器条件下,还不能精确测量出角度值 θ。算法还不能完全还原出叠加在二维图像上的彩色多普勒血流速度。与声束成垂直方位(流入/流出显示器)的血流运动无法应用多普勒方法来探测,而只能探测沿着二维切面声束方向上的血流信号。为了弥补不足,操作者必须尽可能扫查不同切面,优化血流校正参数,调整超声声束与血流方向一致,这样才能尽量准确预测血流速度以求能得到最真实的流速(最小的角度,$\cos 0° = 1.00$)。

题 3 答案是 E。图 3.1 是经二尖瓣口舒张期流入血流和流入血流和收缩期反流的脉冲波频谱。

　　因为脉冲波多普勒不是连续采样,限制了最大运动速度的评估,这与 PRF 有关。这个最大可测量的最大运动速度就是奈奎斯特极限,降低这个值会加剧混叠伪像,如图所示(B 是错的)。多次采样相继进行可以提高 PRF,因此奈奎斯特极限会有明显提升。如图 3.6 所示,多次采样与 hPRF 一起应用可以提高奈奎斯特极限,可测量更快的运动速度。增加深度会降低奈奎斯特极限(C 选项是错的)。改变取样容积也无法明显改变奈奎斯特极限。尽管改用连续波多普勒可以一定程度减少混叠伪像,允许测得更高的速度,但连续波多普勒又不能满足在指定位置进行速度测量。高 PRF 利用多点采样虽然提高了高速测量能力但也不对应具体的位置,不过比连续波多普勒给出的位置信息要准。

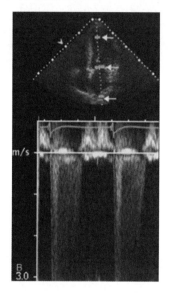

图 3.6

题 4 答案 B。脉冲波多普勒的一个重要限制就是混叠,当频率偏移大于奈奎斯特极限时就会发生混叠。每秒从多普勒探头发出的脉冲个数即 PRF,奈奎斯特极限是 PRF 的一半。采样率是超声仪器分辨频率的重要影响因素。为了能精确测量频率偏差(频移),采样率必须至少是频率的 2 倍。

　　表 3.2 给出了多普勒相关原理和概念。

表 3.2 多普勒术语及概念

项目	概念
混叠	当频率超出 PRF 采样限定范围而出现频谱速度模糊的现象,较高的速度发生折返而出现反向显示。脉冲波与彩色多普勒成像都会出现
基线平移	调整血流速度的零基线位置向上或下移位,可解决混叠出现的问题
载波频率	探头发射超声的频率
连续波	是用两个压电晶体测量多普勒频移并推算出运动速度的方法——一个压电晶体连续发射超声波,另一个连续接收返回来的频移。优点是,不会有因运动速度高而发生混叠,缺点则是无法进行深度定位

项目	概念
频率偏移	发射和接收到的超声频率间的差值,它与血流速度成比例
hPRF	高PRF是一种同时进行多点采样来获得更高采样率的方法,它将多普勒频移相加来获得信号
镜像伪像	这种频谱多普勒伪像也常被称为"串扰"伪像,是源于频谱分析系统将信号分为正向(朝向探头)和反向(背离探头)多普勒信号
脉冲波	测量沿超声声束方向一个特定区域(采样点)速度的多普勒方法,通过使用一个压电晶片发射脉冲,暂停,再接收定位的频移来实现。优点是可以定深度定具体位置进行测量,缺点是测量高速血流时会产生混叠
频谱展宽	脉冲波多普勒超声信号频率组分的数目增加,表明遇到高速血流或者是湍流
壁滤波	抑制低速运动信息(如室壁运动)等干扰信息的调控手段,对于组织多普勒成像,壁滤波(和增益)必须设得很低

题 5 答案是 B。这是一组真实信号在基线对侧形成的一个对称频谱波形,这是镜像伪像。通过降低超声功率,将超声声束方向调整到与血流方向尽可能一致的方向,来减少伪像出现。

题 6 答案是 C。慢速血流会产生较低的频移,可以将PRF设置得低些以提高对低频移的敏感性。改变 PRF 对帧频和闪烁伪像的影响甚微。

题 7 答案是 C。每秒从多普勒探头发出的脉冲个数即PRF。采样率是决定超声仪器准确提取频率信息的重要因素。对一定脉冲系统所能检测到频率的上限就是奈奎斯特极限,即 PRF 的一半。要想测得更精确,采样率至少是频率的 2 倍以上。如果信号不能正确采样就会产生混叠。连续波超声不会像脉冲波超声那样产生混叠,因为超声信号是连续发射和连续接收的。奈奎斯特极限和PRF越高,混叠就越不容易发生。

题 8 答案是 B。高增益设置会在频谱和背景上显示噪声。应该降低增益来满足图像要求。

题 9 答案是 B。壁滤波或高通滤波器可以消除设置阈值以下的频移,如消除像组织运动带来的低频移干扰,但也可能会滤掉一些低速的血流信息。提高壁滤波阈值会降低检测低速血流的灵敏度(图 3.7)。

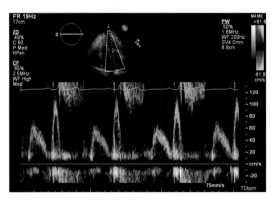

图 3.7　合适的壁滤波设置

题 10 答案是 D。多普勒回声中,发射频率(实线)和接收频率(虚线)之间的频移很小(1%)。一般临床典型的速度范围是 0.5～6.0m/s,这个运动速度引起的频移是超声发射频率的 0.03%～0.76%(图 3.8),所以 A 是错的。

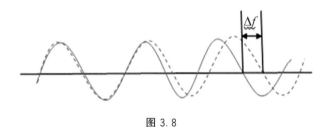

图 3.8

尽管超声的发射频率是兆赫 MHz(不是可听声范围),但是频移的值是在人耳可听声范围(<20kHz),B 是错的。

超声心动图操作技师一直习惯将频移用声音播放出来的方式来评价多普勒检查过程的多普勒频谱特性,所以 C 是错的。

窄带频移信号可产生一种像吹口哨般的可听声,这是很典型的层流频谱声音,即不是紊乱血流的频谱信号,所以 D 是正确的。

E 是错的,因为湍流和紊流具有宽带频谱特性,会产生一种很典型的粗糙刺耳的声音,这是由于取样容积内的频率不一致,对应着取样容积内血流速度和方向不一致。

题 11 答案是 C。因为脉冲波多普勒先问世,而连续波多普勒(或高 PRF)检测技术出现在后,超声操作技师学习了大量减少常见混叠伪像的方法。目前常用减少伪像的方法是切换到连续波或高 PRF 方法(所以 A 选项是错的)。另一个常用的技巧是移动基线,这样可有效将速度检测范围扩大到 2 倍(B 答案因此也是错的)。较低而不是较高的探头工作频率,也可使可检测速度范围扩大,如 3MHz 的探头可测量速度为 X cm/s,而 1.5MHz 探头则可以将最大检测速度提高到 2X(所以 C 选项是正确的)。夹角增大会明显降低测得的最大速度,由此降低混叠伪像(D 是错的)。临床应用中,因为不能探测在声束发射法向方向上的血流运动,所以实际流速会被低估。最后,操作者尽可能在靠近探头处取样,因为深度增加会降低速度而引起混叠(E 是错的)。

(译者 朱 霆)

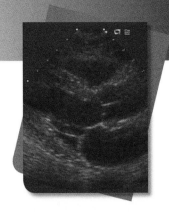

第4章

仪器调节与设置

1. 以下哪项因素不会引起 2D 图像的增益过度?
   A. TGCs
   B. 总增益
   C. 能量多普勒
   D. 显示器

2. 显示器应根据以下哪项进行调整?
   A. 环境光线
   B. 探头频率
   C. 二次谐波
   D. 患者选择

3. 改善肥胖成年人的 2D 图像质量,以下哪个步骤无效?
   A. 增加频率
   B. 增加功率
   C. 降低压缩和(或)动态范围
   D. 增加增益和调整 TGC

4. 减低 2D 图像颗粒状的一种方式是什么?
   A. 关闭余辉(persistence)
   B. 降低基频
   C. 增加压缩和(或)动态范围
   D. 缩短成像平面

5. 非标准切面可用于以下情况,哪项除外?
   A. 心脏手术之前
   B. 先天性异常
   C. 负荷试验
   D. 困难体形

6. 离轴胸骨旁长轴切面显示左室心尖上翘指向显示屏幕
   上部中间部分,下列哪项不能校正图像?
   A. 向下一个肋间移动探头
   B. 移动探头靠近胸骨
   C. 将患者头部平置
   D. 将患者身体侧向左侧

7. 以下除哪项外可以优化离轴心尖四腔切面(左室心尖
   指向显示器右侧)?
   A. 横向探头
   B. 让患者稍微向后倾斜
   C. 利用定制床的缺口
   D. 让患者坐直

8. 频谱多普勒模式包括以下全部,哪项除外?
   A. 脉冲波
   B. 连续波
   C. 高脉冲重复频率
   D. 能量多普勒

9. 脉冲多普勒测量的速度是什么
   A. 指定的取样位置
   B. 多位置的平均
   C. 垂直于波束
   D. 受连续波混叠影响

10. 获取舒张功能的二尖瓣口多普勒血流,下列哪项描述了取
    样容积的最佳位置和大小?
    A. 将<1mm 的脉冲波取样容积放在距二尖瓣尖远
       端至少 1~2cm 处(图 4.1)

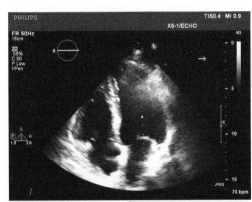

A

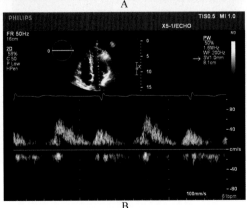

B

图 4.1

B. 将＞3mm 的脉冲波取样容积放在二尖瓣环处（图 4.2）

C. 将 1～3mm 的脉冲波取样容积放在二尖瓣尖处（图 4.3）

D. 将 1～3mm 的脉冲波取样容积放在二尖瓣环处（图 4.4）

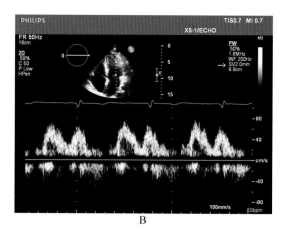

图 4.3

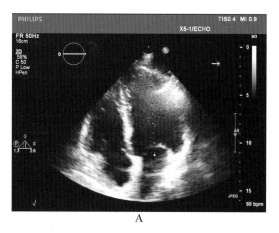

A

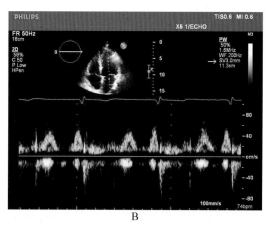

B

图 4.2

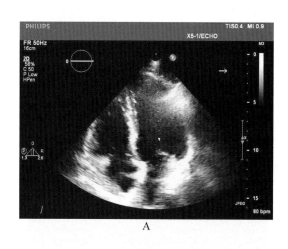

A

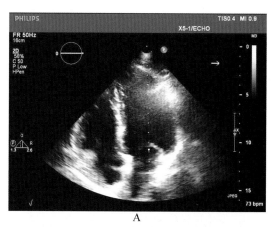

A

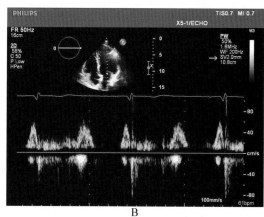

B

图 4.4

11. 下列哪项是获得肺静脉血流的最佳技术？

A. 在角度偏后的心尖四腔切面,应用彩色多普勒将取样容积(大小为 1～2mm)放在肺静脉基段（图 4.5）

B. 在角度靠前的心尖四腔切面,应用彩色多普勒将取样容积(大小为 3～4mm)放在距肺静脉 1cm 处（图 4.6）

C. 在角度靠前的心尖四腔切面,利用彩色多普勒将取样容积(大小为1～2mm)放在距肺静脉1cm处(图4.7)

D. 在角度靠前的心尖四腔切面,利用彩色多普勒将取容积(大小为3～4mm)放在肺静脉口(图4.8)

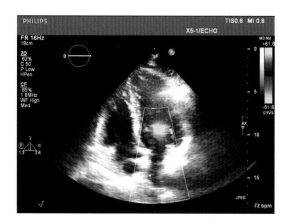

图 4.5

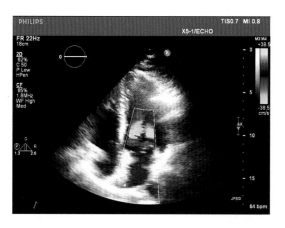

图 4.6

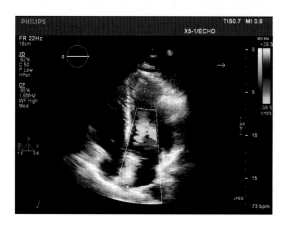

图 4.7

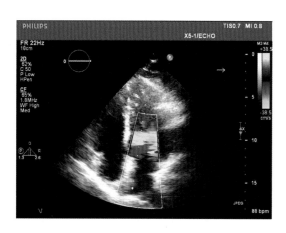

图 4.8

12. 根据简化的伯努利方程,以下什么情况下高流速会导致压力阶差被显著低估?
    A. 波束角度偏差小
    B. 降低横向分辨率
    C. 增加信噪比相关性
    D. 时间增益补偿缺失

13. 推荐的奈奎斯特极限或彩色多普勒混叠速度是在什么区间范围里?
    A. 30～40cm/s
    B. 40～50cm/s
    C. 50～60cm/s
    D. 60～70cm/s

14. 彩色多普勒混叠在什么情况下会发生?
    A. 奈奎斯特极限设置过低
    B. 奈奎斯特极限设置过高
    C. 使用高频探头
    D. 扇区宽度和深度过大

15. 患者进行运动负荷超声检查,为得到最佳的诊断结果,除以下哪项外其他准备都很重要?
    A. 为患者做好应急抢救计划
    B. 指导患者了解代谢综合征(METS)
    C. 检查前后使用相同的设置[深度、增益、频率、机械指数(MI)]
    D. 让患者深呼吸并标记窗口

题1答案是C。

　　A. 对。时间增益补偿(TGC)与图像信号放大直接相关,其主要是补偿因声波传播到远场而产生的衰减。

　　B. 对。增益(接收增益)改变了探头接收信号的电压强度。增益与功率不同,因为功率是增加了超声发射强度,而增益是增加了接收信号的强度。

　　C. 错。见如下讨论。

　　D. 对。显示器有亮度和对比度设置并可根据环境照明调整。

能量多普勒(彩色血管)是一种无向性的彩色多普勒应用,不像典型多普勒应用,其反射信号强度的处理不考虑方向或速度。此外,能量多普勒是一种多普勒形式,与二维超声图像的总增益无关。

题 2 答案是 A。

A. 对。见如下讨论。

B. 错。探头频率依赖于成像的对象和所需的深度。

C. 错。二次谐波或谐波成像是发射频率为接收频率一半的一种成像方法。谐波成像利用超声经组织产生的非线性变化(组织谐波),可用于得到清晰的图像。

D. 错。患者根据超声诊断结果选择(下一步治疗方案)。

环境光线是扫描时室内照明的程度。成像前,显示器需要根据室内环境光线调整。否则,会导致质量差的实时图像和(或)数字图像记录。根据个人偏好,可以通过调整监视器上的对比度来提供平滑或清晰的图像。降低显示器的对比度水平可以得到更平滑的外观,增加对比度可得到更清晰的图像。此外,应根据房间的亮度调节亮度水平。通常情况下,首先设置在范围的中间,然后根据环境光线与背景亮度(黑色或灰色)的喜好来增加或减少。此外,定期检查阅片室的显示器也很重要(图 4.9)。

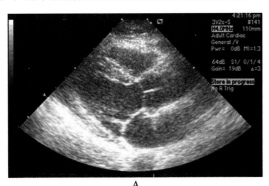

A

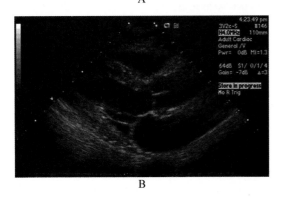

B

图 4.9 A. 胸骨旁长轴观示增益过高,注意到图像分辨率下降、回波间缺乏区别;B. 胸骨旁长轴观示设置正确的增益,注意回波之间的差异

题 3 答案是 A。

A. 错。请参见如下讨论。

B. 对。功率是能量发射的度量,描述了波的幅度,也影响了图像的亮度。功率的单位是瓦特。超声系统里功率用机械指数(MI)或热指数(TI)衡量。

C. 对。压缩/动态范围通过增加或减少灰度数来调整图像的灰阶图。增加压缩/动态范围将增大弱信号间的差异,并作为不同的灰度级别显示。对于肥胖或困难的图像,信号噪声范围较大,都会被标记为不同程度的灰阶图像显示,此时降低压缩/动态范围是有利的。

D. 对。肥胖的成人通常需要扫查更深的位置,所以通过增加总增益和 TGC 来增强远场的反向散射的强度是非常重要的。

为得到更好的空间分辨率,需增加频率用于较浅物体的成像。肥胖的成年患者进行心脏成像往往需要穿透更多的组织,此时需要使用低频探头获得更深的穿透范围,提高空间分辨率。

题 4 答案是 C。

A. 错。余辉是时间平均处理技术,并会导致影像具有更平滑或模糊的效果。关闭余辉会提供更具颗粒感或者不光滑的原始未处理图像。

B. 错。

C. 对。请参见如下讨论。

D. 错。缩短图像平面对图像的颗粒状外观没有的影响,但会影响心尖的正确视图。

增加压缩和(或)动态范围将增加灰阶图的辉度,并提供更细腻或更平滑的图像观。相反,降低压缩和(或)动态范围将增强图像的原始或颗粒状外观,这些图像因为缺乏更广范围的灰色色阶而导致图像较暗。

题 5 答案是 C。

A. 对。离轴观因能充分显示心脏结构和功能,故常用于曾进行过心脏手术的患者和瓣膜病、心肌病的患者。

B. 对。患有先天性心脏病的患者往往依赖于非标准切面。一个完整的检查可能需要根据患者情况而定,在标准切面上或切面之间来观察或显示异常。

C. 错。请参见下面的讨论。

D. 对。困难体形是指患者存在影响获得传统标准切面的结构异常,包括但不限于凹面或凸面纵隔,隆胸和肺切除。

负荷回声要求整个负荷测试中使用的一系列标准切面是一致的,从而一个 17 节段模型可与其相关的冠状动脉血管床相关联。在所有对比图像采集中,所有标准切面,包括深度、增益和图像方位都必须一致。

题 6 答案是 A。

A. 错。请参见下面的讨论。

B. 对。离轴观因能充分显示心脏结构和功能,故常用于曾进行心脏手术的患者和瓣膜病和心肌病的患者。

C. 对。患有先天性心脏病的患者往往依赖于非标准切面。一个完整的检查可能需要根据患者情况而定，在标准切面上或切面之间来观察或显示异常。

D. 对。困难体形是指患者存在影响获得传统标准切面的结构异常，包括但不限于凹面或凸面纵隔，隆胸和肺切除。

移动探头到下一个肋间能将心尖向上倾斜，图像看起来会像在胸骨旁和心尖长轴之间。获得轴上胸骨旁长轴的优点包括可以改进观察隔膜和后间隔的空间分辨率，因为此时组织是垂直于超声波束（图 4.10）。

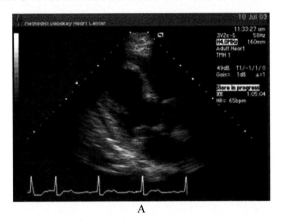

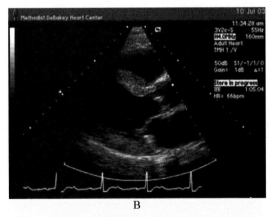

图 4.10　A. 不标准的胸骨旁长轴观。注意左室心尖的角度被倾斜向屏幕的左上角，尤其在胸骨旁声窗低位有时会发生；B. 胸骨旁长轴观显示同一个心脏，现将该探头向上移动一个肋间靠近胸骨，并向后转向心脏，从而将心脏移动到屏幕的中心。此外，患者身体应更多地转向左侧，并将头部平置

题 7 答案是 D。

A. 对。当心尖指向屏幕右侧表明探头不在心尖上，需要横向移动探头使其对准心尖。

B. 对。如果对准心尖有困难，且检查床没有定制的切口，尝试倾斜患者背部使得探头直接对准心尖，这将对齐心尖四腔切面，使其直立并在轴向。

C. 对。当患者是左侧卧位，采用有局部切口的定制床对将探头对准真正的心尖位置是非常合适的。

D. 错。请参见下面的讨论。

让患者坐直会使心脏和心尖更加居中。最理想的情况是有一个患者配合左侧卧位，并将其左臂抬起朝向床头，这样能得到更宽的肋间距和更大的成像空间。另外，由于重力的作用，心尖会横向移动，从而得到轴向上的心尖四腔切面。

题 8 答案是 D。

A. 对。PW 多普勒与取样部位具体相关，并提供频谱显示随时间改变的速度。

B. 对。CW 多普勒沿多普勒取样线连续地采样速度，且不与取样位置相关。频谱显示随时间改变的速度。

C. 对。HPRF 是 PW 和 CW 的混合。为获得具体采样位置的高流速，仪器使用三种不同采样点的平均值，显示随时间推移的速度频谱。

D. 错。请参见下面的讨论。

能量多普勒（彩色血管）是一种无方向的彩色多普勒，反射信号强度的处理不像其他多普勒应用中涉及方向和速度。因此，能量多普勒不能以随时间改变的速度谱形式显示。

题 9 答案是 A。

A. 对。请参见下面的讨论。

B. 错。为减少混叠，HPRF 需平均多个采样位置。脉冲多普勒有指定的距离和采样位置。

C. 错。脉冲多普勒用来测量速度，与声波束平行时最准。当测量垂直于多普勒波束的血流则会测不到多普勒速度信号。

D. 错。脉冲多普勒会失真，因为它是与采样部位相关的，且需等待接收距离的信息。CW 多普勒沿波束取样线连续测量。CW 多普勒测量的是整条声束的速度而不是某个特定位置（的速度）。

与采样位置相关是指脉冲多普勒采样框的位置，目的是在特定的区域以识别和测量速度。

题 10 答案是 C。

A. 错。将取样容积放在二尖瓣瓣尖远端 1～2cm 处将低估其速度。

B. 错。大于 3mm 的取样容积过大，用来估计舒张期充盈压时，将取样容积放在瓣环处是不合适的。可以将 1～3mm 的取样容积放在瓣环处估计心排血量。

C. 对。请参见下面的讨论。

D. 错。取样容积大小正确；然而，用来估计舒张功能二尖瓣口血流模式的瓣环位置是错误的。

用来评估舒张功能的二尖瓣血流速度的理想测量位置是将脉冲波取样容积（1～3mm）放在二尖瓣瓣尖。

题 11 答案是 B。

A. 错。探头偏向后方不是看到肺静脉的最佳方式

和取样容积在 1~2mm 也不是最佳的(图 4.11)。

B. 对。见下文(图 4.12)的讨论。

C. 错。将探头向前并将取样容积放在肺静脉 1cm 处是正确的;然而,使用 1~2mm 的取样容积不是最佳(图 4.13)。

D. 错。将取样容积放在肺静脉入口不是最佳的;然而,使用 3~4mm 的取样容积大小是正确的(图 4.14)。

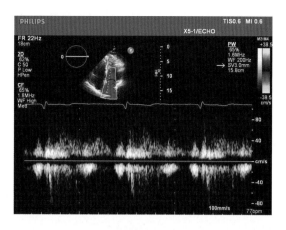

图 4.14

探头角度偏向前同时将取样容积放入肺静脉内 1cm 处,取样容积 3~4mm,可以得到多普勒取样容积的最佳位置,使用 3~5mm 的取样容积大小可以得到最佳的多普勒血流。

题 12 答案是 A。

A. 对。请参见下面的讨论。

B. 错。横向分辨率与 2D 图像而非频谱多普勒速度相关。

C. 错。提高信噪比与高估相关,与低估无关。

D. 错。TGC 影响 2D 图像,而不影响多普勒速度。

波束角的小偏差会导致压差有很大差异,为获得最大速度应尽量使多普勒波束平行于血流(图 4.15)。

题 13 答案是 C。

A. 错。彩色奈奎斯特极限在 30~40cm/s 对心脏成像太低,将高估反流量。

B. 错。彩色奈奎斯特极限在 40~50cm/s 对心脏成像足够高,但会高估反流量。

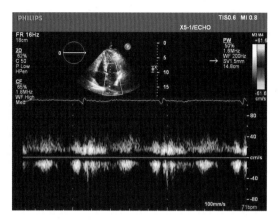

图 4.11

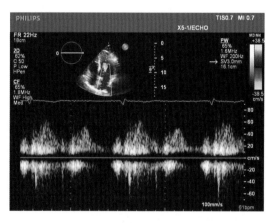

图 4.12

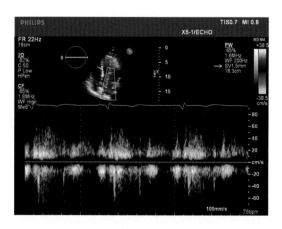

图 4.13

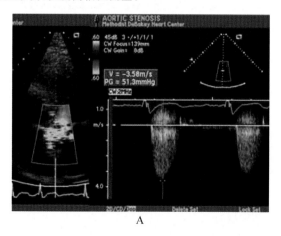

图 4.15 A. 心尖切面显示跨主动脉瓣的频谱多普勒。注意多普勒波束的角度与血流并不平行,测量峰速压差为 51.3mmHg

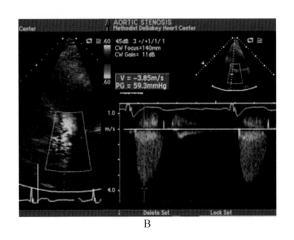

图 4.15　(续)B. 心尖切面显示跨主动脉瓣的频谱多普勒。探头向上移动一个肋间,多普勒波束与流动的角度更平行。注意,峰速压差从 51.3mmHg 增加到 59.3mmHg

C. 对。请参见下面的讨论。

D. 错。彩色奈奎斯特极限在 60cm/s 到 70cm/s 过高,可能会低估反流量。

美国超声心动图学会(ASE)指南推荐用于心脏成像的奈奎斯特极限设置在 50～60cm/s。50～60cm/s 对心脏成像是最优的;这个数值可以根据心率增加或血流增加调高,或根据低速血流调低。

题 14 答案是 A。

A. 对。请参见下面的讨论。

B. 错。提高彩色多普勒奈奎斯特极限不会引起彩色多普勒失真。

C. 错。探头频率不直接影响彩色血流的失真,但高频探头可能间接影响失真。

D. 错。调整取样宽度和深度会影响帧频,但不会引起混叠。

当奈奎斯特极限设置太低,会发生彩色血流混叠,会高估反流并引起彩色血流信号外溢。

题 15 答案是 B。

A. 对。关键是要与患者讨论运动峰值策略。如果告知快速改变和调整呼吸的原因,患者会更加配合。

B. 错。请参见下面的讨论。

C. 对。在静息和负荷下获取成像,应严格要求有同样的设置,如深度、增益、图像方位等都应该保持一致,这对分析图像非常重要。

D. 对。在标记窗口时让患者采用适中至深吸气,将保证负荷试验中相似的图像采集方向。吸气的目的是模仿负荷试验后的反应,大多数患者将采用适中至深吸气,然后当要求呼气时会喘气和(或)轻度呼气。

负荷前对患者进行充分的说明,告知有一定益处但非必要。让患者了解负荷的目的和步骤,使其更好的配合。

(译者　孙　超)

第5章

时间和空间分辨率

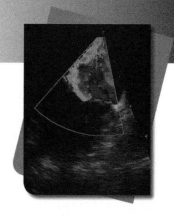

1. 单阵元超声换能器焦点处的轴向分辨率与以下哪项最不相关？
   A. 超声换能器的中心频率
   B. 超声换能器的直径
   C. 超声换能器的背衬材料
   D. 声波在介质中的声速

2. 单阵元超声换能器焦点处的横向分辨率与除以下哪项外都相关？
   A. 激励脉冲的持续时间
   B. 超声换能器的中心频率
   C. 超声换能器的直径
   D. 超声换能器的焦距长度

3. 超声医师为什么在扫查中将一个 5MHz 探头换成 1MHz 的超声换能器？
   A. 提高轴向空间分辨率
   B. 提高横向空间分辨率
   C. 增加扫查范围（或成像深度）
   D. 提高帧速率

4. 下列哪项能有助于在 PW 多普勒成像中去除混叠伪像，如图 5.1 显示的伪像？

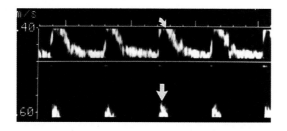

图 5.1

   A. 降低脉冲重复频率
   B. 增加超声的发射频率
   C. 调整基线
   D. 添加更大的聚焦区

5. 如果想用彩色多普勒成像测量血流速度，图 5.2 中哪种情况会产生最大的多普勒频移？假设血管尺寸差异可以忽略不计且其他物理参数相似（例如声速、超声频率）。

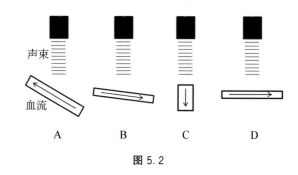

图 5.2

6. 与超声线阵相比，3D 成像的面阵探头具有什么特点？
   A. 更好的厚度分辨率
   B. 阵间间距更小
   C. 更高帧频
   D. 更好的轴向空间分辨率

7. 下列有关组织谐波成像的描述哪项是最不准确？
   A. 谐波成像提高脂肪和肌肉组织之间的对比度
   B. 高频成分在更深结构衰减
   C. 谐波成像提高轴向空间分辨率
   D. 检测到谐波频率的幅度比基频更大。

题 1 答案是 B。

选项 A：对。轴向分辨率大小与超声的中心频率成反比。

选项 B：错。超声探头的直径一般不影响轴向分辨率。

选项 C：对。背衬材料影响探头的带宽，这与轴向分辨率成反比（更大带宽＝更好的分辨率）。

选项 D：对。声速与轴向分辨率成正比。

轴向分辨率是指仪器沿声束方向分辨（图 5.3）轴向结构的能力。

给定深度 z，声速 c 和传播时间 t，以下哪个关系对理解沿超声传播的轴向空间分辨率有帮助。

$z=(c/2)(t)$ ［距离方程将 z 联系到 c 和 t］

$\Delta z=(c/2)(\Delta t)$ ［轴向分辨率 Δz 与发射脉冲的持续时间 Δt 相关］

$\Delta z=(\lambda/2)(f_0/\Delta f)$ ［将 Δz 与波长、中心频率 f_0 和带宽 Δf 相关］

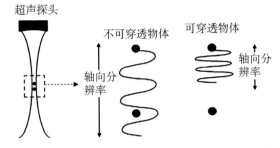

图 5.3 轴向分辨率取决于发射脉冲的持续时间。本例中,单阵元聚焦超声探头发射一个声束,穿过虚框(左图)内的两个目标;一个低频超声发射一个较长的超声脉冲不能分开两个目标(中图);高频超声的短脉冲(短波长)能分开两个目标(右图)

从最后一个方程可以看出超声探头直径不是确定轴向空间分辨率的因素。

题 2 答案是 A。

选项 A:错。激励脉冲的持续时间主要影响轴向分辨率。

选项 B:对。横向分辨率与声波波长成比例,与超声中心频率成反比。

选项 C:对。横向分辨率与超声探头直径成反比。

选项 D:对。横向分辨率与超声探头焦距长度成正比(图 5.4)。

横向分辨率是指能分辨垂直于超声波束轴向方向两个相邻结构的能力。横向分辨率与超声波束带宽 w 相关,有以下关系:

$$w = 1.4 \times Fc/(2af)$$

其中,F = 焦距,c = 声速,a = 孔径(或晶体半径),并且 f = 超声频率。因此,当超声频率增加和孔径增加(例如更大直径)能提高横向分辨率(变小)。另外,通过更短的焦距及在介质中更慢的传播声速也能提高横向分辨率。

题 3 答案是 C。

选项 A:错。轴向分辨率与声波波长相关,在 1MHz 更大。

选项 B:错。横向分辨率也与声波波长相关。

选项 C:对。组织的衰减系数在 1 MHz 比 5MHz 低。这能有效增加成像深度。

选项 D:错。这对帧频有极小或没有影响,主要受范围影响。

超声穿过组织引起超声强度损失由衰减系数 μ[dB/(cm·MHz)],超声频率 f,距离 z 确定。

$$\text{强度损耗(dB)} = \mu f z。$$

因此,超声探头产生 1MHz 的超声波比产生 5MHz 超声的探头穿透力更强。

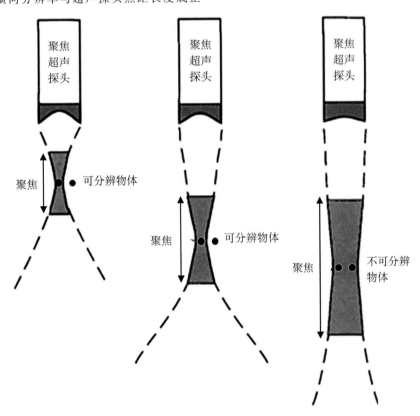

图 5.4 本图显示降低横向焦点(更小的聚焦区)和更短的焦距长度能提高探头垂直于声束方向的分辨率

题 4 答案是 C。

选项 A:错。增加 PRF 可能有助于减小混叠伪像。

选项 B:错。提高发射频率不会去除混叠伪像。

选项 C:对。调整基准可以帮助去除混叠伪像。

选项 D:错。增加聚焦区将减少 PRF,但不去除伪像。

为了精确地测量多普勒信号,脉冲重复频率至少是多普勒回波频率的 2 倍,根据 Nyquist 采样局限,这与最大血流速度(超声仪器用一定设置测得)直接相关。当采样率不够高以获得最快流动速度会发生混叠伪像。调整基线会改变多普勒的量程,来覆盖流速的整个范围。增加量程也能增加脉冲重复频率,能在更宽的范围内检测流速。图 5.5 描述了典型 PW Doppler 伪像及其补救方式。

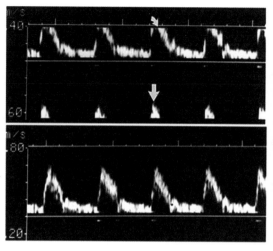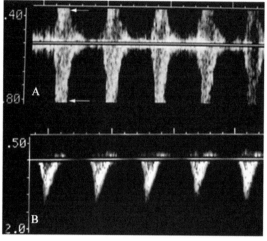

图 5.5　左列.通过基线调整校正失真伪像;右列.通过调整基线和增加量程校正另一种失真伪像

题 5 答案是 C。与选项 A、B 和 D 相比,选项 C 在超声波束的传播方向上有最大的血流。注意选项 D 不会产生任何多普勒频移(f_d),因为血流垂直于超声波(图 5.6)。

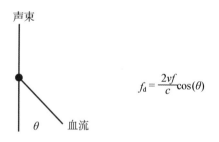

$$f_d = \frac{2vf}{c}\cos(\theta)$$

图 5.6

多普勒频移(f_d)依赖于入射声波和血流运动方向之间的夹角(θ)。据图 5.6 中的公式,频移与超声的频率(f)和血流速度(v)成比例,与声速(c)成反比。$\cos(\theta)$关系表明大部分或全部血流与声波传播方向一致的时候能产生最大多普勒频移。频移的正负依赖于流动的方向(一般规定,朝向探头＝正向和背向探头＝负向)。对于这个问题,选项 C 有最大的多普勒频移。

题 6 答案是 A。

选项 A:对。较线阵探头用声透镜获得固定的焦距相比;平面阵列的电子聚焦能显著提高厚度分辨率。

选项 B:错。因为阵元或通道总数的限制,较线阵而言,面阵间距相似或更大。

选项 C:错。因为超声波束要扫查更大的范围,所以三维成像通常比线阵的二维成像慢。

选项 D:错。轴向分辨率主要与超声频率相关,如果中心频率和带宽相同则两种探头不应受影响。

一个一维线性阵列依赖其声透镜的固定焦点来决定厚度焦距(或"切片厚度")。透镜通常焦距(f)数很高(如图 5.4),表明切片厚度是声波长的若干量级。另一方面,面阵的三维超声成像能在横向和厚度两个方向进行电子聚焦。因为面阵的阵元间距通常小于一个波长,所以这种设置聚焦更好。图 5.7 比较了阵列的类型和聚焦能力。

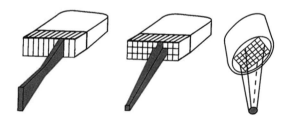

图 5.7　三种不同阵列的波束形态。左.标准一维线阵,层厚由声透镜确定;中.1.5D 阵列,在厚度方向包括几个晶体以改进在这个方向上的聚焦;右.用于 3D 容积成像的全 2D 面阵,用电子聚焦在方位和厚度方向提供了相似的聚焦

题 7 答案是 D。

　　选项 A：对。脂肪比肌肉的非线性现象更大。

　　选项 B：对。高频的声衰减更大，这会影响更深结构的成像。

　　选项 C：对。因为检测频率是基频的 2 倍，理论上会得到更高的空间分辨率，虽然其信噪比将比一般 B 超成像低。

　　选项 D：错。基频信号比谐波强。

　　在组织谐波成像中，发射基频（f_0），检测第二次谐波（$2×f_0$）。只有非线性结构，如脂肪或微气泡，产生谐波信号。

　　组织谐波成像与传统 B 超成像不同，因为其检测由超声波经过组织产生的谐波成分。谐波频率的产生是由于某些结构的非线性特性，如脂肪和微泡，它们都能让超声脉冲的正弦波形失真。这些谐波信号比基波信号弱，且只有对接收回波进行适当滤波才能检测到（图 5.8）。另外，由于谐波信号的频率高于基波，所以超声经组织传播时谐波衰减更快。因此，深部结构的谐波成像是比较困难的。

　　组织谐波成像可抑制由基频引起的伪像，增强非线性结构显示的对比度，并且由于谐波的频率高可以提供更好的空间分辨率。图 5.9 对比了基波 B 超图像和组织谐波成像的两个例子。

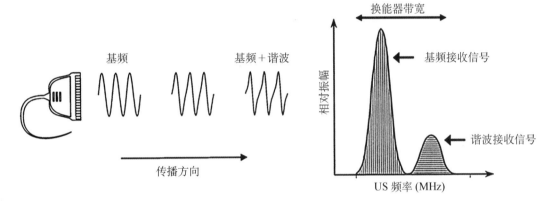

图 5.8　左图．因为超声脉冲的吸收和散射，声波在非线性介质中传播会出现谐波频率成分。离开探头的初始频率是基频，但随着谐波出现，波形出现失真；接收脉冲的频谱（右）出现基波频率和谐波频率，两者都在超声探头的接收频带内。然而，组织谐波成像中只显示谐波

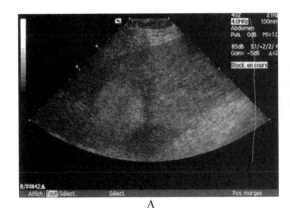
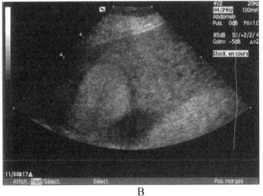

A　　　　　　　　　　　　　　　B

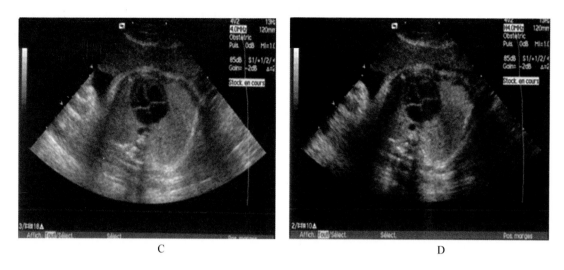

图 5.9   A、B. 肝转移的标准 B 超和组织谐波图像；组织谐波图像更清晰揭示病变后部腹水和围绕的光环；
C、D. 35 个周胎儿心脏的标准 B 超和组织谐波图像。组织谐波图像显示四腔更清晰

（译者　孙　超）

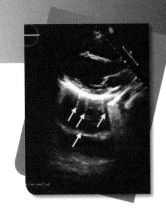

第6章

常见和少见超声伪像

1. 图 6.1 负荷试验前,一位 57 岁有肺结节无症状的男性。以下哪个陈述是正确的? 只选择一个正确答案。

   A. 轴向分辨率是区分超声波束纵向路径上两点

   B. 轴向分辨率是区分垂直于超声波束上两个点反射

   C. 轴向分辨率主要依赖于波束宽度

   D. 轴向分辨率直接与探头频率和空间脉冲长度成正比

   E. 轴向分辨率是一种超声技术,可以检测腔内血栓形成

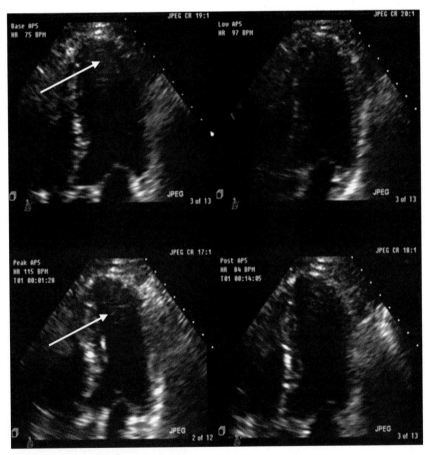

图 6.1

2. 发生在探头表面,超声波束内的干扰引起图像和对比度分辨率降低,这种伪像称为什么?

   A. 部分容积效应伪像

   B. 斑点伪像

   C. 旁瓣伪像

   D. 回声失落伪像

3. 混响是连续出现的强度递减的明亮回声带是界面间声阻抗差异大的结果。混响伪像的出现是因为以下哪个

选项? 选择一个最佳答案。

   A. 来自距探头不同深度多个强反射体的信号同时到达

   B. 来自距探头不同深度的不同物理性质的多个强反射体的信号同时到达

   C. 来自距探头一定深度的强反射体的信号不同时间到达

   D. 来自距探头不同深度的强反射体的信号不同时间到达

E. 来自与反射体深度无关的多个移动的强反射体的信号

4. 图 6.2 所示钙化的三尖瓣环引起瓣环和周围声传播场之间大的阻抗失配。这种类型的伪像是什么？

    A. 反射体内元素之间多个短距离混响的结果

    B. 从一个位于强反射表面后的物体的反射幅度减低的结果

    C. 从一个位于弱衰减表面后的物体的反射幅度增加的结果

    D. 是含钙化结构特有的

    E. 可通过调整增益输出和提高帧频来降低

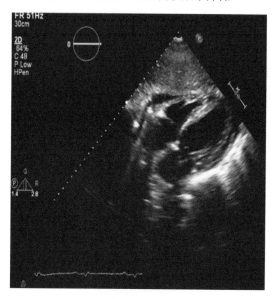

图 6.2

5. 以下哪项是错误的？

    A. 轴向分辨率随超声频率增加而提高

    B. 衰减直接与超声频率相关

    C. 用于诊断的超声频率范围通常是在 1~100MHz

    D. 频率低于 1MHz 的超声其轴向分辨率降低，因为穿透深度增加

6. 横向分辨率可通过减少空间脉冲长度和增加阻尼得到改善，这句话正确吗？

    A. 正确

    B. 错误

7. 由成像系统创建超声波图像有许多物理学假设。违反这些假设会导致图像伪影。如图 6.3 显示以下哪种伪像？

    A. 只有混响伪像

    B. 只有重复（多途）伪像

    C. 混响和斑点伪像

    D. 混响伪像、旁瓣伪像和重复伪像

    E. 旁瓣伪像、混响伪像和衰减

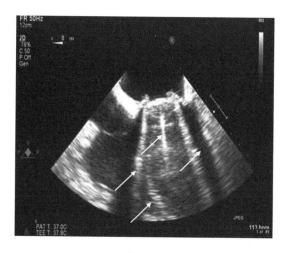

图 6.3

8. 旁瓣伪像是什么？

    A. 因为波束宽度扩大，更易以远场伪像出现

    B. 因为波束宽度扩大，更不易以远场伪像出现

    C. 因为波束强度的较大变化，更易以近场伪像出现

    D. 因为波束强度的较大变化，更不易以近场伪像出现

9. 关于横向分辨率以下哪项不是真的？选择一个最佳答案。

    A. 横向分辨率等于波束宽度，其变化直接与距探头的距离相关

    B. 横向分辨率与空间脉冲长度不直接相关

    C. 横向分辨率表示当入射声束垂直于反射体时，能区分两个单独反射体的能力

    D. 横向分辨率受探头大小影响

    E. 横向分辨率可通过增加超声波束频率和声束聚焦来改善

10. 图 6.4 显示了以下哪项？

    A. 镜面伪像

    B. 心包积液

    C. 镜面伪像和胸腔积液

    D. 镜面伪像，混响伪像和心包积液

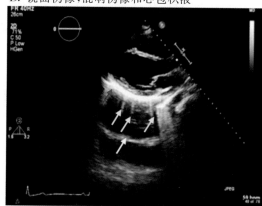

图 6.4

E. 镜面伪像,增强和混响

11. "振铃"是用于描述以下哪项的一个术语?

A. 超声心动图图像出现的圆形伪像

B. 探头晶体停止发射声波后,声波仍然在其中持续振荡传播,形成混响伪像回声

C. 由体外强反射体引发的伪像

D. 在超声心动图切面中混响伪像的传播

E. 因为探头中使用阻尼材料引起的潜在伪像

12. 一位 23 岁女性发生呼吸困难和心悸加剧 1 个月余。体检结果右臂测量血压为 124/60mmHg,左臂测量血压为 127/65mmHg,心律失常 130bmp。无发热,每分钟呼吸 22 次,一般情况下血氧饱和度正常。出现焦虑,但没有 JVD 的证据。肺检查未见异常。CV 检查显示正常 PMI,左胸叩诊有浊音,心跳不规律而第一心音 S_1 正常,心音 S_2 分裂,无奔马律,胸骨左缘处 2/6 级收缩期杂音。颈动脉、桡、股动脉脉动均正常。腹软无压痛,无杂音或器官肿大的证据。CXR 证实右心房扩大。12 导联心电图显示心房颤动,125bpm,RBBB 和平均 QRS 轴在 120°处。经胸超声心动图进行初步评估如图 6.5 和动态图 6.2 所示推断该患者患有以下哪种疾病?

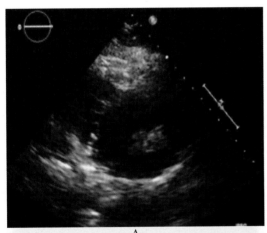

A

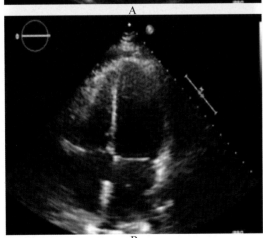

B

图 6.5

A. RA 血栓

B. LA 血栓

C. 心房黏液瘤

D. 房间隔封堵器

E. MV 赘生物

13. 一位带有远程 H/o IVDA 的 60 岁肥胖男性出现有症状的心房颤动(直流电复律)。图 6.6 中经食管超声心动图的四腔显示了以下哪项?

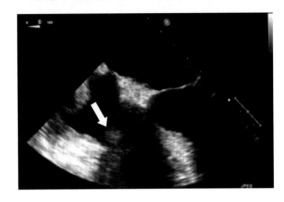

图 6.6

A. 三尖瓣瓣环增厚

B. 三尖瓣叶赘生物

C. 房间隔黏液瘤

D. 希-阿里网

E. 上述所有

14. 接下来合适的治疗是什么?

A. 开始 IV 抗生素治疗

B. 将患者转诊去 CT,外科会诊

C. 如果没有心内血栓,进行直流电复律,并继续全身抗凝

D. A 和 B

E. 以上都不是

15. 图 6.6(箭头)所示结构和视频 V6.3 最容易看到是因为以下哪项解释引起?

A. 从相邻组织界面或强反射体表面反射的回波信号,被超声成像系统误认为是声束传播路径的回波信号,而重建成图像

B. 在获取超声图像过程中患者运动

C. 源于超声波束的近场旁瓣

D. 强反射声源下的混响和振铃效应

16. 关于图 6.7 以下哪项是不正确的?

A. 多普勒处理包含绝对频差和信号方向的信息

B. 多普勒信号的方向性是由仪器处理所决定,这包括边带滤波和解调

C. 多普勒频移发生在源和移动目标之间,与两者之间角度的余弦成正比。这可能低估移动目标的真实速度

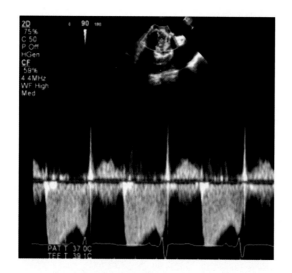

图 6.7

D. 双向流动是一种伪像。减少仪器的增益可能消除
这种伪像

17. 图 6.8 显示了以下哪个选项？选择一个最佳答
案。

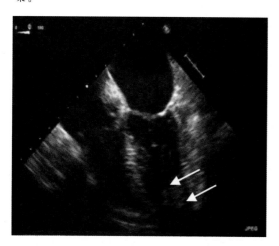

图 6.8

A. 源自二尖瓣环的混响伪像
B. 右室游离壁内房间隔的旁瓣伪像
C. 二尖瓣腱索的声影伪像
D. 室间隔的镜面伪像

18. 图 6.9 中 M 型超声示踪描绘了以下哪个选项？选择
一个最佳答案。

A. 连枷状 PV 瓣
B. MV 腱索撕裂
C. 仪器故障的结果
D. 输注微泡的路径
E. Swan-Ganz 导管的伪像

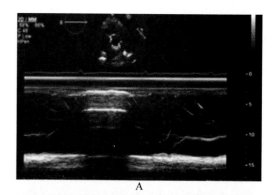

A

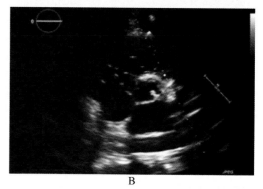

B

图 6.9

19. 与下图伪像最佳匹配的描述是（图 6.10～图 6.14）

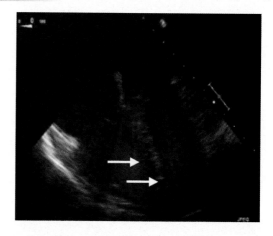

图 6.10

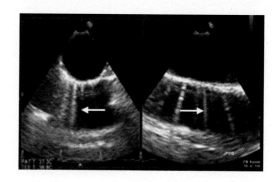

图 6.11

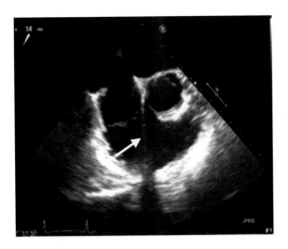

图 6.12

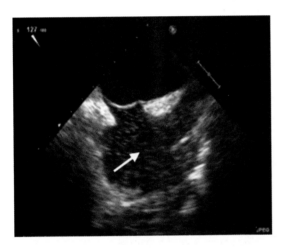

图 6.13

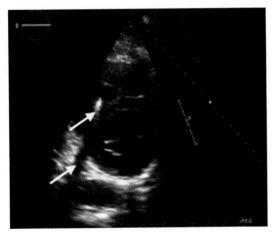

图 6.14

A. 彗星尾征（混响）

B. 镜面（复制）伪像和散射

C. 混响和振铃伪像

D. 混响伪像和衰减伪像

E. 横向分辨率伪像

20. 一位 45 岁男性，心源性休克，需要体外氧合，同时在超声引导下调整 ECMO 导管的位置，获得以下图像（图 6.15）。以下哪项最能解释图像？

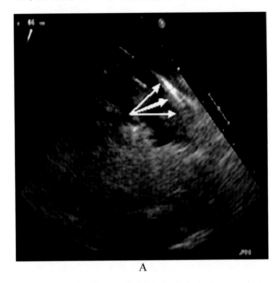

A

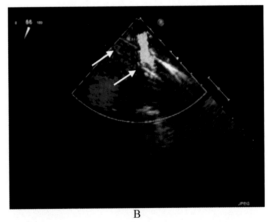

B

图 6.15

A. 出现扭结，导致湍流，二维超声心动图上出现伪像增强

B. ECMO 导管断裂引起散射伪像

C. ECMO 导管壁和周围流体/组织界面巨大的阻抗差异导致混响伪像的产生

D. ECMO 导管引起明显的声影伪像

21. 如图 6.16 所示是一位安装机械人工主动脉瓣 35 岁女性的图像。图像演示了下列哪项？

A. 流动方向的改变，其入射角发生在垂直于流动的方向

B. 机械人工主动脉瓣膜引起的声影伪像导致多普勒信号的缺失

C. 通过机械修复人工主动脉瓣的梗阻引起的血流中断

D. 因为探头破裂引起的异常图像

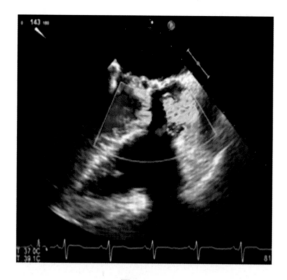

图 6.16

E. 患者体表物体的声影伪像

22. 下面三维超声心动图图像(图 6.17)演示了一个拼接伪像。该伪像的出现是因为以下哪项?

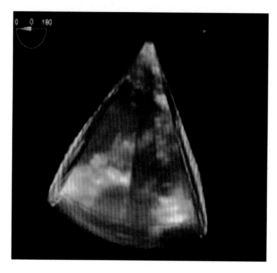

图 6.17

A. 图像处理过程中进行填写校正来处理缺失的声像资料
B. 因为增益调整不准确引起的组织连续性的差异
C. 患者运动和呼吸及心律失常都能导致此伪像
D. 存在机械瓣
E. 超声束遇到体表的衰减器,比如 ECG 导线

题 1 答案是 A。超声的轴向分辨率是指区分超声束纵向上两个物体的能力,其严格定义为能区分声束方向上两个物体间的最小距离,从而能生成分开的反射。由于图像形成依赖于超声束穿透软组织的能力,穿透深度由超声的频率所定,轴向分辨率与探头频率是成比例的。应当记住频率越高,穿透深度越少,而频率较低,穿透深度

越低。因此,高频探头可提高分辨率,但会降低组织的穿透力。此外,轴向分辨率与空间脉冲长度不直接相关。空间脉冲长度越长,超声波束能区分两个相邻物体的能力越差,反之亦然。轴向分辨率也被称为纵向分辨率,距离分辨率,或深度分辨率。轴向分辨率的单位是距离,在数学上定义为

轴向分辨率(mm)=空间脉冲长度(mm)/2

对于软组织

$$轴向分辨率(mm) = \frac{1.54 \frac{mm}{\mu s} \times 周期数目}{2 \times 频率(MHz)}$$
$$= (0.77 \times 周期数目)/频率$$

记住该数值越大,实际分辨率越低;数值越小,分辨率更高。

与之相反,横向分辨率是指当超声束扫过反射体,能区分垂直于超声波束方向的两个反射体。横向分辨率等于波束宽度。图 6.1 显示了一个典型多巴酚丁胺的负荷试验中获得的左室的四幅图像。第一幅图显示了左心室心尖轴向分辨率的一个伪像,让人感觉有一个大的心尖血栓或占位。这在其他切面没有看到。以高帧速率进行短距离成像通常会导致发生在近场较早脉冲的远处回波的曲解。

题 2 答案是 B。斑点伪像是指来自探头表面反射层的不清晰的干扰图样。该干扰导致图像质量下降和次优的对比分辨率。部分容积伪像是指轴向或横向分辨率的干扰,反映超声波束质量随深度增加的变化。不匹配是指物体在超声波束路径中的位置不正,这是由于旁瓣效应,多路径反射或者轴向/横向分辨率伪像。

题 3 答案是 C。混响是由于从反射器返回传感器的超声波信号到达时间的不同造成的。不是所有由传感器发射的超声波从目标物返回后都能在同一时间被检测到。部分超声波被反射回目标物后再回到传感器才被检测到,但是由于检测到的时间较长,使其位于比真实目标要远的位置,因而产生重影。当重复发生该情况时,会连续显示来自反射器的等间距伪像。这就是所谓的混响。

题 4 答案是 A。图 6.2 中的伪像类型通常被称为"彗星尾征",是由反射器中元件之间或者两个或多个反射器之间的多重短路径混响导致。振铃伪像同样和此相关。来自位于反射表面后方的物体的反射幅度的减小被称为衰减伪像。来自位于弱衰减表面后方的物体反射幅度的增强被称为增强伪像。对于钙化的组织该伪像不是唯一的,但当超声波束遇到复杂和(或)多重强反射器时则可以发生在任何时候。伪像不可能简单的通过调整增益或帧频来消除。

题 5 答案是 C。轴向分辨率依赖于传感器频率和空间脉冲长度。在较低频率下,穿透深度是最大的,但轴向分辨率会受损。由于频率决定穿透深度,衰减和超声波频率直接相关。用于诊断目的的超声频率范围通常在 1~10MHz。见问题 1 的解释。

目标对象被成像在距原目标 2 倍距离的地方。

题 6 答案是错。横向分辨率依赖于波束宽度,而不是空间脉冲长度。因此,该陈述是错的。阻尼(例如减少周期数)对横向分辨率没有影响。阻尼可以改善轴向分辨率。

题 7 答案是 E。超声图像的形成基于几个假设。第一,超声波从传感器沿直线向目标物发射。第二,超声波从目标物沿直线反射回传感器。第三,超声波在其他方向都无限小。第四,返回传感器的超声波来自最近的脉冲。第五,传感器到目标物之间的距离由超声波离开传感器到从目标物体反射回传感器的时间计算得出。图 6.18 显示了人工机械二尖瓣。此处显示了多种伪像,包括机械假体声影衰减、来自机械假体的强反射成分的混响和旁瓣效应伪像(源于进入和机械二尖瓣假体组成接触的近场的入射"偏离"超声波)。因为假设超声图像是从反射回的超声波(和发射超声波束一致)得到的,旁瓣效应"感应"到的组织被认为是目标图像的一部分。

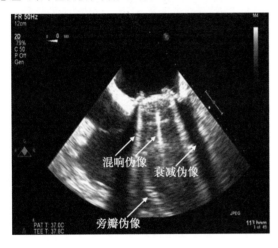

图 6.18

题 8 答案是 C。波束强度的最大改变发生在近场,这是旁瓣的来源。基本上旁瓣是在近场的"溢出"效应的结果,其中超声束离开中心传播路径。因为假定所有回波都与发射声束在一条线上,这些对象被错误地假设为原目标的一部分。

题 9 答案是 B。虽然横向分辨率可以通过提高超声频率得到改进,它与空间脉冲长度不相关。横向分辨率等于波束宽度。任何导致波束宽度减小都能提高横向分辨率。这包括提高频率,波束聚焦,减小到探头的距离,并减少探头尺寸。

题 10 答案是 E。图 6.4 显示了几种伪像。左室、二尖瓣及左房的整个假像显示实际图像的下方。这种镜面伪像(白色箭头)是因为超声波从探头反射回来,而不是真正的反射回波。镜面图像出现的距离与被探头检测到超声波在探头和目标间往返多次花费的时间长短成正比的。因此,如果回波信号用了原始脉冲波反射 2 倍的时间,则

该下侧壁和心包反射强,并出现增强伪像(红色箭头),因为超声波束离开左心室腔内相对较低衰减的区域,并遇到下侧壁的软组织。下侧壁和心包强反射的表面也能引起彗星拖尾混响伪像,表现为下侧壁边界下出现条纹(黄色箭头)。在左心室腔内可以清楚观察实时二尖瓣移动的重复反射。在左心室腔下的线代表了前间壁的重复反射,而低于此空间可能是基于右心室游离壁和周围软组织的镜像运动的右心室腔。对静止的一帧,胸腔积液有相似的外观,因此不能排除是图像的一部分。然而,答案 C 不正确,因为它排除了除镜面伪像外其他伪像的存在。答案 D 不正确,因为没有证据显示有心包积液。

题 11 答案是 B。和被击打后钟的持续振荡相似,振铃效应描述了探头晶体发射声波后的过度振荡。其结果是在距反射体一些位置上出现持续的回波信号。这通常与混响伪像相关,大多是彗星尾混响,并且通常发生在空气/气泡或颗粒物存在的地方。探头都配有阻尼材料来减少(或消除)振铃效应的效果。

题 12 答案是 D。图 6.5A 是右房右室切面,显示存在房间隔装置。患者做过经皮房间隔封堵装置的成人期的房间隔缺损修复。不幸的是,这并没有阻止该患者心房颤动的发展。图 6.5B 显示了位置正常的房间隔封堵器的回声。选项 A 不正确,因为这是右心房血栓不易出现的位置,它通常出现在血淤的地方,如靠近腔静脉或右心耳的入口,通常还有留置的导管或心脏起搏器导线。此外,心尖四腔切面没有看到血栓存在的占位。右心房血栓通常与心房颤动没有关系。相反,左心房血栓,尤其是左心耳与心房颤动相关。由于图 6.5A 描绘右心房一右心室切面,选择 B 和 E 不正确。可能是心房黏液瘤,但通常可以看到附着到房间隔瘤蒂。大部分心房黏液瘤(~80%)位于左心房内。如果足够大,则可能会影响进出右心房的血流或影响三尖瓣瓣叶的运动。房间隔的亮度显示这名患者曾进行房间隔修复术,正交切面显示其形状 提示很有可能安装了经皮房间隔封堵器。该程序提示是直流电复律后的经食管超声心动图。

题 13 答案是 C。见答案 15。

题 14 答案是 C。见答案 15。

题 15 答案是 A。①图 6.19 显示是房间隔卵圆窝典型的图像(短箭头或译为三角形)及脂肪瘤样肥厚的间隔(长箭头)。②三尖瓣环附近的间隔常有一些回声信号,可提示三尖瓣结构的异常,如赘生物。从多角度成像没有显示三尖瓣或其他心脏瓣膜的任何解剖异常。由于没有瓣膜赘生物,也没有提示用静脉抗生素或转外科手术治疗。超声束遇到大的阻抗差异(本情况是在血池和肥厚的房间隔和右心房壁之间)导致多种伪像包括混响、镜面、声影和增强。

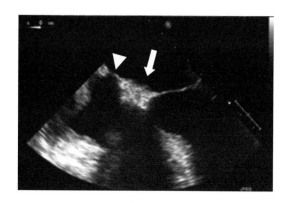

图 6.19

题 16 答案是 A。发生在移动物体反射超声波时,发射频率与回波频率之间的绝对差值为多普勒频移,它正比于发射源和移动体之间角度的余弦值。这种频率的差值让观察者了解目标是靠近还是远离声源,但不含关于信号方向的信息。方向性由仪器处理决定,包括解调和边带滤波。采集图像时减小增益可以减少这种伪像。

题 17 答案是 C。当超声波束与观察结构垂直时,二维超声心动图可以得到心脏结构的最佳视图。当观察物体与超声波束平行时则不可见,但会导致声衰减或声影,比如图 6.8 中的二尖瓣腱索。当超声波束在强反射体(如钙化的二尖瓣环)和探头之间来回反弹时,会生成增强的信号这是混响伪像,而不是所显示的信号的缺失。类似地,镜像伪像或旁瓣伪像可能包括房间隔,来自房间隔返回信号的失落,产生了本不应该出现该结构的地方出现了全部或部分的结构。二尖瓣腱索产生的声影导致在左心室壁的背景中看到黑色条纹,代表一个衰减的超声信号。

题 18 答案是 D。M 型超声心动图很高的时阈分辨率足够敏感,能探测和跟踪微泡通过中心静脉导管。这并不代表机器故障。图中显示的随机性(杂乱细密)回声表明这不是解剖结构呈现的图像。从近端和远端的反射体可以清楚地看到增强伪像。图 6.9B 展示了微泡的二维成像。注意到因为微泡引起横向分辨率伪像,导致出现微泡大小比预计的大。连枷样瓣叶可能导致类似的 M 型伪像,但不会像这里微泡注入所形成的混乱程度。图 6.9 中看不到二尖瓣,所以选项 B 不正确。同样,2D 视图也看不到留置的导管,所以选项 E 不正确。

题 19:图 6.10=C,图 6.11=B,图 6.12=A,图 6.13=E,图 6.14=D。

图 6.10 描述了振铃现象,其原因是探头内晶体的过度振荡,结果是在探头附近出现了持续回波信号。图 6.11 显示了正交切面下主动脉的重复。同时显示了来自主动脉壁散射的亮线。图 6.12 显示出典型的彗星尾混响伪像。这种伪影随着与强反射源距离变大而使混响伪像减低。图 6.13 可见微泡变形扩张,形状是细长形而不

是假想中的圆球形。伪像因为超声横向分辨率内在的局限性。图 6.14 显示了位于右心室内的导管。该导管是一个强反射体,引起混响伪像的出现,表现为明亮、拖尾状的回声。它也可引起远侧软组织的衰减,特别是左心室壁室间隔基底部,心包和肺组织。

题 20 答案是 C。图像是右心房内的静脉 ECMO 导管(图 6.20 内白色箭头之间所示),部分导管垂直于超声束的方向,其他部分与声束方向呈更倾斜的角。导管壁和导管内流体界面之间的阻抗差异会造成混响伪像。

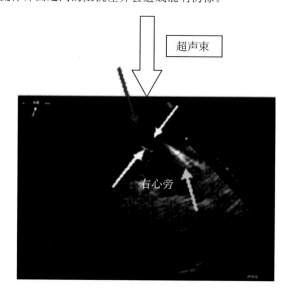

图 6.20

从导管(黄色箭头)发出的手指状突起也是混响,但这是因为流入和流出端口出现的导管内表面的不连续性所产生。本例中流出口(红色箭头)在右心房内位置正确。注意到没有导管的物理损坏。由于断裂或扭结造成的不连续性会导致类似的伪像,但这与断裂或扭结的位置所造成流动的扰动相关,并在 2D 图像也能看到这种缺陷。ECMO 导管一般不会表现显著的衰减或声影。导管中出现扭结或断裂将可能会导致明显的湍流或者在缺陷的位置上流动缺失。在导管断裂的情况下,不只会看到一束射流。此外,操纵探头可以使入射角正常,从而可以去除伪像。伪像只有在入射角再次偏离才会重新出现。如解剖结构确实是异常的,再怎么操纵探头也不可能消除异常的超声信号。

题 21 答案是 B。在此情况下,机械修复瓣的声影产生一个楔形的伪像,好像血流被截断经 TEE 下可以看到流入主动脉的血流,虽然此时血流方向与超声声束垂直(而不会显示),但由于机械瓣假体的存在产生了湍流(从而被显示出来)。经主动脉弓的血流也可能出现这种情况,但在这种情况下,因为主动脉与超声声束的倾斜导致血流垂直于超声束的路径。来自左心室流出道(LVOT)朝向超声探头方向的血流很容易在图像左侧看到,表示为均匀红色色调。这个切面下没有看到机械主动脉瓣假体下

的流动梗阻,入射流是层流和在机械假体之上,占据了主动脉根部的整个腔体。梗阻血流通常会导致更多局部的湍流,有时与主动脉根部内的偏心血流相关。在判断机械人工瓣膜出现梗阻前观察其他切面是非常重要的。患者体表的干扰物体,诸如 ECG 导线或带,能衰减从心脏返回的超声信号,但一般来说,这种衰减是均匀分布的。

题 22 答案是 C。拼接伪像是采集子空间信息(并拼接成一个完整图像)时,形成有分界线(错位)导致图像失真。拼接伪像通常是因为患者运动,如呼吸、采集图像中探头的移动、心律失常和电复律的结果。图像采集期间屏住呼吸能有效地限制患者移动。提高门限采集控制可以减少因心律失常引起的伪像。存在机械心脏瓣膜假体通常与 3D 超声心动图中明显的伪像没有关系,只要较 2D 成像使用恰当的增益调整。当超声束遇到体表物体如 ECG 导线,因为物体在成像目标前,导致超声信号衰减从而造成图像中的空白。这可能会导致三维重建图像的失真,但不是拼接伪像。增益调整可能对获得清晰图像是有用的,但不会引起上述的伪像。如果增益设置太低,可能产生组织连续的间隙。最后,3D 图像重建没有相关的增益校正。

(译者 孙 超)

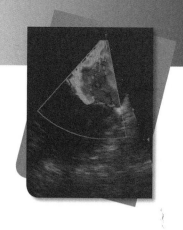

1. 美国超声医学学会(AIUM)指出,未聚焦超声波束强度低于多少被证实没有生物效应?

    A. 100 mW/cm²

    B. 100W/cm²

    C. 200 mW/cm²

    D. 200 mW/mm²

    E. 400 mW/cm²

2. 关于超声生物学效应,下列哪一项是真的?

    A. 超声的生物学效应两个主要机制是声效应和热效应

    B. 稳定空化比瞬时空化的潜在危害更大

    C. 未聚焦声束比聚焦声束有更大的潜在危害

    D. 空化的风险与机械指数无关

    E. 扫描时减少生物效应最有效的方法是增加扫查时间

3. 建议所有超声系统的使用者掌握生物学效应和ALARA原则的知识。关于超声安全以下哪项是错的?

    A. 含气体的器官如肺和消化道比实质器官更容易受到机械效应的损伤

    B. 超声造影剂增加潜在空化

    C. 超声造影剂已被证明能增加微血管损害和毛细管破裂的风险

    D. 避免高机械指数能防止造影剂带来的热效应

    E. 医用诊断超声被证实没有生物效应伤害

4. _____不是引发超声热生物学效应的相对潜在的输出显示标准?

    A. TIS

    B. TIC

    C. TIB

    D. MI

    E. 上述选项都不是

5. 关于产生热生物效应的可能性,下面哪项是按正确的降序排列[连续波多普勒(CWD),脉冲波多普勒(PWD),彩色血流多普勒(CFD),二维超声(2D)]

    A. 2D,CWD,PW D,CFD

    B. CFD,PWD,CWD,2D

    C. CFD,CWD,PWD,2D

    D. CWD,PWD,CFD,2D

    E. PWD,CWD,2D,CFD

题1答案是A。美国超声医学学会于1976年发表声明,已证实超声波束强度低于100mW/cm²非聚焦声束没有生物学效应。过去30年这个限制没有更新。

题2答案是C。超声的两个主要生物学效应是空化和热效应。诊断扫描时超声波产生的声音或噪声不知道对人体是否有害。

稳定空化里,微气泡共振会膨胀和收缩(压缩和稀疏),而气泡没有出现后续破裂。

然而,瞬时空化发生时微气泡破裂可能损伤周围组织。因此,瞬时空化可能比稳定空化的危害更大。

聚焦超声作用于组织的区域小,产生的热量很快就扩散到周围组织里,而未聚焦的声束作用于更大的区域且不易扩散。因此,未聚焦超声波束更可能出现生物学效应。

空化的风险与机械指数直接相关。扫查过程中减少生物学效应最有效的方法是减少扫查时间。

题3答案是D。ALARA是"尽量低能量下获得合理图像"(as low as reasonably achievable)的原则的缩写,这是超声安全和辐射暴露的通用原则。超声的两个主要生物学效应是热效应和机械效应。简单来说,热效应是由超声加热组织,机械效应是与微泡破裂造成周围组织损伤相关。

空化是一种机械作用,因为微泡破裂是潜在的基础,含气体的器官发生空化的风险更高。充满液体的腔室加入造影剂后就如同充满微气泡的腔室,能增加空化的风险。

尚未有超声或造影剂对人体引起有害生物学效应的报道。当机械指数MI>0.4,有动物研究报道小型哺乳动物肺部毛细血管破裂伴诱导室性期前收缩(PVCs)。

造影设置下,大部分现代超声仪器会降低MI<0.3。但造影不会影响热效应,因此使用造影剂时只要降低MI就能防止机械效应且不产生热效应。

目前,应用超声对人体没有生物学的有害效应。然而,基于动物研究数据,特别在胎儿成像方面应谨慎使用超声。

题4答案是D。热指数(TI)指示超声能量吸收引起组织温度上升的比值。1.5TI表明超声声束某个特定位置的温度上升了1.5°。但是,由于组织和超声热效应的复杂性,实际测得的温度是可变的。

组织的热指数如下。

软组织热指数(TIS);

骨热指数(TIB);

头盖骨热指数(TIC);

机械指数(MI)是唯一列出的非热生物效应。

机械指数是机械效应产生的可能结果(如空化)一个相对的指示参数。

输出显示标准(ODS)包括 TI 和 MI,这是在超声扫描时在屏幕上显示的数字见图 7.1。

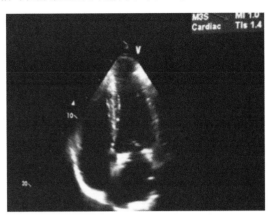

图 7.1

题 5 答案是 D。原位扫查的模式和高占空比出现生物效应风险更高。原位扫查的模式在同一方向重复发射超声(即 CW、PW),使得热量累积,增加热生物学效应的风险。CW 和 PW 是原位扫查方式,而 2D 是移动扫查的方式。

连续波多普勒发射和接收占空比都是 100%。而脉冲波多普勒的占空比<3%(发送时间<3%)。因此,CWD 比 PWD 出现的生物效应风险更高。

彩色血流多普勒同时具有原位扫查和移动扫查两种模式。

2D 风险最低,彩色血流多普勒风险居中,CWD 和 PWD 风险更高。

因此,正确的降序依次为 CWD、PWD、CFD 和 2D。

（译者　孙　超）

第8章

理解适用标准(AUC)指南

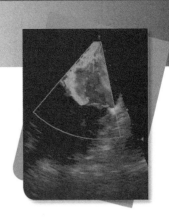

1. 根据 2011 年超声心动图适用标准(AUC),在对无症状的患者应用经胸超声心动图(TTE)检查时,下列哪项临床情况是"恰当"的?
   A. 非心脏手术常规的术前评估方法
   B. 窦性心动过缓,心电图其他指标表现正常
   C. 偶发房性期前收缩而无其他心脏疾病的迹象
   D. 胸骨左缘听到柔和的舒张期杂音的初始评估
   E. 心电图正常时的心室功能的初步评估(筛查)

2. 根据 2011 年超声心动图适用标准(AUC),以下哪项可以认为是"适当"的影像学检查?
   A. 一个适当的影像学检查>80%的费用由政府和个人纳税人共同付款
   B. 一个适当的影像学检查须提供重要临床信息,确保在患者未出现临床症状和感知风险之前,临床医生对风险做出迅速的反应
   C. 一个适当的影像学检查须提供重要临床信息,并指导后续的临床处理和检查
   D. 一个适当的影像学检查应提供必要可信的临床证据,对改善患者的整体治疗效果有帮助
   E. 一个适当的影像学检查应提供临床期待的信息,协助进行临床判断,排除阴性结果并较大范围地指导临床治疗

3. 根据 2011 年的超声心动图 AUC 预计,只有在当大多数临床必要情况时,经食管超声心动图(TEE)检查才将作为经胸超声心动图(TTE)的一种辅助或补充检查。然而,2011 超声心动图 AUC 认为在某些临床情况下,TEE 作为首选超声心动图检查是合理的。以下哪种临床情况下将 TEE 作为首选检查使用是不合适的?
   A. 疑似主动脉病变,如主动脉夹层
   B. 对于一个有 TTE 明确适应证的患者,但由于患者体质/体位,TTE 诊断不明确的可能性很大
   C. 评估心尖部全收缩期杂音的病因
   D. 指导心房颤动患者心脏复律决策
   E. 评估心内膜炎患者的人工心脏瓣膜和菌血症

4. 根据 2011 年超声心动图 AUC,对于心脏瓣膜病患者,以下哪种情况下将 TTE 作为后续检查是极其不合适的?
   A. 轻度主动脉瓣狭窄的患者在 TTE 初始检查≥3 年之后临床状况或身体没有变化的
   B. 首次 TTE 检查提示轻度二尖瓣反流的患者 2 年后没有出现新的症状和临床状态无改变
   C. 首次 TTE 检查提示中度主动脉瓣反流的患者 6 个月后新发呼吸困难和下肢水肿
   D. 首次 TTE 检查提示严重主动脉瓣狭窄的无症状患者 1 年后临床状况没有任何变化
   E. 首次 TTE 检查提示人工主动脉机械瓣膜功能正常患者 9 个月后出现新发的气短症状

5. 根据 2011 年超声心动图 AUC,患者在已知或怀疑心脏衰竭时以下哪种情况没有 TTE 检查的适应证?
   A. 患者有长期左心室收缩功能不全(左心室射血分数=40%),NYHA 心功能 1 级,并有稳定的用药方案,11 个月前行 TTE 检查,现在对于此患者重复行 TTE 检查
   B. 初步评价呼吸急促和双下肢轻度水肿的患者
   C. 根据先前急性冠脉综合征期间 TTE 检查提示新的左心功能不全(左心室射血分数=25%),并为此已经进行经皮血管成形术。TTE 检查 6 个月后,现在为患者改进了一个最佳的药物治疗方案,要求 TTE 检查重新评估左心室射血分数以确定患者是否为置入式心脏除颤器候选人
   D. 首次 TTE 检查提示轻度左心功能不全(左心室射血分数 45%)和轻度二尖瓣关闭不全 1 年后复查 TTE,现在药物治疗方案和饮食稳定,且无新发症状,但发现心尖有响亮的收缩期杂音和明显的第三心音
   E. 初评具有长期高血压而且心电图提示左心室肥厚伴劳损改变,同时伴有下肢水肿的患者

6. 据超声心动图研究室 AUC 认可的操作要点和 ICAEL 标准和指南,下面哪项描述是错误的?

A. 作为持续质量改进方案的一部分,超声心动图研究室必须结合 AUC 测量方法

B. 超声心动图研究室必须采用 AUC 每年至少 30 次连续的 TTE、TEE 负荷超声心动图检查

C. 对每种模式(TTE、TEE 负荷超声心动图)合适、不合适及不确定的平均数,必须记录在案并纳入该设施每年总结的质量改进计划中

D. 自 2012 年 1 月,AUC 跟踪和报告被要求作为 ICA-EL 认可的一部分

E. 如果在认证周期内从未收到与质量相关的引证,AVC 追踪作为研究室认可的一部分,超声心动图研究室可以"选择退出"

7. 根据 2011 年超声心动图 AUC,在无症状患者中以冠状动脉疾病检测及心血管风险预测为目的而进行的负荷超声心动图检查,以下哪种风险状况会有"适当"的适应证?

A. 低风险冠状动脉疾病

B. 中等风险冠状动脉疾病,有可解释的心电图(运动试验)

C. 中等风险冠状动脉疾病,心电图无法解释(运动试验)

D. 高风险冠状动脉疾病

E. 以上都不是

8. 根据 2011 年超声心动图 AUC,下列哪一项临床情况进行 TTE 检查是"不合适"的?

A. 手术修复膜部 VSD 18 个月后情况稳定的患者,之前的检查结果表明无残余结构或血流动力学异常

B. TTE 筛查一名无症状的 18 岁患者,其一级亲属确诊患有肥厚型心肌病

C. TTE 筛查评估马方综合征患者升主动脉近端

D. TTE 筛查一名心脏移植供体

E. 首次 TTE 检查正常的乳腺癌患者在接受多柔比星(阿霉素)治疗后 3 个月复查

9. 根据 2011 年的超声心动图 AUC,以下哪一个行急诊 TTE 检查是"不太合适"的?

A. 一位 56 岁男性急性胸痛发作,可疑为心肌梗死,但心电图诊断不明确

B. 一位 49 岁住院患者,用一种新的滴剂后血压降至 82/50mmHg,没有明确的病因

C. 一位 29 岁呼吸衰竭和不明原因低氧血症患者

D. 一位 33 岁疑似肺栓塞患者,以确定诊断和帮助指导治疗肺栓塞

E. 一位 75 岁大面积前壁心肌梗死后发现心脏杂音 3 天的患者

10. 根据 AVC 的临床研究实施对于超声心动图下列关于认为行 TTE"不太合适"的描术中哪项是正确的?

A. 比起门诊 TTE,住院 TTE 更有可能被视为"不太合适的"

B. 比起后续或重复 TTE,首次 TTE 更有可能被视为"不太合适的"

C. 比起新发症状或"临床状态在变化"的患者,无症状的患者更可能具有"不太合适的"指征

D. 大多数在临床实践中安排的 TTE 认为是"不恰当的"

E. 普通 TTE 总是被认为是"不合适的"

编者注:在 2013 年,此前公布的 AUC 引用文档在这些问题中进行了更新,改变了以前指定的措辞"不恰当"为"不太合适的"。这些变化的细节可以参见"Hendel RC,et al. JACC,2013,61(12):1305-1317"。这新的术语可能在将来被引入修订出版的 AUC,因此,这些术语已经用在这些问题中。然而,读者必须知道对于可以使用的术语"不太合适"可能会出现在全国超声心动图委员会考试中,并应考虑这些术语的代名词。

题 1 答案是 D。根据 2011 年 AUC,D 是"恰当的",ABCE 都是"不太合适的"。

对于有症状或"临床状态变化"患者初始评估 TTE 检查,2011 超声心动图 AUC 经常视为是"恰当"的,也有极少数"恰当的"适应证针对无症状患者。这特别适用于无症状的患者没有其他指征表明可能患有潜在的心血管疾病。评估无症状患者的心脏杂音,如果存在合理怀疑瓣膜或结构性心脏疾病,TTE 是"恰当的"。更新的 2008 年 ACC/AHA 指南关于心脏瓣膜疾病患者的管理中"无症状患者有舒张期杂音,持续杂音,全收缩期杂音,收缩晚期杂音,喷射喀喇音或杂音放射至颈或背部"具有行 TTE 的 1 级指征。

题 2 答案是 E。答案 E 是"适当的影像学检查"的定义,在所有的 AUC 文件中列出,包括 2011 年超声心动图 AUC,没有说明该影像学检查会有补偿的可能性,尽管越来越多的 AUC 正在受雇于个人纳税人和政府纳税人,以帮助协助补偿草案和决议。它不要求一个"恰当"的影像学检查有没有风险,这样做的只有预期优势超过任何"消极后果",使检查成为"可以接受关注和一种合理方法的适应证"。患者评价标准包括病史和体格检查应始终先于任何影像学检查,从而获得最有用的影像学检查结果。但是,一些临床试验已经证明影像学检查的优越性可以直接改善患者预后,然而这一标准还没有应用到定义一个适当的影像学检查之中。

题 3 答案是 C。根据 2011 年超声心动图 AUC,全收缩期杂音提示患者二尖瓣关闭不全,TTE 将是"合理预期解决所有诊断和管理问题"的方法,因此,初次使用 TEE 是"不太适当"。如果重度二尖瓣关闭不全是确定的,补充 TEE 以评估干预的适用性,如评估候选人二尖瓣手术方法可能是"适当的"。但在这种情况下,需把 TTE 结果引入到 TEE 结果中做参考,因此,应首先进行。

疑似主动脉夹层,指导心房颤动心脏复律的患者和

有人工瓣膜而高度怀疑心内膜炎的患者全部有"适当的"初次使用 TEE 的适应证。

　　根据 2011 超声心动图,如果认为 TTE 诊断不明确的可能性很大,患者初次使用 TEE 是"适当的"。

题 4 答案是 B。根据 2011 年的超声心动图 AUC,轻度心脏瓣膜病的没有出现新的症状或临床症状无改变的患者常规监测 TTE 应在首次 TTE 后<3 年,认为是"不太适当的"。在已确定瓣膜疾病或人工瓣膜的任何患者,只要出现新的症状或临床症状变化,在任何时间间隔复查 TTE 认为是"适当的"。

　　即便是在没有临床状态变化的时候,严重瓣膜狭窄或关闭不全的患者常规监测应在首次 TTE 检查≥1 年后,认为是"适当的"。

题 5 答案是 A。根据 2011 年的超声心动图 AUC,在有充血性心力衰竭病史(收缩压或舒张压)的状态稳定的患者,临床状态或心脏检查无变化时,常规监测 TTE 在首次 TTE 后 1 年之内是"不太适当的",首次 TTE≥1 年后常规监测是"不确定"的。在有新的体征或症状,有心力衰竭(收缩压或舒张压)征象的任何患者,首次 TTE 检查认为是"适当的"。"血管重建术和(或)最佳药物治疗方案后复查 TTE 重新评估,以确定候选治疗方案",在 AUC 中是有"适应证"的。复查 TTE,与已知有心力衰竭(收缩压或舒张压)出现新的症状或体征,包括新的心脏检查结果,是"适当的"TTE 适应证。依据 2011 年的超声心动图 AUC,在怀疑有高血压心脏病的高血压患者首次 TTE 检查,也认为是"适当的"。

题 6 答案是 E。自 2012 年 1 月 1 日,ICAEL 规定,AUC 追踪和报告是一个要求,因为它是超声心动图研究室认可程序的一部分。

　　答案 A 到 C 的上述要求均专门列出在 IAC/ICAEL 超声心动图研究室认可标准和准则条件。所有研究室均接受这些要求,并没有"退出"的规定。

题 7 答案是 E。在 2011 年的超声心动图 AUC 指出,没有征兆表明无症状的患者进行负荷超声心动图检查对冠状动脉疾病检测/心血管风险的目的评估认为是"合适的"。答案 A 和 B 都认为是"不太适当",因为如果负荷试验需要,两者的都要做负荷心电图检查。答案 C 和 D 认为是"不确定"合适。在 AUC,"不确定"对于特殊迹象表明,"试验应该是一般可接受且可以用于适应证的一种合理方法",也"意味着更多的研究和(或)患者信息需要明确分类"。

题 8 答案是 A。根据 2011 年的超声心动图 AUC,成年先天性心脏疾病修复患者没有残余结构或血流动力学异常,在临床症状没有变化时,<2 年之前常规监测 TTE 认为是"不太适当的",≥2 年之后监测 TTE 是"不确定"的。答案 B 至 E 是在临床实践中不太常见的临床方案,但所有 TTE 适应证是"适当的"。

题 9 答案是 D。根据 2011 超声心动图 AUC,在许多急诊中 TTE 认为是"适当"。这些包括任何不明原因的低血压或低氧血症的患者。另外,TTE 是在各种临床"适应证"包括急性心肌梗死/急性冠状动脉综合征,包括持续胸痛与心电图诊断不明确,以排除节段性室壁运动异常及评价疑似心肌梗死后的急性动力性并发症。虽然认为 TTE 帮助指导治疗记录肺栓塞,是"适当的"(在发病时寻找合适的指导溶栓方法或血栓切除术),TTE 作为最终检查使用以"确诊"肺栓塞是"不太适当的"。

题 10 答案是 C。自超声心动图 AUC 发布以来,许多评估超声心动图目前的临床实践的适当性临床研究已经完成。从这些研究中,有些建议已经开始达成共识。例如,与住院患者相比,对无症状的门诊患者而言,TTE、后续或复查 TTE 可能认为是"不太适当的"。对出现新症状的患者,因为有"临床情况变化"(在 AUC 中,这一点是判断恰当与否的关键),应分别安排首次 TTE 或后续 TTE 检查。在临床状况没有改变或未出现新症状时,后续详细的 TTE 检查经常视为"不太适当"的。尽管在当前实践中绝大多数 TTE 是"适当的",但是临床工作中"不太适当的"的例子也比较常见,意识到这一点可以帮助开检查单的医师有所改进以便更加适合实际工作需要。与"不太适当的"检查相比,"适当"的 TTE 更容易发现异常结果。然而,许多"适当的"TTE 的结果发现也是正常的,因此,TTE 的结果不应是评价检查恰当与否的标准。例如,新出现呼吸困难的患者("行 TTE 的适当"标准根据为 2011 年 AUC)发现 TTE 正常,这一正常结果可以提示需要做肺部病情检查,这也可以鉴别呼吸困难的病因,从而使每一项临床检查结果都有一个更加合理的解释。

(译者　刘丽文)

第9章

常规经胸超声心动图(TTE)解剖

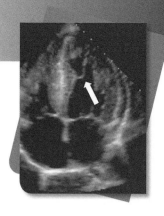

1. 一位47岁的女性因呼吸困难需要TTE评估。超声医师发现左心房附近有块状物体(图9.1)。下列哪项是最不可能的解释?

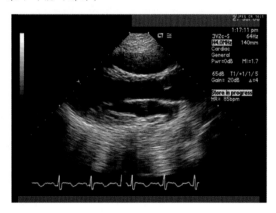

图9.1

A. 充血性心力衰竭
B. 三尖瓣下移畸形
C. 永存左上腔静脉
D. 左冠状动脉异常起源于肺动脉
E. 肺动脉高压

2. 哪一项超声检查或附加检查最有助于题1中患者的诊断?
A. 在右手臂静脉注入制成的超声造影剂
B. 在左手臂静脉注入振荡的生理盐水微泡
C. 在右手臂静脉注入振荡的生理盐水微泡
D. 在右腿静脉注入振荡的生理盐水微泡
E. 在左腿静脉注入振荡的生理盐水微气泡

3. 视图中突出显示的是哪个结构(图9.2)?
A. 上腔静脉
B. 下腔静脉
C. 欧式瓣
D. 冠状静脉窦
E. 横窦

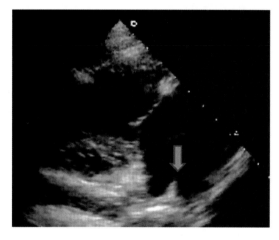

图9.2

4. 肺动脉瓣的瓣叶是什么?
A. 左,右,后
B. 右,左,前
C. 前,后,右
D. 前,后,左

5. 图9.3中标星的是哪个主动脉瓣冠状瓣?

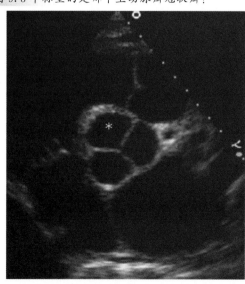

图9.3

A. 隔瓣

B. 右冠瓣

C. 左冠瓣

D. 无冠瓣

E. 前瓣

6. 一位患有 TIA(短暂性脑缺血)的 75 岁患者的进行微泡研究。右心房显示是什么结构(图 9.4)?

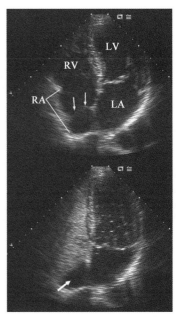

图 9.4

A. 三房心

B. 欧式瓣

C. 界嵴

D. 黏液瘤

E. 旁瓣伪像

7. 在本图可以看见的是哪个瓣叶(图 9.5)?

A. 前瓣和后瓣

B. 前瓣和隔瓣

C. 后瓣和隔瓣

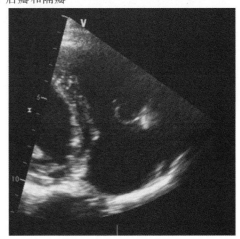

图 9.5

D. 前瓣和右瓣

E. 后瓣和右瓣

8. 一位 56 岁呼吸困难的女性的超声心动图。有关回声团块最可能的解释是什么(视频图 9.4)?

A. 血栓

B. 连枷状瓣叶

C. 赘生物

D. 希阿里(氏)网

E. 界嵴

9. 在该胸骨上切面被标记的是哪个血管(图 9.6)?

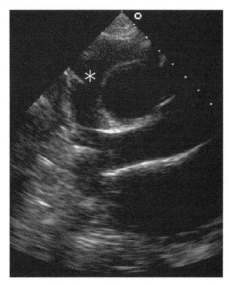

图 9.6

A. 上腔静脉

B. 左心房

C. 主动脉

D. 右肺动脉

E. 左肺动脉

10. 此视图中用星号标记的是哪个血管?(图 9.7)

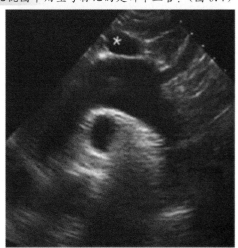

图 9.7

A. 左心房

B. 右头臂静脉

C. 右肺动脉

D. 左肺动脉

E. 左头臂静脉

11. 图 9.8 中箭头指向的是哪个结构?(图 9.8 和视频图 9.5)

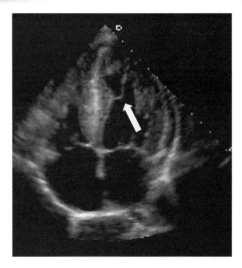

图 9.8

A. 结构与右束支相关

B. 成人罕见的先天性异常

C. 二尖瓣结构的一部分

D. 更常见于特发性室性心动过速的患者

E. 很常见,尸检中超过 50%

12. 一位 75 岁患有充血性心力衰竭的男性被诊断为肺水肿。超声心动图评估他的心室功能。星号标记的是什么样结构(图 9.9)?

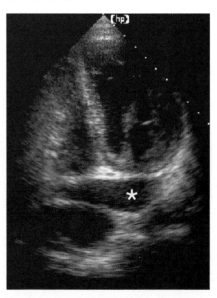

图 9.9

A. 异常肺静脉

B. 原发性房间隔缺损

C. 冠状窦

D. 回旋动脉

E. 横窦

13. 一位 52 岁的女性在访亲途中突发气短。超声心动图显示的哪项结构中存在异常(图 9.10)?

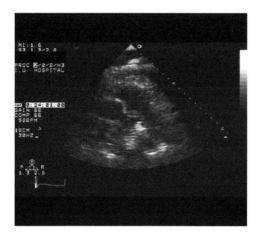

图 9.10

A. 主动脉

B. 右肺动脉

C. 左肺动脉

D. 左、右肺动脉

E. 上腔静脉

14. 图 9.11 指示的是哪个乳头肌?

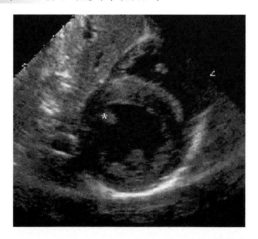

图 9.11

A. 前外侧

B. 后外侧

C. 前内侧

D. 后内侧

E. 副乳头肌

15. 一位有长期吸烟和高血压病史的 62 岁女性,行超声心动图检查提示心房颤动。图 9.12 箭头指向是什么结构?

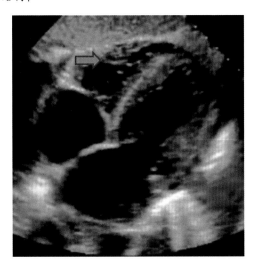

图 9.12

A. 附件带
B. 乳头肌
C. 调节束
D. 腱索

题 1 答案是 D。冠状静脉窦(CS)的扩张由于先天发育异常,导致在 CS 静脉引流增加或导致右心房压力升高。静脉系统或右心房的异常连接包括永存左上腔静脉流入 CS、完全型肺静脉异位引流入 CS、冠状动脉房室瘘流入 CS、无顶窦型房间隔缺损。右心功能不全、右心房压高、三尖瓣下移畸形、房室间隔缺损大分流导致右心室容量负荷过重,重度肺动脉高血压导致右心房压力/体积增加,从而导致 CS 扩张。左冠状动脉异常起源于肺动脉(ALCAPA),需要手术修复,成人型 ALCAPA 可发生右冠状动脉侧支向肺动脉窃血,但不会特别影响静脉回流。成人型还可发生慢性缺血和进行性左心室功能障碍和心脏衰竭,虽然可能间接地导致 CS 扩张,但是是选项中可能性最低的选项。

题 2 答案是 B。永存左上腔静脉(PLSVC)可以通过从手臂外周静脉注射振荡生理盐水微泡或超声造影剂。从外周手臂静脉注射振荡的盐水微泡通常会从单独的 SVC 进入右心房且使右心腔回声增强。振荡的盐水微泡较大且在通过肺循环过程中大多数被破坏,因此,通常在 CS 看不到,在右心房不显示。在 PLSVC 中,注入左臂的生理盐水流经 CS 与左侧静脉回流的异常通路,微泡可以首先在 CS 清楚地看到,其次是右心回声增强。造影剂注射到大腿静脉通常会通过下腔静脉回到右心房。

题 3 答案是 C。在右心室流入道切面中,可观察到右心房后面的结构。冠状静脉窦(CS)进入相邻三尖瓣环的右

心房,下面是下腔静脉。在下腔静脉心房交界处,可清楚看到腔静脉瓣。在胸骨上切面可以清楚看到 SVC。横窦是主动脉和肺动脉之间心包腔的间隙,不会在此切面显示(图 9.13)。

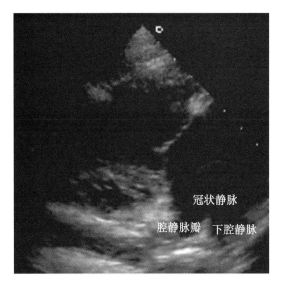

图 9.13　腔静脉瓣

题 4 答案是 B。肺动脉瓣(PV)是一种半月瓣,由右、左和前瓣叶组成。由于主动脉瓣、肺动脉瓣不在一个平面,在超声心动图很难看到肺动脉瓣。在 TEE,在短轴上可看到 PV 三个瓣叶表现为与 AV 相似的切面。这需要更前屈 TEE 探头才能看到靠上方的肺动脉瓣。AV 和 PV 都有 RC(右窦)和 LC(左窦),但通过左、右窦是否有冠脉开口可区分是 AV 的 NCC(无冠窦)还是 PV 的 AC(前窦)。

题 5 答案是 B。大血管短轴切面显示主动脉瓣环。主动脉三个瓣叶为左、右和无冠瓣。无冠瓣是很容易识别的因为它有房间隔相邻。记住紧邻房间隔的瓣是 NCC 很重要,这有助于识别瓣叶,无论 TTE 或 TEE,右冠瓣是最靠前和靠近右室流出道的瓣叶,剩下的就是左冠瓣。向上抬高角度偶尔会出现左冠脉和右冠脉的主干。

题 6 答案是 B。右心房内的线性回声结构是腔静脉瓣(欧式瓣)。腔静脉瓣是右心房的一种胚胎学结构,它引导血液通过卵圆孔,而不经过未发育完全的肺循环。在这个例子中,注射生理盐水微泡充满位于下面的心房;在比邻下腔静脉处看到无回声区域,可看到气泡经右向左的分流进入左心房。心房黏液瘤最常见其附着于左房卵圆窝处。一个突出的界嵴不会改变血流的方向。栓子多数有特征性的回声且位置多变。

题 7 答案是 B。右心室流入道切面。先显示胸骨旁长轴切面,向内侧倾斜探头可显示该切面。此例中显示后室间隔、三尖瓣隔瓣和前瓣。必要时顺时针旋转以避开左心室(RV 流出道与 LV 流出道不平行),只留下右心房和右心室。这样三尖瓣的前、后瓣叶及右房的后部结构(下

腔静脉瓣和下腔静脉)均可显示(图9.14)。

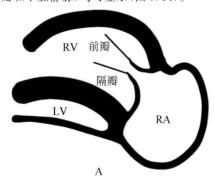

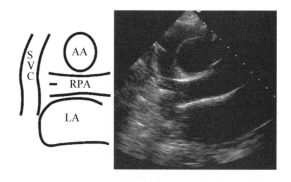

图9.15

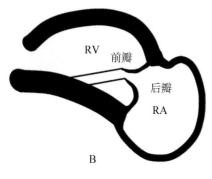

题10 答案是 E。胸骨上切面是探头指向左肩且倾斜向下平行主动脉弓得到的(图9.16,AA)。此切面中可见的结构包括左头臂静脉(BV),弓下的右肺动脉(RPA),左心房和弓上血管。弓血管很难识别除非三个分支都显示。左肺动脉和右颈总动脉在此切面中不显示。

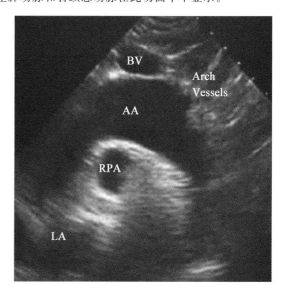

图9.16

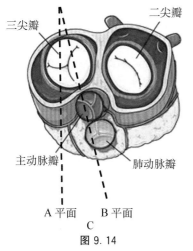

图9.14

题8 答案是 D。希阿里(氏)网是胚胎残余结构,在右心室流出道和四腔切面2%～3%人群中可看到。在右胸骨旁长轴可被清楚地看到,在该切面上显示为一个漂浮摆动的高回声线性结构,可以在多个右心房切面中显示。他们不会在舒张期进入右心室(典型 TV 赘生物)。连枷状瓣叶与三个正常三尖瓣瓣叶的不同。界嵴位于右心房侧壁,是自上腔静脉口前方至下腔静脉口前方的肌性隆起,它显示为高回声突起样结构。右心房血栓通常呈椭圆状且具有移动可能,可引起肺栓塞。

题9 答案是 A。在胸骨上切面基础上通过旋转探头垂直于主动脉弓得到此切面。上腔静脉(SVC)、升主动脉(AA)、右肺动脉(RPA)和左心房(LA)都可在此切面显示(图9.15)。左肺动脉难以显示。

在图9.17 中,右(RBV)和左(LBV)头臂静脉可以看到连接于 SVC。

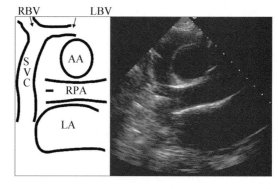

图9.17

题 11 答案是 E。这是一个心尖四腔心切面(图 9.18)。鉴别左心室可从有乳头肌,室壁较厚及二尖瓣识别。图中出现的左室束又被称为假腱索,是从室间隔连接相邻乳头肌或小梁的肌纤维结构,与真正的二尖瓣腱索不同(连接于瓣叶和乳头肌)。节制索则位于右心室。

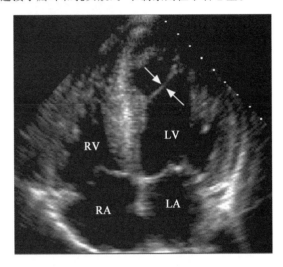

图 9.18

题 12 答案是 C。

A. 异常肺静脉是不正确的。异常肺静脉在 TTE 不容易看到。最常见的异常是一个右上静脉连接到 SVC(静脉窦缺陷)。TEE 更有利于显示后部结构。

B. 房间隔缺损是错误的,因为原发隔是完整的。这种异常经常作为心内膜垫缺损的一部分在病例中显现。

C. 冠状窦不正确,详见其他讨论。

D. 回旋动脉是不正确的,此冠脉走行路线在横向的房室沟且不在四腔切面显示。

E. 横窦是错误的。这是一个主动脉和肺动脉之间的心包腔隙,在心底短轴切面或 TEE 容易看到。

冠状静脉窦(CS)走行于后房室沟,与三尖瓣环相邻进入右心房。冠状窦的最佳成像切面是经胸右心室长轴观和向后调整的四腔切面。

题 13 答案是 D。调整角度后的高胸骨旁短轴观可显示肺动脉和左右分叉。在本例中,可见鞍状栓子延伸到左、右肺动脉。右肺动脉在弓下且邻近主动脉环。

题 14 答案是 D。左心室的两个乳头肌是前外侧和后内侧。在剑下短轴切面中,右心室可用作定位的解剖参照物(图 9.19)。下壁靠近肝。

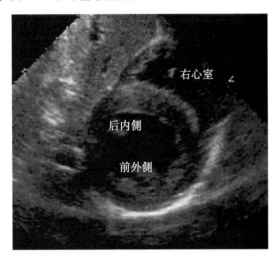

图 9.19

题 15 答案是 C。在剑下四腔心切面中,识别右心室可以根据以下特点:靠近肝、有肌小梁、调节束和三尖瓣(比二尖瓣瓣环位置低,更靠近心尖)。调节束位于右心室心尖部,连接室间隔和前乳头肌。假腱索见于左心室,真腱索连接乳头肌和瓣叶,调节束被认为是右束支的主要组成部分,为肌性,可引起右心室收缩,这种结构也有助于防止右心室的突然扩张。

(译者 刘丽文)

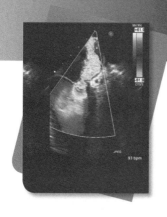

第10章

常见经食管超声心动图（TEE）影像剖析

1. 患者,35 岁,男性。因发热入院。对患者实施了经食管超声心动图检查(TEE),检查结果见视频图 10.1 及图 10.1。依据显示的切面和腔内影像,以下哪一论断是正确的?

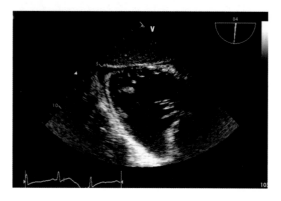

图 10.1

A. 中食管,左心室
B. 经胃,左心室
C. 中食管,右心室
D. 经胃,右心室
E. 中食管,左心房

2. 根据检查录像和图像(视频图 10.1,图 10.2)所见,对于问题 1 中的患者,以下哪一个项是正确的?
A. 一个病理性肿块
B. 出现大量心包积液
C. 可能为重度三尖瓣关闭不全

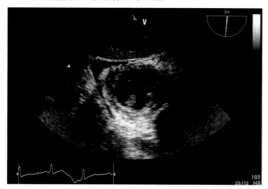

图 10.2

D. 心腔扩张
E. 出现异物,需要进一步诊断

3. 图 10.3(视频图 10.2)显示为经食管超声心动图检查所获得的双腔静脉切面。右心房内可见血栓,以下哪一项是出现血栓最可能的原因?

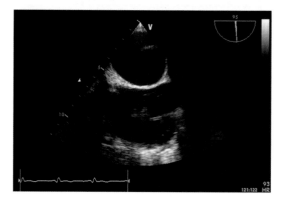

图 10.3

A. 迁徙性血栓
B. 恶性肿瘤
C. 中线
D. 卵圆孔未闭(PFO)
E. 心房颤动

4. 图 10.4(视频图 10.3)可完全或部分显示出以下哪一项?
A. 右上肺静脉

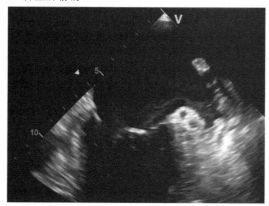

图 10.4

B. 左上肺静脉嵴

C. 左心耳内存在血栓

D. 左回旋支动脉

E. 心脏静脉

5. 患者,76 岁,有冠状动脉粥样硬化性心脏病病史,行经食管超声心动图检查。用红色标示出来的室壁出现节段性运动异常(图 10.5)。哪根冠状动脉发生病变是导致该处室壁运动异常最常见的原因?

A. 左前降支动脉

B. 左回旋动脉

C. 右冠状动脉

D. 左主干动脉

E. 中间支动脉

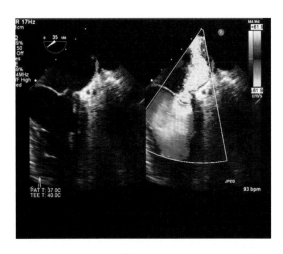

图 10.7

C. 左心室收缩功能障碍

D. 心内膜炎

E. 二尖瓣 A2 区连枷样运动

7. 患者,30 岁,转往医院就医,诊断为不明原因脑卒中。根据图像,以下哪一项是正确的(图 10.8,视频图 10.6)?

A. 由于该患者被镇静,所以结果为假阴性

B. 房间隔瘤样膨出

C. 红星标出的乳白色区域为右心耳

D. 本研究中使用了商业生产的微泡造影

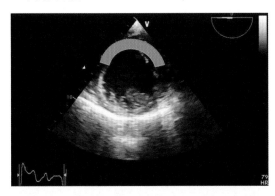

图 10.5

6. 患者,65 岁,髋关节手术史。出院后,因突发严重气促送入急诊。检查发现该患者无发热,但伴有明显呼吸急促和心动过速(图 10.6 和图 10.7,视频图 10.4 和视频图 10.5)。最可能的病因是?

A. 肺动脉栓塞

B. 慢性重度二尖瓣关闭不全

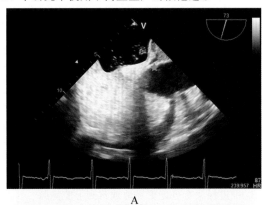

A

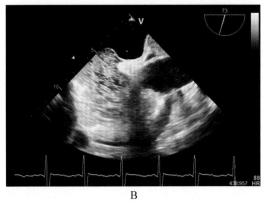

B

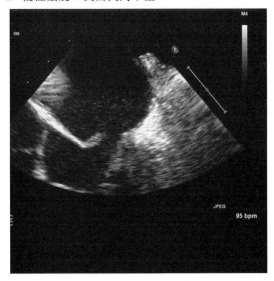

图 10.6

图 10.8

E. 一线治疗采用经皮介入封堵术

第8、9题共用题干

一位患者在实施心胸外科手术前进行了经食管超声心动图检查。采集到食管中段平面图像［图10.9，视频图10.7；主肺动脉（MPA），右肺动脉（RPA），左肺动脉（LPA）］。

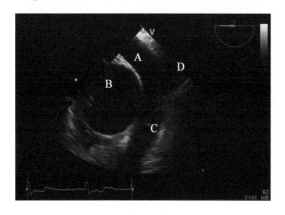

图 10.9

8. 以下哪一项是对结构由 A 到 D 识别的正确顺序？

A. 主动脉弓，MPA，主动脉瓣，锁骨下动脉

B. LPA，升主动脉，MPA，RPA

C. 主动脉弓，RV 流出道，主动脉瓣，锁骨下动脉

D. RPA，升主动脉，肺动脉瓣，LPA

9. 该患者进行 CT 手术最可能的指征是？

A. 威廉姆斯综合征

B. 升主动脉瘤

C. 主动脉缩窄

D. 肺动脉闭锁

10. 有关图像，以下哪一项是最佳的论述？（图10.10，视频图10.8）：

A. 为了获得主动脉瓣的短轴切面，探头应逆时针方向转动

B. 推进探头有可能更好地观察到上腔静脉

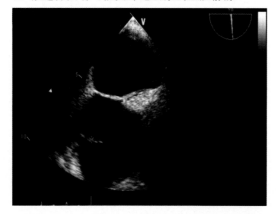

图 10.10

C. 推进探头将更好地观察到星号所标记结构的起源

D. 探头从这个位置进行的顺时针转动将更好地对左心房进行评估

E. 提起探头，有助于对冠状窦进行观察

题1答案是 D。该图像为经胃图像，显示为 RV 流入道切面，同时观测到探头和心包之间的肝；紧挨探头的是心室。在中食管的切面中，紧靠探头的是左心房。因此，答案 A、C 和 E 错误，因为并不是中食管切面。

题2答案是 A。见图 10.11。箭头所指混合性回声肿块，紧贴右心室前壁，录像比静态图像显示得更好。

结合临床情况，极有可能是心内膜炎。因此，答案 A 正确。观测到的心包积液量很少。因此，答案 B 不正确。由于三尖瓣结构完好，所以没有严重三尖瓣关闭不全的迹象。在 2D 图像中没有显示出闭合不良的迹象，也不存在严重三尖瓣关闭不全的指征。因此，答案 C 错误。经食管超声心动图中对腔室大小无标准测量方法。然而，目测该患者未出现腔室扩大的情况。因此，答案 D 错误。此外，在本图像中没有证据表明有异物存在，所以答案 E 错误。

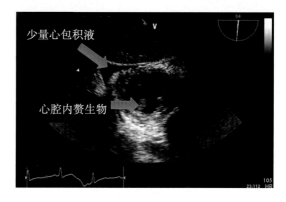

少量心包积液

心腔内赘生物

图 10.11

题3答案是 C。图像显示一条"中线"穿过上腔静脉，伸向右心房（图 10.12）。该中线为平行线样高回声。仔细观察，影像资料显示出一处圆形血栓附着在该中心静脉导管。血栓附着是放置于右心房的中央静脉导管一种并发症。因此，答案 C 错误。在心脏影像检查过程中，如果在右心房内观察到导管，开单医生应注意，使用导管有血栓生成和房性心律失常的风险。

血栓牢固地附着在中线，因此不可能是迁徙性血栓。因此，答案 A 错误。并没有证据显示这一患者有恶性肿瘤性疾病。患有卵巢癌和肾癌的患者，肿瘤可通过 IVC 发生转移，但是通过观察本图，并未发现转移。因此，答案 B 错误。本图中也没有迹象显示 PFO，并未使用彩色多普勒或盐水微泡造影。根据心电图所记录的 3 次心动周期，患者应为窦性心律。另外，由于中线的出现，答案 C 是血栓形成最可能的原因。

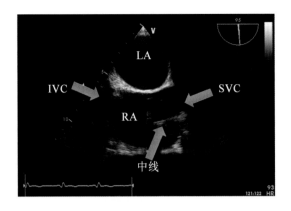

图 10.12

二尖瓣关闭不全。因此,导致突发严重气促最可能的原因就是腱索断裂所引发的二尖瓣前叶连枷样运动。

Carpentier 分区作为常用术语,经常用于描述二尖瓣病变;因此,超声心动图技术人员应熟悉二尖瓣的 Carpentier 分区。这一点十分重要。

根据给出的图片,"反转的长轴"图像中可见主动脉瓣。当主动脉瓣在长轴中显示的时候,可观查到的二尖瓣分区通常为 A2 和 P2 节段。因此,出现连枷样运动的为 A2 区,答案 E 正确(图 10.14 和图 10.15,视频图 10.4 和视频图 10.10)。

题 4 答案是 A。图像为 60°的中食管切面。切面中可见左心耳,并可见 LAA 内游动血栓的密集自发显影(云雾样回声,图 10.13)。在动态图像中表现得更为明显,血栓呈现出"果冻样"外观。因此,答案 C 错误。

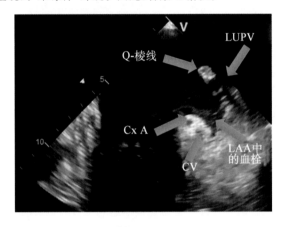

图 10.13

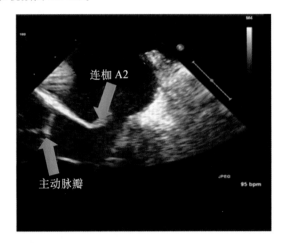

图 10.14

即刻在左心耳上方出现左上肺静脉嵴或称 Q-棱线,这一界线划分了左心耳与左上肺静脉(LUPV)之间的界线。在此切面中无法显示右上肺静脉,右上肺静脉汇入靠近房间隔(IAS)的左心房侧。所以,答案 A 是本题的正确答案。

房室沟截面中可见两根血管。略小的血管为冠状动脉回旋支(Cx A);较大的那根形态不规则,且更为表浅的血管是冠状静脉(CV),汇入冠状窦。因此答案 D 和答案 E 均错误。

题 5 答案是 C。该图像为经胃切面。标识出的节段为中下段和下段室间隔的部分,通常由右冠状动脉供血。这些节段也可由冠状动脉的主回旋支供血,但这种状况极为罕见。需要注意的是,将经胃短轴切面与经胸腔短轴切面(视频图 10.9)进行比对时,TEE 中的经胃短轴切面应将这些节段反转过来。

题 6 答案是 E。静止图片与动态图片均显示出二尖瓣前叶的边缘在收缩期,运动超过瓣环连线(连枷),致使严重

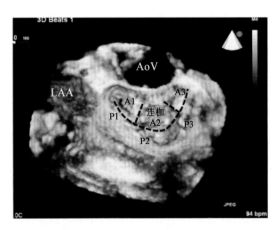

图 10.15

尽管对于骨科术后患者,如果突发严重气促,通常会怀疑出现 PE,但根据此超声心动图,没有出现肺动脉栓塞(RV 扩张或间隔活动异常)的间接征象。因此,答案 A 错误,且并不是最佳选项。

由于瓣叶连枷样运动通常引发急性重度二尖瓣反流;但根据图像显示的状况,不像慢性重度二尖瓣反流。所以,答案 B 也不是最为正确的选项。

图像显示 LV 体积小。由于视频图像中 LV 收缩功能表现亢进,清楚地排除了严重 LV 功能障碍。所以,答案 C 错误。

该患者没有出现发热症状,考虑到没有临床图像可佐证心内膜炎的发生。所以,答案 D 为不太正确的选项。心内膜炎作为一个临床诊断,需要超声检查结果来验证。

题 7 答案是 B。视频为中食管切面房间隔的继发隔图像,盐水微泡造影下图像得到了优化。图像显示房间隔瘤样膨出,双向移动且距离超过 20mm(静态图像与视频中均明显显示)。因此,正确答案为 B。

房间隔向左偏移后,随后造影强度达到峰值,立即可以观察到有少量气泡穿过房间隔。因此,该检查结果不正常,因为存在卵圆孔,通常诊断为"阳性"。所以,答案 A 错误。因为在 TEE 检查期间让患者做 Valsalva 动作比较困难,所以减少镇定剂量,提高患者的配合度,增加腹压,是改善试验敏感性的方法。为了确认患者完成了有效的动作,应有人专门监测房间隔是否出现短暂的向左偏移。对于出现瘤样运动的患者,额外的移动可能对"打开"PFO 不是必需的,即使患者不能很好地配合或者在实施 Valsalva 动作之前,气泡通常就可以穿过房间隔。

红星标识出的造影区域为肺动脉。这可以根据其位置与升主动脉平行而确定,且其内造影剂浓度高,因此属于右心结构。所以答案 C 错误。横窦是位于主动脉和肺动脉之间的一处小的无回声心包区域。

本检查使用的造影剂为盐水微泡造影剂。通常商用微泡造影剂被用于左心腔造影。所以,答案 D 错误。

患者如果出现不明原因的脑卒中,目前推荐针对 PFO 一线治疗方案是对病患先实施抗血小板治疗,随后为抗凝治疗。如果以上治疗方案均失败,目前所推荐的治疗方案是经皮穿刺封堵术。

因此,答案 E 错误。出现不明原因脑卒中和 PFO 的患者,应鼓励其进行临床试验,以期获得最佳的治疗方案。

题 8 答案是 D。该图像为中食管升主动脉短轴切面,显示主动脉横断面。肺动脉主干位于升主动脉(B)的左边。继肺动脉瓣(C),MPA 分出左(D),右(A)肺动脉。

正常心脏的肺动脉瓣位于主动脉的左前方。RPA "环抱"升主动脉和主动脉瓣。

因此,由 A 到 D 的顺序依次是:A-右肺动脉,B-升主动脉,C-肺动脉瓣,D-左肺动脉。

题 9 答案是 B。根据图像的左边标尺显示,升主动脉扩张至近 7cm。当升主动脉瘤扩张的内径介于 5.0～5.5cm 时,应建议外科手术治疗。这也就是该患者实施主动脉瘤修复的原因。

威廉姆斯综合征是一种遗传性疾病,这种疾病表现为主动脉瓣上狭窄。答案 A 错误,因为该患者升主动脉

呈动脉瘤样改变。

由于没有观测到主动脉弓,所以没有证据表明存在主动脉缩窄的状况。因此,答案 C 错误。观测到肺动脉主干的节段内径正常,未见肺动脉闭锁。所以,答案 D 错误。

题 10 答案是 C。该图像与中食管平面双腔切面相似。

图像(图 10.16)中,可见左心房(LA),右心房(RA)及房间隔(IAS)。SVC 位于屏幕的右侧,IVC 位于左侧。对于该患者,星号标记的结构为下腔静脉瓣,它也是胚胎发育的遗迹,附着在 IVC 到 RA 的连接处。为了更好地观测这一结构,探头应向 IVC 方向推进。因此,答案 C 正确。

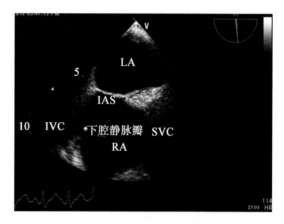

图 10.16

为了获得这一切面,探头应在主动脉瓣短轴切面转动,这样超声波束可更为直接地达到患者右侧。顺时针方向转动探头,使得右侧结构显示得更好。因此,答案 A 中逆时针方向转动探头获得切面的说法是错误的。

为了显示 SVC,应上提探头,因为 SVC 位于心脏的上部。进一步推进探头可更好地观测 IVC,而不是 SVC。因此,答案 B 错误。在本题配套的视频中,在 SVC 内可见中央导管。

顺时针方向转动探头并不有助于观察 LA,因为声束需要聚焦在患者的左侧。逆时针旋转探头有助于评估 LA。因此,答案 D 错误。

当探头朝食管胃底连接处推进时,可获得冠状窦最佳的影像。而将探头推进到经胃底切面,也可获得较好的冠状窦影像。

因此,答案 E 中提及上提探头有助于显示对冠状窦是错误的。

(译者　孟　欣)

第11章

正常和异常TEE影像剖析

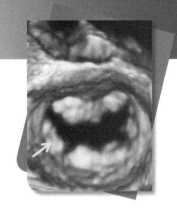

1. 以下 2D 超声结果选项中,哪一项表现为最典型的主动脉夹层?
   A. 主动脉中不规则运动的线样回声(类蠕虫扭动)
   B. 与主动脉壁大致平行的线样回声
   C. 与大动脉壁垂直的线样回声
   D. 以上均错

2. 多平面检查时,由一个平面可以最佳观测到完整的主动脉弓,这个平面的观测角度为多少?
   A. 0°
   B. 45°
   C. 120°
   D. 90°

3. 通过使用以下哪种方法,可以对一些个体实施左颈动脉球部检查?
   A. 标准中食管水平检查法
   B. 上段食管检查法,探头置于食管中的高处
   C. 探头退至咽部里面
   D. 经食管超声心动图检查时无法看到颈动脉球部

4. 高阻频谱多普勒血流模式可见于什么?
   A. 左颈总动脉
   B. 右侧内颈动脉
   C. 左锁骨下动脉
   D. 左椎动脉

5. 进行食管上段超声检查时,主动脉弓下有静脉结构成像,该静脉结构是什么?
   A. 左无名静脉
   B. 半奇静脉
   C. 左锁骨下静脉
   D. 左肺动脉

6. 成像于降主动脉下方的大的静脉结构,可作为以下哪一项的诊断?
   A. 主动脉狭窄造成的静脉侧支扩张
   B. 淋巴梗阻,常见于乳腺癌转移患者
   C. 各种原因的肋间静脉扩张
   D. 下腔静脉连续性中断,奇静脉连续性正常

7. 左上肺静脉嵴("Q"棱线):
   A. 由左下肺静脉内折引起
   B. 由左心耳内折引起
   C. 由左上肺静脉内折引起
   D. 是一种结构退化,无临床意义

8. 二尖瓣术后体外循环停止后即刻,有关经食管彩色血流多普勒,以下哪一项最不可能表示严重的残余二尖瓣反流?
   A. 左心耳内观察到收缩期 MR 血流
   B. 左下肺静脉可见 MR 血流,左上肺静脉未见 MR 血流
   C. LA 腔内 MR 血流区域面积>8m²
   D. 有多个起源的 MR 射流
   E. 这些选项中每一个选项都符合重度 MR

9. 心房颤动患者进行心脏射频消融术治疗时,2D TEE 检查辅以 3D TEE 检查,可排除 LAA 中的血块。3D TEE 检查:
   A. 总是能显示出 LAA 所有的分叶
   B. 可区分梳状肌和血栓
   C. 由于其三维性质,可提供高质量的检查
   D. 以上选项均对

10. 主动脉横断面的特点是什么?
    A. 主动脉腔内线样回声,与大动脉壁平行
    B. 线样回声,与大动脉壁垂直,而非平行
    C. 主动脉腔内多重线样回声
    D. 患者为主动脉撕脱伤,而非夹层,所以主动脉腔内无任何线样回声

11. 非狭窄型肋间动脉中的正常收缩期最大多普勒血流值将不会超过以下哪项?
    A. <0.5m/s
    B. <1.0m/s
    C. <2m/s
    D. <3m/s
    E. 肋间动脉细小,通过常规 TEE 主动脉成像无法观测到

12. 经食管超声检查中,在以下哪一切面,可观测到真正的左心室心尖?
    A. 四腔切面
    B. 二腔切面
    C. 经胃短轴切面

D. 经深胃底(反向四腔切面)

13. 在评估以下哪一项时,2D TEE 检查比不过高质量的 2D TTE 检查?
    A. 二尖瓣和主动脉瓣
    B. 三尖瓣和肺动脉瓣
    C. 左心房
    D. 降主动脉

14. 患者,72 岁,女,肺水肿 5d 后出现非再通性下壁心肌梗死,心前区闻及 5/6 级舒张期杂音,并可扣及新的震颤。由于 COPD,实施 TTE 超声检查极为受限。以下哪一个 2D TEE 切面能对怀疑的病理性结果显示得最好?
    A. 四腔切面
    B. 乳头肌水平的短轴切面
    C. 二腔切面
    D. 经胃切面

15. 患者,45 岁,非洲裔美国人,男,发音困难,身体左侧无力,15min 后完全恢复。既往病史显示轻度高血压,使用噻嗪类利尿药和 ACE 抑制剂得到了很好的控制。体检未见明显 BP 异常,BP 为 128/82mmHg。常规 2D TTE 检查除左心室壁厚度正常高限外,其余正常,随后进行了带有微泡造影的 TEE 检查。静脉盐水注射时,起初未见分流,腹部加压后重复进行检测时,发现微泡穿过房间隔,进入左心房(视频图 11.1)。在 TEE 检查时,因为患者镇静效果良好,无法行 Valsalva 动作,随后进行了腹部按压。这一病例说明在盐水注射时增加腹部压力,使右心房压力超过左心房压力的重要性;只有这样,才能诊断出卵圆孔未闭(PFO)。因为左心房压力高于右心房压力,所以 PFO 在正常情况下呈关闭状态,从而使原发隔和继发隔相互间均保持紧密的贴合。而当右心房压力上升时,原发隔与继发隔分离,并打开 PFO。实施腹部加压的有效性取决于房间隔向左心房的移位或凸起。如果在微泡检测时未见凸起,则肯定不能排除 PFO,因为这有可能意味着右心房压力没有上升并高于左心房压力。对这名患者,我们决定不关闭 PFO,因为这是第一次出现症状,并且深静脉血栓(DVT)扫查为阴性。患者回家,自行服用阿司匹林。

    以下哪一选项中,即使存在到 PFO,增加腹压的 TEE 微泡检查仍呈阴性?
    A. 重度三尖瓣狭窄和关闭不全
    B. 轻度主动脉关闭不全
    C. 重度二尖瓣关闭不全
    D. 慢性阻塞性肺部疾病

16. 经胸微泡造影检查时,左心腔内观测到造影微泡。该患者诊断为肺内分流的原因是什么?
    A. 7 个心动周期以后左心内才出现微泡

B. 左心室内观测到微泡,左心房内未见微泡
C. 仅在实施 Valsalva 动作时观测到微泡
D. 微泡与 PFO 相比,尺寸显得更小

题 1 答案是 A。线样回声,不规则运动,类蠕虫扭动,是主动脉夹层诊断的最典型依据。回声与主动脉平行,在许多情况下,由伪影造成。回声与主动脉垂直并不是主动脉夹层的典型特性。

题 2 答案是 D。垂直角度或 90°平面角度是观测主动脉弓的最佳角度,顺时针转动探头用以观测主动脉弓的右侧;逆时针转动探头用以观测主动脉弓的左侧。对大部分的个体患者来说,这种观测手段可对整个主动脉弓进行检查。

题 3 答案是 C。患者咽部麻醉效果良好,使用食管上段平面检查,即成 90°检查主动脉弓的左侧,随后缓慢转动并提起探头,可对左颈总动脉进行观测。然后,探头进一步缓慢提起,伸入咽部,保持左颈总动脉持续在切面中显示。颈动脉球部显示为左颈总动脉的一处局部扩张。在这一观测点,还可以观测到左颈总动脉颈外、颈内分支的状况。包括彩色血流多普勒,也可有助于优化检查。在实施这种观测法时,需要提醒患者切勿移动舌头,以防探头离开咽壁。

题 4 答案是 C。左锁骨下动脉,向面部及左上肢供血;使用常规频谱多普勒进行观测时,该动脉显示高阻血流信号。这意味着血流信号在收缩期与舒张期方向相反。其他脑供血血管,其特征表现为低阻血流,血流信号在收缩期和舒张期的方向一致。颈内颈外动脉均显示低阻血流信号。但是,颈外动脉与颈内血管相比,颈外动脉通常显示出更为尖锐的收缩期血流速度波形和较低的舒张期血流速度。同时,颈内动脉与颈外分支相比,更容易呈现出垂直走向。这便于多普勒声束平行放置,以获得血流速度的准确测量值,与表面观测法相比具有潜在优势,是因为表面观测法无法将多普勒声束调整为与血流方向平行。由于颈外动脉有分支,可将其与颈内动脉区分开来。此外,颈内动脉颅外段没有分支发出。

题 5 答案是 A。左无名静脉常常可见于主动脉弓下。在这一区域,半奇静脉及左锁骨下静脉通常未见结构显示。左肺动脉并非静脉结构。

题 6 答案是 D。下腔静脉先天或获得性阻塞常常会导致半奇静脉扩张,图像显示为位于胸降主动脉后方的粗大结构。正常状态时,这些静脉微小且不显著。主动脉缩窄造成的侧支本质上属于动脉。由于缺乏散射体,所以淋巴扩张不会产生多普勒信号。位于胸降主动脉下的肋间静脉扩张从未见报道。

题 7 答案是 C。左上肺静脉根部套缩入左心房内的部分,即形成左上肺静脉嵴。左下肺静脉嵴在左心耳区域并未套入左心房,而是由左上肺静脉内折造成的。

题 8 答案是 D。体外循环停止后即刻,收缩期二尖瓣的血流向任何肺静脉或向左心耳的反入,则可诊断为严重二尖瓣关闭不全。因此,答案 A 和答案 B 错误。如果面积法测量的 MR 彩色血流区域面积大于 8cm^2 时,也说明二尖瓣严重关闭不全。PISA 或反流束的收缩断面较大,特别是出现偏心性射流,并且射流束邻近二尖瓣瓣叶或接近左心房壁时,常提示严重二尖瓣关闭不全。由于偏心性射流对另外的结构产生影响,造成射流速度降低,湍流减少,其覆盖面积会大幅度减少。彩色血流多普勒上显示出多重射流,并不能作为 MR 严重的判断依据,应采取垂直的,90°(联合)TEE 切面。因此,选项 D 为正确答案。

题 9 答案是 B。因为任何 2D TEE 仅能显示心耳薄的断面图像,短轴切面观测到突起的梳状肌极易被怀疑为血栓,而通过 3D TTE 剪切图像可对其进行确认,因为 3D TTE 检查可给出梳状肌的长轴及短轴切面,从而能够查明该结构是否是梳状肌,这一检测方法适用于某些患者,但并不适用于所有患者。3D TTE 检查可描画出心耳的所有分叶。但 3D TTE 图像质量不如 2D TEE 图像和 2D TTE 图像。因此,它只能作为声窗条件良好患者的 2D TEE 检查图像的补充。

题 10 答案是 B。主动脉撕脱伤为内膜或内-中膜凸向主动脉管腔,因此,线样回声类似夹层的内膜,但大致与主动脉壁垂直。另外,当存在主动脉夹层时,撕裂的内膜常常呈现极为不规则的运动(主动脉内"蠕虫扭动"),但仍基本与主动脉壁保持平行。同样,在横截面中,垂直线样回声常常集中在主动脉峡部(主动脉弓与胸降主动脉的连接处)。主动脉峡部与其他主动脉节段相比,相对固定,所以在外伤时,极易发生撕脱伤。

以下参考资料对这一方面进行了极为细致地探讨。

题 11 答案是 C。肋间动脉的 2D/3D 成像及其彩色血流的血流形态及常规多普勒通常在 TEE 检查时是可以看到的,这些动脉应被认为是由胸降主动脉发出的正常动脉分支。因此,选项 E 错误。最大多普勒血流速度＞2.0m/s,提示血管狭窄,狭窄通常出现在其起源于主动脉处,而且引起狭窄的常见原因是动脉粥样硬化。

题 12 答案是 B。这一切面通常提供二尖瓣环和心尖之间的最大长度,且是产生图像缩短最少的切面。一般来说,对左室心尖部的整体检查,TEE 不如 TTE。其他切面常常给出了左心室的缩短图像,从而导致心尖部的不显影或者部分显影。

题 13 答案是 B。与以上提到的其他结构相比,三尖瓣和肺动脉瓣出现在探头的远场,因此,用 2D TEE 可能无法进行全面评估。2D TEE 检查使用的探头频率更高,对位于远场内的结构,即与探头距离较远的结构分辨能力有限。

题 14 答案是 D。该患者极有可能患有梗死后急性室间隔缺损(VSD)。因为这种缺损发生在后室间隔中,将探头放入食管中进行检查时,常常不能够发现这一疾病。因此,选项 A 和选项 C 错误。使用经胃底的检查方法可得到 LV 下壁、后壁及室间隔下壁的最佳的切面。应打开彩色多普勒进行检查,可以观测到血流信号穿过断裂处,由左心室流入右心室。四腔切面通常可观测到前室间隔而非后室间隔。二腔切面可显示出左心室的下壁和前壁,无法显示室间隔。当探头放在食管中时,很难显示乳头肌水平的短轴切面,但是将探头放在胃内就比较容易获得。尽管中段短轴图像(乳头肌水平)可识别 VSD。但根据大部分 VSD 发生的位置,应选取基底部短轴切面。所以,选项 B 错误。

题 15 答案是 C。患有严重二尖瓣关闭不全的患者,左心房压可能会上升,所以通过腹部加压不可能使右心房压上升,并使其超过左心房压。患有轻度主动脉瓣关闭不全的患者,其左心房压不会上升,使用腹部加压的微泡造影的结果应该仍为阳性。严重三尖瓣狭窄、关闭不全和 COPD 可导致右心房压上升,从而帮助微泡穿过,并进入左心房。

编者注:常规测试练习能提供导致常见血流动力改变的临床情景,而非列出实际的血流动力学。在这种情况下,读者必须认识到问题的"核心"(教学点),从而选择最为可能的临床情况。

题 16 答案是 A。存在 PFO 时,微泡到达右心房后通常在 3 个心动周期内左心房内出现微泡或随着 Valsalva 动作,升高右心房压,使其超过左心房压后左心房内出现微泡。另外,由于微泡从右心房进入双肺需要有较长的循环时间,肺内分流所产生的微泡通常出现的较迟。微泡的"大小"与 PFO 或肺内分流的出现无关,就算存在 PFO 或肺内分流,也可能会注意不到左心房内的微泡,因为二维图像为切面显示,很可能切到没有微泡显示的左心房切面。移动和调整探头的角度,可获得左心房在不同角度的切面,因此,可增加观测到心腔内微泡的机会。

(译者　孟　欣)

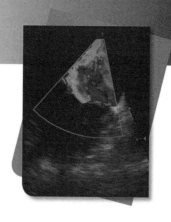

第12章

超声的优势

了解超声心动图检查在不同情况下诊断的灵敏度及特异度是十分重要的。除了解决影像问题,具备这一方面的知识在真实的临床实践中也是有帮助的。随着图像质量的不断改善和谐波的应用,超声心动图的灵敏度和特异度也随之改善。然而,我们需要知道,各项研究引用的百分比范围及作者使用的平均数。考虑到当前数据,为了方便这些数据的识记,见表12.1。

表 12.1 不同病理条件下 TTE 和 TEE 的灵敏度和特异度

		灵敏度	特异度
自体瓣膜	TTE	40%～60%	90%～100%
心内膜炎	TEE	90%～100%	90%～100%
人工瓣膜	TTE	20%～40%	90%～100%
心内膜炎	TEE	80%～100%	90%～100%
A 型主动	TTE	80%～94%	60%～90%
脉夹层	TEE	97%～100%	94%
卵圆孔	TTE	50%～60%	100%
未闭	TEE	100%	100%
左心耳	TTE	60%	—
血栓	TEE	100%	95%～100%

阅读评论

1. 患者,64 岁,男,患有慢性阻塞性肺病(COPD)和糖尿病,革兰阳性球菌引发脓毒症,无明显的感染病灶,入院治疗。经胸腔超声检查(TTE)未见明确的心内赘生物。因此,该患者入院进行了经食管超声心动图检查(TEE),以下哪一项说法正确?

   A. 经胸超声心动图检查自体瓣膜正常的患者,无使用经食管超声心动图的指征

   B. 在自体瓣膜心内膜炎的诊断中,TEE 检查的特异度明显高于 TTE 检查

   C. 对瓣周脓肿的诊断准确度的提高,使得 TEE 检查比 TTE 检查更具优势

   D. TEE 检查在诊断吸毒者右侧心脏瓣膜是否存在心内膜炎时具有较高的灵敏度

   E. 以上选项有两项是正确的

2. 患者,65 岁,男,出现昏厥及胸骨后疼痛。要求进行Stat(黏膜瓣安全阀技术)经胸超声心动图检查,获得

图像见图 12.1 和视频图 12.1。

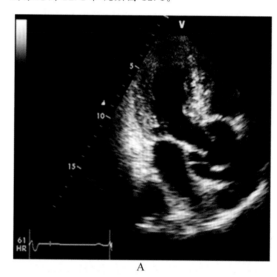

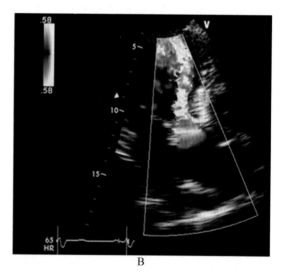

图 12.1 由 Brunson JM 提供。通过经胸超声心动图检查诊断为急性升主动脉夹层

最准确的诊断是:

A. 急性心脏瓣膜病变

B. 急性冠脉综合征

C. 急性主动脉综合征

D. 急性肺动脉栓塞

E. 急性心脏瓣膜病变和急性主动脉综合征

3. 对问题 2 的状况进行诊断,以下哪一项为正确选项?

A. 超声心动图检查常用于一线检查

B. 经胸超声心动图检查在灵敏度方面要优于计算机断层扫描(CT)检查

C. 微泡造影成像可能有助于超声心动图的诊断

D. 当出现相关的瓣膜病变,经胸超声心动图检查的灵敏度<50%

E. 在这种情况下,心包积液的预后价值未知

4. 患者,56 岁,男,患有高血压和血脂异常,遛狗时自觉左肩疼痛。对患者进行了运动负荷超声心动图(ESE)检查(视频图 12.2)。患者运动后代谢当量为8.4,达到目标心率。根据所给信息,以下哪一项为正确选项?

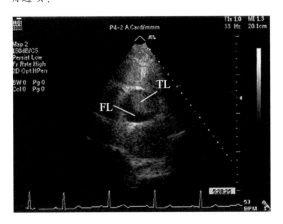

图 12.2 由 McRee D. 处复制而得。升主动脉夹层的经胸超声造影检查

A. 峰值室壁运动评分指数(WMSI)为 1.0

B. 左前降支(LAD)供血区域出现局部缺血

C. 回旋支供血区域出现缺血

D. 多巴酚丁胺负荷超声心动图(DSE)可能是最适合的检查手段

E. 运动负荷心动图检查是最具灵敏度的无创心脏负荷检查

5. 患者,54 岁,卡车司机,无心血管疾病危险因素,因短暂性脑缺血发作入院。怀疑为反常性动脉栓塞,对患者进行了经食管超声心动图(TEE)及微泡造影检查。就检测患者卵圆孔未闭(PFO)来说,此项检查的灵敏度和特异度的比例分别是多少?

A. 60% 和 80%

B. 100% 和 60%

C. 80% 和 100%

D. 60% 和 100%

E. 100% 和 100%

题 1 答案是 C。 临床情景显示患者可能患有心内膜炎。由于严重的 COPD,双肺肺气肿,图像质量显著降低。因此,如果临床高度怀疑心内膜炎的患者,但成像效果不理想,在使用 TTE 检查未显示心内赘生物时,应实施 TEE 检查。所以,答案 A 错误。

TTE 检查和 TEE 检查针对心内膜炎的诊断特异度类似,均在 90%~100%。这意味着患者如果没有心内膜炎,诊断出现假阳性的概率非常低,并且在两种检查中接近。所以,答案 B 错误。

与 TTE 检查相比,TEE 检查能够检查出更多的瓣周脓肿及瓣下纤维间脓肿。因此,如果患者诊断出心内膜炎,并在正确的治疗下临床症状没有得到改善的患者,应进行 TEE 检查,对脓肿进行评估,看是否需要实施心脏手术。因此,答案 C 正确。

在有限的心内膜炎患者人数的研究中,在诊断右侧心内膜炎时,TEE 检查没有较 TTE 检查表现出更高的敏感度。然而,对于心内膜炎的整体诊断来说,TEE 检查敏感度比 TTE 检查更高,其敏感度为 90%~100%,而 TTE 检查的敏感度仅为 40%~60%。因此,答案 D 错误,该选项仅针对于右侧瓣膜。

仅有一项选项为正确选项。所以答案 E 错误。

题 2 答案是 E。 图像显示为升主动脉的一个内膜片,内膜片出现严重的主动脉瓣关闭不全情况,可能是因为对主动脉环进行解剖所造成的干扰导致。因此,正确答案是急性主动脉瓣病变和急性主动脉症候群。急性主动脉症候群包括主动脉夹层、壁层内血肿、主动脉穿通性溃疡和主动脉横断离。图像显示节段性室壁运动异常不明显,而节段性室壁运动异常是急性冠状动脉综合征的体现。因此,答案 B 错误。肺动脉栓塞程度严重,足以引发昏厥,而昏厥可能会导致右心室扩张和无运动,但图像未显示。因此,答案 D 错误。因为答案 A 和答案 C 都正确,所以,最准确的诊断应为选项 E。

根据临床上较常用史丹佛分类,因为与升主动脉有关,图 12.1 中显示的主动脉夹层为 A 型夹层。由于每小时的死亡率为 1%~2%,此种情况需要紧急实施心胸手术。B 型夹层为位于左锁骨下动脉末梢处的夹层。如果未见进一步的循环阻碍,通常保守处理。

题 3 答案是 C。 以上图像显示为 A 型夹层。根据全球最大的主动脉夹层的 IRAD 注册,最常见的一线诊断检测为 CT 检查。在诊断主动脉夹层方面,与 TTE 检查相比,CT 检查的敏感度较高,为 87%~100%,所以答案 A 和答案 B 均错。然而,TTE 检查 A 型夹层的敏感度较高,为 80%~94%;检查 B 型夹层的敏感度较低,灵敏度为 30%~50%。答案 D 通过"如果出现相关的瓣膜病变",指的是主动脉瓣反流,暗示是 A 型夹层而非 B 型夹层。所以答案 D 错误。尽管如此,对于病情不稳定的患者,经胸超声心动图检查由于能够快速在床旁为患者实施检查,并提供有价值的诊断结果,所以在 A 型夹层的诊断中仍很重要。TEE 检查在诊断 A 型夹层中的敏感度非常高,灵敏度达到 97%~100%。因此,TEE 检查和 CT 检查在主动脉夹层的诊断中敏感度最高。

当内膜片显示不清时,通过注射造影剂行微泡造影的方式,可有助于区分真腔和假腔(图 12.2)。此外,随着造影剂的消散,夹层内膜片会更加明显。

检测心包积液区域十分重要,因为积液区域有可能是心包积血。而心包积血的预后不佳,而且可能很快会发展为心脏压塞。因此,答案 E 正确。

题 4 答案是 A。根据给出的图像(仅为心尖四腔切面),显示为负荷后正常的室壁运动异常。室壁运动指数(WMSI)是来评估室壁运动异常严重程度的评分。在负荷超声心动图检查中,正常 WMSI 峰值为 1.0,表明正常的室壁运动。所以,答案 A 正确。

游离壁运动未见异常,表明无 LAD 或回旋支供血区域的异常。所以答案 B 和答案 C 错误。

当患者运动能力正常,且能够达到目标心率,ESE 检查较 DSE 检查更为合适。此外,ESE 检查还有助于评估运动能力、症状、ECG 变化和血流动力反应,所有这些指标在 ESE 检查中具有预后价值,而在 DSE 检查中则不然。因此,答案 D 错误。

考虑到无创压力测试,负荷心肌灌注显像方法与运动负荷超声心动图检查相比,敏感度更高。因此,答案 E 错误。尽管有广泛的报道,但根据研究显示,ESE 和 DSE 的敏感度均为 80% 左右。心肌灌注压力检测的敏感度更高,为 85%~90%。

题 5 答案是 E。TEE 结合 Valsalva 动作时的微泡造影和彩色多普勒,被认为是诊断 PFOs 的金标准。与尸检结果相比,敏感度和特异度均接近 100%。

当前使用的经胸超声心动图辅以 Valsalva 动作时的多种微泡造影法,被认为是十分准确的检查手段。但是其敏感度和特异度均不如 TEE 检查。

(译者 孟 欣)

第13章

主动脉瓣狭窄

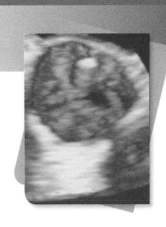

1. 图 13.1 中哪幅 M 型超声图提示主动脉瓣狭窄？

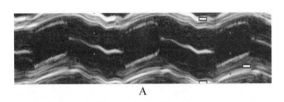

A

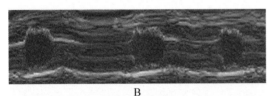

B

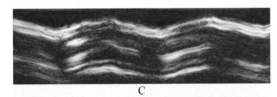

C

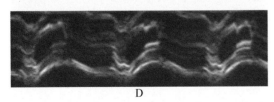

D

图 13.1

A. 图 13.1A
B. 图 13.1B
C. 图 13.1C
D. 图 13.1D

2. 下列连续多普勒频谱图中（图 13.2），哪幅最能表现出主动脉瓣狭窄？

A. 图 13.2A
B. 图 13.2B
C. 图 13.2C
D. 图 13.2D

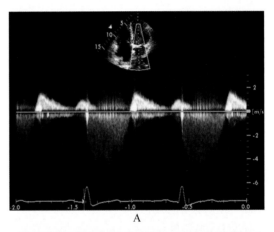

A

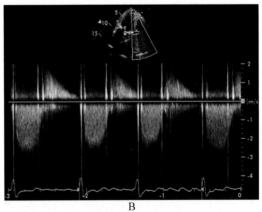

B

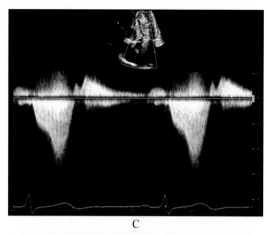

C

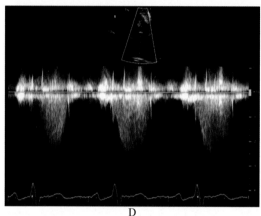

D

图 13.2

3. 主动脉狭窄的严重程度可通过连续方程式（使用 TVI）
来评估，如图 13.3 提示：
A. 正常主动脉血流
B. 轻度主动脉狭窄
C. 中度主动脉狭窄
D. 重度主动脉狭窄

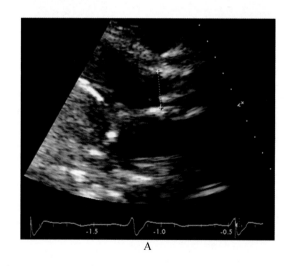

A

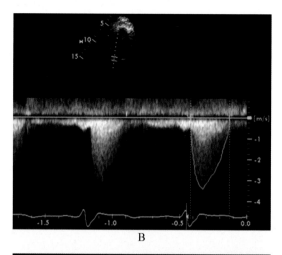

B

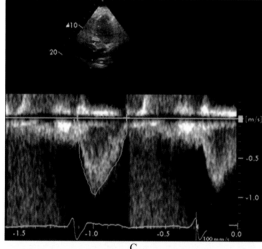

C

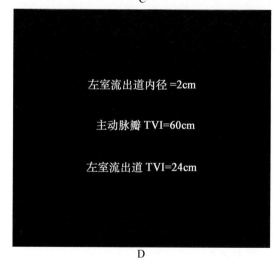

左室流出道内径 =2cm

主动脉瓣 TVI=60cm

左室流出道 TVI=24cm

D

图 13.3

4. 计算经跨主动脉瓣压差时，若使用简化伯努利方程式
（$p=4v^2$），则以下哪种并发症对压差结果影响最小？
A. 重度主动脉反流
B. 重度贫血
C. 甲状腺功能亢进

D. A-V 瘘

E. 重度二尖瓣狭窄

5. 用连续性方程计算主动脉瓣口面积时,最大的误差来源是什么?

　　A. 主动脉瓣峰值流速

　　B. LVOT 直径

　　C. LVOT 峰值流速

　　D. CW 频谱多普勒显示的主动脉瓣时间-速度积分

　　E. PW 频谱多普勒显示的 LVOT 时间-速度积分

6. 关于无量纲参数(dimensionless index,又称无因次参数,无单位,用纯数表示,通过大量实验测得)的计算,以下哪种说法最恰当?

　　A. 无量纲参数小于或等于 0.30 符合重度主动脉瓣狭窄

　　B. 无量纲参数的计算公式为 V_{max} LVOT$/V_{max}$ AV 或 VTI LVOT/VTI AV

　　C. 若 LVOT 速度增高,则计算无量纲参数无效

　　D. LVOT 内径的测量误差会影响无量纲参数的计算结果

7. 患者患有重度二尖瓣狭窄(MVA 0.9cm², 平均压差 11mmHg)和重度主动脉瓣狭窄(AVA 0.9cm², 平均压差 44mmHg),尚无明显瓣膜反流。那么,该患者经主动脉压差和跨二尖瓣压差之间的差异源于什么?

　　A. 通过各瓣膜的流量各不相同

　　B. 主动脉瓣和二尖瓣血流速度各不相同

　　C. 心脏舒张期左心房/左心室压力差与心脏收缩期左心室/主动脉压力差各不相同

　　D. 轻-中度主动脉瓣反流

8. 关于主动脉瓣压差,以下哪种说法最恰当?

　　A. 超声测得主动脉瓣峰值压差为瞬时值,高于实际值

　　B. 一般情况下,导管测得主动脉瓣峰-峰值压差低于超声测得峰值压差

　　C. 心排血量的增加,可能对导管测得压差值的测量影响大于对超声压差的测量

　　D. 一般情况下,导管测得主动脉瓣平均压差高于超声测得平均压差

9. 关于假性重度主动脉瓣狭窄,以下说法正确的是什么?

　　A. 该现象出现的原因是:主动脉瓣叶在心输出量较低时瓣叶开放幅度减弱,导致主动脉瓣口面积的计算结果偏小

　　B. 通过对患者进行大剂量多巴酚丁胺注射,可区分假性和真性重度主动脉瓣狭窄

　　C. 在多巴酚丁胺负荷超声心动图中,假性重度主动脉瓣狭窄表现为平均压差＜40mmHg,瓣口面积改变≤0.3 cm²

　　D. 在多巴酚丁胺负荷超声心动图中,假性重度主动脉瓣狭窄表现为平均压差＞40mmHg,瓣口面积改变≥0.3 cm²

10. 关于低心排血量、低压差性重度主动脉狭窄,以下说法正确的是哪项?

　　A. 该诊断与低压差有关,尽管心搏量的减少直接引发了重度主动脉瓣狭窄

　　B. 在多巴酚丁胺负荷超声心动图中,该症状表现为平均压差＞40mmHg,瓣口面积改变≥0.3 cm²

　　C. 左心室具有收缩储备功能提示手术修复后预后良好,说明心搏量将增加 10% 以上

　　D. 左心室具有收缩储备功能提示手术治疗可延长患者的存活期,提高其心功能级别

11. 一位患者,其 AVA 值为 0.6cm², 经主动脉瓣平均压差为 20mmHg, 心搏量指数为 30ml/m², 收缩压为 190mmHg。据此,以下说法最不正确的是哪项?

　　A. 该患者主动脉瓣狭窄时全身血液动力负荷仅受瓣膜梗阻的程度影响

　　B. 全身血液动力负荷(Z)的量化公式为(LV 收缩压＋经主动脉瓣平均压差)/心搏量指数

　　C. 若全身血液动力负荷(Z)值＞4.5mmHg/(ml·m²),则提示心阻力偏小

　　D. 血压的假性正常,是指尽管心阻力偏低,尤其当其心搏量增加时,血压却仍然正常

12. 一位患者,其 AVA 值为 0.6cm², 经主动脉瓣平均压差为 20mmHg。以下哪项能够解释这种矛盾情况?

　　A. 测量误差,包括 LVOT 直径偏大

　　B. 重度主动脉瓣狭窄和 CW 多普勒信号测量错误

　　C. 重度主动脉瓣狭窄和心排血量偏高

　　D. 重度主动脉瓣狭窄和 LVOT 流速增加

13. 一位患者,其 AVA 值为 0.6cm², 经主动脉瓣平均压差为 20mmHg, 心搏量指数为 30ml/m², 射血分数为 55%。据此,以下说法正确的是哪项?

　　A. 射血分数正常时,血流量(心搏量)不可能偏小

　　B. 心搏量指数＜35ml/m², 提示血流量偏小

　　C. 压差不依赖于血流量

　　D. 不建议实施外科手术,因为药物治疗的效果可能更好

14. 关于血压恢复,以下说法正确的是哪项?

　　A. 指收缩期射流紧缩面以下压力值下降

　　B. 由一定量的势能(静压)转化为动能(动压)而引发

　　C. 可因人工瓣膜特别是双叶人工机械瓣膜置换术后压差的假性升高而导致

　　D. 因自体瓣膜压差的假性升高而导致,特别是在心排血量偏小、主动脉内径较大的情况下

15. 对无症状型重度主动脉瓣狭窄的患者来说,以下哪种情况可用来预测治疗结果(死亡或是对症进行瓣膜置换术)?

　　A. 患者年龄

B. 糖尿病

C. 二叶式主动脉瓣

D. 患有中到重度瓣膜钙化

16. 关于主动脉瓣狭窄的病因,以下哪种说法最恰当?

    A. 主动脉瓣置换术的常见指征是三叶式瓣膜退行性钙化伴狭窄,而非钙化性二叶式主动脉瓣膜疾病

    B. 放射性损伤一般会导致主动脉瓣明显增厚,但不会引起钙化

    C. 主动脉狭窄瓣膜交界处若发生融合多表示病因是自身免疫系统引起

    D. 即使第二心音正常且脉搏正常,也不能排除血流动力学意义上的瓣膜退行性钙化所导致的主动脉瓣狭窄

17. 关于主动脉瓣下结构性狭窄,以下哪种说法最恰当?

    A. 几乎不伴有其他心脏畸形

    B. 比主动脉瓣上狭窄罕见

    C. 一般表现为管型狭窄,而非隔膜型的狭窄

    D. 不易诊断,因为主动脉瓣术后会产生持续性高压差

18. 关于主动脉瓣下结构性狭窄时的主动脉血流情况,以下哪种说法最恰当?

    A. 瓦氏动作后主动脉血流量和压差均增加

    B. 心脏异位搏动时可使主动脉血流量和压差减小

    C. 瓦氏试验对主动脉瓣狭窄的血流量和压差会产生不同的影响

    D. 瓦氏试验对肥厚型心肌病的血流量和压差会产生不同的影响

19. 图 13.4 所反映的典型症状是什么?

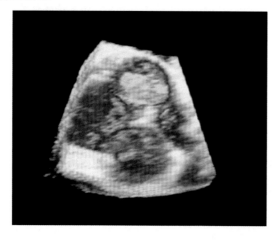

图 13.4

A. 一半以上病例不伴有血流动力学异常

B. 发生主动脉瓣狭窄较主动脉瓣反流常见

C. 常伴有先天性心脏病

D. 四叶式主动脉瓣

20. 与图 13.5 中所示相等反映的典型症状是什么?

    A. 主动脉瓣三个瓣叶全部融合

    B. 发生主动脉瓣反流较主动脉瓣狭窄常见

    C. 最常见的成人心脏瓣膜生理变异

    D. 图 13.5 中所示少见的偏心瓣口,较中心瓣口少见

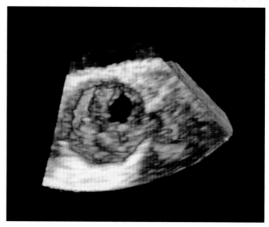

图 13.5

21. 患者,女性,45 岁,无不适,体检发现患者有明显的递增-递减型心脏杂音,并传导至左、右颈动脉。颈动脉触诊显示,脉搏明显逐渐加快;而听诊显示,第二心音柔和。ECG 显示,左心室肥厚伴高电压。超声心动图显示,出现主动脉瓣钙化伴狭窄。连续描记法算出的主动脉瓣口面积为 $0.8cm^2$,主动脉瓣口血流峰值流速为 4.5m/s,峰值/平均压差为 75/45mmHg,左心室射血分数正常。主动脉瓣形态如视频图 13.1 所示。

关于此瓣膜形态,以下说法正确的是哪项?

A. 发病率为 $0.1\%\sim0.2\%$

B. 女性发病率高于男性

C. 伴有主动脉根部扩张和主动脉缩窄

D. 若主动脉直径>5cm,建议每年进行超声复查

题 1 答案是 C。

    A. 错误。该 M 型超声图符合正常主动脉瓣表现。

    B. 错误。该 M 型超声图符合心排血量减少时的正常主动脉瓣表现。

    C. 正确,原因讨论见后面。

    D. 错误。该 M 型超声图符合肥厚型心肌病的正常主动脉瓣表现。

主动脉瓣狭窄的 M 型超声图显示明显的主动脉瓣增粗增强亮线回声,符合瓣叶增厚和瓣口开放减小的特征(图 13.6C)。正常的主动脉瓣叶较薄,最大开放间距约2cm,在收缩中期略呈锥形(图 13.6A)。当心排血量减少时,主动脉瓣开放时间缩短,并伴瓣叶开放间距变小(图 13.6B)。收缩中期主动脉瓣部分闭合,是瓣下梗阻伴瓣叶曲线锥体化的典型特征。这种现象是由肥厚型心肌病时动态压力梯度变化(图 13.6D)或主动脉瓣下隔膜梗阻诱发的。

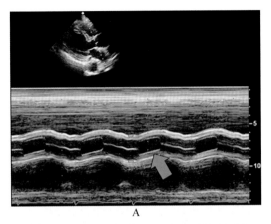

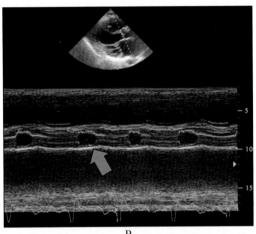

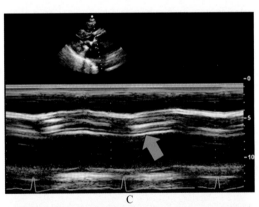

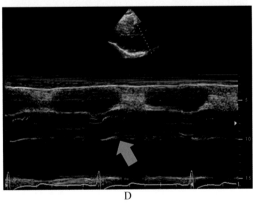

图 13.6

题 2 答案是 B。

A. 错误。此连续多普勒频谱曲线显示的是开始于主动脉瓣开放之前和结束于闭合之后的流速(流量),因此不能代表主动脉瓣狭窄。根据多普勒的取样线位置,则可诊断此为二尖瓣反流频谱。

B. 正确。原因讨论如下。

C. 错误。图中所示压力梯度变化表现符合肥厚型心肌病。

D. 错误。同 A,此连续多普勒频谱曲线显示的是开始于主动脉瓣开放之前和结束于闭合之后的流速(流量),因此不能代表主动脉瓣狭窄。根据多普勒的取样线位置此为三尖瓣反流。

显然,主动脉瓣狭窄的时间取决于主动脉脉瓣开放和闭合的时间。在连续多普勒频谱信号图上,它体现瞬间出现的陡峭的峰值。这就为区别主动脉瓣狭窄血流(如图 13.6B)和二尖瓣/三尖瓣反流提供了一种实用方法。选项 C 错误,因为它表现为收缩晚期流速(流量)增高更明显,但并非瓣膜固定压差的典型症状。相反,此图可见于肥厚型心肌病二尖瓣收缩期前移所引起的 LVOT 梗阻,而患者临床表现与此病典型的中后期收缩峰值剧增有关。

题 3 答案是 C。

A. 错误。在 LV 功能正常、心排血量正常的情况下,主动脉流速峰值一般为 0.5～1.5m/s,正常主动脉瓣口面积为 3～4cm²。若主动脉流速峰值高达 2.5m/s,则提示可能出现了主动脉瓣狭窄。

B. 错误。轻度主动脉瓣狭窄的典型表现为主动脉峰值流速为 2.6～2.9m/s,主动脉瓣口面积为 1.5～3.0cm²。

C. 正确。原因讨论如下。

D. 错误。重度主动脉瓣狭窄的典型表现为主动脉峰值流速＞4 m/s,主动脉瓣口面积＜1.0 cm²。

一般情况下,若主动脉峰值流速为 3.5m/s,且主动脉瓣口面积为 1.3cm²,则说明主动脉瓣狭窄严重程度正处于中度阶段。作为连续方程式的一部分(图 13.7),使用连续多普勒频谱曲线来评估瓣膜疾病的严重程度时,

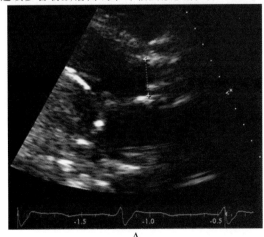

A

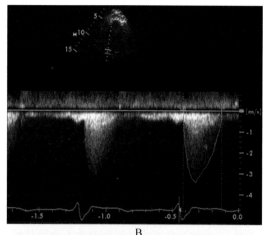

B

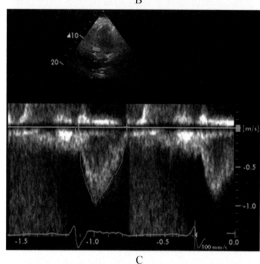

C

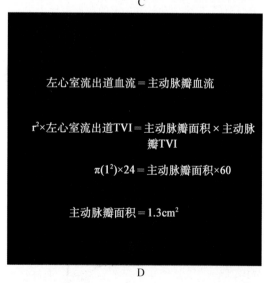

左心室流出道血流＝主动脉瓣血流

$r^2 \times$ 左心室流出道 TVI ＝主动脉瓣面积×主动脉瓣 TVI

$\pi(1^2) \times 24$ ＝主动脉瓣面积×60

主动脉瓣面积＝$1.3 cm^2$

D

图 13.7

有一点很重要,即必须进行多部位多切面扫查(心尖部/胸骨右缘/剑突下/胸骨左缘/胸骨上窝),以获取最大流速。根据简化伯努利方程,跨主动脉瓣压差的计算公式为 $4V^2$。其中,V＝连续多普勒测出的最大流速。

题 4 答案是 E。

　　A. 错误。因为在这种情况下,LVOT 流速一般不正常。

　　B. 错误。原因同 A。

　　C. 错误。原因同 A。

　　D. 错误。原因同 A。

　　E. 正确。原因讨论如下。

简化伯努利方程所做的几种假设,应纳入考虑临床因素中。临床最常使用的假设为与主动脉瓣流速相比,LVOT 流速可忽略不计(重度二尖瓣狭窄常用此假设)。因此,如选项 A 和 D 所述,当 LVOT 流速提高(>1 m/s)时,应使用详细方程式 $\Delta p = 4(VAV^2 - VLVOT^2)$。其他假设包括,血流中摩擦系数明显减小(黏滞度)和因通过受限的瓣口时惯性减小所造成的血流量的减低。

题 5 答案是 B。

　　A. 错误。通过多切面扫查可获取准确的主动脉瓣最大流速,即可减少主动脉瓣峰值流速的测量误差。

　　B. 正确。原因讨论如下。

　　C. 错误。通过多切面扫查可获取准确的 LOVT 最大流速,即可减少 LOVT 峰值流速的测量误差。

　　D. 错误。如果获取了准确的主动脉瓣多普勒频谱信号,主动脉瓣 VTI 的测量误差一般不会过大。

　　E. 错误。如果 PW 取样容积适合,LVOT 的 VTI 测量误差一般不会过大。

用连续性方程式计算 LVOT 直径时,最大的误差来源有两种,第一,测量数据本身不易获取;第二,方程计算所得的值是平方值。这些误差可通过计算无量纲参数来避免。无量纲参数是评估主动脉瓣狭窄严重程度的有效指标,而它不需要测量 LVOT 直径。无量纲参数只是LVOT 流速(峰值或平均值)或 LVOT VIT 的测量值与主动脉瓣流速或 VIT 测量值的比率。若该比率小于0.25,则提示重度主动脉瓣狭窄。

题 6 答案是 B。

　　A. 错误。若无量纲参数不高于 0.25,则提示重度主动脉狭窄。

　　B. 正确。原因讨论如下。

　　C. 错误。LVOT 流速升高时,无量纲参数仍然有效。与之不同的是,伯努利简化方程式假设 LVOT 流速可忽略不计。

　　D. 错误。

无量纲参数的计算公式为 V_{max} LVOT/V_{max} AV 或 VTI LVOT/VTI AV 或 V_{mean} LVOT/V_{mean} AV。当血流通过狭窄的主动脉瓣时,无量纲参数的倒数体现了血流经过狭窄的主动脉瓣时的流速(或距离)。

若无量纲参数不高于 0.25,则提示重度主动脉狭窄,并说明当血流穿过狭窄的主动脉瓣时,其速度(或传播距离)增加了 4 倍以上。无量纲参数可避免因 LVOT 直径测量误差而出现的错误,这是它的优势之一。

题 7 答案是 C。

A. 错误。若无明显瓣膜反流,二尖瓣和主动脉瓣的流量应一致。

B. 错误。血流速度是压差所产生的结果,而不是引起压差的原因。

C. 正确。原因讨论如下。

D. 错误。若主动脉瓣口面积确定,伴有主动脉瓣反流,则主动脉瓣压差将会升高,但这并非此处的根本原因。

主动脉狭窄时的压差是由左心室收缩引起的。心脏收缩可产生高于主动脉的压力,从而使血流穿过狭窄的主动脉瓣。相反,二尖瓣狭窄时的压差是由左心房舒张引起的,此时的压差低于前述主动脉瓣狭窄时的压差。

题 8 答案是 B。

A. 错误。超声心动图本身就可检测出射流紧缩面(即瓣口最狭窄处,此处流速最高,压力最低)的实际峰值压差。超声以"实时方式"检测,几乎可以忽略时间延迟,因此理论上可以反映主动脉瓣真实的狭窄程度。

B. 正确。原因讨论如下。

C. 错误。当心排血量增加时,若不考虑 LVOT 流速升高,则超声估算压差值一般会偏高。此时,与主动脉瓣流速不同,LVOT 流速不可忽略不计,并且禁止使用简化伯努利方程。

D. 错误。峰值压差应仅在一个时间点测量。与之不同的是,平均压差是在心脏收缩期测量的平均值,且超声检测的结果与心导管检查趋于一致。

通过心导管术测量主动脉瓣峰值压差时,导管"撤出"而引起的时间延迟往往会导致出现次峰值,其一般小于超声心动图所测量的峰值。但是,医学界也有争论,认为测量远端血压所得的血压下降的绝对值,包括压力恢复,或可作为血流动力学意义上"狭窄"的更好生理指标。

题 9 答案是 A。

A. 正确。原因讨论如下。

B. 错误。针对这种情况,小剂量多巴酚丁胺负荷超声心动图为有效方法,按照一般规则稀释即可,稀释比例为 5～20μg/kg。

C. 错误。多巴酚丁胺负荷超声心动图显示,平均压差增至<40mmHg,瓣口面积改变≥0.3cm² (峰值瓣口面积≥1.0cm²)。

D. 错误。原因同选项 C。

若在低速血流状态下计算主动脉瓣口面积,那么将错误高估主动脉狭窄的严重程度,从而误诊为假性重度主动脉狭窄。鉴于多数患者还伴有一定程度(一般为中度)主动脉瓣狭窄,因此,医学上更倾向于这种病症称为"假性重度"主动脉狭窄。

若患者心脏收缩功能正常(诱导心搏量增加≥

20%),且伴有假性重度主动脉瓣狭窄,那么对其进行小剂量多巴酚丁胺注射,则会导致 VIT LVOT/VTI AV 比值升高,而使用连续方程式计算的主动脉瓣口面积趋于正常。此时,心排血量增加,导致 VIT LVOT 增加;而 VTI AV 仍然保持不变(或者甚至减少)。因此,尽管血流速度升高,但心阻力减少(主动脉瓣叶运动幅度增加),对患有假性主动脉瓣狭窄的患者进行多巴酚丁胺注射后,其主动脉瓣压差的增加幅度小于患有低心排血量、低压差型"真性"重度主动脉瓣狭窄,且收缩功能正常的患者。这是因为,主动脉瓣心阻力的减少抵消了血流量增加所引发的压差升高的效应。

题 10 答案是 A。

A. 正确。原因讨论如下。

B. 错误。多巴酚丁胺负荷超声心动图显示,平均压差增至>40mmHg,瓣口面积改变≤0.3cm²(峰值瓣口面积≤1.0cm²)。

C. 错误。收缩储备功能意味着进行多巴酚丁胺负荷后,患者的心搏量急剧增加,这是预后良好的标志。但是,收缩储备功能指的是心搏量增加 20% 及以上(而非 10%)。

D. 错误。收缩储备功能虽然提示术后患者的生存率提高,但不能影响主动脉瓣置换术后患者心功能分级的结果。

若患者患有重度主动脉瓣狭窄、心排血量较少、压差较低且心脏具有收缩储备功能(心搏量增加幅度> 20%),那么对其进行小剂量多巴酚丁胺注射后,所估算的主动脉瓣口面积(使用连续方程式)将仍然偏小。此时,VTI LVOT/VTI AV 比值不变,是因为心搏量增加导致 VTI LVOT 增加,同时经过狭窄瓣口血流量增加导致 VTI AV 也增加。而且,若患者患有真性重度主动脉瓣狭窄,心排血量较少,压差较低且心脏具有收缩储备功能,则经过真性狭窄瓣口的主动脉血流量增加,心阻力便随之增加,导致主动脉瓣压力升高。若患者心脏不具有收缩储备功能,则预示手术死亡率较高,且术后远期疗效不佳。尽管如此,对此类患者来说,瓣膜置换术仍然能够改善 LV 功能、提高手术疗效。

题 11 答案是 B。

A. 错误。还应考虑到全身血管阻力和动脉顺应性。

B. 正确。原因讨论如下。

C. 错误。按照规则,高心阻力的"Z 值"应> 4.5mmHg/(ml·m²)。

D. 错误。假性血压正常指的是心阻力偏高,尤其是心搏量逐渐减少时,血压却仍然正常。

在这种情况下,全身血流动力负荷等于[LV 收缩压(190mmHg)+ 主动脉瓣平均压差(20mmHg)]/心搏量指数(30ml/m²),转化为 Z 值是 7mmHg/(ml·m²)。若患者患有主动脉瓣狭窄,且全身血流动力负荷[Z 值> 4.5mmHg/(ml·m²)]偏高,将会导致左心室后负荷额外增加,即其动脉系统顺应性降低。近代医学研究发现,这类患者甚至在患有中到重度主动脉狭窄时,全身血流动力负荷仍然会很高,而瓣膜手术或可成为治疗此类病症的有效方式。

值得注意的是,这类患者心排血量较小(心搏量指数<35ml/m²)。若上述测量数值正确,那么对其进行小剂量多巴酚丁胺或有助于进一步区分假性重度主动脉狭窄、低压差"真性"重度主动脉狭窄或收缩储备功能缺失。

题 12 答案是 B。

A. 错误。LVOT 直径测量偏高,将导致主动脉瓣口面积估算值偏高。

B. 正确。原因讨论如下。

C. 错误。这些均是低心排血量、低压差型重度主动脉狭窄的典型症状。

D. 错误。使用简化伯努利方程时,若不考虑 LVOT 流速的升高,将导致经主动脉瓣压差估算值偏高。

在连续方程式中,主动脉瓣口面积的估算值直接与 LVOT 直径成正比(半径的平方)。因此,若 LVOT 直径测量偏小,则相比实际测量的压差,估算出的主动脉瓣口面积将会偏小。为了避免漏诊重度主动脉瓣狭窄,正确的测量角度和多切面扫查非常重要。

题 13 答案是 B。

A. 错误。主动脉瓣狭窄引起的左心室肥大,很少引起左心室腔狭小和血流量(心搏量)偏低,即使是在射血分数正常的情况下。

B. 正确。原因讨论如下。

C. 错误。压差高低取决于血流量。两者之间的关系,相当于电学中电压梯度等于电阻与电流(流量)的乘积。

D. 错误。对于此病症,手术治疗的效果可能比药物治疗的效果好。

用超声心动图测量主动脉瓣口面积和压差时,测量结果可能存在差异,原因有很多。第一,测量有误差。主动脉瓣开放面积是由多个测量结果估算出来的,误差在所难免(特别是 LVOT 的测量);而测量压差时,必须选择最佳切面以获取峰值。第二,主动脉瓣狭窄的严重程度评估标准指南可能存在矛盾。根据 Gorlin 公式,若计算出的压差≥40mmHg(假定心排血量正常),则主动脉瓣口面积≤0.8cm²(不超过 1.0cm²)。第三,压差取决于血流量,患重度主动脉瓣狭窄的患者,EF 值超过 35% 甚至在正常的状态下,血流量仍然很小(心搏量<35ml/m²)。第四,当一定量的动能(动压)转化为势能(静压)时,射流紧缩面(血压最低/流速最高处)下方血压将会升高,即血压恢复。

题 14 答案是 C。

A. 错误。射流紧缩面是指狭窄的瓣口略下方的血流束(血压最低/流速最高处)。

B. 错误。反之为真,这与射流紧缩面下方动能(动

压)转化为势能(静压)有关。

C. 正确。原因讨论如下。

D. 错误。对于先天性主动脉瓣疾病,血压恢复临床认为一般仅与心排血量偏高和(或)主动脉内径偏小有关。

当一定量的动能(动压)转化为势能(静压)时,射流紧缩面(血压最低/流速最高处)下方血压将会升高,即血压恢复。连续方程式所计算出的主动脉瓣开放面积,可根据血压恢复的效果进行调整,如下所示(EOA×A)/(A−EOA),其中 EOA=连续描记主动脉瓣开放面积;A=主动脉窦部测得的主动脉横截面积。血压恢复的概念也被纳入了近代医学界,并称之为"能量损失指数",用于反映主动脉狭窄时左心室的工作负荷。能量损失指数的计算公式为$[4V^2(1-EOA/A)^2]/BSA$。其中,V=经主动脉瓣峰值流速;BSA=体表面积。若计算结果<0.5cm²/m²,则提示左心室的工作负荷偏高。

题 15 答案是 D。

A. 错误。此种情况下,患者性别不能预示临床预后。

B. 错误。同样,此种情况下,糖尿病不能预示临床预后。

C. 错误。出现重度主动脉瓣狭窄时,主动脉瓣形态一般不能提供有效预后信息。当出现中到重度钙化时,主动脉瓣形态甚至会模糊不清。

D. 正确。原因讨论如下。

如何确诊患者有无症状型主动脉瓣狭窄,必须进行主动脉瓣置换术?这是个棘手的问题。应从手术风险的角度出发,同时考虑保守观察的风险,为患者制订个性化治疗方案。目前的治疗指南建议,对患有无症状重度主动脉瓣狭窄的患者,应实施心脏手术合并主动脉瓣膜置换术。此外,还应考虑以下情况,左心室收缩功能受损、运动诱发性低血压、室性心动过速、特征性左室肥大或严重的主动脉瓣狭窄[评估标准为主动脉瓣口面积<0.8cm²,经主动脉峰值流速≥4 m/s 和(或)平均压差≥40mmHg]。重要的是,主动脉瓣钙化的程度能够有效地预示预后(即死亡,或根据症状进行瓣膜置换术)。若无主动脉瓣钙化,则不良反应出现的概率很小。相反,一旦主动脉瓣发现中度以上程度钙化,不良反应出现的概率将大幅度增加。约一半的患者可能在 2 年内出现不良反应,这与年龄因素无关。若 ECG 显示致密强回声和(或)声影,则提示主动脉瓣钙化。主动脉瓣钙化的严重程度,可通过半定量的方法来分级,如图 13.8 所示。

若主动脉瓣无钙化,则回声正常,无声影(A)。主动脉瓣轻度钙化,则出现小面积的强回声和少量声影(B)。若主动脉瓣中度钙化,则出现明显的强回声和声影(C)。若主动脉瓣重度钙化,则出现大面积的强回声,声影明显且主动脉瓣叶往往明显增厚(D)。

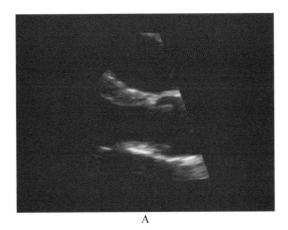

A

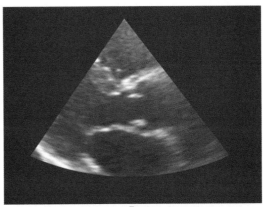

B

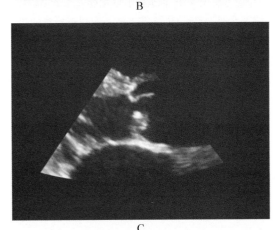

C

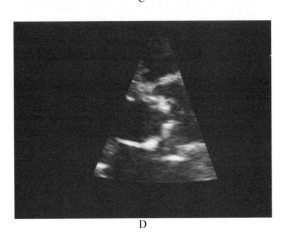

D

图 13.8

题 16 答案是 C。

A. 错误。在欧洲和美国,超过 50% 的瓣膜置换术都与二叶式主动脉瓣膜疾病有关,其余则多与三叶式主动脉瓣钙化有关。

B. 错误。放射性治疗可能导致重度主动脉瓣叶钙化和其他组织钙化,如二尖瓣和主动脉瓣之间的纤维连接部分钙化。

C. 正确。原因讨论如下。

D. 错误。临床检查仍然是评估疑似主动脉瓣狭窄的重要环节。可用以下医学指征来区分主动脉硬化与血流动力学意义上的主动脉瓣狭窄:第二心音正常、脉搏正常、收缩中晚期未出现明显的心脏杂音。

风湿性心脏病主动脉瓣受累超声表现之一,主动脉瓣膜交界处相互融合伴收缩期膨隆呈圆顶形。在这种情况下,单纯的主动脉瓣病变很少见,常伴有二尖瓣受累。放射性主动脉瓣狭窄包括心外结构和心脏本身系列病变("全心炎"),包括放射性动脉粥样硬化、心包、心肌和瓣膜疾病及传导异常。但是,退行性主动脉瓣狭窄常伴有动脉粥样硬化和一定程度的二尖瓣反流症状。

题 17 答案是 D。

A. 错误。主动脉瓣下结构性狭窄多伴有其他心脏畸形,常见的有动脉导管未闭、主动脉缩窄或室间隔缺损。

B. 错误。新生儿主动脉瓣下狭窄的发病率为 6/10 000,而主动脉瓣上狭窄的发病率为 1/25 000。

C. 错误。主动脉瓣下狭窄的最常见的表现为:不连续的瓣下隔膜附着于室间隔或完全包围 LVOT。LVOT 管形缩窄则极为罕见,可能与主动脉瓣环发育不全有关。

D. 正确。原因讨论如下。

主动脉瓣下结构性狭窄常伴有粗糙的心脏杂音、慢性主动脉瓣机械损伤、主动脉瓣反流、心内膜炎、发病率高且术后易复发的表现。若未及时发现,可引起主动脉瓣置换术后持续性高压差。主动脉瓣上狭窄是少见的左心室流出道梗阻疾病,与 Williams 综合征有关(7 号染色体的特定区域缺失,导致弹性蛋白基因畸形)。这种情况下的梗阻一般比瓦氏窦狭窄更严重,但也可表现为主动脉缩窄或肾动脉狭窄。

题 18 答案是 D。

A. 错误。瓦氏试验时可使流经梗阻的主动脉的血流量减少。与之相应,受血流量影响的压差也会随之降低。

B. 错误。异位搏动可增加主动脉梗阻的血流量。与之相应,受血流量影响的压差也会随之升高。

C. 错误。瓦氏试验对所有主动脉梗阻均有效。

D. 正确。原因讨论如下。

一般情况下,主动脉结构性梗阻和动力性梗阻的血流动力学效应相反。例如,瓦氏试验可使流经梗阻的主动脉的血流量减少。与之相应,受血流量影响的压差也会随之降低。相反,瓦氏试验会使肥厚型心肌病的压差升高。这是因为,当室间隔增厚,左心室容积减少时,LOVT 梗阻一般会更严重。再如,异位起搏对主动脉结构性梗阻和动力性梗阻的效果不同。对于主动脉结构性梗阻来说,发生室性期前收缩时,心室收缩将更加有力,左心室压力和升主动脉压力将升高。与之相反,对于动力性梗阻来说,异位起搏后,主动脉压将下降,而压差将升高(Brockenbrough-Braunwald-Morrow 征),这主要是心脏收缩间期后增强效应所致。

题 19 答案是 A。

A. 正确。原因讨论如下。

B. 错误。

C. 错误。

D. 错误。

视频所示先天性主动脉瓣为一个四叶瓣。只有少于半数的四叶式主动脉瓣与血流动力异常有关。但是,此种瓣叶畸形常伴有主动脉瓣反流(44%),而主动脉瓣狭窄并不多见(视频图 13.2A)。尽管此前有关于合并动脉导管未闭、主动脉瓣下狭窄、室间隔缺损和二尖瓣畸形等的描述,但一般情况下,四叶式主动脉瓣与其他先天性心脏缺损关系不大。四叶式主动脉瓣最常由三个大小相同的瓣叶和一个较小的瓣叶组成。医学界认为,瓣叶形态不对称,对血流的干扰越大,并发症(如主动脉瓣反流或心内膜炎)的发病率也就越高(视频图 13.2B)。

题 20 答案是 A。

A. 正确。原因讨论如下。

B. 错误。常见并发症为主动脉瓣狭窄,而非主动脉瓣反流。

C. 错误。多发于婴幼儿期。

D. 错误。单瓣口一般为偏心孔或单一交界。

单瓣化主动脉瓣的诱因是先天性三瓣叶融合,常诱发主动脉瓣狭窄,而主动脉瓣反流较少见(视频图 13.3A)。这种先天性瓣膜狭窄常见于婴幼儿期。若成人期发病,则多数需要手术治疗,且高达半数的患者还伴有主动脉扩张。单一瓣口一般为偏心瓣口或单一交界(视频图 13.3B),但也可能为中心瓣口而无真性交界。

题 21 答案是 C。

A. 错误。该女性患者患有二叶式主动脉瓣膜疾病,该病的发病率为 1%～2%。

B. 错误。二叶式主动脉瓣膜疾病的男女发病比率为 3:1。

C. 正确。原因讨论如下。

D. 错误。若患者主动脉根部直径>4cm,且伴有二叶式主动脉瓣膜疾病,则建议每年做一次超声检查。

二叶式主动脉瓣是一种常见的遗传性畸形,发病率为 1%～2%,超过 1/3 的病案均呈家族聚集性(视频图 13.1)。症状性疾病的高发期为 40～60 岁。重要的是,该病变并不局限于主动脉瓣膜,而是与主动脉病变息息相关(视频图 13.4),如前所述。特别当患者并发高血压时,往往应考虑其患有主动脉缩窄的情况。另外,对于主动脉根部直径>4cm,建议每年做一次超声检查的患者来说,还应考虑其主动脉扩张的可能性,这一点很重要。若患者主动脉根部直径>5cm(若需要瓣膜手术,则 4.5cm 亦可),则建议对其进行手术治疗。

(译者 郑敏娟 陈 曦)

第14章

主动脉瓣反流

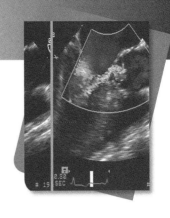

1. 以下关于主动脉瓣检查结果中,与图14.1中显示的M型超声最为一致的是哪项?

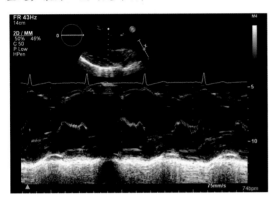

图 14.1

A. 主动脉瓣狭窄

B. 轻度或中度主动脉瓣反流

C. 主动脉瓣赘生物

D. 主动脉瓣纤维瘤

E. 重度主动脉瓣反流所致的早期闭合

2. 如图14.2中显示患者M型超声,最可能的诊断结果是?

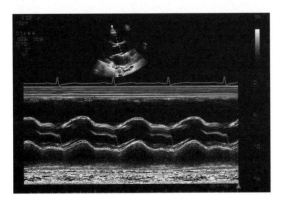

图 14.2

A. 重度主动脉瓣狭窄

B. 大面积主动脉瓣赘生物

C. 主动脉瓣二瓣畸形

D. 重度LV收缩功能不全

E. 重度二尖瓣狭窄

3. 结合此M型超声检查结果,以下哪一项是最为常见的先天性异常?

A. 二尖瓣裂

B. 室间隔缺损

C. 主动脉瓣下隔膜

D. 房间隔缺损

E. 主动脉缩窄

4. 图14.3中,主动脉瓣反流的严重程度为?

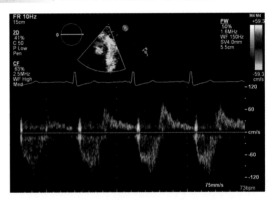

图 14.3

A. 无

B. 无或者轻度

C. 轻度至中度

D. 中度至重度

E. 无法量化

5. 符合重度主动脉瓣反流诊断的参数包括什么?

A. 射流宽度/LVOT 直径比率＝70％

B. 反流束狭径宽度＝0.5cm

C. 主动脉瓣反流 PHT＝260ms

D. 反流分数＝40％

E. 以上选项均对

6. 关于主动脉瓣反流,超声心动图评价的指标中,以下哪一项最恰当?

A. 关于严重程度的诊断和评价

B. 重度主动脉瓣反流中对左心室大小和功能的评价

C. 无症状重度主动脉瓣反流的重新评价

D. 患有轻度或中度主动脉瓣反流的患者，当出现新的症状时，对患者进行重新评价

E. 以上选项均对

7. 当出现以下哪一种临床情景时，不适宜采用超声心动图研究来评价主动脉瓣反流？

A. 对服用厌食药物并患有轻度主动脉反流的患者，进行常规评价

B. 对重度主动脉瓣反流且 LV 收缩期内径为 5.5cm 患者，进行随访

C. 患有无症状重度主动脉瓣反流的患者，进行常规评价

D. 选项 A 和选项 B

E. 选项 B 和选项 C

8. 一位患者，患有无症状重度主动脉瓣反流，进行超声心动图检查，再次评价左心室大小和功能。在 2D 超声评价中，使用双平面 Simpson 法，左心室射血分数为 45%。推荐以下哪一选项？

A. 继续进行药物疗法

B. 主动脉瓣置换术

C. 心脏康复治疗

D. 经皮主动脉瓣置换术(TAVR)

E. 以上选项均错

9. 根据图 14.4 中显示的 2D 和彩色多普勒影像，严重的主动脉瓣反流最可能的病因是什么？

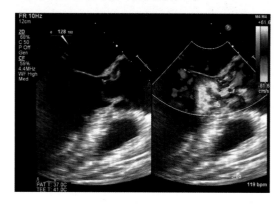

图 14.4

A. 主动脉瓣退行性疾病

B. 感染性心内膜炎累及主动脉瓣

C. 主动脉瘤

D. 主动脉夹层

E. 以上选项均错

10. 根据图 14.5 中显示的 2D 和彩色多普勒图像，慢性主动脉瓣反流最可能的病因是什么？

A. 主动脉瓣下隔膜

B. 感染性心内膜炎累及主动脉瓣

C. 主动脉瘤

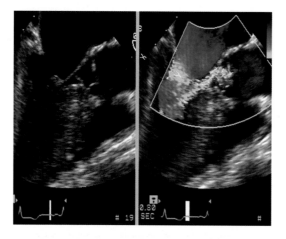

图 14.5

D. 主动脉夹层

E. 以上选项均错

11. 以下哪一因素影响压力减半时间，进而影响对主动脉反流的严重程度的评价？

A. 左心室舒张末期压力

B. 左心室顺应性

C. 血压

D. 以上选项均对

E. 以上选项均错

12. M 型超声中(图 14.6)，主动脉反流的严重程度为(LVOT 宽度为 3.8cm，主动脉反流束宽度为 0.7cm)？

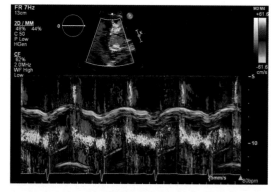

图 14.6

A. 轻度

B. 中度

C. 重度

D. 信息不全

E. 以上选项均错

13. 彩色多普勒可用来快速评估主动脉瓣反流的严重程度，但并非最佳手段。关于彩色图像特征，以下哪一项说法最准确？

A. 除非反流程度非常严重，否则整体增益不能明显

改变主动脉瓣反流的颜色显示

B. 时间分辨率对彩色血流射流没有影响

C. 射流偏心率非常重要,因其常常会高估主动脉瓣反流的严重程度

D. 通过分析心腔外的彩色血流模式,可使得彩色增益得到最佳优化

E. 以上选项均错

14. 关于主动脉瓣反流(AR)连续多普勒频谱显示的减速时间(DT)与 AR 严重程度之间的关系,以下哪项血流动力学情况最为正确?

A. DT 与心脏舒张期左心房和左心室间的压差间接相关

B. DT 与心脏舒张期主动脉与左心室间的压差间接相关

C. DT 不受心脏舒张期左心室和右心室间的压差影响

D. DT 不受心脏舒张期主动脉和左心室间压力总和的影响

E. 压力减半时间是评估 AR 的严重程度非常重要的指标,但是 DT 却与 AR 的严重程度相关性不大,因此并未使用

15. 对使用彩色血流多普勒进行主动脉瓣反流最佳评价,以下哪个切面是必需的?

A. 胸骨旁长轴

B. 胸骨旁短轴

C. 心尖五腔切面

D. 心尖三腔切面

E. 以上选项均对

16. 根据图 14.7(视频图 14.1)的 2D 图像,对于患有真菌性心内膜炎的免疫抑制患者,最可能引起主动脉瓣反流的病因是?

A. 穿孔

B. 主动脉破裂

C. 主动脉夹层

D. 窦瘤扩张

E. 以上选项均错

17. 患者,女,43 岁,二尖瓣狭窄及重度主动脉瓣反流。使用压力减半时间来计算该患者的二尖瓣面积,以下哪一个选项最为精确?

A. PHT 仍然最为精确,而且不受主动脉瓣反流严重程度的影响

B. 采用这种方法会高估二尖瓣面积

C. 采用这种方法会低估二尖瓣面积

D. 为了取得最佳精确值,需要使用角度调节功能进行校对

E. 重度 AR 时,通过二尖瓣血流 PHT 减去 AR 射流 PHT,可算出正确值

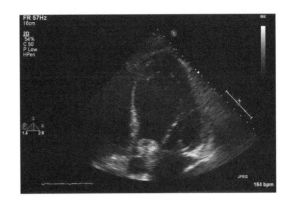

图 14.7

18. 患者,女,55 岁,初级医师对她进行了"常规"身体检查,检查中注意到收缩期喷射杂音级别为 2/6,放射到颈部,心尖处清晰可辨舒张期杂音,等级为 2/6。随后进行超声心动检查,3D 超声图像见图 14.8,以下哪一项诊断最为正确?

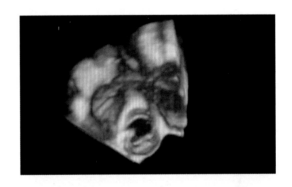

图 14.8

A. 感染性心内膜炎累及主动脉瓣

B. 主动脉瓣单叶瓣畸形

C. 主动脉瓣二叶畸形

D. 主动脉瓣退化性钙化

E. 以上选项均错

19. 患者,女,70 岁,进行超声心动图检查,对舒张期杂音进行评价。根据图 14.9 彩色血流多普勒图像,以及计算得出有效反流瓣口面积(ERO)为 38mm²,主动脉瓣反流的严重程度应为?

A. 根据彩色 M 型超声显示,为轻度主动脉瓣反流

B. 依据定量 ERO,为中度主动脉反流

C. 基于彩色血流多普勒(重度)及定量(中度)的检查结果,评价为中度至重度主动脉瓣反流

D. 重度主动脉瓣反流

E. 以上选项均错

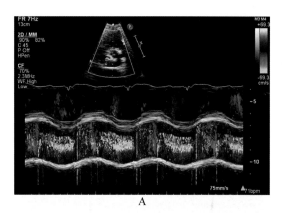

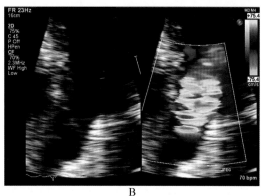

图 14.9

20. 图 14.10 显示患者主动脉瓣的连续多普勒频谱。设定检测当时记录的血压为 148/50mmHg,那么该女性患者 LVEDP 预估值应为?

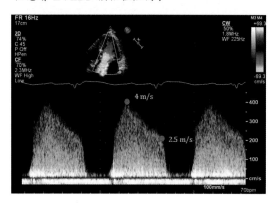

图 14.10

A. 44mmHg

B. 25mmHg

C. 14mmHg

D. 40mmHg

E. 以上选项均错

21. 一女性患者超声心动图出现异常,现来就诊进行评估及推荐相关的治疗方案。患者自述爬楼梯时呼吸急促加剧,夏季气候炎热时,偶感下肢肿胀。患者

LVEDD 为 5.5cm,计算得出 LVEF＝65％。未见心室壁运动异常。患者自述无定期锻炼,有吸烟习惯,1包/天,测量血压为 180/92mmHg。则你给她的建议是什么?

A. 允许其进行紧急主动脉瓣置换术

B. 因为出现 LV 收缩功能减低的情况,应开始试验药物治疗,使用血管舒张药物以改善患者症状

C. 戒烟;优化降压治疗,推荐有序的锻炼方式,3～6个月来复诊,1 年内按计划再次进行超声心动图检查,确保症状不再恶化

D. 戒烟;优化降压治疗;推荐有序的锻炼方式;3 个月内复诊进行再次心动图检查,确保症状不再恶化

E. 以上选项均错

题 1 答案是 B。图像为二尖瓣前叶 M 型超声图像,显示心脏舒张期二尖瓣前叶(高频无序运动)"扑动"(白色箭头)。提示存在主动脉瓣反流,但不一定是重度。重度 AR 的征象,诸如 LV 心室扩张或二尖瓣提早关闭的情况并未出现,因此唯一最佳选项为 B。

心脏乳头状弹力纤维瘤或主动脉瓣赘生物常常与主动脉瓣反流有关,但是如果实际不存在病理性包块,当然这种包块也不太可能出现在二尖瓣 M 型超声图中,因此,不能诊断为主动脉瓣反流。答案 C 和答案 D 错误。

主动脉狭窄不会造成明显的二尖瓣 M 型超声改变,因此,选项 A 错误。

二尖瓣提早关闭见于急性重度主动脉瓣反流,可利用实时心电图观察到在心脏舒张末期之前二尖瓣关闭。因为重度 AR,所以短时间内,随着 LVEDP 上升,与 LA 压力平衡,此种情况才会出现二尖瓣前叶在心脏舒张末期提前关闭。应注意到,在这一图像中,当 QRS 波群开始后,MV 开始关闭(心动周期 3,图 14.11)。由于在 M 型超声图像中 MV 提前关闭未见,则选项 E 错误。

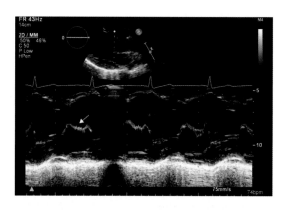

图 14.11 箭头指向为二尖瓣前叶心脏舒张期扑动。垂直线表示 QRS 在 MV 关闭前立即开始

题 2 答案是 C。声束穿过主动脉瓣和主动脉的 M 型超声。在图像中,心脏舒张期内主动脉瓣的闭合线显示出显著偏心,更靠近主动脉前缘(直行箭头,图 14.12)。这也是二叶主动脉瓣最常见的特征。因此,选项 C 是最为正确的选择。

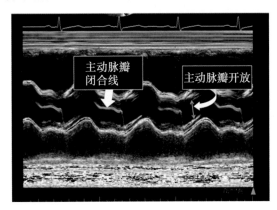

图 14.12

主动脉瓣狭窄可使瓣口开放受限,但该患者的状况并不是(蓝色箭头)。尽管 M 型超声并不能直接反映 AS 的严重程度,但如果患者瓣口开放面积<1.0cm²,则瓣口开放间距不可能>1.0cm。所以,答案 A 错误。

尽管 M 型超声可能漏掉小的赘生物包块,大包块应该明显。在 M 型超声图像上未见高频(独立移动)高回声包块(赘生物)。因此答案 B 错误。

主动脉显示出正常的前后壁运动,整个收缩期射流中主动脉瓣持续开放;这两个指征支持正常的 LV 心搏量。因此答案 D 错误。

同理,正常大小的 LA 腔(或在该 M 型超声中略微>4.0cm),所以排除重度二尖瓣狭窄。答案 E 错误。

题 3 答案是 E。二叶式主动脉瓣(BAV)是常见先天性瓣膜异常,大约影响到 1% 的人群。主动脉缩窄是其最为常见的伴发症,其发病率达 10%。BAV 同样与其他左心系统疾病相关,包括主动脉瘤、主动脉扩张及主动脉瓣下隔膜、左心发育不全综合征及房间隔缺损和室间隔缺损。

二尖瓣裂通常与 AV 管畸形有关,因此,最正确的答案为 E,答案 A、B、C、D 均错。

题 4 答案是 D。降主动脉的脉冲多普勒频谱显示全舒张期反向血流(蓝色箭头,图 14.13),显示为中度至重度主动脉瓣反流。单凭多普勒图像诊断存在局限,因此,最终的临床结果应结合多项指标。

另外,全舒张期最大血流速度图像显示早期>60cm/s 及晚期>20cm/s 提示 AR 很可能为重度,舒张期血流反流>18cm/s,显示反流量≥40%,敏感度为 89%,特异度为 96%。

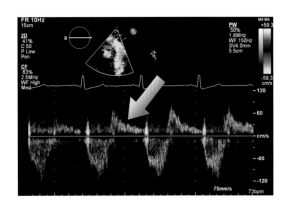

图 14.13

题 5 答案是 A。主动脉瓣反流评估包括多个超声心动图参数,这些参数包括定性和定量参数。

定性参数
- 左心室扩张(慢性主动脉瓣关闭不全)>7.5cm
- 连枷样主动脉瓣
- AR 连续波多普勒频谱信号密集
- 压力减半时间<200ms
- 降主动脉出现显著的全舒张期反向血流

定量参数
- 射流宽度>0.6cm
- 射流宽度/LVOT 宽度≥65%
- 射流 CSA/LVOT CSA≥60%
- 反流量≥60%
- 反流分数≥50%
- EROA≥0.3cm²

题 6 答案是 E。主动脉瓣反流的超声心动图评价有许多适应证。

A. 体检发现可疑主动脉瓣反流,可用心动图检查确诊。

B. 可确定急性或慢性主动脉瓣反流、严重程度及诱因。

C. 对于患有重度主动脉瓣反流的无症状患者,或者重新评价为轻度、中度或重度主动脉反流的患者,若出现新症状或症状发生改变,对患者的左心室大小及功能进行评价。

D. 主动脉根部大小进行评价

因此,所有给出的选项都是合理的适应证,答案 E 正确。

题 7 答案是 D。用常规方法评价轻度主动脉瓣反流的是不合适的,尤其是患者症状无变化或者没有新的症状出现。因此答案 A 描述的临床情景,不应进行后续超声心动图检查。

患者 LV 收缩期内径为 5.5cm 伴有长期重度主动脉反流,应考虑进行主动脉瓣手术。因此,再进行后续的心动图检查是不合适的。

依据心脏瓣膜疾病的 ACC/AHA 指南,患有无症状重度主动脉瓣反流的患者,每 6～12 个月,应进行超声心动图评价,对 LV 大小和功能进行评价(图 14.14)。

因此,根据所述临床情景,答案 A 和答案 B 不应进行超声心动图检查。所以选项 D 是本题的正确答案。

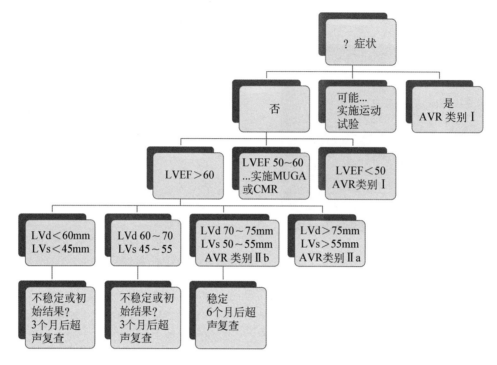

图 14.14 为慢性重度主动脉反流患者的管理指南

题 8 答案是 B。血管扩张剂药物治疗的应用指征具有局限性,如有症状的重度主动脉瓣反流或者瓣膜置换术后左心室功能紊乱的患者并不推荐(级别 I)。当患者为有症状的重度主动脉瓣反流,无症状重度主动脉瓣反流,LV 收缩功能不全(EF＜50%),以及有冠状动脉旁路移植史及主动脉手术史的主动脉瓣反流的患者,适合主动脉瓣置换术。因此,唯一最佳选项为选项 B。

题 9 答案是 D。图像显示一例主动脉夹层,伴有内膜撕脱(蓝色箭头,图 14.15)。升主动脉夹层导致主动脉瓣反流有几个机制,包括主动脉根部的扩张夹层引发连枷造成的压力,或者主动脉瓣叶脱垂和瓣环撕裂造成瓣叶支撑

减弱。图像中显示内膜剥离,正确答案是 D。在所有选项里,主动脉夹层是最严重的病因。

题 10 答案是 A。图像显示左心室流出道高回声膜性结构(箭头,图 14.16),且伴有主动脉瓣反流。根据所有给出选项,最有可能的诊断结果就是主动脉瓣下隔膜造成的主动脉瓣反流-选项 A。通过 2D 及 3D 经胸和经食管超声心动图检查来诊断患者的这种状况。进行检查时,应当十分谨慎,如果观察到主动脉瓣反流,瓣膜结构正常,且病因不清者,应当考虑主动脉下隔膜,3D 超声检查此类疾病非常有价值,与其说是真实的"膜"结构,更不如

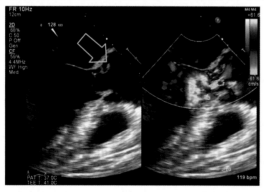

图 14.15

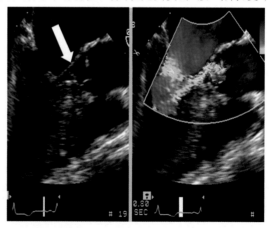

图 14.16

说是"峭样"肌性结构,通过此类检查,诊断结果能够更加准确。

　　主动脉瓣下隔膜是一种具有遗传易感性后天获得性疾病,左心室流出道内出现膜状结构或发达肌束。这种隔膜造成 LVOT 内出现血液湍流,随病情迁延,会导致机制不明的主动脉瓣反流。

题 11 答案是 D。使用压力减半时间方法来评价主动脉瓣反流的严重程度是存在问题的,并且这一方法易受到其他因素的影响。患者如果出现射流异常或多处射流,这一方法更不可取。标准的频谱包络图像可获得准确的减速斜率。由于长期的主动脉瓣反流,LVEDP 可能随时间的推移而增长,从而造成 PHT 缩短,并且会对 AR 明显高估。主动脉与左心室间的压力差由血管阻力、左心室顺应性和其他伴随性瓣膜病变来决定。因此,选项 D 正确,以上所有的因素将影响 PHT。

题 12 答案是 A。给出的图像为接近 LVOT 水平的彩色 M 型超声显示。图 14.17 中,LVOT 参数(白色大箭头)及主动脉瓣反流(黑色小箭头)的彩色射流的最大高度/宽度如图所示。

　　显示射流宽度/LVOT 宽度比,结果比率明显 < 25%,主动脉瓣反流程度与选项 A 一致,符合轻度主动脉瓣反流。

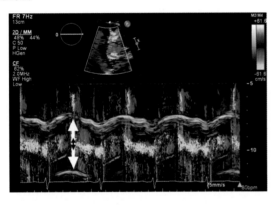

图 14.17

题 13 答案是 D。彩色血流多普勒是评价主动脉瓣反流的严重程度的一种定性(视觉)和半定量的方法。由于非生理性(技术)因素所带来的影响,因此推荐使用彩色血流多普勒方法作为一种补偿模式,结合其他一些定量参数,来评价瓣膜反流的严重程度,比如反流量及反流分数。

　　选项 A 错误,因为整体增益可能会显著改变彩色血流显示的形态,会造成 AR 的略微高估或对重度 AR 的低估。因此,彩色血流多普勒条件必须不断地进行优化。最恰当的做法就是通过增加彩色增益,直至心腔外部的彩色显现出来,并逐渐降低彩色增益。因此,选项 D 正确。时间分辨率(TR)是影响彩色显示重要的因素,因此,通常是将彩色图像宽幅适当减小来使 TR 达到最大化。选项 B 错误。选项 C 错误,因为,沿室间隔或二尖瓣

叶(Coanda 效应)的射流束因流速迅速下降,常会造成视觉上狭窄的假象,从而导致对 AR 严重低估。

题 14 答案是 A。在左心室顺应性中,主动脉减速时间反映心脏舒张期经主动脉压力梯度变化。但是,影响左心室负荷和顺应性的情况,亦会对减速时间和主动脉反流程度间的相互关系产生负面影响。压力减半时间(PHT)由 0.29×DT 得出,间接与 AR 严重程度有关(PHT 越短,AR 越严重)。选项 E 错误,因为这些数值具有同样的相互关系。选项 B 错误,因为 DT(PHT)间接与心脏舒张期主动脉与左心室间的压差有关。因为 DT(PHT)同样受到心脏舒张期左心室和右心室间压差的影响,且还受到心脏舒张期主动脉和左心室间压力总的影响,所以选项 C 和选项 D 错误。

题 15 答案是 E。选项 E 最为正确,应当通过所有声窗对主动脉瓣反流进行评价,从而最好地评价反流程度。反流可能出现偏心,可能在某一切面才能有最好的观测。胸骨旁左室长轴切面是观察评价 AR 严重程度最优切面,因为通过胸骨旁左室长轴切面可以观察到主动脉瓣叶处 AR 射流的起始位置。一般情况下,五腔心切面会"过高评价"AR 的严重程度,因为瓣叶 AR 射流的起始位置常常观察不到,仅仅能在 LVOT 中观测到 AR 射流(在这一位置,射流宽度与起始位置相比,可能会出现"加宽"的状况)。

题 16 答案是 A。在所给的选项中,只有选项 A 描述的是具体的瓣叶病理改变。主动脉瓣上附着一大面积高回声团,随瓣叶摆动突入左心室腔内,且该高回声团内可见线性无回声区。是真菌造成了瓣叶穿孔及重度主动脉瓣反流。主动脉病变的诊断缺少病理结果支持,这样就会减少 AR 主动脉病因的可能性;因此,选项 B、C 和 D 错误。

题 17 答案是 B。压力减半时间(PHT)是心脏舒张期二尖瓣压力梯度由峰值降至一半所需要的持续时间。随后,可通过连续波多普勒测得初始位置时的峰值,用公式来计算二尖瓣面积(MVA)。从这个峰值舒张压梯度,沿着下降坡度,画一道线。压力梯度降至峰值的 50%,从而确定速度的第二个点,达到该速度所需要的时间计算如下:

$$MVA(cm^2) = 220/PHT$$

　　设定中度至重度主动脉瓣反流,左心室舒张末期压力(LVEDP)上升造成经二尖瓣梯度下降;因此,压力减半时间更短。从而会导致二尖瓣面积的过高评价。选项 B 因此最为正确,选项 A 和选项 C 错误。

　　选项 D 和选项 E 完全是编造出来的。

题 18 答案是 C。这是从主动脉角度观察到的二叶式主动脉瓣 3D 回声影像(图 14.18)。可见主动脉瓣、右心室流出道及左心房。记录收缩期内清晰观测到的几乎等大的、在主动脉瓣环水平完全扩张的 AV 瓣叶(仅仅在先天性二叶式主动脉瓣中可观测到)。

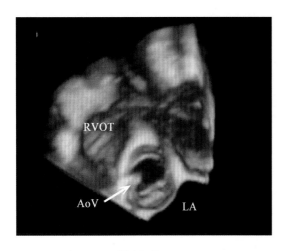

图 14.18

表 14.1	ERO 和射流/高度比率,用来计算主动脉反流程度	
	ERO	射流/高度比率(%)
轻度	<0.1	<25
中度	0.1~0.3	25~65
重度	>0.3	>65

题 19 答案是 D。彩色 M 型超声显示射流宽度/LVOT 宽度>65%(选项 A 错误)。五腔心切面显示缩脉宽>8mm,很容易观测到近端血流会聚。计算得出 ERO>30mm²(选项 B 错误)。重要的是要注意 ERO 越小,尤其小于 MR 所需的值(>0.4cm² 是必需的)将会导致重度主动脉瓣反流量>60ml(很可能是由于舒张期主动脉瓣反流持续时间较长引起)。

因此,该患者的多项彩色血流多普勒频谱参数结果统一,支持重度主动脉瓣反流(选项 C 错误)。因此 D 是最佳选项(表 14.1)。

题 20 答案是 B。左心室舒张末压(LVEDP)可通过清晰的主动脉瓣反流连续波多普勒频谱曲线中舒张末期速度计算得出。当速度为 2.5m/s 时,使用伯努利方程来计算 AO 到 LV 舒张末期压力梯度,4×(2.5)²,得出舒张末期压力梯度为 25mmHg。LVEDP 为舒张期 BP 和算得梯度之间的差:LVEDP=50-25=25mmHg。

题 21 答案是 C。患者出现呼吸短促应该是由多种原因造成的,包括舒张期功能障碍、长期吸烟及缺乏锻炼等。因此,最佳的临床建议是戒烟,优化降压治疗(最好使用血管舒张药物 Rx);监管下实施锻炼计划;3~6 个月复查,以确定症状是否改善,最重要的是确认临床没有出现病情恶化。1 年内再次进行心动图检查,确定症状没有恶化;常规检测(>1 年)中度或重度瓣膜反流,临床状况或心脏检查没有出现变化。因此,选项 C 是单选最佳答案,选项 D 和选项 E 错误。

患有重度 AR,有临床症状且 LV 功能和大小正常(级别 I,B 级循证)是主动脉瓣膜置换术的适应证。由于患者存在多种病因,关键需要密切跟踪患者的症状是否有改善,如果未改善,应考虑 AVR。但是,如果 LV 大小和功能正常,无须紧急住院治疗及 AVR。因此,选项 A 错误。

选项 B 错误,因为将扩血管药物治疗用于重度 AR 且出现症状(级别 I,B 级循证)的患者的慢性治疗,如果患者原始心脏大小和 LVEF 正常,则这类治疗并不能改善患者的 LV 收缩功能。实施所列的其他临床推荐方案,患者症状改善;对于重度 AR 无症状患者而言,如果出现 LV 扩张,但是收缩功能(B 级循证)正常,则扩血管药物治疗方案为Ⅱb级推荐治疗方案。

(译者 郑敏娟 陈 曦)

第15章

二尖瓣狭窄

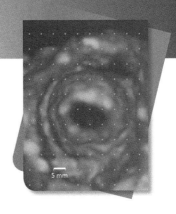

1. 在发达国家导致二尖瓣狭窄的最主要病因是什么?
   A. 风湿病
   B. 退行性病变
   C. 结缔组织疾病
   D. 先天性疾病

2. 在测定二尖瓣面积时,下列哪种情况适合用压力降半时间?
   A. 急性严重主动脉瓣反流
   B. 严重的左心室舒张功能障碍
   C. 严重三尖瓣反流
   D. 二尖瓣球囊扩张术后 48h

3. 下列哪项不适合二尖瓣病变评分?
   A. 瓣叶活动度
   B. 瓣下钙化
   C. 瓣下增厚
   D. 瓣叶钙化
   E. 瓣叶增厚

4. 下列哪项用近端等速表面积(PISA)的方法经胸四腔心切面评估二尖瓣面积会增大 PISA 的半径?
   A. 向远离舒张期二尖瓣反流方向移动基线
   B. 向着二尖瓣反流方向移动基线
   C. 增加奎尼斯特极限
   D. PISA 的半径由跨瓣压差决定,不能改变

5. 用压力降半时间($P_{t1/2}$)测定二尖瓣面积时,已知二尖瓣血流 $V_{max}=1.41m/s$,二尖瓣血流减速的斜率未知时,计算 $P_{t1/2}$ 为?
   A. 1.0m/s
   B. 0.7m/s
   C. 0.35m/s
   D. 单独用速率资料不能评估压力降半时间

6. 下列哪项不是美国超声心动图学会推荐的评估二尖瓣面积的方法?
   A. 二维超声测量二尖瓣开放面积
   B. 220/$P_{t1/2}$
   C. 最大二尖瓣跨瓣压差/二尖瓣阻力指数
   D. 由速率决定的 PISA/最大二尖瓣血流速率

E. LVOT VTI×LVOT area/MV VTI

7. 下列哪项用压力降半时间评估二尖瓣面积最不准确?
   A. 220/$P_{t1/2}$
   B. 190/MVVTI
   C. 759/二尖瓣减速时间
   D. 220/0.29 二尖瓣减速时间

8. 采用经食管超声评估二尖瓣情况,探头位置较高时,需要把探头往深送,使其与图像平面成 0° 角(水平的)。大部分二尖瓣瓣叶(扇形的)看来是什么?
   A. A1P1
   B. A2P2
   C. A3P3
   D. A3P1

9. 采用下列哪种经胸超声切面评估二尖瓣狭窄最不准确?
   A. 胸骨旁长轴评估连接点融合
   B. 胸骨旁长轴评估瓣叶的厚度和活动度
   C. 胸骨旁长轴和心尖四腔心切面测量腱索缩短和增厚
   D. 存在二尖瓣反流,连续性方程不适合评估二尖瓣面积
   E. 存在主动脉瓣反流,$P_{t1/2}$ 不适合评估二尖瓣面积

10. 当出现下列哪项指征时,二尖瓣狭窄患者最不合适做瓣膜置换和经皮瓣膜成形术?
    A. 二尖瓣面积>1.5cm², 肺动脉压>50mmHg, 运动后>60mmHg 的无症状患者
    B. 二尖瓣面积<1.5cm², 肺毛细血管楔压运动后>25mmHg 的无症状患者
    C. 二尖瓣面积>1.5cm², 运动后平均压差>15mmHg 的有症状患者
    D. 二尖瓣面积<1.5cm², 二尖瓣病变评分 6 分, 有症状患者

11. 下列哪项对二尖瓣狭窄合并心房颤动的描述最不准确?
    A. 平均压差每次心跳都不一样
    B. 平均压差通过测几个心动周期,取平均值
    C. 心率越快,压差越小

D. 在心动周期中,平均压差与舒张压差成反比

12. 评估两个二尖瓣狭窄的患者,患者 A:舒张早期二尖瓣跨瓣压差为 9mmHg,平均压差为 6mmHg;患者 B:舒张早期二尖瓣跨瓣压差为 27mmHg,平均压差为 7mmHg;下列哪项疾病适合解释患者 A 超声征象?
    A. 合并二尖瓣反流
    B. 妊娠
    C. 甲状腺功能亢进
    D. 非限制性室间隔缺损
    E. 舒张功能迟缓

13. 当患者出现二尖瓣狭窄时,在 M 型超声中最不可能见到的图像是?
    A. 舒张期二尖瓣后叶的前向运动
    B. 二尖瓣瓣叶增厚
    C. 二尖瓣前叶曲棍球样畸形
    D. EF 斜率减低

14. 用压力降半时间(Pt$_{1/2}$)测定二尖瓣面积,下列除哪项会高估其面积?
    A. 急性严重主动脉瓣反流
    B. 限制性左室功能障碍
    C. 房水平左向右分流
    D. 严重的二尖瓣反流

15. 用近端等速表面积(PISA)测定二尖瓣面积时,没有角度校正修正 PISA 流率,低估二尖瓣开放面积可导致:
    A. 高估流率
    B. 低估二尖瓣面积
    C. 低估流量
    D. 角度校正不依赖奎尼斯特极限

16. 二尖瓣血流 E/A 倒置提示舒张功能为 1 级,用压力降半时间(Pt$_{1/2}$)测定二尖瓣面积时:
    A. 高估二尖瓣面积
    B. 低估二尖瓣狭窄的面积
    C. 相对于其他级别的舒张功能不全,压力降半时间(Pt$_{1/2}$)缩短
    D. 二尖瓣面积计算不会改变

题 1 答案是 A。二尖瓣狭窄最常见于瓣膜风湿热的并发症。尽管风湿性心脏病发病概率呈下降趋势,但仍是世界各地二尖瓣狭窄的最常见病因,其他原因引起该病较少见。

生理或病理组织的磨损导致退行性病变,随着年龄老化,受影响器官组织结构和功能不断下降。二尖瓣退行性病变可导致瓣叶、纤维环纤维化和钙化。二尖瓣退行性病变常见于高血压、动脉粥样硬化、主动脉瓣狭窄的老年患者。虽然二尖瓣纤维环的钙化不是引起二尖瓣狭窄常见原因,但确实引起二尖瓣反流的常见原因。结缔组织病可以影响心脏瓣膜,例如马方综合征和全身弹力纤维异常症可导致二尖瓣的脱垂。然而,以上这些情况不会导致二尖瓣的狭窄。先天性二尖瓣狭窄少见,一般常会伴有瓣下结构的异常。

题 2 答案是 C。压力降半时间是指左心室舒张早期二尖瓣压最大差值下降一半所需的时间。

在心脏舒张早期,二尖瓣血流峰值后,二尖瓣血流的下降速率与二尖瓣的面积成正比。左心室舒张的速率反映了 E 峰下降斜率,它不仅与二尖瓣的面积有关,也与舒张早期二尖瓣压差、左心房顺应性、左心室舒张顺应性有关。

主动脉瓣反流时增加了左心室舒张时的充盈速率,因为进入左心室的血流既有来自经二尖瓣进入的血液,也有来自经主动脉瓣进入的血液,导致 LV 充盈速率的增加。这减少了 Pt$_{1/2}$。在急性重度主动脉瓣反流,LV 舒张期容积和压力迅速升高,导致二尖瓣跨瓣压差的减少,由于 Pt$_{1/2}$ 减少,导致二尖瓣狭窄程度被低估,因此 Pt$_{1/2}$ 不适合于急性严重的主动脉瓣反流。

左室舒张顺应性受损,缩短了 Pt$_{1/2}$(测量二尖瓣血流减速时间),因此,在有左室舒张功能受损的情况时,Pt$_{1/2}$ 不适合评价二尖瓣面积。

三尖瓣反流不影响二尖瓣 Pt$_{1/2}$。

二尖瓣球囊扩张术后 48h 内,二尖瓣压力差和左心室顺应性的突然改变,另外二尖瓣球囊成形的房间隔造口,导致跨瓣压差的下降,因此,上述因素导致二尖瓣球囊成形后 48h 内用 Pt$_{1/2}$ 测量二尖瓣面积不准确。

题 3 答案是 B。Wilkin 评分适用于决定二尖瓣球囊成形的合适人选。Wilkin 评分为 8 或 8 以下,仅有少量的二尖瓣反流,并且没有左心房血栓。二尖瓣球囊扩张术成功的指标为术后二尖瓣面积增加 50% 或二尖瓣为面积增大超过 1.5cm^2,二尖瓣反流为少量(表 15.1)。

表 15.1	根据 Wilkins 评分评估二尖瓣解剖结构			
评分	活动度	增厚	钙化	瓣下增厚
1	瓣膜活动良好,单侧瓣尖活动受限	瓣叶接近正常厚度(4～5mm)	单一区域回声增强	二尖瓣叶下轻度增厚
2	瓣叶中部和基底部活动良好	中部正常边缘增厚(5～8mm)	稀疏的回声增强局限于瓣叶边缘	腱索增厚(1/3 的腱索长度)
3	舒张期瓣叶继续向基底移动	整个瓣叶增厚(5～8mm)	回声增强区扩展至瓣叶的中部	腱索增厚累及远端 1/3
4	舒张瓣叶基本或很少移动	全瓣叶组织增厚(8～10mm)	大部分瓣叶组织回声增强	所有腱索结构广泛增厚并挛缩,向乳头肌扩展

题 4 答案是 B。当舒张期血流通过右心房会聚于狭窄的二尖瓣,血流增加会聚成一系列半球形。在任意半球的表面血流速度都是相等的,也就是所谓的等速线。

彩色血流成像用于确定等速半球。红蓝混叠的表面(TEE 的红色和蓝色交界血流)确定半球的半径,这个半球上流速都是混叠的,对于任何瓣膜,这个半球上的血流速度都是相同的,当混叠速率小时,半球越大,离狭窄的瓣膜越远。移动基线混叠速率随之改变,总之,基线总移向射流方向。因为舒张期血流流向心腔并朝向探头,基线沿该方向移动形成可视化球形波状(PISA)。如果用心脏超声,基线向反方向移动(远离探头),二尖瓣反流的方向是相反的,所以 B 为正确答案。

为了增加半球(PISA)半径,混叠速率应该减少。答案 C 是错的;答案 D 也是错的,因为按上述讨论 PISA 半径是可能改变的。

题 5 答案是 A。压力降半时间可以便利测量舒张期二尖瓣血流流速的斜率。E 峰,就是通过二尖瓣最大的流速,瞬时的压力梯度也是相应的压力梯度的峰值。通过简化的 Bernouli 方程,$P = 4V^2$,我们可以推出 $\rightarrow V^2 = P/4 \rightarrow V = \sqrt{P}/2$,压力降半时间需要知道 P_{max} 和 $1/2 P_{max}$,最大 P_{max}

的 $V_{max} = 1.41$,$P_{max} = 4V^2 = 4 \times (1.41)^2 = 4(2) = 8 \text{mmHg} \rightarrow 1/2 P_{max} = 4 \rightarrow P = 4V^2 = 4 \rightarrow V^2 = 4/4 = 1 \text{m/s}$。因此正确答案是 A。

题 6 答案是 C。二尖瓣口面积测量作为评估二尖瓣狭窄的一种方法,测面积法优点是直接测量瓣孔的面积,与二尖瓣的病变有关,与心率、心排血量、腔室的顺应性无关,当舒张期瓣叶开放时,从瓣底部到瓣尖是一个圆锥形通道,孔最狭窄的部分是二尖瓣的瓣尖,所以超声探头所切的二尖瓣切面必须是瓣尖,否则会高估面积(图 15.1)。为了得到更好的图像,可适当调节增益和放大图像。当瓣叶有钙化时(严重时),测得面积的准确性会减少,所以当严重二尖瓣钙化可通过三维超声和三维制导双平面成像增强。

压力减半时间(见定义以上问题的答案)。二尖瓣口面积可以计算为 $220/P_{t1/2}$,其中 $P_{t1/2}$ 以毫秒为单位。这种方法是不准确的,一些因素可导致速度下降,这些因素包括严重的主动脉瓣关闭不全时会导致左心房左心室舒张期顺应性明显下降,并在 48h 后行二尖瓣球囊扩张术。若当这些条件不存在时,建议使用 $P_{t1/2}$ 方法(图 15.2)。

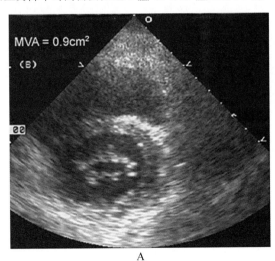

A

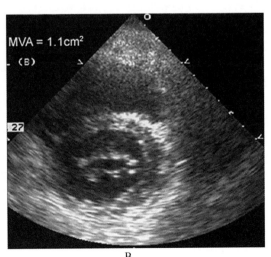

B

图 15.1

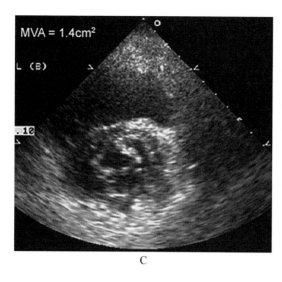
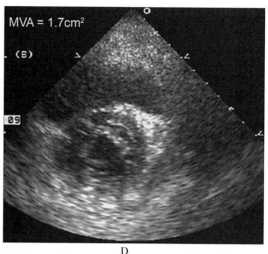

C　　　　　　　　　　　　　　　　　D

图 15.1　（续）

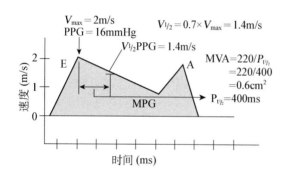

图 15.2　压力降半时间评估二尖瓣狭窄严重程度的示意图

图中，E 点开始压力下降，根据整体压力梯度变化，可以用压力降半法估算瓣口狭窄程度。此例中，可测出从峰值压差 PPG（16mmHg）降至一半（8mmHg）的所需时间（即 400ms）。压力降半时速度 $V_{1/2}$ 可按 $0.7\times V_{max}$ 计算。二尖瓣狭窄面积估算公式 MVA＝220/压力降半时间 $P_{t1/2}$，即 MVA＝220/400≈0.6

二尖瓣阻力是指二尖瓣平均舒张压与二尖瓣舒张压的比值。因此，所获得的比值是依赖于流动条件，这种方法不推荐用于临床使用。

近端等速表面积法（PISA）测量的是经舒张期经二尖瓣口的流量（单位是 cm^3/s）。此值除以二尖瓣最大流速等于二尖瓣口面积。然而，这个面积区域应该乘以 α 角度/180°比率。α 角是舒张末瓣叶开放形成的角度，取决于瓣叶开放的程度，多数情况下小于 180°，一般定义为 118°±15°，所以 PISA 流体并非完全是半球体形状。PISA 法对技术使用有要求，二尖瓣口形态不规则时，此测量法不准确，故不再适用。

流体力学的连续性方程是质量守恒定律在瓣膜流体的体现。具体而言，若不存在明显关闭不全或心内分流时，流经四个瓣膜的液体量在同一心动周期内是相等的。因此，对于任何一个瓣膜，经瓣口的流体速度时间积分乘以瓣口面积，即等于经瓣口的流量，不存在明显关闭不全或心内分流时，同一心动周期内经任何瓣口的流量是相等的。因此，二尖瓣口面积可以计算为左心室流出道（LVOT）面积（从左心室流出道直径计算）乘以左心室流出道收缩期-速度时间积分（VTI），除以二尖瓣舒张 VTI：

二尖瓣 VTI×二尖瓣面积＝主动脉瓣 VTI×主动脉瓣面积＝LVOT VTI×LVOT 面积。

因此，MVA＝LVOT VTI×LVOT 面积/MV VTI。此方法涉及多项测量，所以此方法仅用于部分特殊情况下。

题 7 答案是 B。 A/C/D 都是 Hatle 方程的变型：Libanoff 和 Rodbard 最早对二尖瓣面积和压力降半时间作了描述（Circulation，1966，33：218 和 Circulation，1968，38：144），Hatle 做了普及和推广。它们的关系被简化为公式 MVA＝$220/P_{t1/2}$，利用二尖瓣血流的下降斜率也可推算结果，$P_{t1/2}$＝0.29×MDT（二尖瓣血流减速时间），将 $P_{t1/2}$ 代入上式，MVA＝$220P_{t1/2}$＝220/0.29×二尖瓣血流减速时间＝759/二尖瓣血流减速时间。

题 8 答案是 A。 二尖瓣瓣环装置为马鞍形。此结果导致瓣叶附着高度差异。这种特殊的方位使侧面的附着点比中间的附着位置高。二尖瓣叶段的命名是根据它们距左心耳的距离。A1/P1 是最近的，A3/P3 最远。因此，当插入食管探头时，在心尖四腔切面（0°）看到的第一个 MV 片段通常是 A1/P1。

题 9 答案是 A。 二尖瓣联合位于二尖瓣内侧和外侧的边缘，即 A3/P3 和 A1/P1 瓣尖的闭合区。经胸超声观察所有节点和联合的最佳切面是胸骨旁短轴切面，可较好地显示联合融合部位，这种典型图像被描述为"鱼口"样改变。

评估二尖瓣瓣叶厚度和活动度时,胸骨旁长轴切面是最佳切面。在胸骨旁长轴切面上,超声束垂直于瓣叶。

胸骨旁长轴切面和心间四腔心切面是观察二尖瓣腱索结构最好的切面。

连续性方程是根据质量守恒的原理,在其适用范围内,通过二尖瓣的血流和主动脉瓣的血流是一样的,存在二尖瓣反流时,通过二尖瓣的血流超过了主动脉瓣,连续性方程不能适用这样的情况。

压力下降半时间不能用于严重的主动脉瓣反流,这会增加左心室舒张期容量,因此减少压力下降半时间,结果高估了二尖瓣面积。

题 10 答案是 A。根据当代 ACC/ANA 指南〔BononRO,Canabello BA, et at.JACC,2008 年;52 卷（13 期:e1-e42）〕,二尖瓣狭窄面积＜1.5cm²,静息肺动脉收缩压＞50mmHg,运动后肺动脉压高于 60mm,肺毛细血管楔压＞25mmHg,二尖瓣平均压差＞15mmHg,无症状的患者,适合干预。

二尖瓣狭窄面积＞1.5mm²,有症状的和无症状的二尖瓣狭窄面积＜1.5cm²,所有有症状二尖瓣狭窄面积＜1.5mm² 都是适合干预的。

题 11 答案是 C。心房颤动的特征是具有由可变的 R-R 间期。这就产生了在舒张血流持续时间的变化。舒张压持续时间是二尖瓣平均压力梯度的重要决定因素之一。

平均舒张压梯度和舒张末期血流的持续时间成反比,短周期会导致更高的梯度。在较短的心动周期,会有更少的时间用于心室充盈。因此,允许对二尖瓣压力梯度的平衡时间少。在这种情况下,平均压力梯度应测量自平均数心动周期。要避免测量较短周期（图15.3）。

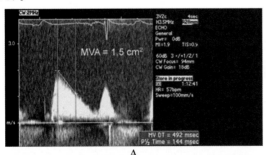

图 15.3

在舒张充盈期心率加快的结果就是导致二尖瓣压力阶差的增加。在患者的中度至重度二尖瓣狭窄时,快速心房颤动可诱发急性肺水肿,从而突然增加二尖瓣压差。

题 12 答案是 E。二尖瓣跨瓣压差峰值代表了左心房和左心室早期舒张压的差值。增加左心房容量与增加左心房压呈正相关,因此,增加了舒张期通过二尖瓣血流的速率。

妊娠、甲状腺功能亢进、心室缺损都是高动力循环的病因,二尖瓣反流导致左心房容量负荷增加,从而使左心房压力升高。

左心室延迟松弛即舒张功能障碍Ⅰ级,左心房压力通常无明显改变,因此,E 峰也没有升高。有时舒张功能障碍I级可能与左心房压力增加有关,这种称为Ib 级;左心室舒张功能障碍而左心房压力正常称之为Ia 级。

存在高动力循环情况下,左心房容量增加增长了早期二尖瓣跨瓣压差,二尖瓣的严重狭窄与平均压差相关与峰压差无关（图 15.4）。

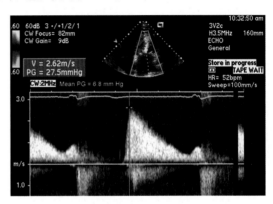

图 15.4　二尖瓣水平的多普勒测量,合并二尖瓣狭窄和二尖瓣反流的患者。他的二尖瓣压差峰值（27.5mmHg）,舒张末压快速衰减,可忽略不计,与早期压差峰（27.5mmHg）相比,平均压差是 6.8mmHg,在峰值压差和平均压差的矛盾之处这个患者合并二尖瓣反流

题 13 答案是 B。典型的风湿热性二尖瓣反流所致狭窄具有向心形成特点,病情从瓣尖向瓣根发展,连接点融合粘连是风湿性二尖瓣狭窄的早期表现（图 15.5）。

在风湿性二尖瓣狭窄的早期,瓣叶底部和体部较柔软,只是连接点融合,导致二尖瓣前叶舒张期气球样变。这是典型二维超声所见,M 型超声不会看到此图像。

二尖瓣前叶比后叶在舒张期大,且活动幅度大,连接点融合导致小的后叶也在舒张期向前运动。

如果后叶在舒张期向后运动可能是矛盾的,EF 斜率减少和瓣叶增厚是二尖瓣狭窄 M 型超声表现（图 15.6）。

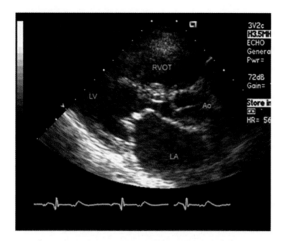

图 15.5 风湿性二尖瓣狭窄经胸骨长轴切面,二尖瓣前叶瓣尖在舒张期气球样变

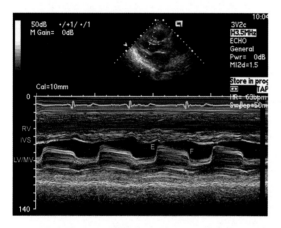

图 15.6 风湿性二尖瓣狭窄 M 型心脏超声所见:瓣叶增厚,EF 斜率减低和舒张期二尖瓣后叶向前运动

题 14 答案是 D。压力降半时间通过流经二尖瓣血流压力下降的速率估测二尖瓣面积。舒张期影响左心房和左心室压力的因素,可以改变对瓣膜面积的估测结果。升高的 LV 舒张压,降低的 LA 压和 LV 的顺应性导致 $Pt_{1/2}$ 的减少。从而高估了二尖瓣面积。

严重的主动脉瓣反流增加 LV 容量。这导致 LA-LV 压的早期平衡。同样由于舒张功能减低,导致 LV 舒张压的迅速上升。因为房水平左→右分流使 LA 容积迅速增加,这导致 LA 到 LV 驱动压力向下降和 LA-LV 压的早期平衡。

严重二尖瓣反流导致 LA 容量超负荷,引起舒张早期峰值压力的升高(E 峰升高),但平均压和减速时间的斜率没有改变,因此,$Pt_{1/2}$ 不会改变。

题 15 答案是 A。PISA 方法是假定血流通过一个特定半球,正常的二尖瓣瓣叶开放小于 180°。这意味所估测血流面积小于实际面积。PISA 方法假定血流通过一个半球,角度的校正可以减少这个矛盾,没有角度校正时,测定瓣叶会高估流量,导致二尖瓣面积错估。

当混叠速率加快(大于 40cm/s 时),PISA 变得很小,随之角度校正亦不重要。

题 16 答案是 A。舒张功能不全,导致 E/A 倒置,提示左心室舒张功能中度不全,因此,LA 与 LV 压力平衡需要更长的时间,二尖瓣狭窄和中度 LV 舒张功能不全,延长减速时间和压力降半时间。这导致二尖瓣狭窄程度的高估和二尖瓣面积的低估。

(译者 孟 欣 冯 桦)

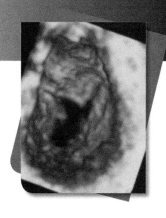

第16章

二尖瓣反流

1. 下列哪项是导致病理性二尖瓣反流的常见原因？

　　A. 急性乳头肌缺血

　　B. 二尖瓣环扩张

　　C. 退行性二尖瓣病变

　　D. 限制性二尖瓣病变

2. 一位76岁男性患者接受冠状动脉旁路移植手术,用左乳内动脉与左前降支架桥,手术医师需要超声医师在关胸之前行术中超声,所得图像如图16.1,患者的术前超声有中度二尖瓣反流和正常的射血分数,外科医师记录了患者的血管内的血流频谱包括左乳内动脉的超声测定正常。这个患者二尖瓣反流的原因是什么？

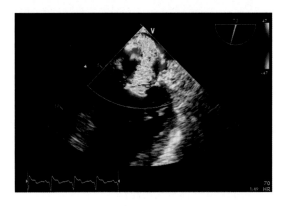

图 16.1

　　A. 左乳内动脉阻塞

　　B. 心肌顿抑

　　C. 术前超声误读

　　D. 乳头肌缺血

3. 如图所示下面这个患者二尖瓣反流的原因是什么？（图16.2）

　　A. 二尖瓣前叶运动受限

　　B. 二尖瓣后叶运动受限

　　C. 二尖瓣前叶脱垂

　　D. 二尖瓣后叶脱垂

　　E. 二尖瓣前叶收缩期向前运动

4. 根据M型超声所示（图16.2）,下列哪项准确地描述了二尖瓣反流束的图像特征？

　　A. 收缩早期二尖瓣血流向后反流

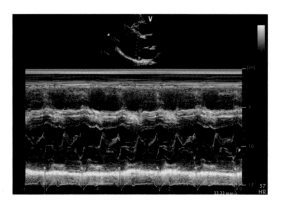

图 16.2

　　B. 收缩中期二尖瓣血流向后反流

　　C. 收缩晚期二尖瓣血流向中心反流

　　D. 收缩晚期二尖瓣血流向前反流

　　E. 收缩早期二尖瓣血流向前反流

5. 如图所示（图16.2）,属于Carpentier分类法的哪一类型？

　　A. Ⅰ型

　　B. Ⅱ型

　　C. Ⅲa型

　　D. Ⅲb型

　　E. Ⅳ型

6. 一位72岁的女性患者因气短就诊,TEE显示二尖瓣反流,参数如下：MR：$V_{max}=5m/s$；奎尼斯特极限35cm/s,蓝色至红色血流过渡（PISA半径）1cm。根据所给参数评估二尖瓣反流程度为：

　　A. 轻度（ERO$<$0.2cm^2）

　　B. 轻至中度（ERO 0.2～0.3cm^2）

　　C. 中至重度（ERO 0.3～0.4cm^2）

　　D. 重度（ERO$>$0.4cm^2）

　　E. 所给参数无法评估反流程度

7. 在二尖瓣后叶脱垂（Ⅱ型）中度卷曲（P2）可修复的患者中,哪一个最适合二尖瓣修复术？

　　A. 60岁无症状男性患者,EF：65%～70%,左心室舒张末期直径3.8cm

　　B. 68岁无症状女性患者,新发心房颤动,EF：65%,左

心室舒张末期直径 3.1cm

C. 55 岁无症状女性患者,EF:55%,左心室舒张末期直径 2.8cm,每天长跑 3km

D. 70 岁无症状男性患者,EF:70%,左心室舒张末期直径 2.9cm

E. 无症状患者,无二尖瓣修补的指征

8. 男性,42 岁,经食管超声评估为二尖瓣反流,此患者二尖瓣反流的原因是什么? 反流的方向是什么?

A. 二尖瓣瓣叶收缩期向前运动(SAM)及二尖瓣血流向后反流

B. 二尖瓣前叶连枷样改变及二尖瓣血流向后反流

C. 二尖瓣前叶脱垂及二尖瓣血流向后反流

D. 二尖瓣收缩期前向运动(SAM)及二尖瓣血流向前反流

E. 二尖瓣后叶脱垂及二尖瓣血流向前反流

9. 尽管采取最大化的内科治疗,上述患者仍有症状,建议手术;根据所提供的信息,关于手术的建议哪条是最正确的?

A. 部分外科医师认为术中超声是有帮助的,但不是必需的

B. 二尖瓣很可能需要置换

C. 术后二尖瓣瓣叶收缩期向前运动及中度的二尖瓣反流,可能需要二尖瓣置换

D. 在大多数情况下,二尖瓣器是完整的,手术切除肥厚肌束可以解决二尖瓣反流

E. 术后仍有二尖瓣反流,二尖瓣环需进行成形

10. 65 岁的女性患者因胸痛、气短被救护车送入一家三级医院的急诊科。心电图显示:ST 段抬高,心导管组的医师要求急诊冠脉造影。急诊医师用掌上超声行床旁超声时发生了一次心脏停跳,图 16.3 是掌上超声所存的图,下列哪项处理最不重要?

A. 冠脉血管重建

B. 心包穿刺

C. 主动脉内气囊反搏置入

D. 心脏超声后心脏手术

E. 临时起搏器

11. 在急性缺血性二尖瓣反流时最常受累的乳头肌是哪个?

A. 前外侧乳头肌

B. 前内侧乳头肌

C. 后内侧乳头肌

D. 后外侧乳头肌

E. 下侧乳头肌

12. 一位非洲裔美国人有高血压病史,因为气短和下肢水肿而就诊,入院当天和入院 2d 后行心脏超声,频谱多普勒信号测得二尖瓣反流,如图 16.3,假设此检查中连续波多普勒取样定位和其他回声变量一致,图

16.3B 所得结果是下列哪项非侵入性操作获得的?

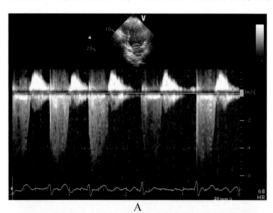

A

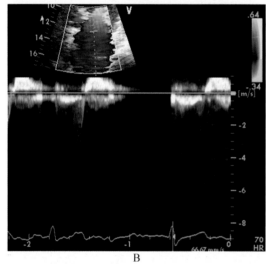

B

图 16.3

A. 加用 Lisinopril 控制血压

B. 因为临界低血压而撤下 Diltiazem

C. 图 16.3B 之前行瓦氏动作

D. 图 16.3B 之前进行多巴酚丁胺初始治疗

E. 任何选项都不会影响二尖瓣反流频谱多普勒显像

13. 一位患有严重主动脉狭窄的患者做了一个心脏超声,超声医用连续波多普勒在心尖和胸骨上窝采集多普勒信号,当你阅读了报告,你会怀疑心尖部采集的信号是二尖瓣反流,因为什么?

A. 峰值流速是 3.9 m/s

B. 频谱信号包括了除射血期外的等容收缩期和等容舒张期

C. 微弱的左心室流出道信号遮盖了主动脉瓣狭窄(AS)多普勒频谱

D. 峰值流速是 5.4 m/s

14. 一位 48 岁的男性患者曾经静脉药物滥用史,因发热、寒战 1 周,突发气短就诊,心率为 102 次/分,图 16.4 是超声采样线通过二尖瓣环及左心室心尖部获得,该患者最可能的病因是什么?

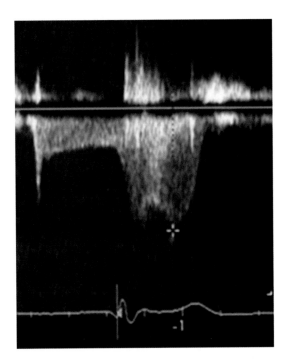

图 16.4

A. 完全性心脏传导阻滞

B. 严重的急性主动脉瓣反流

C. 急性心力衰竭

D. 严重的急性二尖瓣反流

E. 严重的急性三尖瓣反流

15. 一位 50 岁的男性患者因为近来发生气短，申请二尖瓣和主动脉瓣双瓣置换手术，没有提供超声图像，但提供了以下参数：LVEF = 60% ~ 65%，相对壁厚度 = 0.45，左心室质量指数 = 132g/m²，主动脉瓣面积 = 0.8 cm²，平均压 = 38mmHg，中度二尖瓣反流，轻度二尖瓣钙化。下列哪项是下一步治疗的最合适措施？

A. 行二尖瓣和主动脉瓣置换手术

B. 经导管主动脉瓣置换术（TAVR）

C. 要求更积极的治疗

D. 置换二尖瓣并行主动脉压差评估

E. 术前经食管心脏超声

题 1 答案是 C。选项 A 不正确，二尖瓣反流主要是由于乳头肌缺血而引起，也被称为急性缺血性二尖瓣反流，常伴有瓣叶血栓或乳头肌断裂，这种情况极为少见，一般发生于急性缺血时期。

B 不正确，半环扩张是与左心室扩大和二尖瓣反流相联系，这种情况在二尖瓣反流的患者中不常见，尽管瓣叶、腱索和乳头肌结构完整。乳头肌尖端的移位导致了瓣叶关闭点错位

C 是正确的，见以下讨论。

D 是不正确的，因为限制性二尖瓣见于缺血或非缺血的病理情况，所以不是二尖瓣反流的常见原因

退行性病变最常导致二尖瓣反流，20%~40%的二尖瓣反流患者和2%~3%普通人群的二尖瓣反流属于该类情况，退行性二尖瓣改变包括老年人的纤维弹性的减少和青少年的巴洛病的瓣叶组织过度生长导致二尖瓣脱垂及反流。

题 2 答案是 B。这幅图显示室壁整体运动功能减低和严重的二尖瓣反流，这种室壁运动异常是由于心肌顿抑导致乳头肌功能的异常和二尖瓣反流的加重。冠状动脉旁路移植术后，可见到不同程度的心肌顿抑。因此，此为最有可能引发严重二尖瓣反流的病因，左乳内动脉阻塞会导致节段性室壁运动异常，因此，答案 A 是不正确的，考虑到术前超声显示左室收缩功能是正常的，术后严重下降，合并严重的二尖瓣反流，因此答案 C 是不正确的，尽管乳头肌缺血一定会引起 CABG 术后患者严重二尖瓣反流，但常伴有节段性室壁运动异常和偏心的二尖瓣反流朝向缺血区域，因此答案 D 也不正确。

题 3 答案是 D。此图为通过二尖瓣瓣口的 M 型声像图。这幅图的异常处是二尖瓣后叶收缩期呈弓背样改变，二尖瓣后叶收缩期移至关闭点的后方（图 16.5）。因此，此处二尖瓣病变的病因是后瓣脱垂。限制性瓣叶功能障碍不能被 M 型超声所观测到，因此，答案 A、B 是错误的。前叶未见明显脱垂，所以答案 C 是错误的。二尖瓣前叶的"SAM"征二尖瓣前叶收缩期向前运动靠近室间隔可以被观测到，这不是上述图像所显示的情况，因此答案 E 是错误的。

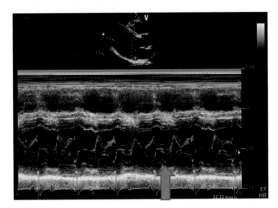

图 16.5

题 4 答案是 D。二尖瓣脱垂引起脱垂瓣反向的血流，因此，单独二尖瓣后叶脱垂导致偏向前方的血流，所以 A、B、C 均不正确。二尖瓣脱垂引起的反流始于收缩中晚期，随着病情的加重可变成全收缩期反流，因此 E 不正确。

题 5 答案是 B。首先根据二尖瓣解剖病变和二尖瓣叶病理生理情况。这种分类法有助于外科医生和心血管医师把二尖瓣反流标准化，原始的分类分为 3 型，Ⅰ型：瓣叶

活动正常;Ⅱ型:瓣叶活动增强;Ⅲ型:瓣叶活动受限,Ⅲ型又分为2个亚型,Ⅲa收缩期和舒张期瓣叶活动受限,Ⅲb收缩期瓣叶活动受限,表16.1和图16.6。

图16-2M型超声显示瓣叶脱垂伴瓣叶活动增强,按

照上述分类法,属Carpitier Ⅱ型,没有Ⅰ型、Ⅲ型归入的证据,此答案A、C和D都是错的,Carpitier分类没有Ⅳ型,因此E选项不对。

表 16.1 解剖病变与瓣叶功能不全导致二尖瓣反流

瓣叶功能不全	解剖病变	修复技术
类型Ⅰ		
正常瓣叶运动	环形扩张	瓣环成形术
类型Ⅱ		
瓣叶脱垂	腱索断裂	Gor-Tex neechodae(Gor-Tex人工腱索植入)
	腱索过长	腱索移位
	乳头肌断裂	三角形切除术
		四角形切除术
		切除和滑动成形术
		联合缝合
类型Ⅲ		
A 瓣叶开放受限	联合融合	联合部切开术
	瓣叶增厚	
	瓣叶钙化	
	腱索融合	腱索开窗术
B 瓣叶关闭不全	腱索增厚	腱索分离
	腱索缩短	瓣环成形术
	心室扩张	

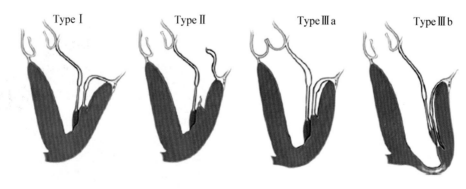

图 16.6

题6答案是D。ERO=0.44 cm² 提示反流程度严重。该题为了测试用PISA(等速表面积)方法计算有效反流孔面积和二尖瓣反流的严重程度。除了有助于临床评估二尖瓣狭窄程度,同时在美国超声心动图标准化考试中(ASC)是一种简易的检测方法。

心脏收缩过程中,左心室血液反流入二尖瓣孔时速度加快,是因为等速半球表面积减少,且反流孔速度达到最大。

根据能量守恒定律,利用等速表面积(PISA)、半球流速(混叠速率)及二尖瓣反流的峰值流速计算有效反流孔面积(ERO)。

PISA表面积×混叠速率(Va)=ERO×二尖瓣峰值流速。

因此,通过此方法计算ERO应该获得这三个测量值,PISA表面积、混叠速率和二尖瓣峰值流速。

PISA表面积:如果r是半球的半径,半球的表面积为$2\pi r^2$。

然而,为了增加测量的准确性,标尺的基线向瓣膜反流方向移动。如下示意图所示。这样使半球半径增加,r从红色到蓝色的边界测量从而计算ERO(图16.7)。

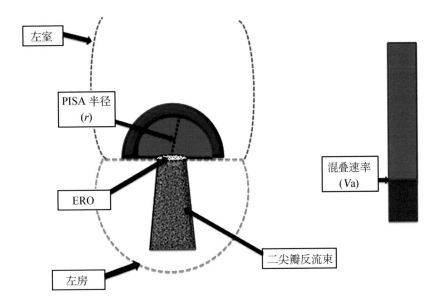

图 16.7 PISA 法半径测量示意图

混叠速率通过显示屏幕上标尺获得，最大流速通过连续多普勒在反流时记录的峰值速度测量。所有的测量值均应以 cm 为单位。

本题中患者二尖瓣连续多普勒速率 ＝ $Vmax_{MR}$ ＝ 5m/s ＝ 500cm/s。

尼奎期特极限标尺 ＝ 混叠速率 ＝ 35cm/s。

蓝色－红色血流多普勒 ＝ PISA 半径 ＝ 1.0cm。

ERO ＝ PISA 表面积 × $Va/Vmax_{MR}$。

ERP ＝ $2\pi r^2 \times Va/Vmax_{MR}$。

通过这种方法计算出该病例 ERO ＝ 0.44cm²。

有效反流孔面积（ERO）＞ 0.4cm² 提示重度反流，＜ 0.2cm² 提示轻度反流。该患者 ERO 为 0.44cm²，属于重度二尖瓣反流，这可能是引起患者气短的原因。

题 7 答案是 C。目前数据表明，相对于有症状的患者，EF ≤ 60% 且重度 MR 的无症状 MR 患者早期 MV 手术远期疗效更好。这种益处来自更高的手术成功率，因此，根据最新心脏病指南 EF ≤ 60%，严重二尖瓣反流无症状患者是手术的 I 类指征，修复的成功率依靠术者的经验及其瓣膜病理情况。二尖瓣后叶脱垂（Type II）P2 区被认为是一种可修复的病变，因此，选择 C 是正确的，同时该患者还有良好运动能力，此时手术会有良好的效果。

选项 A 和 D 是无症状患者，且 EF ＞ 60% 没有手术指征，然而选项 B 是新发心房颤动，EF ＞ 60% 且左心室大小正常，根据最新指南，慢性重度二尖瓣反流伴有新发心房颤动的患者是手术 II a 指征，因此，患者也会受益于手术；但选项 C 描述了 I 类手术指征，所有选项中收益最大，所以是最佳答案（图 16.8）。

题 8 答案是 A。录像显示二尖瓣瓣叶收缩期向前运动（SAM 征），并且引起了偏向后方的反流，因此，答案 A 是正确的，除非有另外一种病理情况，否则二尖瓣瓣叶收缩期向前运动与偏向前方的 MR 无关。

SAM 征常见于肥厚型心肌病，此患者也是一例 MV 术后的患者并伴随心肌梗死和高血压性心脏病，许多理论机制归为通过流出道的血流加速的文丘里效应，但该观点仍存在争议。

有 SAM 的患者，二尖瓣瓣叶的闭合不全被认为是二尖瓣反流的机制，收缩期前瓣向流出道运动，后瓣向前运动受限，以至出现一个间隙，引起了偏向后方的 MR，二尖瓣后叶的活动度和长度可以预测 SAM 的 MR 程度（图 16.9）。

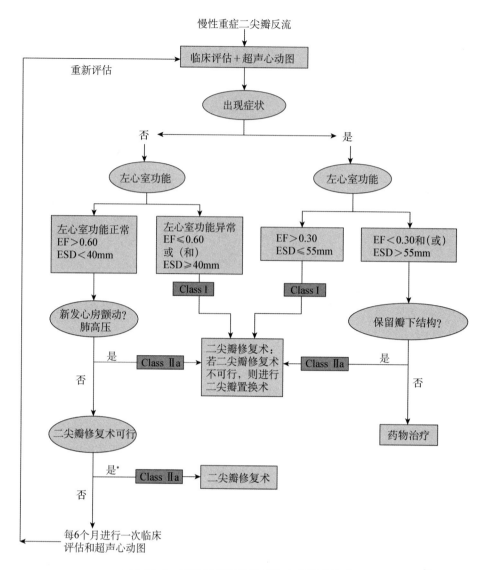

图 16.8 慢性重症二尖瓣反流患者管理策略

*手术团队经验丰富,同时二尖瓣修复术成功率大于90%时,可以对左心室功能正常且无临床症状的患者进行二尖瓣修复术

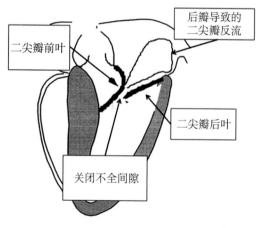

图 16.9 二尖瓣瓣叶收缩期前向运动的二尖瓣反流

录像没有瓣叶脱垂的证据,因为当脱垂时关闭线分离应大于2mm,或瓣叶呈甩鞭样改变且瓣尖远离关闭线,因此答案 B、C 和 E 都是错的。

题9答案是D。在大多数肥厚型心肌病患者,二尖瓣结构是完整的,肥厚心肌切除术可以减缓动力学压差,从而使二尖瓣反流缓解,在某研究中,93例行肥厚肌束切除术的肥厚型心肌病患者均没有二尖瓣自身的问题,因此,也不需要二尖瓣手术,50%的患者在术前评估中有中至重度的二尖瓣反流,99%患者术后二尖瓣反流变为轻度或消失,1%变为中度,因此,选项 D 肥厚肌束切除可以缓解二尖瓣问题。

在下列情况中二尖瓣手术是必需的,例如二尖瓣脱垂、腱索的断裂,退行性疾病,二尖瓣瓣环钙化,由于上述患者 TEE 检查未提示 MV 额外的病理改变,因此,二尖瓣置换和修补也不是必需的,选项 B 和 E 是不正确的,残留的二尖瓣反流不需要二尖瓣置换,因此,答案 C 是错误的;术中超声评估二尖瓣反流的量及压差很重要,因此,术中超声不是可有可无,对心脏手术来说是必要的,选项 A 是错的。

题 10 答案是 B。该手持便携式装备的超声图没有接 ECG,轴位偏移,图像质量差,尽管如此,经过仔细观察,可以看到高动力的左室内见一高度活动的等回声异常结构,提示可疑但不确定的乳头肌断裂。此为心肌梗死较为罕见的一个并发症,快速诊断、支持治疗、紧急心脏手术均为患者成功预后所需要的(图 16.10)。

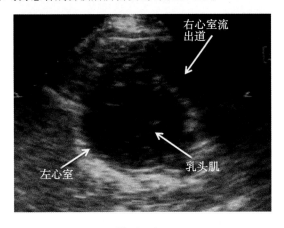

图 16.10

①行食管超声以明确诊断及随后紧急心脏手术修复断裂心肌是治疗的最佳方案。因此,D 选项为治疗的至关重要的一步。②主动脉内气囊反搏术可以降低后负荷,除此之外,在维持正常血压的情况下,应用药物降低前、后负荷可在关键时刻争取时间,因此选项 C 也是可以接受的治疗。③在出现心脏停搏的时候应用临时起搏器(选项 E)是对的方案。

乳头肌断裂是心肌梗死一种罕见的并发症,观察类似病例、非随机临床对照试验和手术报道的可用数据有限。在一个 22 例病例研究中,手术的死亡率是 25%,长期长存率约是 50%。同时,冠脉血管的再生可改善患者预后,因此,A 选项是合理的。

该患者超声资料有限,没有心包积液的证据,因此,心包穿刺术是这个选项中受益最少的项,因此 B 选项为该题的最佳答案。

尽管床边超声得到的图像资料有限,但便携式超声心动图提供的信息对临床急救是足够的,此种现象在临床应用中非常普遍。急诊科住院医师培训也越来越关注心脏影像学,因此,更好地理解这种影像学的优缺点对综合专业的心超工作者更加重要。2010 年美国超声心动图学会和美国急诊医师协会共同发表对急诊心脏超声的声明,强调超声心动图在急诊中的应用目标(表16.2)。

表 16.2	超声心动图在急诊中的应用目的
评估是否有心包积液	
评估心脏整体收缩功能	
判断是否有明显的右室或左室扩大	
血管内容积评估	
引导心包积液穿刺术	
确认经静脉起搏导丝的置放	

如果有其他证据怀疑上述急症,推荐使用常规超声心动图检查得到完整的诊断,本题中病例因病情不稳定不太适用这种方法,但适合经食管超声来明确诊断。

这个病例的治疗方案是施行主动脉球囊反搏术、经静脉临时起搏器安置及冠脉造影观察冠脉血管再生状况,手术进行乳术肌修复及冠状动脉旁路移植。

题 11 答案是 C。乳头肌只有 2 组,前外和后内,因此,答案 B、C、D 不正确。后内侧乳头肌为单支冠脉供血,前外侧乳头肌为两支冠脉供血,因此,缺血时后内侧乳头肌容易受累。急性呼吸困难的患者由于大量反流时左心房顺应性减低,左心室-左心房压力梯度减小,使听诊时杂音不明显。这种患者出现急性呼吸困难时应考虑到乳头肌缺血导致功能失调。

题 12 答案是 A。比较初始和后续的超声心动图连续波多普勒图像,在频谱包络的密度明显降低。因为,可以认为,二尖瓣反流程度和左室、左室梯度下降。考虑给定的选项唯一的干预可能减少的严重程度二尖瓣反流的赖诺普利。选项 A 是正确的,因为血压下降后,左心室压力下降,左心房与左心室间压力差下降,可见二尖瓣反流减少,选项 B、C 和 D 会增加血压,这将导致增加二尖瓣反流频谱多普勒 Vmax 的增大。基于上述情况 E 选项是不正确的。

这说明二尖瓣反流在临床上随血流动力学改变而波动。建议在行超声心动图时记录患者的血压和所用药物。血压对二尖瓣反流严重程度是高度相关的,这表明二尖瓣反流在临床上随血流动力学改变而波动的重要性。在手术室中血压急剧变化,而二尖瓣反流的严重程度在血压下降时经常被低估。

题 13 答案是 B。二尖瓣反流频谱多普勒信号通常有更高的峰值速度,收缩期左心室和左心房之间的压差高于左心室和主动脉压力之间的压差;但是在一个高动力心脏主动脉瓣反流可达到 5.4cm/s 的峰值速度,因此,选项 A 和 D 不帮助区分是主动脉瓣反流还是二尖瓣反流,是不正确的。区分二者的关键之处是二尖瓣反流的持续时间较长,包括收缩期和等容舒张期,主动脉瓣狭窄频谱未见。因此,选择 B 是正确答案(图 16.11),左室流出道可能遮盖了主动脉瓣狭窄频谱多普勒,因此,选项 C 不正确。

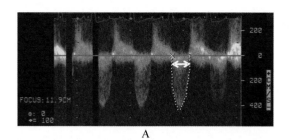

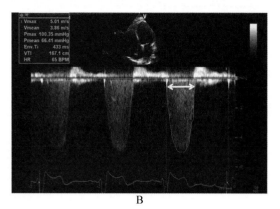

图 16.11

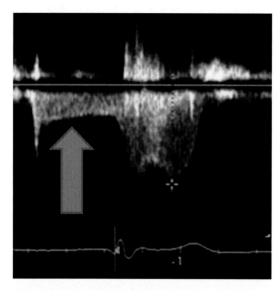

图 16.12

题14答案是B。图中所示考虑是经二尖瓣的频谱并且峰值流速近5m/s。除了收缩期血流,可以看到舒张期也存在部分反流,提示是二尖瓣舒张期反流(图16.12,蓝色箭头)

二尖瓣舒张期反流发生于舒张中晚期,左室压力超过左房压力时,导致二尖瓣提前关闭,这种二尖瓣舒张期反流的速度通常都比较低,一般不超过2m/s。

引起二尖瓣舒张期反流的主要原因包括:①急性主动脉瓣反流;②严重的左室功能不全导致左室舒张末压(LNEDP)升高;③严重的舒张功能障碍导致LVEDP升高;④房室分离;⑤心室异位起搏;⑥严重的一度房室传导阻滞。

上述选项中,ABC都可引起二尖瓣舒张期反流、主动脉瓣反流引起二尖瓣舒张期反流符合该病临床表现。选项B最接近答案,由于该患者心率102次/分可排除A。虽然急性心力衰竭患者可见气短,但结合一周寒战、发热病史,选项B比C更合适。严重二尖瓣反流血流频谱呈三角形,图中所给频谱为抛物线形,且严重的二尖瓣反流不会引起二尖瓣舒张期反流,因此D是错的。病史提示患者静脉药物成瘾、有寒战发热,提示右心三尖瓣感染性心内膜炎可能,该情况会引起急性严重三尖瓣

反流(TR)。此例频谱不符合严重TR。同严重的二尖瓣反流(MR)相似,重度三尖瓣反流呈三角形,早期即达到峰速。而且TR峰值通常不超过5m/s,估测肺动脉收缩压应接近100mmHg+右房压,已经提示严重肺动脉高压。急性严重TR或肺动脉高压不会引起二尖瓣或三尖瓣的舒张期反流,因此,答案E不正确。

该题中患者有长期静脉药物注射史。静脉药物滥用者心内膜炎最常见的部位是三尖瓣,但左心瓣叶受累的约占20%,本例即为此种情况。

题15答案是E。二尖瓣反流常见主动脉狭窄患者,二尖瓣反流的病因包括瓣膜病,二尖瓣脱垂和风湿热,左心室引起舒张末期容积增加,舒张功能的改变,且二尖瓣的结构是完整的。

瓣膜手术前经食管超声了解瓣膜情况非常重要,根据二尖瓣病因学和主动脉瓣置换后,二尖瓣有无残余反流,外科医师决定置换修补或不干预二尖瓣,这些操作都会有一定风险,面临不同的结果,手术医师和病患共同加强术前治疗的讨论,因此E是正确的。

选项A是不对的,不是所有瓣膜都需要手术,TAVR不适合手术患者,会增加手术风险,因此B不正确。没有必要进行更为积极的医疗干预,所以C是错的,该患者主要问题是主动脉瓣狭窄,因此主动脉瓣需要首先治疗,故D是错的,约超过50%的患者在主动脉瓣置换后严重的二尖瓣反流缓解。

(译者 郑敏娟 冯 桦)

第17章

三尖瓣和肺动脉瓣病理

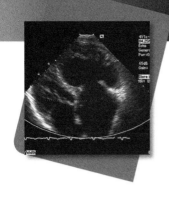

1. 类癌综合征中关于三尖瓣瓣膜的说法错误的是什么?
   A. 主要发生在类癌肝转移
   B. 类癌性疾病的瓣膜损害主要影响三尖瓣和肺动脉瓣,而二尖瓣和主动脉瓣很少受累
   C. 类癌性疾病三尖瓣受累可能表现为单独的三尖瓣狭窄
   D. 类癌性疾病累及三尖瓣的典型表现为瓣膜增厚,收缩运动受限和关闭不全

2. 关于图17.1和视频图17.1的状况描述正确的是什么?

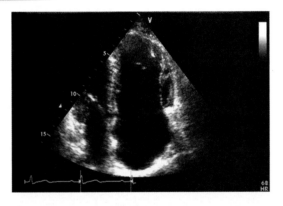

图 17.1

   A. 表现异常,仅三尖瓣受累
   B. 超过50%的患者存在心房水平分流可能为卵圆孔未闭或继发性ASD,导致不同程度的发绀
   C. 三尖瓣后叶呈帆船样且比正常大
   D. 最可靠的超声心动图指标是心尖到三尖瓣室间隔附着点的间距减小
   E. 位移指数为8mm通常是异常的

3. 下列哪项与诊断慢性重度三尖瓣反流不一致?
   A. 正常三尖瓣反流连续多普勒血流流速为2.0 m/s
   B. 右心房的大小正常
   C. 剑下探及收缩期的肝静脉逆向血流
   D. 反流的射流紧缩口宽度为0.8cm
   E. 三尖瓣反流的早期高峰为三角形

4. 下列哪个为最好地评估肺动脉瓣狭窄的严重程度方法?
   A. 平面几何法测量肺动脉瓣的面积

B. 通过连续方程计算肺动脉瓣的面积
   C. 近端等速表面积
   D. 在胸骨旁短轴切面通过脉冲频谱多普勒测量收缩压差
   E. 从剑下切面通过连续波多普勒谱测量的最大收缩压差

5. 经胸超声心动图评估一位努南综合征患者,患者图像质量好,探及右心室扩张及右心室肥大,中度三尖瓣反流,反流速度为4.2m/s,下腔静脉内径增宽,肺动脉瓣发育异常且通过瓣膜的血流速度加快,并出现狭窄后扩张伴中度肺动脉反流。多切面测量最大收缩跨瓣速度是2.7m/s。下面哪一个最能解释肺动脉瓣和三尖瓣速度之间的差别?
   A. 肺动脉瓣反流增加右心室的充盈压
   B. 未谈到左向右分流的房间隔缺损
   C. 除了肺动脉狭窄还有一系列的远端肺动脉分支的狭窄
   D. 严重低估了肺动脉瓣的跨瓣速度

6. 关于肺动脉瓣和三尖瓣反流信号的评估以下哪项是正确的?
   A. 平均肺动脉压力可以从RVOT的收缩期连续多普勒信号评估
   B. 肺动脉舒张压可以从舒张期峰值反流速度估计
   C. 三尖瓣反流速度峰值除以RVOT时间速度积分可以评估肺血管阻力
   D. 当采用生理盐水增加三尖瓣反流的血流信号时,血液或血浆的空气-生理盐水浓度的增加会降低了信号

7. 一位女性57岁患者,存在重度三尖瓣反流,但肺动脉压正常,右心室中度扩张但功能正常,除了轻微的外周水肿,使用利尿药控制之外,该患症状无任何间断性改变。上次行超声心动图检查为14个月前。现要重新进行经胸超声心动图评估,关于当前合适使用经胸超声心动图指南,下面哪项是最正确的答案?
   A. 适当的(7～9分)
   B. 不适当的(4～6分)
   C. 不确定(1～3分)
   D. 无法分类的(0分)

8. 关于三尖瓣狭窄压差的测量下列哪个不是理想的?
   A. 测量扫描速度应在 100mm/s
   B. 测量三尖瓣血流速度时应在呼气末进行
   C. 应注意在频谱多普勒模式下描记右心室流入速度
   D. 心房颤动患者平均测量至少 5 个心动周期
   E. 评价三尖瓣狭窄的严重程度时心率应在 70～80
   次/分

9. 在视频图 17.2 和图 17.2 中哪个是引起三尖瓣狭窄的
   原因?

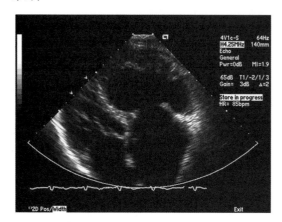

图 17.2

   A. 风湿性心脏病
   B. 类癌综合征
   C. 三尖瓣下移畸形
   D. 狼疮性瓣膜炎
   E. 心脏起搏器引起的粘连

10. 图 17.3 为一位细菌性心内膜炎患者行三尖瓣切除术
    后三尖瓣反流的多普勒频谱特征,以下描述哪项最不
    正确?

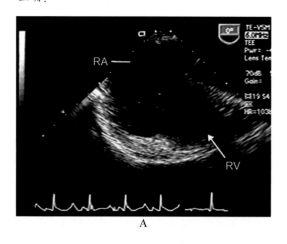

A

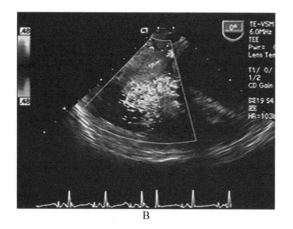

图 17.3

   A. 从右心室至右心房无规律的血流
   B. 反流束的流速很高
   C. 可能被误认为没有明显的三尖瓣反流
   D. 无血流汇聚区

11. 图 17.4 和视频图 17.3 中三尖瓣反流的可能病因是
    什么?

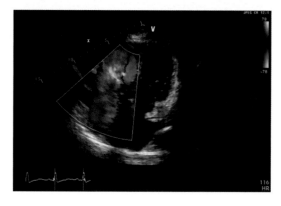

图 17.4

   A. 类癌性病变
   B. 三尖瓣下移畸形
   C. 心脏移植术后活检诱导
   D. 与起搏器相关
   E. 心内膜炎

12. 图 17.5 和下列哪项发现是有关的?
   A. 二维和三维超声显示三尖瓣形态正常
   B. 尼奎斯特限制在 28cm/s,PISA 半径为 0.7cm
   C. 奈奎斯特限制 60cm/s 时射流紧缩口宽度为
   0.8cm
   D. 连续波多普勒频谱为致密的抛物线
   E. 多普勒中心血流束面积≥8.0cm^2

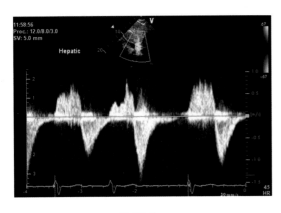

图 17.5

13. 关于图 17.6 中肺动脉瓣反流的评估以下哪个是最正确的？

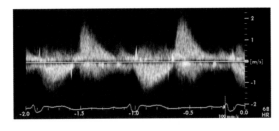

图 17.6

A. 在评估肺动脉反流严重程度方面很少有有效性研究

B. 脉冲波多普勒评估右心室流出道肺动脉血流能一致、准确地评估右心的每搏输出量

C. 在评估肺动脉瓣反流时经食管超声心动图比经胸超声心动图好

D. 舒张中期肺动脉瓣的反流终止是重度肺动脉瓣反流的特异性征象

E. 彩色多普勒显示肺动脉反流的长度是评估肺动脉反流严重程度的一个可靠指标

14. 视频图 17.4 和图 17.7 显示的是一位成年法洛四联症患者修复术后。下列对于患者的管理哪项是最不正确的？

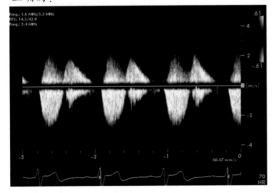

图 17.7

A. 评估冠状动脉情况，冠状动脉起源于肺动脉是法洛四联症患者最常见的冠状动脉异常，可考虑行肺动脉瓣置换

B. 新近出现的，症状持续存在的心房颤动伴快速心室反应可考虑行肺动脉瓣置换

C. 在无症状患者中出现进行性右心室中度扩大和功能异常可考虑肺动脉瓣的置换

D. 出现进行性劳力性呼吸困难，右心室大小和功能正常，可考虑肺动脉瓣置换

15. 获得性肺动脉瓣狭窄的常见病因是什么？

A. 风湿性心脏病

B. 使用芬氟拉明

C. 类癌综合征

D. 心脏内的肿瘤压迫右心室流出道

E. 胸部放射

题 1 答案是 C。类癌性疾病三尖瓣受累可能表现为单独的三尖瓣狭窄。

类癌综合征的心脏作用是通过由肿瘤释放的物质，如血清素和缓激肽介导的，这些物质主要由肺灭活。因此，右侧瓣膜受累几乎都可见到肝转移，而左侧则不常见；左侧瓣膜受累多伴有肺转移或经卵圆孔未闭的左向右分流，因此，A 和 B 选项是不正确的。类癌综合征对三尖瓣的影响通常表现为单纯的三尖瓣反流。三尖瓣狭窄时总与三尖瓣反流有关，反流通常占主导地位，通过瓣膜的血流增加，使跨瓣压差增加，导致右心房压力升高。三尖瓣的形态变化由细胞增殖和细胞外基质沉积形成的类癌斑块引起的，导致增厚，瓣膜的收缩运动受限和关闭不全。因此，选择 D 是不正确的。

题 2 答案是 B。超过 50％的患者存在心房水平分流可能为卵圆孔未闭或继发性 ASD，导致不同程度的发绀。

图片显示三尖瓣下移畸形的典型特征。尽管图片显示方向与 ASE 的标准定向不一致（将右心室放置在超声显示的右侧），读者必须能够认识超声特性来识别这种常见的变异。在这些特性中，三尖瓣向心尖移位是解剖右心室最可靠的指标。三尖瓣下移畸形是三尖瓣膜的畸形，右心室的特点是：①三尖瓣隔瓣和后瓣瓣叶附着在心内膜下心肌（分层的异常）；②功能瓣环向心尖移位；③右心室部分"房化心室"扩张表现为不同程度的肥大和室壁变薄；④冗长，有孔，帆样增大的前叶；⑤右心房室连接处扩张。进行检查时注意这些诊断标准，因为它们能减少模棱两可的答案。答案 A 不正确的，这些发现并不局限于三尖瓣。答案 C 是不正确，前叶通常是帆样增大的。超声心动图是诊断三尖瓣下移的首选方法能准确的评估三尖瓣瓣叶、心腔大小和功能，超声心动图主要特点三尖瓣隔瓣从二尖瓣前叶插入向心尖部移位至少 8mm/m²。答案 D 是不正确的，因为心尖部移位是增加而不是减少的。回答 E 是不正确的。因为检查者需要意识到依据体表面积调整心尖部移位的距离。相关解剖病变包括房水平分流（＞50％）、室间隔缺损,不同程度的解剖和生理的 RVOT 梗阻、二尖瓣脱垂及左心室形态异常。

题3答案是 B。 评价三尖瓣反流严重受限由于缺乏定量标准主要是采用半定量的参数联合评估的(表 17.1)。正常的右心房和心室大小表明轻度慢性三尖瓣反流,但类似于二尖瓣反流,急性反流时心房和心室也不一定扩大。因此,B 选项是正确答案,因为它是与慢性重度三尖瓣反流不一致。射流紧缩口宽度 > 0.7cm 的提示严重 TR,其敏感度为 89%,特异度为 93%,尽管该方法对于偏心性三尖瓣反流不如中央性

三尖瓣反流准确。因此,选择 D 是不正确的。虽然三尖瓣反流连续多普勒速度可以定量评估肺动脉压力,但是肺动脉高压的有无、分级和程度不一定与三尖瓣反流的严重程度相关。因此,选择 A 是不正确的。大量三尖瓣反流,由于右心室、右心房压力相同,其反流速度较低。连续波多普勒显示三尖瓣反流特征为严重的反流包括致密,三角形,由于右心房室压力快速平衡而提前达峰。因此,选择 E 是不正确的。收缩期肝静脉逆流也能较好地描述严重三尖瓣反流特征和解释了为什么选项 C 是不正确的。

表 17.1　超声心动图和多普勒参数评估三尖瓣反流严重程度:效用、优势及局限

参数	效用/优势	局限
RV/RA/IVC 大小	扩大对慢性明显的 TR 敏感度。正常大小可排除显著慢性 TR	扩大在其他情况下亦可见 可能在急性显著 TR 中属常态
TV 瓣叶改变	瓣膜连枷时特异的对于显著 TR	其他异常不一定提示重度 TR
室间隔矛盾运动(容量负荷)	重度 TR 的简易迹象	对 TR 不是特异的
反流束面积-彩色血流	简便、快速筛选 TR	受技术血液动力因素影响 偏心反流时会低估其严重程度
射流紧缩口宽度	简单、定量,区分轻度和重度 TR	中间值需要进一步确认
PISA 法	定量	仅在少数研究中得以验证
血流定量-PW	定量	测定 TR 反流分数没有验证
反流频谱图-CW	简便、易得到	定性、补充数据
三尖瓣 E 峰速度	简便,通常在重度 TR 中增加	依赖于 RA 压力和 RV 的舒张、TV 面积以及心房颤动;只有补充数据
肝静脉血流	简便;收缩期逆向血流对重度 TR 敏感	受 RA 压力、心房颤动的影响

CW:连续波多普勒;IVC:下腔静脉;PISA:近端等速表面积法;PW:脉冲多普勒;RA:右心房;RV:右心室;TV 三尖瓣;TR:三尖瓣反流

题4答案是 E。 从剑下切面通过连续波多普勒谱测量的最大收缩压阶差。

计算肺动脉狭窄的严重程度主要依据跨瓣压差,瓣膜峰值压差为 36 ~ 64mmHg 被定义为中度,> 64mmHg 为重度狭窄。因此,选项 E 是最佳答案。连续波多普勒从最佳切面测量的最大速度评估压力阶差,成人一般是胸骨旁短轴观,偶尔为剑下或校正的心尖五腔切面。如果有多个水平的梗阻,脉冲多普勒可用于探测不同位置的狭窄。选项 A 不正确,因为肺动脉瓣很难在短轴平面上成像,所以选项 A 在技术上难以实现。与主动脉瓣狭窄连续方程计算瓣膜面积不同,ROVT 的测量受观察者间或观察内变异影响因此产生的结果不一致,所以选项 B 不对。PISA 法多用于评估瓣膜反流,而在评估瓣膜狭窄得到验证较少,因此 C 错。选项 D 不正确,因为压力阶差是通过连续波多普勒测量的而非脉冲多普勒。

题5答案是 C。 肺动脉狭窄是一个较常见的先天性缺陷,在先天性心脏病的儿童中占 10%。可出现在瓣膜、瓣膜下及瓣膜上水平。努南综合征中,瓣膜明显发育不良,瓣叶显著增厚及无连接点融合。肺动脉分支狭窄可能与肺动脉瓣狭窄并存,例如在努南综合征和威廉斯综合征,狭窄主要发生在肺动脉主干或其分支。如果肺动脉瓣跨瓣阶差不能解释 RV 收缩压(根据三尖瓣反流速率和右心房压估算),则应该考虑连续狭窄的可能性。选项 B、C 和 D 可能正确,但只有 C 是最佳答案。根据三尖瓣收缩速率＋CVP 估算的总压力值应等于肺跨瓣压差＋下游肺动脉压力。右心室舒张末期压力不应影响收缩压的测量;因此,选项 A 错误。在本例中,肺动脉压等于[4×(4.2 m/s)²]＋估算的 CVP 15mmHg(扩张的 IVC)－[4×(2.7 m/s)²]＝57mmHg。如果通过房间隔缺损部位出现显著大量的左向右分流,足以造成肺动脉高血压,则不可能遗漏"质量极好"的图像;因此 B 不可能。选项 D 不可能,因为低估跨肺动脉跨瓣压到这个程度的可能性极

低;因此,选项 C 是唯一的最佳答案。

题 6 答案是 C。平均肺动脉压可通过多普勒测量 PA 收缩压和舒张压计算得出,但这种方法依赖于这两个独立多普勒参数的精确度。PA 和 RV 之间的舒张期峰值压差近似于 PA 的平均压差,且可用来估算平均 PA 压。因此答案 A 错误。PA 的舒张压可通过频谱多普勒信号测量舒张末期肺动脉反流速度估算,而不是舒张期肺动脉瓣反流速度峰值;因此,选项 B 错误。肺血管阻力的定量估算可通过简化方程 PVR Woods units = 10× 三尖瓣反流速度(ms⁻¹)/RVOT TVI (cm)得出。这种方法在患有极高 PVR(>6 Woods units)的患者中并不可靠。因此,选项 C 正确。血液或血浆中空气-生理盐水浓度的增加能增强信号;因此选项 D 错误。

题 7 答案是 A。目前经胸超声心动图 AUC 指南规定临床症状无变化的中度或重度瓣膜反流常规监测为(≥1 年),通过适当使用评分为 8 分(1~9 分)保证心脏检查有正确的适应证。然而这仍是有争议,因为常规监测这样的患者中不可能引起治疗方面的改变,不像患有严重二尖瓣反流的患者最初不符合介入手术治疗标准。从最近的研究表明,当适合使用评分为 3 分(1~9 分)时,常规监测<1 年是不合适的。

　　编者注:超声心动图适合使用标准的课题在本教材的其他章节全面讲述。这是当前医疗改革的重要领域,超声 AUC 已经进行了正式修正。这个问题对进行超声心动图 ASE 检查的个体来说仍很重要,是比较困难和主观的。

　　尽管术语发生改变且将来的 AUC 版本,将使用"适当的""可能适当的"以及"不适当的"来代替这些旧的术语。

题 8 答案是 C。三尖瓣血流速度最好采用连续多普勒在低位胸骨旁右心室流入道切面或从心尖四腔观进行记录。所有测量都应在扫描速度为 100 mm/s 时进行。由于呼吸对右心血流动力学的影响,应在呼吸周期内平均测量或在呼气末暂停呼气时记录。对于心律失常的患者或心房颤动的患者,至少取 5 个心动周期的测量平均值。测量不应在心率快时(>100 次/分)进行,避免心动过速时跨瓣压差的影响,而应在心率 70~80 次/分时进行测量。选项 A、B、D、E 均为 ASE 指南推荐在评估三尖瓣狭窄中使用。选项 C 是唯一的最佳答案,因为 PW 多普勒可能会遗漏经过瓣膜的最高速率。与二尖瓣反流类似,心较快时不合适测量减速时间(或压力减半时间)。如果心率持续较高,患者则需继续进行 CW 多普勒评估,尽管应修改描述用来反映可能在正常心率评估时得到较低的压力阶差。

题 9 答案是 B。由于风湿性心脏病发病率较低,三尖瓣狭窄是发达国家中最不常见的瓣膜狭窄。在类癌综合征中,类癌性疾病累及三尖瓣的典型表现为瓣叶增厚使收缩运动受限和关闭不全,如本图显示(选项 B)。风湿性三尖瓣疾病超声心动图的特点类似于二尖瓣瓣膜的变化包括瓣膜增厚、接合处融合及不同程度的钙化。三尖瓣下移畸形(选项 C)与三尖瓣反流相关而不是狭窄还有以下形态学的特点:①三尖瓣隔瓣和后瓣瓣叶附着于心内膜下心肌(分层的异常);②功能瓣环向心尖移位;③右心室部分"房化心室"扩张表现为不同程度的肥大和室壁变薄;④冗长、有孔、帆样增大的前叶;⑤右心房室连接处扩张。狼疮性瓣膜疾病引起的心内膜炎与瓣膜赘生物类似,极为罕见,因此,不可能造成三尖瓣狭窄(选项 D)。没有起搏器电极;因此选项 E 错误。

题 10 答案是 B。三尖瓣膜切除术曾用于治疗三尖瓣细菌性心内膜炎。这导致了自由、开放的三尖瓣反流。在此条件下,由于没有三尖瓣,没有有序的血流通过房室瓣环,导致了汇集区的缺乏(因此选项 A 和 D 错误)。由于右心房室压力快速平衡导致 CW 多普勒信号表现内密集、三角形、提前达峰(因此 B 是最佳选项)。这可能会导致很难识别重度三尖瓣反流(因此 C 错误)。

题 11 答案是 C。图片中显示的是心脏移植术后心尖四腔观里出现心房缝合线。由于心脏移植术后频繁的心内膜心肌活检以监测排异反应可能损伤三尖瓣瓣叶及其他辅助结构,可以出现明显的中度到重度三尖瓣反流。无三尖瓣瓣叶增厚和缩回的特征(选项 A)。无三尖瓣环向心尖移位;因此无三尖瓣下移畸形(选项 B)。没有看见起搏器电极(选项 D)。看不见心内膜炎赘生物(选项 E)尽管不能排除心内膜炎可能是一个病因,但心房缝合线的出现是心脏移植术后的一个特征,选项 C 是唯一的最佳答案。

题 12 答案是 C。脉冲频谱多普勒图像呈现出的收缩期肝静脉逆向血流与重度的三尖瓣反流相关。其他与重度三尖瓣反流有关(尼奎斯特限制在 50~60cm/s 时测量),包括中心射流面积>10cm²;射流紧缩口宽度>0.7cm;密集、三角形、提前达峰的连续多普勒频谱及连枷样瓣叶形态。此外,尼奎斯特限制在 28cm/s 时,PISA 半径>0.9cm 也符合重度三尖瓣反流(表 17.1)。

题 13 答案是 A。由于重度、威胁生命的肺动脉瓣反流发病率低,肺动脉瓣瓣膜成像困难且很少用其他测量技术,故确认肺动脉瓣反流超声心动图的评估数据有限。彩色血流束长度、快速减速及舒张中期血流停止均依赖于肺动脉和 RV 之间压力阶差,并不是严重程度可靠指标(因此 D 和 E 不能确定)。脉冲多普勒对 RV 每搏量的评估由于难以对肺动脉瓣环精确评估而受到限制(所以选项 B 错误)。肺动脉是前方结构不容易从胸壁成像;因此,TEE 在评估肺动脉反流严重程度方面的应用受限(所以 C 不对)。

题 14 答案是 A。图像可见大、宽的彩色多普勒血流束、密集的连续多普勒频谱、急剧下降、舒张期血流提前终止及增强的收缩期血流,提示法洛四联症修复后人工瓣膜出现混合肺动脉瓣狭窄及严重肺动脉瓣反流。评估冠状动脉解剖,尤其是通过 RVOT 的 LAD 的异常的可能性,应在手术治疗前确定,以防止动脉损伤(选项 A 不对,因为错误的描述了冠状动脉起源于肺动脉,而这时法洛四联症患者最常见的冠状动脉异常)。BCD 均适合考虑手术修复。在有症状,运动耐力受限的患者,明显 RV 功能障碍,明显 RV 扩张或症状有所进展或持续心房和(或)室性心律失常,以及明显的三尖瓣反流的患者,应考虑进行手术矫正。

题 15 答案是 C。获得性肺动脉瓣狭窄极为罕见。即使在风湿过程中肺动脉瓣膜受累,风湿性肺动脉瓣狭窄也很少见。类癌性疾病是最常见的后天性肺动脉瓣疾病的病因,表现为肺动脉瓣狭窄和反流并存,主要是反流(选项 C)。

(译者 王 静 齐 伟)

第18章

正常和异常人工瓣膜特征

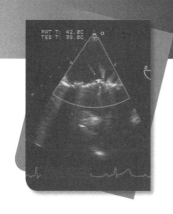

1. 关于人工瓣膜的大小下面哪个叙述是正确的?
   A. 瓣膜的大小(如 23mm)指瓣环内部的直径,且可以用流出道内径的连续方程计算瓣口有效面积
   B. 瓣膜的大小指瓣膜缝合环的外部直径,且等于患者的"组织环",表示该大小的瓣膜可以被植入
   C. 由于各厂家不同瓣膜测量的结果不一致,因此不能准确的确定瓣膜直径
   D. 由于人工瓣膜数量的增加,瓣膜的大小也在增加,并且压差恢复虚假梯度现象的概率也在增加

2. 一位行生物瓣置换术后 3 年且妊娠 5 个月的 32 岁女性,在妊娠之前,其人工主动脉瓣的超声心动图表现正常,瓣叶运动正常,连续多普勒测量跨瓣压差为 26mmHg。左心室流出道的速度为 1.0m/s。重复上述研究,目前该患者妊娠 5 个月,显示连续多普勒为 49mmHg(3.5m/s)。左心室流出道的速度为 2.0m/s。下列说法哪项是正确的?
   A. 妊娠心排血量增加引起跨瓣血流湍流的增加,且随着压力的不断恢复,造成了跨瓣梯度压差的假性增加
   B. 经过瓣膜的实际峰值压差仅仅轻度增加到 33mmHg
   C. 因妊娠加快了生物瓣瓣叶的损害概率,造成瓣膜纤维化和狭窄
   D. 该患者应行重复检查,这种较高的流速可能受二尖瓣反流信号的干扰

3. 一位 76 岁的女性,当搬运重达 11.34kg 的箱子上楼梯时出现了晕厥被送到急诊科。在晕厥发生大约 6 个月之前,行主动脉瓣生物瓣置换术。患者自觉良好,且最近检查无异常且无贫血。行超声心动图检查显示,左心室大小正常,伴有轻度左心室向心性肥大,左心室射血分数是 65%。其余测量是:身高 175cm,体重 119kg,体表面积 2.46m²,体重质量指数 38.9kg/m²。
   左心室流出道直径=22mm(面积=3.8cm²)
   左心室流出道峰值速度=104cm/s
   左心室流出道 VTI=29cm
   人工瓣膜峰值速度=406cm/s
   人工瓣膜平均流速=270cm/s
   峰值人工瓣膜压差=66mmHg

   平均人工瓣膜压差=34mmHg
   主动脉瓣血流加速时间=80ms

   人工瓣膜的瓣叶很难显示,但无主动脉瓣关闭不全或瓣周漏的症状。关于该患者的瓣膜以下哪项是最正确的?
   A. 有效瓣口面积为 1.0cm²,该生物瓣的直径正常
   B. 该患者有轻度人工瓣膜不匹配,但瓣膜不是她晕厥的原因
   C. 患者-人工瓣膜不匹配较严重,为了让她具有合适大小的瓣膜,有效瓣膜面积应至少为 2.0cm²
   D. 由于早期血管翳形成跨瓣压差增加,引起她晕厥的原因是人工主动脉瓣狭窄

4. 图 18.1 和视频图 18.1 为经食管超声心动图检查显示的一个双叶机械瓣,关于瓣膜反流,下列哪项是正确的?

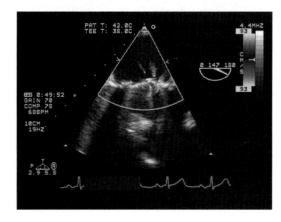

图 18.1

   A. 在机械瓣连接处可探及到多个细束反流
   B. 反流与瓣叶的关闭和逆流有关且仅在机械瓣中探及到,在生物瓣中探及不到
   C. 五彩镶嵌的血流仅存在于双叶瓣中,由于两个瓣叶连接点存在空隙
   D. 反流与正常瓣叶的关闭有关,通常可从连接环的外部探及到

5. 以下描述哪项最不适合使用超声心动图来评价人工瓣膜?
   A. 常规超声心动图随访一名行双瓣置换的病情稳定

的患者且通常检查至术后 4 年

　　B. 第一次门诊就诊行完整的常规超声心动图随访,生物瓣膜置换术,术后随访 4 周

　　C. 首次听到主动脉瓣反流杂音,需每年行一次超声心动图随访

　　D. 生物瓣置换术后,最近一次瓣膜置换术后 6 周超声检查正常,需 6 年行常规超声心动图随访

6. 一位 44 岁的男性患者,23 年前行 19 号 St. Jude 人工瓣膜置换。目前他无任何症状且每周跑 3.22km 4 次。检查时发现 2/6 收缩期喷射性杂音但无主动脉瓣反流,且瓣叶在开放和关闭时声音清脆。当时行瓣膜置换时,患者为一名体重 68kg 的大学生,现在体重 104kg。有永久性心房颤动,检查中最大压差如图 18.2。此外超声心动图检查结果显示,轻度主动脉瓣反流,窦管交界处以上主动脉直径正常大小约 3.5cm,左心室轻度肥厚但左心室功能正常。瓣叶活动度较差。检查中的数据如下:收缩期射血时间 250ms,主动脉加速时间 92ms,主动脉瓣上压力阶差 108mmHg,主动脉瓣上平均压差 60mmHg。关于这个患者的检查的数据,以下叙述哪个是最准确的?

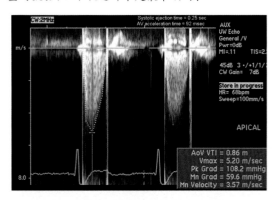

图 18.2

　　A. 通过瓣膜的压差较高可能是由于两个瓣叶有血栓形成,但瓣膜的回声仍然正常

　　B. 高跨瓣压差是由于逐渐恶化的患者-人工瓣不匹配,从主动脉瓣中部水平以下压力恢复导致心排血量增加

　　C. 主动脉瓣射血时间和主动脉瓣加速时间显著延长,与瓣膜水平的狭窄相一致

　　D. 如果检查显示瓣叶的运动正常,跨瓣压差最有可能是由于患者-人工瓣不匹配及压力恢复使通过瓣膜中心孔的血流量增加造成的

7. 一位 46 岁的男性患者,在此次检查 11 年前行 29 号生物瓣置换。他除了劳累或长时间爬楼梯后出现呼吸急促外无其他症状。通过瓣膜的连续多普勒显示数据如下(图 18.3)。

　　峰值压差 94mmHg

　　平均压差 65mmHg

　　瓣膜速度时间积分 124cm

　　加速时间 147ms

　　收缩期射血时间 330ms

　　下列选项中,附加的结果中哪项最有可能是该患者的超声心动图检查?

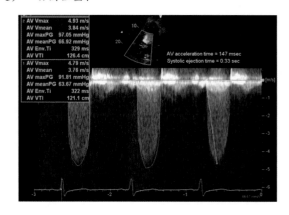

图 18.3

　　A. 生物瓣瓣叶显著恶化与重度主动脉瓣反流相关,通过瓣膜的血流呈高流动状态,因此通过瓣膜的跨瓣压差较高

　　B. 重度钙化和瓣叶纤维化,严重限制了瓣叶的运动,造成严重生物瓣狭窄

　　C. 多普勒速度指数显著异常>0.35

　　D. 正常瓣叶,但严重的患者-人工瓣不匹配,主动脉瓣口有效面积指数>0.85cm²/m²

8. 一位怀孕 6 个月的 34 岁白种人女性患者,已确定主动脉瓣瓣周有反流,本研究为了评估她在怀孕期间的瓣膜和心室的功能,检查结果如图 18.4 和视频图 18.2。根据现有的信息,此患者主动脉瓣瓣周反流的严重程度如下。

　　A. 轻度　　　B. 中度　　　C. 重度

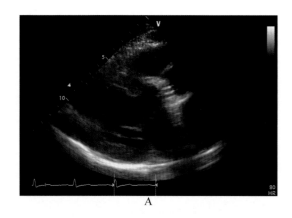

图 18.4

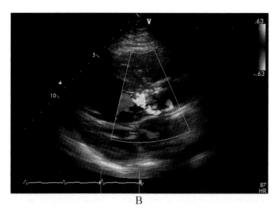

B

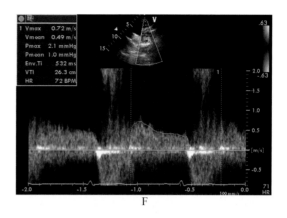

F

图 18.4　（续）

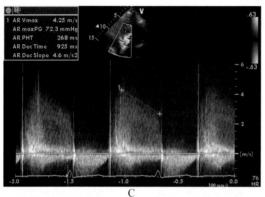

C

9. 人工瓣膜这种致密组织可形成后方声影，可能会干扰心脏成像，以下叙述哪项是不正确的？
   A. 有支架生物瓣造成阴影比同尺寸的机械瓣少
   B. 在经胸超声心动图检查时，主动脉瓣机械瓣的存在可能降低探及二尖瓣反流的灵敏度
   C. 在经胸胸骨旁长轴观和经胸心尖长轴观，二尖瓣机械瓣可能会降低探测二尖瓣反流的灵敏度
   D. 二尖瓣同一位置同时存在生物瓣和机械瓣，经食管超声心动图检查心脏长轴观可引起左心室和左心房的不必要的伪影

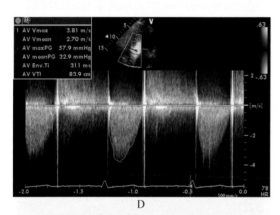

D

10. 一位每年来复查的 67 岁患者，10 年前行二尖瓣瓣叶置换术，上次行常规二维超声心动图检查约为 5 年前，当时左心室射血分数正常为 60%，左心室及右心室大小正常，无肺动脉高压。她的人工二尖瓣瓣膜具有正常的血流特性，经胸超声心动图和查体都无二尖瓣反流的征象。如今，患者自述与 1 年前相比，近 3 个月气短现象轻微加重。查体提示，心尖部闻及收缩期高调的吹风样杂音，向腋下传导，还存在可疑的轻微的舒张期隆隆样杂音。临床怀疑有二尖瓣反流，因此行经胸超声心动图检查（图 18.5）。患者进行了检查，但任何切面都未发现二尖瓣反流。然而，基于临床检查仍然持有怀疑。结合以下结果哪种最有可能导致你怀疑二尖瓣反流的存在？
   A. 非标准切面观可见瓣膜左心房侧血流聚集现象，左心室射血分数为 55%，通过人工瓣二尖瓣峰值血流速度为 1.3m/s
   B. 二尖瓣舒张早期血流速度峰值 2.3m/s，压力减半时间 175ms，平均跨瓣压差为 9mmHg
   C. 二尖瓣速度峰值为 2.3m/s，压力减半时间 90ms，平均跨瓣压差为 7mmHg，左心室射血分数为 75%
   D. 多普勒速度指数为 2.6，早期二尖瓣舒张速度峰值为 1.8m/s，左心室射血分数为 60%，且二尖瓣平均跨瓣压差为 4mmHg

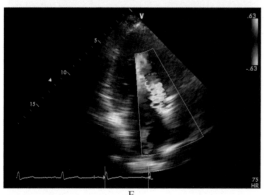

E

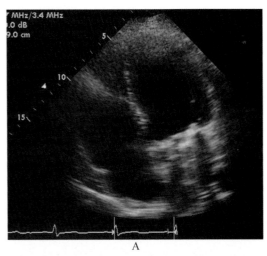

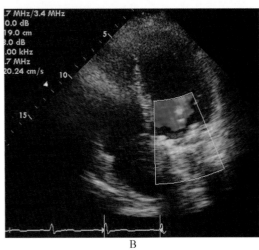

图 18.5

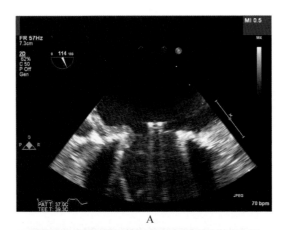

A

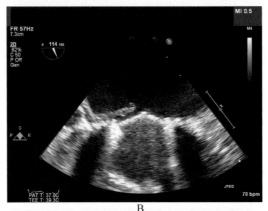

B

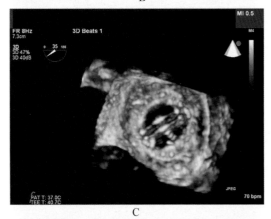

C

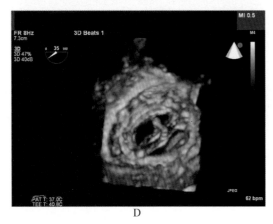

D

图 18.6

11. 一位 40 岁的男性患有严重的二尖瓣黏液瘤和脱垂病史。叙述病史:约 1 年前该患者发展为心内膜炎且有显著的瓣膜破坏,接受长期抗生素治疗和 29 号 St. Jude 人工瓣膜置换术。此次因发热和全身乏力 2d 来急诊就诊。检查发现他的白细胞计数是 18.9× 10^9/L,向左移的红细胞沉降率约 88mm/h,此次是患者自瓣膜置换手术后首次发热。患者要求住院。人工瓣膜的声音正常,未闻及显著反流杂音。食管超声心动图显示如图 18.6 和视频图 18.3。对于心内膜炎下面的描述哪项是不正确的?

A. 在检查赘生物时经食管超声心动图的灵敏度明显地比经胸超声心动图好。对此,结合临床高度怀疑,为了准确诊断直接行经食管超声心动图

B. 这项检查显示与人工瓣膜有关的非常见位置的团块,通常情况下,赘生物直接附着于人工瓣的瓣叶上

C. 以超声心动图作为唯一标准区分瓣膜血栓和赘生物几乎是不可能

D. 确定赘生物或血栓的大小对于确定初始和将来治疗的方向是很重要的

12. 70 岁的男性行二尖瓣生物瓣置换术失败后行瓣膜修复术,入院 8 年前发展为发热性疾病。尽管口服抗生素,病情仍然进展为发热和夜间盗汗。6d 前病情出现转机,他醒来但右侧面部下垂,并住进了外院,在那里检查发现,链球菌血培养为阳性。开始静脉注射抗生素,此次转院为求进一步的治疗。超声心动图显示图 18.7 和视频图 18.4。下面为超声检查结果测量的组织多普勒的相关数据。

　　　左心室流出道 VTI=23cm

　　　二尖瓣 VTI=73cm

　　　每搏输出量=92ml

　　　二尖瓣舒张早期峰值梯度=29mmHg

　　　二尖瓣平均梯度=15mmHg

　　　二尖瓣压力减半时间=168ms

彩色多普勒检查显示中度二尖瓣反流。考虑给出的关于二尖瓣的信息,下列描述哪项是最正确的选择?

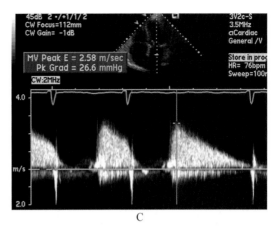

C

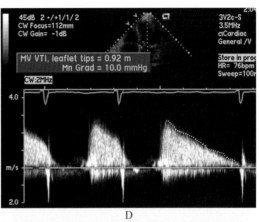

D

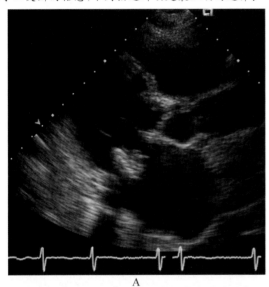

A

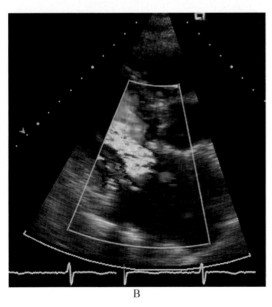

B

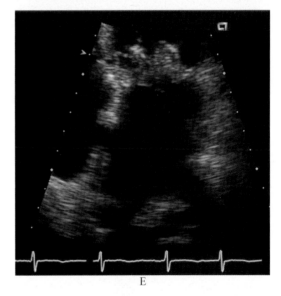

E

图 18.7

A. 数据与二尖瓣显著狭窄相一致

B. 数据与二尖瓣可能狭窄相一致

C. 瓣膜并不狭窄。上述数据与因为发热和二尖瓣反流造成的通过瓣膜的高容积流率相一致

D. 当二尖瓣反流也存在时,压力减半时间不准确

13. 66 岁的男性患者最近 3 周临床发现呼吸困难。10 年前行 29 号 St. Jude 二尖瓣置换。瓣膜置换术后他从未出现栓子、血栓形成或出血。最近，他有过 2 次牙科手术和结肠镜检查，因此有 3 次中断华法林的使用。他的瓣膜能听到开放和关闭音且未明确发现新的杂音。经胸超声心动图检查显示左、右心室功能正常且无二尖瓣反流。很难探测到瓣叶的运动，但与 3 年前的检查相比通过瓣膜的血流速度发生了变化。因此，行经食管超声检查，并检查结果的图像如图 18.8 和视频图 18.5，一个图像是收缩期的，一个图像是舒张期的及多普勒血流信号。以下描述哪项是真实的？

A. 直接的损害由于慢性血管翳形成，因为血管翳更可能在二尖瓣位置

B. 如果人工瓣有显著的血栓形成，血栓的面积最大程度 >0.9cm² 时栓塞溶栓治疗为低风险

C. 这些数据并不能表明通过瓣膜的血流出现明显的障碍

D. 之前发生脑血管事件和经 TEE 检查血栓大小的 >0.8cm²，为两种临床最常见血塞溶栓治疗存在高风险的情况

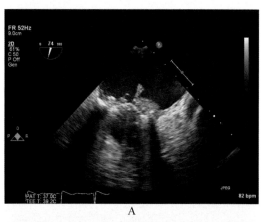

A

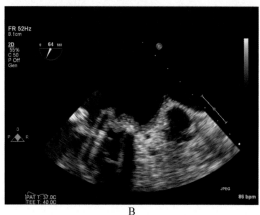

B

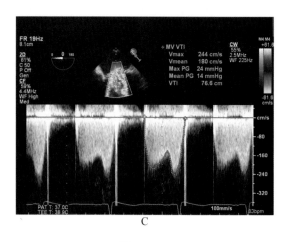

C

图 18.8

第 14－15 题共用题干

14. 56 岁的男性由于先天性二叶瓣引起的主动脉瓣狭窄，2 年前行 25 号 Medtronic-Hall 瓣膜置换术。他的主动脉完好未受累。手术之后未发生任何血栓或出血并发症史。患者自诉最近偶有发热和盗汗遂就诊于急诊科，但其他方面功能都正常。实验室检查阳性红细胞沉降率为 44mm/h，白细胞计数为 12.5×10⁹/L，INR 为 2.6，血培养结果待定。经胸超声心动图检查显示左心室功能正常、通过 Medtronic-Hall 瓣的血流正常，存在主动脉瓣中央性反流，但无证据表明存在瓣周反流。安排该患者行食管超声心动图，检查结果图像显示如图 18.9 和视频图 18.6。关于图像所示，下面诊断哪个是最可能的？

A. Medtronic-Hall 位置和功能都正常，只有一个小的、预料中的主动脉瓣中央性反流

B. 瓣膜的位置正常，主动脉环术后出现持续性增厚为这种类型手术治疗后常见现象

C. 该患者二尖瓣瓣体有脓肿形成，开始于二尖瓣前叶

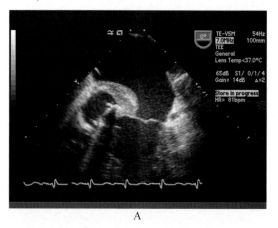

A

图 18.9

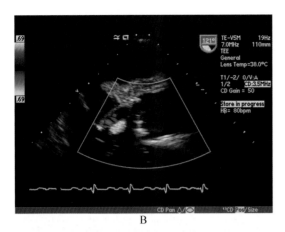

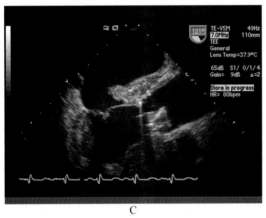

图 18.9　（续）

D. 该患者发展为人工主动脉瓣脓肿，尽管没有瓣周漏或赘生物的证据

15. 关于人工瓣膜感染，下列哪项描述是不正确的？
    A. 在疾病进展过程中和术后早期经食管超声心动图能敏感检测人工瓣瓣周脓肿
    B. 由于后外侧二尖瓣环钙化使经食管超声心动图诊断脓肿的效果降低
    C. 感染性心内膜炎并发脓肿时开始于主动脉根部，这可能还需要一系列研究以确定该区域是否存在增厚
    D. 在人工瓣膜感染，赘生性病变不一定存在，因为感染通常并不是开始于瓣叶而是开始于缝合环的接合处和主动脉环处

16. 目前，Edwards SAPIEN 经皮传递主动脉瓣可使用 FDA 批准的型号为 23 和 26。下列术前超声心动图检查结果哪项不是放置该瓣的禁忌证？
    A. 钙化的二叶主动脉瓣重度狭窄，平均梯度为 45mmHg，并计算出主动脉瓣面积 0.7cm²
    B. 经食管超声心动图检查结果表明严重钙化性主动脉瓣狭窄，平均梯度为 50mmHg 及主动脉瓣环的大小为 28mm
    C. 与轻度左心室功能障碍相关的中度左心室扩大，估计射血分数为 45%；中度主动脉瓣反流并轻度

升主动脉扩张，窦管连接处以上直径为 36mm；老年钙化性狭窄导致平均梯度为 42mmHg
    D. 收缩期二尖瓣前向运动使左心室流出道梯度压差为 60mmHg 且与严重二尖瓣反流相关

题 1 答案是 C。据报道人工瓣膜的大小通常是指瓣环的外直径，以 mm 为单位。然而，瓣膜与瓣膜的方式一样但厂家报告的测量方法不一致。因此，就像服装，瓣膜的一个特定尺寸可能适合环内，而不同制造商的瓣膜其他尺寸也可能适合同一瓣环。据一项研究报道直径变化范围不同，比实际标签的尺寸小于或者大于 3.0~3.5mm。因此，瓣膜的尺码只能考虑粗略评估瓣膜的直径，而且目前指南不建议使用瓣膜尺码作为替代瓣环的测量。此外，一些瓣膜，特别是新的经皮瓣膜，能够被放置到不同大小的环体中。因此，瓣膜的尺码表示的是瓣膜所能扩展到的最大直径但并不代表瓣膜在某一个固定的人瓣膜打开时的实际直径。

D. 由于人工瓣膜数量的增加，瓣膜的大小也在增加，并且从压差恢复虚假压差现象的概率也在增加。

答案 A 不正确，因为瓣膜尺码是指瓣环的外直径，而不是内直径。

答案 B 不正确，由于如上所述外径的测量不一致。

答案 D 也是不正确的。压力恢复现象是指通过某些类型的机械瓣膜血流速度增加，一般情况下，如瓣膜尺寸的增大，压力恢复现象的概率减低，而不是增加。压力恢复通常发生在瓣膜有多个孔并且被认为是原发孔，例如，在从一个双叶瓣瓣膜的小、中第三孔口可以出现局部速度的增加，因为孔较小，可以通过多普勒检测局部湍流。

题 2 答案是 B。现在这个怀孕的女人心排血量已经增加。在这种情况下关键因素是，简化伯努利方程 $4V^2$，而流出道速度仅为 1.0m/s 时基线是有效，流出道速度高达 2.0m/s 时基线无效。如果速度>1.5m/s 计算峰值梯度时，建议考虑流出道速度在内。因此，在目前的情况下，使用的更完整的形式，伯努利方程 $p=4(V_2^2-V_1^2)$，通过瓣膜的梯度设定为 33mmHg（其中 $V_2=$ 通过主动脉瓣的速度和 $V_1=$ 左心室流出道的速度）。

选项 A 不正确。压力恢复一般不发生在生物瓣膜，因此这个回答是不可能的。

选项 C 不正确。虽然在年轻个体中瓣膜恶化的程度更快，但瓣膜不可能在超过 5 个月的时间内迅速恶化，特别是如果瓣叶在妊娠前仍正常。

选项 D 不正确。在一个年轻的健康人中二尖瓣反流信号不可能仅为 3.5m/s。

题 3 答案是 C。患者有严重的患者-人工瓣膜不匹配（PPM）。她的体型显著肥胖，她的体表面积相应的增加。但不幸的是，医生无法放置较大的瓣膜，放置了♯23 生物瓣。在确定患者-人工瓣膜不匹配，人们首先需要计算有效瓣口面积。在这种情况下，该有效瓣口面积为 1.0cm²。有效瓣口面积的公式为 EOA＝每搏输出量/人工瓣膜

VTI。为了确定是否有患者-瓣膜不匹配,有效瓣口面积除以体表面积以确定预定值。在这种情况下,1.0/2.46＝0.41cm²/m²。从文献中一般指南建议,有效瓣口面积应>0.85cm²/m²。判断患者-人工瓣膜不匹配的严重程度标准如表18.1。在这种情况下,患者具有严重的患者-人工瓣膜不匹配,因此,正确答案是C。在患者较大的情况下,有较大的体表面积,术前人们可以重新计算出一个理想瓣口面积。在这个特定的情况下,人们可能需要放置一个瓣膜有效瓣口的至少2.1cm²,以使有效瓣口面积指数除以体表面积>0.85。

选项B不正确,因为不匹配并不是轻微的。

选项A是不正确的,因为1.0cm²的面积不是♯23瓣膜正常面积。可以说在本案例中计算出的有效瓣口面积小于预期♯23瓣膜瓣口面积。事实上,据报道♯23有效瓣口面积在1.3~1.7 cm²。如果这种情况用于该患者,这最可能造成她出现症状;然而,即使是♯23瓣膜最佳的瓣口面积仍然导致患者-人工瓣膜不匹配。

关于D选项,患者迅速形成血管翳的是不可能的。该患者通过人工瓣膜血流具有加速时间80ms暗示这是一种高流动状态,而不是狭窄的瓣膜。Zekry等发表的最新研究表明100ms或更大的加速时间在识别人工瓣膜狭窄具有86%的灵敏度和特异度。

表 18.1　患者-人工瓣膜不匹配的严重程度标准

PPM	EOA/BSA（cm²/m²）
合适的	>0.85
轻微的	0.85~0.65
严重的	<0.65

题4答案是A。这个问题的重点是人工瓣膜的生理性反流。少量反流,通常称为生理性,存在于几乎所有的瓣膜,包括生物瓣膜。因此,B不正确。事实上,无支架生物瓣膜似乎比支架的生物瓣反流更多。反流是由人工瓣膜的关闭运动产生,在连续关闭时其向后移动朝向瓣环。这存在于所有机械瓣膜与设计无关。双叶瓣通常存在一系列继发的反流束与两个瓣叶的联合有关。其他机械瓣可能有多股射流。最好的例子是单叶Medtronic-Hall瓣膜,其可能有小闭合处的射流和中心孔的中央射流,因此,选项C是不正确的。这些射流发生缝合环内,而不是缝合环外。因此,选项D不正确。多数情况,生理性反流速度比较低且为非湍流状态,如所示的例子中,因为速度是由瓣叶的关闭速度产生,而不是由于跨瓣压差梯度产生。射流明显是湍流时应高度重视病理性反流。不同类型的机械瓣膜往往有一个"信号"以帮助定义生理性反流的预期范围。另一方面生物瓣膜通常会显示一个小中央射流。

题5答案是A。已经确立了合理的使用标准而且最近在2011年进行了修订,以确定在心脏瓣膜病最合适地使用

超声心动图的情况。目前,基础超声心动图的研究有力支持瓣膜手术的随访。且通常推荐如果在住院期间未行超声心动图检查,在出院后2~6周应行超声心动图检查。因此,B选项是一个不正确的选择,因为这是一个恰当的指示,此时行超声心动图更合适,因为患者实际上更有机会恢复并稳定。在高肾上腺素状态下立即手术之后,通常在血流流出并不太突出时出现贫血,因此不太可能造成人为的高输出状态。常规随访人工瓣膜通常包括每年的门诊随访和实验室检查。重复行超声心动图的一个指示是检查的改变,特别是检测到新的杂音。因此,选项C是不正确,因为这种类型的超声心动图随访也强烈地受到指导方针的支持。生物瓣膜具有较短的预期寿命周期。一般来说,在放置后的最初几年生物瓣膜不出现实质性的恶化。因此,在前3年或更长的时间(只要体检是正常的)不推荐常规随访生物瓣膜。常规监测老化的瓣膜是合理的,并应作为开始评估恶化的证据。因此,选项D不正确(这是一个适当的指示)。在病情稳定的患者临床症状无变化的情况不推荐每年行常规超声心动图检查。因此,选项A是正确的选择,是最合适的选择。

题6答案是D。这种现象被称为压力恢复,可以通过人工主动脉瓣的血流信号体现。偶尔的,当主动脉中央压力测量值比主动脉瓣减低时,下游效应可能会导致轻微的压力恢复现象。当主动脉瓣面积过小时这是普遍现象,但在此例中,主动脉大小是正常的。因此,答案B不太可能。压力恢复的最常见的形式是通过双叶瓣的小中央孔局部血流流速增加现象。是在压力下降时局部压力却在增加。连续多普勒束通过仅一个较大的孔很难操纵,特别是在经胸超声心动图且特别是当瓣膜小时,如在这种情况下。确实,这可以解释在这个特殊的患者一部分高压差的情况。当瓣膜置换当时患者是相当瘦的,这些年来该大学生体重有所增加,体型已经正常。这往往加剧患者-人工瓣不匹配。据报道这种类型的瓣膜有效瓣口面积范围(1.0±0.2) cm²,这无疑将造成通过瓣膜的压力阶差明显增加。考虑到给出的射血时间和加速时间的测量结果,该患者不可能有人工瓣膜的狭窄。射血时间相当短及加速时间也与人工瓣膜狭窄的范围不太一致。因此,选项C不正确。Ben Zekry等发布的最新研究表明,以加速时间为100ms的截点在识别人工主动脉瓣狭窄时灵敏度和特异度为86%。此患者为92ms的值稍低于这个水平。此外,相同研究评估的加速时间与射血时间的比,此研究的截点是0.37。该患者正常落在这一水平,患者值高于这个水平更可能有瓣膜狭窄。在这种情况下,最明智的就是用X线透视检查瓣叶的运动,因为由超声心动图检查探测不到。这使得D是最正确的答案。选项A是不太可能。人们希望瓣膜加速时间延长。从理论上讲,瓣口面积达到0.5cm²。这个瓣口面积该患者不可能跑3.22km而无自觉症状。

题 7 答案是 B。该患者有严重的生物瓣主动脉瓣狭窄。在过去的几年已逐渐发展为明显的钙化性主动脉瓣膜疾病。该图中的血流速度信号与通过瓣膜的高压差相一致。此外，血流加速时间显著延长 147ms，与主动脉瓣狭窄高度一致。向下的血流信号是圆的，峰值在收缩的中期而不是早期。结合收缩期射血时间及加速时间两者，得出明显异常比值为 0.44。这些值不可能由瓣膜两端的高流动状态造成，比如严重贫血或重度主动脉瓣反流。因此，答案 A 是不正确的。可以预见该患者具有异常多普勒速度指数，该指数应该明显减低且基本应<0.35。复习一下，多普勒速度指数是左心室流出道速度时间积分与人工瓣膜的速度时间积分的比。

假设一个相对典型的流出道流速时间积分为 28 分，多普勒速度指数可能是 0.22。因此，选项 C 是不正确的。选项 D 只有部分正确。该患者确实有严重的患者-瓣膜不匹配，但列出的值与此相关的说法是不正确。人们期望值设定为基本上<0.85，这是正常有效瓣口面积指数的截点。

2009 年的美国社会超声心动图的指南建议以下值提示显著人工瓣膜狭窄：峰值速度>4m/s，平均梯度>35mmHg，多普勒速度指数<0.25，有效口面积<0.8，或有效瓣口面积两个标准差应在参考值以下。该指南还表明，如在这种情况下，狭窄性瓣膜的轮廓，应为圆形和对称以及加速时间应>100ms。

题 8 答案是 B。患者的 St. Jude 主动脉瓣周围有瓣周漏。第一个图显示瓣膜固定良好且固定于主动脉环处。无任何裂开或者摆动迹象表明整个瓣膜装置的异常运动。胸骨旁长轴观彩色多普勒很难清楚地显示反流的射流紧缩口。这是因为此瓣周漏为明显的偏心性，使得典型量化相对血流束宽度或射流紧缩口的直径较困难。因此，心尖长轴观也如图 18.4 所示。在此图像中，血流束所占的范围不会大于流出道面积的 65% 但仍然很明显；因此，它最有可能是中度。该连续多普勒信号显示 2 次，一次与主动脉前向血流信号有关，这个血流信号如同预期是增加的，且也可作为一个单独的信号。该信号与通过瓣膜的前向血流关系并不密切（如所预料的重度主动脉瓣反流），再次提示它可能是中度的。图像提示了减速斜率相当陡峭，但仍属于中度范围。最后的图像是降主动脉近端的脉冲波多普勒，结合速度和全舒张期的血流信号来看是相当严重的。

这些结果印证了部分指南推荐在评价测量人工主动脉瓣反流严重程度的例子。这些指南在评估人工瓣膜反流严重程度时使用的方法参数与自体主动脉瓣反流类似。在这种情况下，大多数测量结果显示是中度，如上所述。其他参数没有显示但也可使用，比如直接测量射流紧缩口的宽度。在本例中，反流信号不能简单的采用一种方法直接测量。一个典型中度的反流束，宽度应为 3～6mm。其他可以计算的参数包括反流量和反流分数。本

案例中右心室流出道的数据不足以获得准确每搏量。反流的严重程度的一个间接标志是左心室扩大的程度。在本案例下，左心室轻度扩张。美国超声心动图协会推荐的评价主动脉反流的完整标准，发表在《人工瓣膜评价指南》。

编者注：本案例说明采用超声和多普勒在确定瓣膜反流的严重程度方面的重要性。此外，鉴于错误分类的潜在后果影响巨大，"重度"反流的确定应具备量化特征，满足超过一个提示重度的指标。

题 9 答案是 D。在评估人工二尖瓣疾病甚至自体二尖瓣疾病时一个主要问题，就是人工瓣膜的伪影。金属瓣膜的伪影问题更加严重，因为瓣环和瓣叶面积较大，且高度反光。而生物瓣膜，特别是有支架的生物瓣膜，也不能避免这个问题，因为其具有的致密环和线框也会引起明显的阴影。因此，选项 A 不正确。在经胸超声心动图上，主动脉位置的人工瓣膜可能在某些切面如胸骨旁长轴观的二尖瓣环正下方或心尖长轴观的靠近左心房顶部造成伪影。因此，选项 B 不正确。如果有难以描述的偏心性二尖瓣血流时这些考虑很重要。类似的现象可发生在经食管超声心动图中，如图 18.10 所示，一位有 St. Jude 主动脉瓣置换的患者。二尖瓣位置的伪影问题通常更为严重。当在心尖观评估人工二尖瓣时，这个问题更明显。在这种情况下，心尖观有相当一部分的左心房可能被遮蔽。此外，接近瓣膜，尤其是后方的区域，在胸骨旁切面观可能被遮蔽。因此，选项 C 不正确。故某些情况下想完全了解人工二尖瓣，结合经胸和经食管超声图是必要的。请注意，答案 D 是部分正确，而且 TEE 检查中人工二尖瓣的伪影确实可以遮挡左心室但不会遮挡左心耳。在这两种检查中，多个非标准切面的成像，以及三维成像结合彩色多普勒血流显像有助于识别难以发现的瓣周漏。

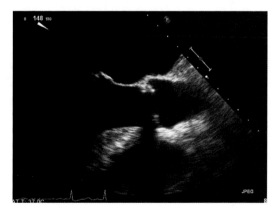

图 18.10

解答 10 答案是 C。在许多情况下，阴影可能导致二尖瓣反流信号无法检测。如果一个人高度怀疑有二尖瓣反流，其他常规超声检查可以帮助确定是否存在二尖瓣反流。高动力状态的左心室功能更有价值。本案例中，已知患者过去的射血分数正常，所以射血分数增加则表示

容量的增加;结合左心室流出道指标计算出心搏出量或心排血量正常或偏低,这些可表明存在大量二尖瓣反流。使用速度时间积分和左心室流出道等信息,还可计算出多普勒速度指数。多普勒速度指数是人工瓣膜的速度时间积分与左心室流出道的速度时间积分的比值。如果该比值>2.2,即可怀疑二尖瓣反流为中等或以上。

第三个需要考虑的是跨瓣峰值速度。若舒张早期峰值速度>2m/s,应高度怀疑。一项研究表明,舒张早期峰值速度1.9m/s或更大时,检测中度以上二尖瓣反流的敏感度为90%,特异度为89%。然而,如果还有其他原因使患者处于高心排血量状态,特异度可能会减低。据报道若跨瓣平均压力阶差>6mmHg,检测二尖瓣反流的灵敏度为90%,特异度为70%。因此,如果有明显的反流或瓣周漏时,通过非狭窄性人工瓣膜的典型前向血流信号早期有较高的峰值速度和增加的压力阶差,但减速斜率和压力减半时间是正常的。

一些研究也表明,彩色多普勒会出现血流汇聚现象,特别是在瓣周漏的位置,可用来定位明显的瓣漏。答案A,血流会聚侧在瓣膜的位置不正确,其他指标表明血流正常。答案B是人工瓣膜二尖瓣狭窄的典型表现。答案C是最符合逻辑的结果,具有很高的舒张早期峰值速度,人工瓣膜的压力减半时间正常,跨瓣压力阶差中度增加,且左心室功能的高动力状态。答案D信息相互矛盾。多普勒速度指数较高,引起怀疑,但是其余结果不符合典型的瓣膜反流的标准。

题11 答案是B。大量的经食管超声心动图研究表明,该检查方法能敏锐有效地检测赘生物,尤其是二尖瓣赘生物,其检测灵敏度为86%～94%,特异度为88%～100%。因此,特别是当临床上高度怀疑感染时,TEE是首选。此案例中,鉴于患者曾因心内膜炎进行过瓣膜置换,且现在又有感染的表现,故高度怀疑。因此,选项A不正确。肿块的影像学特征难以区别活跃期赘生物和新生血栓。因此,选项C不正确。赘生物大部分附着在瓣膜的缝合环处,且可能与瓣周漏和瓣周脓肿相关。因此,选项D不正确。血栓也可能与缝合环有关,但不一定与瓣周漏有关。在很多情况下,血栓可能会有很多层且运动性差,也可能附着在瓣叶上阻碍其活动。采用超声心动图区分细小血栓或赘生物可能是最难的。测量病灶的大小对于确定治疗方案和明确栓塞的风险非常重要。因此,建议测量和报告附着于人工瓣膜上疑似赘生物肿块的最大直径和面积。

题12 答案是B。该患者人工瓣膜退化引起二尖瓣狭窄,同时伴有心内膜炎。对于评估人工二尖瓣狭窄的参数,美国超声心动图协会指南有自己的分类。多普勒参数分为正常、可疑狭窄或者显著狭窄。此案例中,应该检查多个参数以确定二尖瓣狭窄的程度。其中一个参数是跨瓣的峰值速度。对于大多数的瓣膜,峰值速度等于1.9m/s或更低则为正常。峰值速度在1.9～2.5m/s为可疑狭

窄,当峰值速度大于2.5m/s时被认为存在显著狭窄。自体二尖瓣狭窄的评估方式与之类似。当平均压力阶差小于5mmHg时为正常,6～10mmHg为可疑狭窄,大于10mmHg为显著狭窄。此案例中,跨瓣的峰值速度和压力阶差值均提示显著狭窄。因此,选项C是不正确。然而,需要注意的是该患者已出现中度二尖瓣反流。它实际上是瓣周漏。所以可以得出结论,因为血流流动状态增加,且患者有发热,二尖瓣为重度狭窄。因此,选项A不正确。

其他指标如多普勒速度指数也可用来评估二尖瓣狭窄,其公式为

多普勒速度指数=速度时间积分$_{人工二尖瓣}$/速度时间积分$_{左室流出道}$。

应注意的是,该比值正好与判断主动脉瓣狭窄的比值相反。因此,对于二尖瓣,比值越高,狭窄程度越重。在本例中,比值相当高为3.2,且患者有较高的血流流动状态。

此时,应考虑用其他方法测量瓣膜面积。压力减半时间受多个参数的影响。大部分研究表明,压力减半时间>130ms表明人工瓣膜有一定程度的功能异常。压力减半时间显著增加>200ms表明出现明显狭窄。此案例中,其值在中间范围。尽管压力减半时间可以用于计算有效瓣口面积,但是不建议用其计算人工瓣瓣口面积,而是建议使用连续方程进行计算,有效瓣口面积的公式是:

有效瓣口面积$_{人工二尖瓣}$=每搏输出量/速度时间积分$_{人工二尖瓣}$。此案例中,连续性方程计算出的有效瓣口面积也在中度范围内。

压力减半时间受多个参数的影响。心房和左心室的顺应性都能影响压力减半时间,特别是有其他异常会影响左心室舒张速率,例如左心室肥厚或潜在性心肌病,或左心室收缩功能不全。此外,心脏负荷状态也会影响压力减半时间,有研究显示主动脉瓣反流会导致压力减半时间发生变化。不过,二尖瓣反流对压力减半时间无显著影响。因此,选项D不正确。

这些参数均无法独自确定狭窄的严重程度。在评估与本案例类似的患者时,应计算所有参数,继而基于主要数据得出结论。本案例中,患者的生物瓣退化,且瓣膜装置有巨大的赘生物,从而导致瓣膜狭窄。最终,患者因脓毒性栓子导致的卒中被治愈,且成功接受二尖瓣置换术。

题13 答案是D。人工瓣膜出现血栓附着的临床表现高度变异。小血栓可能没有症状或偶然才被发现。较大的阻塞性血栓引起症状的往往会较快出现,呼吸困难最为常见,其次是系统性栓塞。如果体格检查发现异常,如新近出现的反流性杂音,或阻塞性杂音,或人工瓣膜声音改变,应立即进行影像学评估。最初的经胸壁超声心动图检查,特别是当瓣膜位于二尖瓣位置,可能无法显示真正的血栓,但可能会出现血流动力学异常的表现。电影透

视在分析金属瓣叶的运动时很有价值。应行食管超声心动图以进一步显示血栓的性质和大小。应使用 TEE 检查仔细地观察瓣膜，通过 2D 和 3D 成像以确定瓣叶运动受限的程度，并仔细评估血栓的大小和位置。需要注意的是血栓有时会在瓣膜两侧不常见的位置，不过，血栓在瓣膜的心房侧是最多见的。血栓较小时，很难与形成的血管翳相鉴别，且在许多情况下，血管翳形成很难看到。血栓往往为低回声，而血管翳具有相当密集纤维表现为强回声。由于观察到的病变较"大、软"，且可活动，特征更像一个典型的血栓，故选项 A 不正确，因为，血管翳形成更常见在主动脉而不在二尖瓣。TEE 在指导治疗方面发挥重要作用。左心的梗阻性血栓，目前的指南建议手术治疗为首选，患者不适合再次手术时，纤维蛋白溶解为备选治疗方法。此外，有过脑血管疾病或者相对较大血栓（某项研究中的定义为 $>0.8cm^2$）的患者，有发生栓塞并发症的重大风险。因此，选项 B 不正确。患者有小血栓时最初可以用肝素治疗，之后行经食管超声进行密切随访。如果通过保守指标小血栓未能消失，可考虑溶栓。此外，小血栓也应该与丝状缝线区分开，缝线通常很窄（<1mm 宽），但是会相当长。缝线可能有更小的血栓附着。TEE 在诊断血栓时有自身的局限性，特别是如果血栓附着于人工二尖瓣的心室侧。经胸和经食管超声心动图相结合能显著提高诊断的灵敏度。此外，有时人工主动脉瓣很难显示，是否存在结构的损害或异常也很难确定。选项 C 不正确。该图显示跨瓣前向血流的速度。该图数据显示两点信息：一是平均压力阶差提示显著狭窄；二是峰值速度表明至少有一个可疑狭窄。除了明显的瓣膜反流，也存在一定的狭窄。选项 C 尚无梗阻证据，是不正确的。

题 14 答案是 D。

编者注：该问题考查的是考生描述超声心动图影像及选出正确答案的能力。

鉴于主动脉瓣和二尖瓣之间的瓣膜间的纤维膜形态明显异常，选项 A 和 B 均不正确。因为自体二尖瓣出现脓肿是极其罕见的，故选项 C 不是最佳答案。

选项 D 最正确，强调了即便没有清楚看到主动脉瓣周反流或人工瓣赘生物时，该疾病也可能出现恶化。

题 15 答案是 A。本案例是患者在行人工主动脉瓣机械瓣置换术后出现主动脉根部脓肿的一个典型案例。脓肿形成多与瓣周漏有关，但瓣周漏并非会出现在所有的患者中。在本案例中，在无明显瓣膜反流或者瓣周漏时，脓肿也形成了。因此，选项 D 不正确。原因为感染，通常涉及的瓣膜的缝合环或者瓣环和缝合环之间的联合处。这在机械瓣中较常见但在生物瓣中较少发生；生物瓣瓣叶结构也可能感染，并导致赘生物形成，瓣叶穿孔或瓣膜装置的撕裂。由于形成机制的差异，当怀疑人造瓣膜心内膜炎时，单次超声心动图检查结果阴性也是可以出现的。因

此，单项超声检查并不能排除感染性心内膜炎或脓肿。如果第一检查结果是阴性，特别是当临床仍然高度怀疑感染时，应该考虑进行复查。因此，选择 C 不正确。7～10d 后可进行第二次超声检查，有可能检测到病变的改变，特别是有脓肿且第一次检查未发现明显病变的情况下。但第三次超声心动图尚未能够提供额外信息。

多项报道显示人工瓣心内膜炎的发病率为 1%～6%，其中 10%～30% 为感染性心内膜炎。心内膜炎在机械瓣和生物瓣中的实际发病率类似。

经胸和经食管超声心动图另一个局限性是在疾病初期检测脓肿的灵敏度减低。在疾病过程中，早期形成的小脓肿难以检测，且与正常组织的区分也很困难。此外，主动脉瓣环内和周围可能有材料，特别是在瓣膜置换早期，这些材料会在最初的几个月逐渐被吸收，使得区分感染与正常愈合组织变得棘手。因此，选项 A 是最佳选项。如果二尖瓣后瓣瓣环和瓣叶有明显钙化，那么瓣膜间纤维的 TEE 图像可能出现伪影；因此，选项 B 不正确。

B. 经食管超声心动图检查结果表明严重钙化性主动脉瓣狭窄，平均梯度为 50mmHg 及主动脉瓣环的大小为 28mm。

题 16 答案是 C。超声心动图评估主动脉瓣狭窄对于筛选经皮生物瓣置换的患者至关重要。

全面的超声心动图评估必不可少。特别注意的是能进行此项治疗的患者必须是重度主动脉瓣狭窄。主动脉瓣膜面积应 $<0.8cm^2$，平均跨压差至少为 40mmHg，或者峰值跨瓣压差至少为 64mmHg。目前只允许在三叶式瓣膜进行经皮生物瓣膜置换。二叶氏瓣膜由于是椭圆形瓣口可能造成瓣膜装置放置的不对称，进而增加不完全或异常置换的风险，故不推荐二叶式瓣膜处进行经皮生物瓣膜置换。因此选项 A 不正确。

可接受主动脉瓣环的直径必须满足目前能用的两个瓣膜的范围。随着可用的瓣膜尺寸越来越多，主动脉瓣环的尺寸范围将会扩大。目前，23 号瓣适用于瓣环直径为 18～22mm 的主动脉瓣，26 号瓣适用于瓣环直径为 22～25mm 的主动脉瓣。如果主动脉瓣环的直径以上标准则无法进行 TAVI 手术。正确选择尺寸是很重要的。因此，选项 B 不正确。尺寸偏小可能会导致装置移位或置换处出现明显的主动脉瓣周反流。尺寸偏大可能会增加血管通路并发症及在后续放置的过程中瓣叶不完全撑开的风险，导致出现主动脉瓣中央型反流。目前，心室功能应保证射血分数为 40% 或更高；严重心功能不全是一个禁忌，但中度的左心室扩大和功能减低，以及轻或中度主动脉反流或中度二尖瓣反流，不是瓣膜置换的禁忌证。出现流出道梗阻或主动脉瓣下血流加快会造成瓣膜置换困难，导致瓣膜移位。因此，选项 D 不正确。左心室血栓也是明显的禁忌证。

（译者　王　静　齐　伟）

第19章

二维切面及多普勒测量

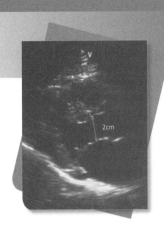

1. 一位45岁的患者,患有缺血性心肌病,体内置入除颤仪后,在放置除颤仪之前用超声心动图评估患者心脏收缩功能。用双平面改良辛普森法测量左心室射血分数约为40%。图19.1是心尖四腔心的图像,用来测量左室舒张末容积。下列选项中哪一个是正确的?

A. 不包括心尖部心内膜双平面测量左心室射血分数是不正确的

B. 不包括乳头肌平面测量的左心室射血分数是不正确的

C. 双平面法不能应用于心尖部有大血栓的患者

D. 心电图上T波结束表示心脏收缩期结束

E. 有心尖部血栓的患者使用经食管超声心动图测量左心室功能更准确

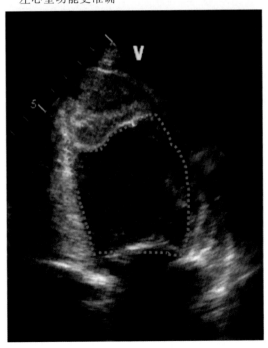

图 19.1

2. 图19.2中短轴缩短率是什么?

　舒张末期直径50mm

　收缩末期直径25mm

　室间隔在收缩期厚1.1cm

　左室后壁在舒张期厚1.0cm

A. 35%

B. 24%

C. 50%

D. 30%

E. 23%

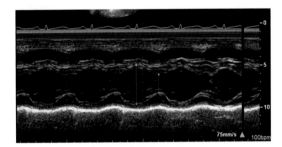

图 19.2

第3-7题共用题干

　　一位75岁老年男性患者,患有发作性晕厥,用超声评价主动脉收缩期射血速率。左心室流出道内径准确测量对主动脉瓣口面积测量至关重要。

3. 关于这种测量以下哪个选项最正确?

A. 左心室流出道在收缩中期胸骨旁长轴平面测量

B. 脉冲波应设置为3～4mm测量左心室流出道

C. 脉冲多普勒测量心尖部左心室流出道优于主动脉瓣口面积测量

D. 测量线应从主动脉瓣尖端方向0.5～1mm开始并且平行于瓣环水平

E. 当算上主动脉瓣口面积时,测量左心室流出道的误差会翻倍

4. 图 19.3 得到的图像与上题是同一个患者，通过主动脉瓣的峰速及平均压差是什么？
   A. 123 和 83
   B. 123 和 43
   C. 135 和 83
   D. 218 和 83
   E. 压差不能从上面的图片中计算得出

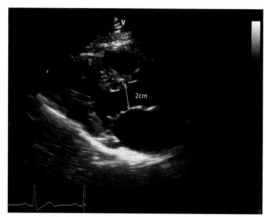

A

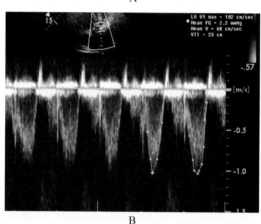

B

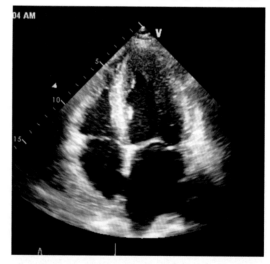

C

图 19.3　主动脉瓣的连续波频谱

5. 对于上述患者测量主动脉瓣的多普勒峰值梯度，下列哪个是最佳操作方法？
   A. 非成像探头
   B. 胸骨上窝成像
   C. 注射造影剂
   D. 多普勒角度修正
   E. 优化患者体位

6. 下列哪个选项最不可能是模拟主动脉狭窄的多普勒检查？
   A. 主动脉瓣上狭窄
   B. 室间隔缺损
   C. 肺动脉狭窄
   D. 锁骨下动脉狭窄
   E. 三尖瓣狭窄

7. 题目 4 中患者的主动脉瓣口面积是多少？
   A. 0.4cm^2
   B. 0.8cm^2
   C. 1.0cm^2
   D. 1.2cm^2
   E. 瓣口面积不能被计算，像左心室射血分数不能被规定一样

第 8-9 题共用题干

一位 75 岁男性患者的超声心动图（图 19.4 和视频图 19.1）。其左心房容积指数（LAVI）严重增加。已有的证据表明，左心房容积指数增加与患者预后差相关。

图 19.4

8. 以下哪个条件最可能是左心房扩大的病因？
   A. 心尖肥厚型心肌病
   B. 扩张型心肌病
   C. 嗜酸粒细胞增多症
   D. 轻度二尖瓣反流
   E. 肺栓塞

9. 下列哪个选项能正确评估左心房容积?
    A. 左心房大小测量应在心室收缩末期
    B. 辛普森法包括左心房附属物,但不包括肺静脉
    C. 在胸骨旁长轴测量前后径是可靠的评估左心房容积的方法
    D. 立方体公式是最准确的评估方式
    E. 左心房体积通常反映体表面积就像体表面积也同样影响左心房容积一样

第 10－11 题共用题干

一位 42 岁的肥胖女性患者目前呼吸急促 2 天并伴随头晕。

10. 超声心动图如(图 19.5 和视频图 19.2)下面哪个选项是正确的?
    A. 在心室测量不准确的条件下,右心室大小不能被定性评估
    B. 右心室容积达到峰值,可能为左心室功能不全
    C. 可诊断为羊皮纸样右心室
    D. 麦康奈尔信号为阳性
    E. 根据 ASE 标准,不建议图片中对于右心室大小测量方法

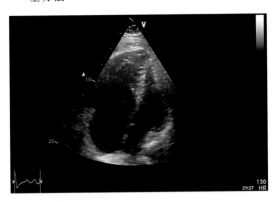

图 19.5

11. 在急诊科患者血压为 89/54mmHg,考虑病因为右心室功能障碍。对于这个右心室功能障碍的患者,下列哪个选项是正确的?
    A. 三尖瓣环收缩位移(TAPSE)大约为 18mm
    B. 右室变化百分比(FAC)下降大约 35%
    C. 右心室射血分数是最可靠的评估右心室功能的指标
    D. 在心室舒张期,室间隔被拉伸提示右心室压力超负荷
    E. 组织多普勒——右心室心力衰竭指数(RIMP)> 0.55 或 S<10cm/s 提示右心室功能障碍

第 12－13 题共用题干

经胸超声心动图测量的研究给出表 19.1 的测量值。

12. 这个患者的室壁相对厚度是多少?
    A. 0.30
    B. 0.55
    C. 0.8
    D. 1.14
    E. 1.6

表 19.1	经胸超声心动图研究测量值
年龄	50 岁
性别	男
心率	82 次/分
血压	184/102mmHg
体表面积	1.9m²
心脏舒张期室间隔厚度	1.6cm
心脏收缩期左心室内径	2.8cm
心脏舒张期左心室内径	4.0cm
心脏舒张期后壁厚度	1.6cm
左心室重量	258g

13. 关于患者左心室重量,下面哪个选项是正确的?
    A. 正常
    B. 反常的重构
    C. 离心性肥大
    D. 向心性肥大
    E. 缺少左心室射血分数无法计算左心室重量

第 14－16 题共用题干

看视频图 19.3。

14. 一位 45 岁男性患者,患有急性心肌梗死。其室壁运动计分指数(WMSI)是多少?
    A. 1.2
    B. 1.5
    C. 1.8
    D. 2.1
    E. 2.5

15. 以下哪个选项最有可能是梗死相关动脉?
    A. 左旋支
    B. 左前降支
    C. 后降支动脉
    D. 右冠状动脉
    E. 多支梗死

16. 下面哪个选项是最准确、最形象的评估射血分数?
    A. 25%
    B. 35%
    C. 45%
    D. 60%

E. ＞70％

17. 下面哪个切面是最好测量反流束长度来评价慢性主动脉瓣关闭不全的严重程度？
    A. 胸骨旁长轴
    B. 胸骨旁短轴
    C. 心尖三腔心切面
    D. 心尖五腔心切面
    E. 以上选项均不正确

18. 测量二尖瓣减速时间，下面哪个选项是正确的（图19.6）？
    A. A
    B. B
    C. C
    D. D
    E. E

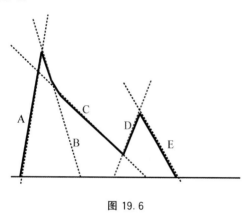

图 19.6

第 19－20 题共用题干

19. 通过等速度表面积法（PISA）来评估二尖瓣关闭不全的严重程度，下列选项中哪个是正确的步骤（图19.7）？
    A. 向上移动基线去增加 A
    B. 向下移动基线去增加 A

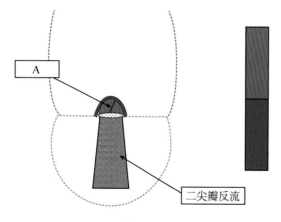

A

二尖瓣反流

图 19.7

C. 向上移动基线去减低 A
D. 向下移动基线去减低 A
E. 基线不能改变

20. 根据已给定的指标，判断此患者的二尖瓣反流是什么程度？
    假定速度＝40cm/s
    峰值 MR 速度＝5 m/s
    PISA 半径＝1cm
    A. 轻度
    B. 中度
    C. 重度
    D. 所给数据不完整

第 21－24 题共用题干

多普勒追踪技术在超声心动图中经常被用于评估不同心血管系统疾病。多普勒追踪技术能够应用于下列哪个选项？

多普勒指标：
三尖瓣反流（TR）
主动脉反流（AR）
肺动脉反流（PR）
室间隔缺损（VSD）

21. 肺动脉收缩压如何估算？
    A. 只有 TR
    B. 只有 TR 和 PR
    C. 只有 TR 和 VSD
    D. 只有 TR、PR 和 VSD
    E. TR、AR、PR 及 VSD

22. PA 舒张压如何估算？
    A. 只有 TR
    B. 只有 PR
    C. 只有 TR 和 VSD
    D. 只有 TR,PR 和 VSD
    E. TR,AR,PR 及 VSD

23. 肺动脉平均压如何估算？
    A. 只有 TR
    B. 只有 TR 和 PR
    C. 只有 TR 和 VSD
    D. 只有 TR、PR 和 VSD
    E. TR、AR、PR 及 VSD

24. 左心室舒张末压（LVEDP）如何估算？
    A. 只有 TR
    B. 只有 AR
    C. 只有 AR 和 VSD
    D. 只有 AR、PR 及 VSD
    E. LVEDP 不能被评估

25. 一位患者现呼吸短促。下列数据从超声心动图中得到。

　　心率=102次/分,血压=92/54mmHg,体表面积=2.0m²,左心室流出道(LVOT)内径=2.0cm,左心室流出道速度时间积分(LVOT VTI)=12cm,主动脉瓣速度时间积分=15cm,TR峰速=4.2m/s

　　心排血量是多少?

　　A. 1.8 L/min

　　B. 2.8 L/min

　　C. 3.8 L/min

　　D. 4.8 L/min

　　E. 5.8 L/min

26. 对于孤立性动脉导管未闭的患者下列哪个选项可正确计算 Qp:Qs?

　　A. 右心室流出道(RVOT)流量/左心室流出道(LVOT)流量

　　B. 左心室流出道(LVOT)流量/右心室流出道(RVOT)流量

　　C. 肺动脉流量/左心室流出道(LVOT)流量

　　D. 三尖瓣流量/二尖瓣流量

题1答案是 A。 图像显示四腔心切面上心尖部有血栓,运用改良辛普森法测量 LVEF,通过追踪心内膜在两腔心及四腔心切面可得收缩末期及舒张末期容积,追踪心内膜边界不包括乳头肌、小梁结构和心室血栓(图 19.8)。在所给图像中,心内膜不能够被准确追踪,不包括覆盖在其上的血栓。左室血栓,使得室壁节段性异常运动(通常室壁瘤、运动障碍或者无运动的),可能会导致 LVEF 评估不准确。因此,选项 A 正确。

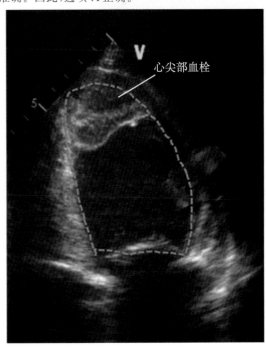

图 19.8

题2答案是 C。 短轴缩短率是 M 型超声心动图评估左心室收缩功能的一个方法。这个分数的改变在于收缩时左心室大小,与其相关的是

　　短轴缩短率=(左心室舒张末期内径-左心室收缩末期内径)/左心室舒张末期内径×100

　　因此,对于此患者

　　短轴缩短率=(左心室舒张末期内径-左心室收缩末期内径)/左心室舒张末期内径×100

　　短轴缩短率=(50-25)/50×100=50％。

　　胸骨旁长轴或短轴切面可获得左心室舒张末期和收缩末期内径。这些测量可从二尖瓣水平及左心室长轴测量。测量方法为由一个边缘到另一个边缘,它是目前测量心室间距离的方法,可通过二维或 M 型获得。然而,正常的短轴缩短率,从 2D 图像上缩短 18％,从 M 型是 25％,因此,M-模式高估测量值。

　　短轴缩短率是用来评估基底部收缩性的,因此它对于评价整个左心室在固定区域的室壁异常运动是不可靠的。短轴缩短率也取决于心室的前负荷和后负荷。

题3答案是 A。 答案 A 是正确的,LVOT 测量是在收缩中期的胸骨旁长轴获得。这个时间是整个心动周期中血流速度最高的。然而,在严重的主动脉狭窄,峰值血流速度可能迟于心脏收缩。事实上,LVOT 测量变化小,在整个心动周期中对于测量一个准确值而言图像质量是最大的变量,如果图像质量较高,也可以选择心动周期中的其他时间。

　　答案 B 是不正确的。LVOT 准确测量应使用 CW,而不是 PW。

　　答案 C 是不正确的,LVOT 的近端位移低估了主动脉瓣口面积,LVOT 近端。

　　有很多椭圆形区域,其接近主动脉瓣。假设一个椭圆形区域是立体的,低估了 LVOT 的横截面积,从而低估了主动脉瓣口面积。

　　答案 D 是不正确的,测量应从主动脉瓣顶端 5~10mm 处开始,避免 LVOT 的椭圆形区域的误差。要注意的是避免在血流加速的区域进行测量。

　　答案 E 是不正确的,当计算主动脉瓣口面积时 LVOT 的测量值是平方计算(不是2倍)。

题4答案是 C。 从所有切面中选择清晰的频谱,包括没有异常心律的最高的峰值流速。包括应描记频谱外缘,但不应包括不清晰的"毛刺"部分。

　　ESE/ASE 指南建议心律正常者取 3 个心动周期平均值,心律不正常者取大于 5 个心动周期平均值。

　　一旦获得峰值速度,应用伯努利方程可计算得出左心室与主动脉间的压力阶差。

　　然而,如果近端压差,即 LOVT>1.5m/s 或者峰值速度<3.0m/s,近端峰值压差=$4V_{最大值}^2-4V_{近端值}^2$

　　LVOT 速度大多数情况下是<1.0m/s,修正伯努利方程可以表示为:

　　峰值压差=$4V_{近端值}^2$

图 19.3，峰值压差 $= 4 \times 5.8^2 = 134.56 \mathrm{mmHg} \geqslant 135 \mathrm{mmHg}$

平均压差：平均压差是从整体压差中得到的多个瞬时值的平均数。因此，平均压差比最大速度更能代表主动脉狭窄的严重程度。沿速度曲线外缘描记，目前超声心动图系统可自动计算平均压差。

图 19.9 所示，时间速度积分是 123cm，平均压差是 83mmHg。因此，答案 C 是正确的。

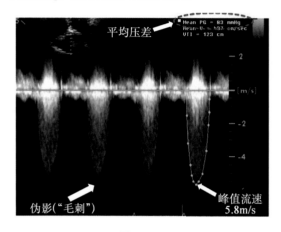

图 19.9

题 5 答案是 D。在超声心动图上获得高速多普勒速度，要注意其对可疑的主动脉狭窄的评价是有一定价值的。有经验的超声医师会利用许多有效技术获得这个值。获得最平行于血流的连续波信号及记录一个清晰的多普勒值，这对于获取多普勒梯度值是至关重要的。

选项 A：一个非成像的或是有连续波的探头比普通成像的探头有更小的体积。因此，与一个成像探头在操作及获得声窗方面相比较，经肋间取得图像能较容易获得最平行于狭窄处血流的信号。该方法不能用于指导 2D 图像，应该注意的是要确保多普勒信号的获得，因为是主动脉狭窄而不是其他疾病。

选项 B：从所有可能得到的声窗中获取图像，对于评估主动脉狭窄是重要的。在大多数患者中，心尖、胸骨旁、胸骨上窝切面为评价主动狭窄的重要切面。然而，在少数患者中胸骨上窝和剑下切面可获得最高血流速度。

选项 C：患者声窗显示较差时，通过使用对比技术可获得更加明显的多普勒信号（白色箭头，图 19.10）。因此，这是一个非常有用的技术来优化多普勒技术。然而，应该注意的是，使用对比技术可能略有增加多普勒速度。

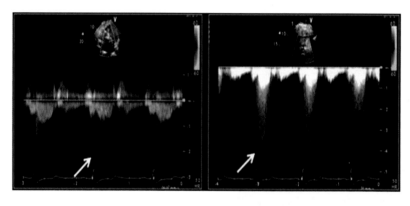

图 19.10

选项 D：在超声心动图上，不推荐多普勒角度校正，事实上，可能会增加错误并且通常低估了压力梯度。利用多个声窗的原因在于寻找几乎平行于血流的声波。通过多普勒检测主动脉瓣速度，角度最好要小于 15°。因此，多普勒角度校正对于优化多普勒信号是帮助最小的。

选项 E：在进行超声检查过程中，患者体位应该始终处于最佳位置。由于解剖变异，有经验的超声医师将重新定位，并考虑轴成像技术来获得最好的图像。

题 6 答案是 E。大多数有严重主动脉狭窄症状的患者，在病情进一步恶化之前需要行主动脉瓣置换术，经胸超声心动图能够诊断并评价主动脉狭窄的严重程度。因此，当务之急是确定一个准确的诊断和精确的衡量

标准。答案 A，B，C 和 D 给出的是心脏收缩期上升到射血时的多普勒信号。这些选项给出的条件对应的速度，主动脉狭窄的范围在 $2 \sim 5 \mathrm{m/s}$。因此，这些信号可以模拟主动脉狭窄。答案 $A \sim D$ 可以预测主动脉狭窄梯度。

三尖瓣狭窄的多普勒信号是双相的舒张频谱。因此，它不可能模拟主动脉狭窄的多普勒信号。因此，答案 E 是正确的。

题 7 答案是 B。所给信息可用于连续性方程来计算主动脉面积。

根据质量守恒定律，左心室流出道处心搏量与主动脉处相等。由于心搏量是面积与速度时间积分的乘积，这可以计算主动脉瓣面积和速度时间积分。当 LVOT

面积、LVOT VTI、主动脉 VTI 已知,图 19.11 中主动脉面积可计算得出。

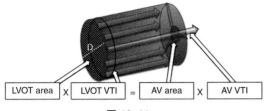

图 19.11

这个患者,AVarea＝LVOTarea×LVOTVTI/AVVTI

LVOTarea＝$2\pi r^2$＝$0.785\times D^2$

AVarea＝$0.785\times 2^2\times 23/123$

主动脉瓣面积＝$0.59cm^2\geqslant 0.6cm^2$

连续性方程不需要左心室射血分数。它还可以应用于主动脉瓣反流时,可准确计算主动脉瓣面积,反流的血流包含在左心室流出道及通过主动脉瓣的心搏出量的体积中。

题 8 答案是 A。选项 A 正确,图像显示左心室从基部到心尖增厚,并有明显的心尖肥厚,在舒张期左心室呈"铲形",这是与心尖肥厚型心肌病一致。因此,这种情况也称铲形心肌病及山口心肌病。LAVI 增加是心尖肥厚性心肌病的不良预后的因素。

选项 B 是不正确的,左心室大小是正常的。视频图 19.1 演示了保存的收缩功能,排除了扩张性心肌病。然而,增加 LAVI 是对输出量少的扩张性心肌病患者预后不良的标志。

选项 C 是不正确的,超声心动图上嗜酸性粒细胞增多症的特征是左室心尖有纤维化或血栓形成而室壁厚度正常。明显的左心室壁增厚与左心室肥大并不是这种疾病的特征。嗜酸性粒细胞增多症左心房增大并不与心肌扩张相伴随,然而基底部的增厚可导致二尖瓣活动障碍及二尖瓣反流、心房扩大。

选项 D 是不正确的,没有明确的证据显示在 2D 图像上二尖瓣反流。此外,轻度二尖瓣反流不能引起心房扩大。严重的左心房扩大是由严重的慢性二尖瓣反流造成而不是轻度反流。

选项 E 是不正确的,急性肺栓塞不会引起左心房增大,而右心房和右心室扩大是常见的体征。

题 9 答案是 A。选项 A 是正确的,左心房的大小是在心室收缩末期进行测量。在心动周期二尖瓣开放前期,左心房的体积最大。评估各选项,像选项 A,要注意在固定心动周期中,心房收缩与心室收缩是相对应的。

选项 B 是不正确的,面积法测左心房,并不包括肺静脉及左心房附属物。

选项 C 是不正确的,测量左心房前后径是传统的测量左心房大小的方法。然而,目前的研究表明前后径法

测量左心房容积是一个片面的方法。在左心房压力过重的情况下,左心房大小是扩大的,上、下、内、外径各径线将被明显放大,而前后径法测量左心房大小它受到胸椎与脊柱之间的限制。因此,前后径法测量左房容积是一个片面的方法。

选项 D 是不正确的,通常有三种方法测量左心房容积。

应用立方体(或长方体)公式计算左心房容积并假设左心房是一个球体。用这种方法计算得出的左心房容积是立体的。在选项 C 中解释过,前后径法作为测量左心房容积的方法并不合理,测量左心房前后径用公式计算左心房容积是不准确的。

椭圆形的左心房有三个径,分别从胸骨旁长轴,胸骨旁短轴,心尖四腔而获得,来计算左心房容积。因此,它比立方体公式更精确。

最后,辛普森方法也可以应用到左心房容积计算,两条正交直线确定左心房边缘进而计算左心房容积。这是一个准确的评估方法并被当前推广。因此,选项 D 是不正确的,用立方体公式计算左心房容积并不是最准确的方法。

选项 E 是不正确的,通常左心房容积指的是体表面积指数而不是体积指数。左心房容积指数(LAVI)参考值是左心房体表面积的参考值,并且男女值相似(表19.2)。

<table>
<tr><td>表 19.2</td><td>**LAVI 参考值**</td></tr>
<tr><td>正常值</td><td>$(22\pm 6)ml/m^2$</td></tr>
<tr><td>轻度扩大</td><td>$29\sim 33ml/m^2$</td></tr>
<tr><td>中度扩大</td><td>$34\sim 39ml/m^2$</td></tr>
<tr><td>重度扩大</td><td>$\geqslant 40ml/m^2$</td></tr>
</table>

题 10 答案是 D。给出的图像是一个四腔心切面,根据图片所示初步推断患者心率 130bmp,右心房、右心室轻度扩大。

选项 A 是不正确的,一个标准的四腔心切面,右心室应该小于左心室,右心室大小应<2/3 左心室。然而,在图像上,右心室明显大于左心室,提示右心室轻度扩大。因此,从本质上讲是右心室扩张。

选项 B 是不正确的。正常从左室面观察心尖。然而,右心室扩大时从右室面观察到心尖,左心室心尖位置的变化提示右心室扩张,而不是左心室功能障碍。

选项 C 是不正确的。羊皮纸样右心室是一种罕见的先天性右心室发育异常的疾病,游离的室壁是薄的心肌层及肌小梁,形成了一个极薄的右心室游离壁。右心室游离壁不薄(看到的是右心室肥大)及肌小梁也明显存在,这与所给图像不相符。

选项 D 是正确的。麦康奈尔信号提示右心室功能紊乱,因为急性压力负荷例如急性肺动脉栓塞,它使无运动

的中间游离壁保持运动,右心室心尖对于肺动脉栓塞有94%的特异性。麦康奈尔信号是右心室心尖运动及右心室游离壁无运动,这与所给图像不符。因此,根据病史描述一位 42 岁女性患者呼吸急促,眩晕,心动过速心率 130 次/分,右心室扩大收缩无力伴有麦康奈尔信号阳性,很有可能是肺动脉栓塞。虽然,后续研究表明麦康奈尔信号的特异性可能不如最初报道的高,当这种情况出现,一个有经验的超声医师可以立即提醒临床医师有肺栓塞的潜在可能。

选项 E 是不正确的。目前 ASE 指南推荐在适合的四腔心切面对右心室各径线进行测量而不是左心室。因此,给出的图像是被推荐进行测量的图像(图 19.12)。当在四腔心切面评估右心室大小时,超声探头轻微挪动获得一个"聚焦右心室"图像,以获得右心室最大径线。右心室须测量基底部直径、中间部直径及长轴直径。当基底直径>4.2cm 时为异常。

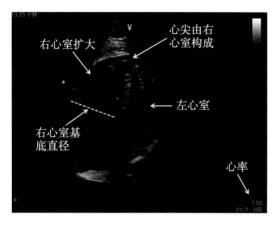

图 19.12

题 11 答案是 E。选项 A 是不正确的。三尖瓣环收缩位移(TAPSE)是一个 2D 指导 M 型超声测量三尖瓣环的方法。在收缩顶点处测量三尖瓣环的纵向运动,可作为评估右心室收缩功能的一个可靠指标。正常的 TAPSE 是≥16mm。TAPSE<16mm,右心室收缩功能急剧减低(图 19.13)。

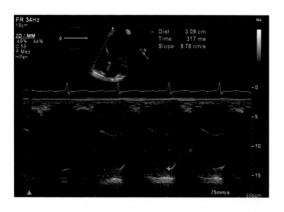

图 19.13 TAPSE 的测量(此患者 TAPSE 为 3.09)

选项 B 是不正确的。右心室面积改变百分比通常作为评估右心室功能的指标。在四腔心切面上右心室心内膜在收缩及舒张期有各自的面积,应用下面的公式。

FAC=(舒张末期面积-收缩末期面积)/舒张末期面积×100

FAC 的正常值是 35%。这个患者右心室功能障碍,FAC 可能<35%。因此,选项 B 是不正确的。

选项 C 是不正确的。由于复杂的几何形状的右心室,以及测量右心室流出道难度较大,右心室容积——这一衍生出的评价方式,用其评估右心室收缩功能往往是不准确的。因此,选项 C 不正确,2D 图像中的右心室射血分数是准确评估右心室功能的方法。

选项 D 是不正确的。室间隔在心脏舒张期受压,提示三尖瓣反流。压力超负荷的情况下收缩期和舒张期室间隔受压,例如急性和慢性肺动脉高压。在胸骨旁短轴切面上,左心室呈现"D 形"(图 19.14,视频图 19.4)。

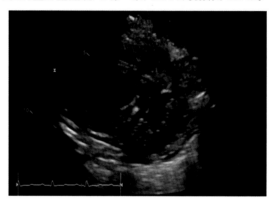

图 19.14 心室呈"D"形

选项 E 是正确的。组织多普勒获得右心室心力衰竭指数(RIMP)是一个无单位的测量指标,它是用来评价右心室收缩功能的。这种测量方式来源于组织多普勒记录的三尖瓣环的一盘脉冲波。

右心室心力衰竭指数=等容收缩期-等容舒张期/射血时间

正常的 RIMP<0.55。

RIMP 受心率、右心室压力、右心室扩张或三尖瓣反流这些因素影响不明显。

组织多普勒 S'速度<10cm/s 与右心室功能紊乱是一致的。因此,选项 E 是正确的,组织多普勒获得 RIMP>0.55 或 S'<10 cm/s 提示右心室功能紊乱。

题 12 答案是 C。相对室壁厚度(RWT)是一个将左心室质量增加定义为离心性或向心性肥大的指数。

相对室壁厚度=2×舒张期后壁厚度/舒张期左心室内径

RWT=2×1.6/4=0.8

题 13 答案是 D。这个患者的左心室质量是 258g。因此,左心室质量指数是左心室质量/BSA=258/1.9=136g/m²。之前的答案计算得出相对室壁厚度是 0.8(图 19.15)。

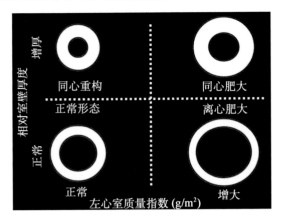

图 19.15

左心室质量指数是＞115g/m²,这个患者属于左心室肥大(提示重度肥大)。

RWT＞0.42,可被认为是向心性肥大。

向心性肥大是由于长期高血压造成的,这个患者是由于慢性压力超负荷。并不是所有高血压患者都有左心室肥大,但目前左心室肥大将增加心房颤动、舒张期功能障碍、心排血量减低的风险。

在慢性容积超负荷的条件下,左心室壁增厚引起左心室离心性肥大与心室扩大,常见于主动脉瓣和二尖瓣反流。

题 14 答案是 C。室壁运动指数(WMSI)是一个定量评价局部室壁反常运动的指数。为了这个目的,美国超声心动图建议使用 16 节段心脏方法。评分是基于每个节段的收缩性。

正常＝1
功能减退＝2
失去运动功能＝3
反向运动＝4
动脉瘤＝5
室壁运动指数＝室壁运动总分/所示的节段分数
这个图像所示的是四腔心切面,给出了 6 个节段。

评估图 19.16 所示的各节段收缩性的分数。

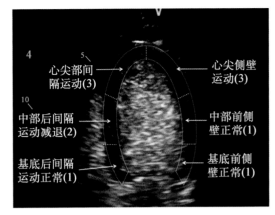

图 19.16

在所给的图像中,如上所示的六个节段的累计分数是 11 分。

因此,WMSI＝11/6＝1.8

WMSI 为 1,左心室正常。大面积心肌梗死分数会更高。与心肌灌注成像相对应,WMSI＞1.7 与其相关的是灌注缺损＞20%。

题 15 答案是 B。图像所示一个两腔心切面,其中前壁心尖段失去运动能力,下壁中段运动功能减低,其余节段运动功能正常。这种分布是与左前降支动脉梗死一致的。

左旋支通常供应侧段,但在左旋支占主导地位的情况下,其可供应下段。

右冠状动脉占主导地位的情况下,供应下段和隔面。

85%的患者后下动脉起源于右冠状动脉,15%的患者起源于左旋支。它走行于后心室间沟,供应下壁及室间隔基底段。因此,选项 A、C 和 D 是不正确的(图 19.17)。

所示的室壁运动异常仅限于左前降支区域。因此,没有证据证明是其他疾病。因此,选项 E 是正确的。

个体差异,冠状动脉供应区域可能出现重叠。因此,它通常可以识别梗死相关动脉与受累节段(图 19.17)。

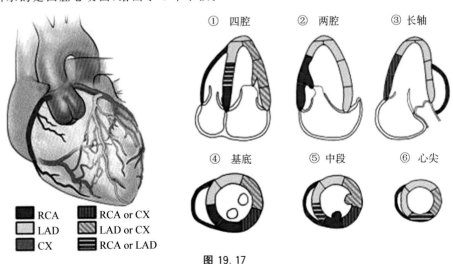

图 19.17

题16 答案是C。三个不同超声医生视觉评估射血分数图中所示的射血分数相同,大约是45％。在一位有经验的超声医生手中,这依然是一个准确和快速量化左心室收缩功能的方法。这项研究由Blondheim等提出。12名有经验的3级水平的超声医生评估105例患者LVEF,观察者间和观察者内LVEF的可变性是5.8％及(5.1±3.4)％。因此,培养视觉上评估LVEF是一种有价值的技能,视觉评估LVEF的方法可以分双平面片相比较。

射血分数还可以通过计算得出,视觉估计室壁节段运动分数后,运用公式得出。然而,这个方法目前并没有被广泛使用。

另一个普遍采用评估LVEF的方法是,从图示(A4C、A2C及A3C)每个常见的节段评估LCEF并且平均3组值。

题17 答案是A。射血高度比是最全面也最接近反流射血宽度的值,可通过从长轴切面和它的比率到左心室流出道直径获得。由于超声波束垂直于左心室流出道,导致纵向分辨率增加,因此,胸骨旁切面要优于心尖切面。那么,胸骨旁长轴切面是评估射血高度和射血宽度比的最佳切面。所以选项C和D不正确,在重度二尖瓣反流中,射高比大于65％。

胸骨旁短轴切面可用来计算射血面积比。不推荐此切面评估射血高度比,因此,答案B错误。

题18 答案是C。心脏舒张期在二尖瓣利用脉冲波测量二尖瓣血流来得到二尖瓣减速时间。早期被动的心脏舒张血流是E波,接下来心房收缩产生的血流是A波。

减速时间定义是从E波峰速到基线的时间,通过减速曲线斜率推测得到。因此,由于没有测量此斜率,答案

A、D和E都不正确。早期快速而短暂的减速斜率后是更缓慢更持久的减速斜率,E峰缓慢减速斜率与基线交叉点的时间被认为是二尖瓣减速时间。因此,选项B也不正确,因为它推断的是早期快速减速斜率而不是缓慢减速斜率(图19.18)。

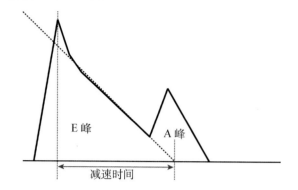

图19.18　二尖瓣E峰减速时间斜率的测量

题19 答案是B。PISA法使用了质量守恒定律的概念,运用半球的面积、半球的流速(混叠速度)和二尖瓣反流速度的峰值(VmaxMR)来计算实际反流口大小。

采用这个方法估算二尖瓣反流的第一步是优化二尖瓣反流顶端的血流和二尖瓣部位急速上升血流。然后,确定在心脏收缩中期适当的血流加速的构架。

为了计算半球的面积,假设r是半球的半径,那么半球的表面积为$2\pi r^2$。然而,为了增加测量的精确性,尼奎斯特定理的基线被移到反流喷射的方向。这增加了半球的半径,B答案正确,因为基线应该向下移动来增加"a"(a代表原理图中的半径,图19.19)。半径从实际反流口红色到蓝色的混叠边界测得。

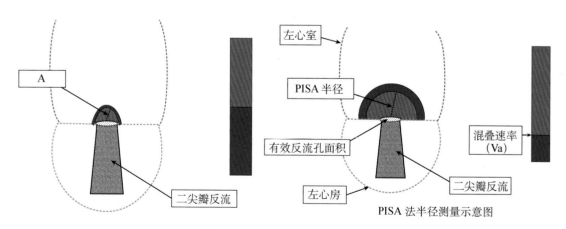

图19.19　PISA法测量示意图
左:向下调节基线之前;右:向下调节基线之后

题20 答案是C。通过PISA法计算实际反流口大小需要:①混叠速度;②二尖瓣反流峰值速度;③PISA半径。将所有测量数据单位换算成厘米后代入下列公式:PISA×混叠速度(Va)=ERO×二尖瓣反流峰值速度(VmaxMR),ERO=(PISA×Va)/VmaxMR,ERO=$(2\pi r^2\times40)/500=251\times r^2/500=r^2/2$,因此,在简单易记的等式中,当二尖瓣峰值流速为5m/s,混叠速度为40cm/s,半径平方的一半等于ERO。因此,患者ERO=$r^2/2=1^2/2=0.5cm^2$。

ERO 大于 0.4 cm² 二尖瓣反流为重度二尖瓣反流,因此 ERO=0.5cm² 为重度二尖瓣反流,答案 C 正确。有 4、5、6、7 项的肺炎患者可以划分为重度二尖瓣反流(表 19.3)。

表 19.3　肺炎患者划分重度二尖瓣反流的指标

4	ERO>0.4cm²
5	反流分数>50%
6	反流容积>60ml
7	反流孔间隙>0.7cm

题 21 答案是 C。 肺动脉收缩压可以用三尖瓣反流峰值速度和室间隔缺损峰值速度来估算。伯努利方程给出下列假设。

肺动脉收缩压=$4V^2$+RA 压力

RA 压力用下腔静脉内径和 collapsibility 来估算。如果三尖瓣反流峰值速度为 3.5m/s,那么肺动脉收缩压=$4V^2$+RA 压力=50mmHg+ RA 压力。假如有室间隔缺损,多普勒探头在探测角度和血流方向之间需要取得一个小于 15° 的角。室间隔缺损处的峰值流速可以用来估算肺动脉收缩压。当分流从左向右时,肺动脉收缩压=主动脉收缩压-$4V^2$VSD。

如果在艾森门格综合征,分流为从右向左,肺动脉压超过体循环压力,那么肺动脉收缩压=主动脉收缩压+$4V^2$VSD,主动脉瓣反流、二尖瓣反流、肺动脉瓣反流无法用来估算肺动脉收缩压。

题 22 答案是 B。 肺动脉舒张压可以通过采用肺动脉瓣反流末速度来估算。

肺动脉舒张压=$4\times$肺动脉瓣反流末速度²+估算的 RA 压力

三尖瓣反流、室间隔缺损、二尖瓣反流、主动脉瓣反流速度不能估算肺动脉舒张压。

题 23 答案是 B。 可以利用肺动脉瓣反流多普勒得出的早期肺动脉瓣反流速率来估算肺动脉平均压。

马汉公式(图 19.20)。

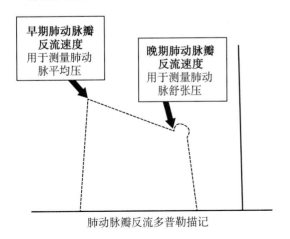

图 19.20

平均 PA 压=$4\times$早期 PA 速率²+RA 估测压

Abbas 等通过获取基于 RA 与三尖瓣反流的连续波形 RA 压之间的压力梯度变化曲线来预测 PA 平均压。

平均压=TR 平均压+RA 压力

另外一种得出平均 PA 压的方法是估测心脏收缩 PA 与心脏舒张 PA 来计算平均压标准公式的平均动脉压。

平均 PA 压也可以利用肺流量加速时间测量而估测得出,即当心率在 60~100 次/分时利用下列公式得出收缩期的肺动脉多普勒。

平均 PA 压=79-(0.45×AT)

题 24 答案是 B。 舒张末期主动脉压介于主动脉舒张压和左心室舒张末压之间。由于主动脉舒张压可由血压读得,因此下列等式推算出左心室舒张末压。

左心室舒张末压=主动脉舒张末压-$4\times$主动脉舒张末血流速度²

举例来说,患者血压为 120/80mmHg,主动脉舒张末血流速度为 3.5m/s,那么左心室舒张末压为 80-50=30mmHg。三尖瓣反流、肺动脉瓣反流和室间隔缺损不能估算左心室舒张末压。

题 25 答案是 C。 左心室搏出量最初是为了计算心排血量。

心搏量=左心室流出道横截面积×左心室流出道速度时间积分

心搏量=左心室流出道流量 πr²×左心室流出道速度时间积分

心搏量=3.14×12=37.6ml

心排血量=心率×心搏量

心排血量=3835ml/min=3.8L/min

这是一个简单的计算问题,但卷面上往往会提供一些不必要的数据。它们也是用来匹配错误的答案。举例来说,上述问题测试心排血量而不是心指数。因此,应试者只需要梳理出相关的数据。高效的答题策略是先阅读问题的主干,然后是阅读问题的主体,从而减少在理解不相关信息时浪费时间。

题 26 答案是 B。 在动脉导管未闭的患者,进入肺循环的血流包括通过肺动脉瓣的每搏量和通过动脉导管的分流。这些叠加的血流通过肺静脉系统、左心耳、左心室回流。因此,动脉导管未闭的左心室流出道流量是肺血流量。

动脉导管未闭造成主动脉至肺动脉的血液分流。患者体循环血流为分流后剩余的血流。血液通过体静脉流入右心房、右心室回到心脏。因此,动脉导管未闭存在时,右心室流出道流量为体循环流量。

因此,在动脉导管未闭时,Qp:Qs 等于左心室流出道流量/右心室流出道流量。因此,答案 B 正确。

当存在心内分流如室间隔缺损或房间隔缺损时,Qp:Qs 等于右心室流出道流量/左心室流出道流量。

答案 C 和 D 中的公式没有意义。

(译者　罗　文)

第20章

左心室整体收缩功能

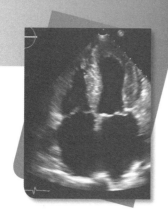

1. 下列哪一项关于 M 型曲线评估的描述最为准确？

   A. 在心室形态及收缩功能正常时，单一的 M 型测量即可充分测得心室的收缩功能

   B. 如果获得一个有效的左心室短轴曲线容积，那么短轴缩短率的评估和二维测量一致

   C. 这些测量对于心功能正常和左心室收缩功能严重减低的心脏是有价值的，但是不适合于心功能减低中级的心脏

   D. 根据 EF 能够充分测量左心室整体收缩功能，为保证测量准确 M 型曲线的测量必须用二维图像

   E. 二维图像下测量左心室功能要求比 M 型曲线精确，无论左心室结构、图像质量或技术如何

2. 下列关于左心室收缩功能的概念中最准确的是哪项？

   A. 局部左心室收缩功能与二尖瓣环收缩偏倚程度之间有极好的线性相关

   B. 即使住院患者有二尖瓣反流，E 峰高度与左心室射流量有很强的线性相关

   C. E 峰比室间隔厚度的比值直接与左心室收缩功能有关，正常在 6mm 以内

   D. 左心室收缩功能降低的患者心脏收缩早期，主动脉瓣开放时 M 形曲线饱满

   E. 组织多普勒二尖瓣 E 峰速度直接反映左心室的改变，可评估左心室收缩功能

3. 65 岁老年男性，患有多血管动脉血栓，13 年前行血管旁路手术，现患者出现劳力性呼吸困难及端坐呼吸，辅助检查：血压为 106/62mmHg，心率为 80～90 次/分，第三心音奔马律及 MR 区全收缩期杂音，背部可闻双肺吸气相爆破音，双侧下肢凹陷性水肿，以下哪项叙述与以上临床描述最一致？

   A. 图 20.1A

   B. 图 20.1B

   C. 图 20.1C

   D. 图 20.1D

   E. 不是上述选题

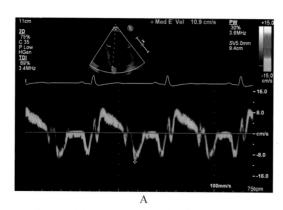
A

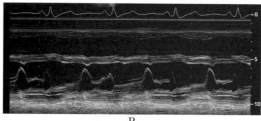
B

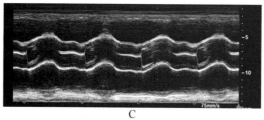
C

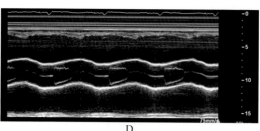
D

图 20.1

4. 以下关于左心室短轴缩短率及二维测得心室中部心室舒张范围与收缩范围比值(心脏活动范围改变率)的叙述哪项最不准确？

   A. 两种技术仅测得局部左心室功能

   B. 两种原理均有受光标和图像质量的限制

C. 测量左室质量时的左室短轴缩短率比以往的 FAC%值更准确

D. 男性心室短轴缩短率的正常下限值比女性低

E. 心内膜轮廓描记时应将乳头肌排除在外

5. ASE 要求用 Simpson 法则（碟片原理；MOD）测量左心室舒张及收缩期容积，以估计左心室每搏输出量及射血分数。这一技术比以往的几何假设方法更加受到推崇。以下关于这项技术的描述最不准确的是什么？

A. 每个用来测量左心室容积的心尖部及基底部的圆形都被假定为相同直径

B. 每一个圆形切面厚度是根据超声系统来确定的且固有的

C. 每个超声圆形切面的容量可以用圆形切面的面积乘以高度来估计

D. 由于投影缩减作用使得这个原理对左心室容量的估计值降低

E. 异常的左心室形态及局部室壁反常运动使这项技术对左心室容量的估计值有偏高的局限性。

6. 以下关于左心室射血分数的描述哪项是错误的？

A. 通常我们认为正常男性的左心室射血分数高于正常女性

B. 在没有反常室壁运动条件下，Simpson 单平面法则可以得到精确的左心室射血分数值，并且长轴切面

不够充分条件下更宜使用

C. 射血分数为 44% 被认为中度异常

D. 射血分数为 30% 被认为中度异常

E. 左心室射血分数为每搏输出量/左心室舒张期血容量

7. 以下关于整体及局部左心室功能的描述，哪一项准确？

A. 因为室壁增厚与心内膜运动有着本质的联系，几乎所有的局部室壁反常运动都与异常增厚及运动有关

B. 心室 17 段分法比 16 段更有优势，在于前者包括了左心室心尖运动，可以增加左心室射血分数总体值的 5%

C. 局部室壁反常运动大多是因为冠状动脉疾病甚至其反常运动的部位超越了传统的冠状动脉供血范围

D. 16 节段与 17 节段的唯一不同在于 17 节段对左心室壁末端 4～5 室壁段的扩展

E. 人为增加左心室的对比可以提高对心内膜运动的评估，但是还未证明可以提高对左心室射血分数的计算

8. 如图 20.2A～E 所示，根据图像质量，获得图像以及定量技术；下列关于使用单平面 Simpson 方法测量精确的左心室射血分数的方法哪项是正确的？

A. 图 20.2A

B. 图 20.2B

C. 图 20.2C

D. 图 20.2D

E. 图 20.2E

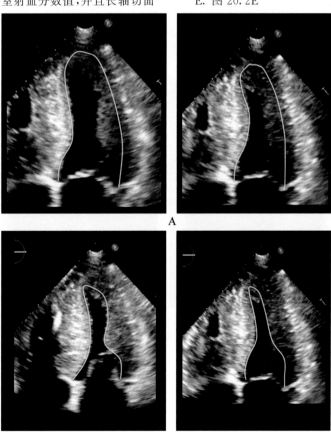

图 20.2

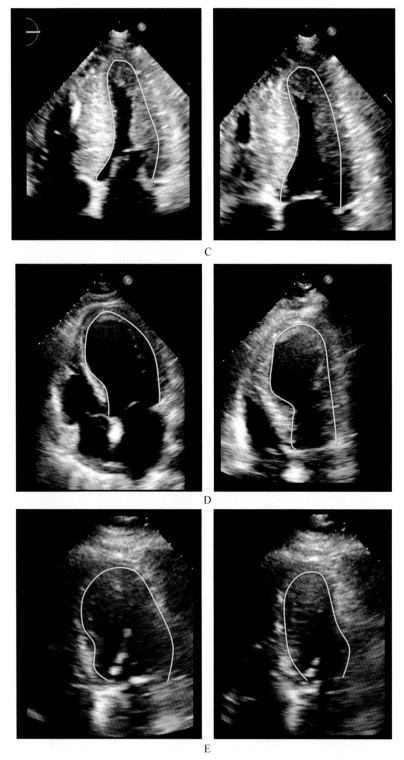

图 20.2 （续）

9. 65 岁老年男性患有二叶式主动脉瓣伴严重的主动脉
瓣反流，患者目前可以有规律的在跑步机上运动
40min 并否认有乏力、气短等症状。怎样才能最好地
随访这位患者？

A. 在左心室短轴测量 M 形曲线得到左心室大小

B. 2D 获得胸骨旁左心室长轴图，测量心尖部到三尖
瓣的距离得到左心室大小

C. 使用 2D 测得心尖长轴图像得到左心室大小

D. 以上所有的选项

E. 没有选项

10. 对一个陈旧性心肌梗死患者,室壁运动的评估是基于哪项?
    A. 17 段模型
    B. 16 段模型
    C. 20 段模型
    D. 无正确选项
    E. 所有的选项都正确

11. (视频图 12.1) 该心肌梗死患者的反常室壁运动的部位正确的是什么?
    A. 右心室游离壁的运动功能减退
    B. 前壁及前间壁的运动功能减退
    C. 侧壁及下侧壁的运动功能减退
    D. 心尖运动功能减退
    E. 无正确选项

12. 心内科的咨询小组进行会诊:一位 72 岁老年患者,既往有右髋关节外伤性骨折及 2 型糖尿病病史,自述每日进行 30min 的跑步,无胸闷、气短及下肢水肿等不适。听诊:第一、二心音正常,未闻及心脏杂音。术前对患者左心室功能进行评估,进行超声心动图检查,这项超声检查是否恰当?
    A. 恰当的,鉴于患者的年龄及糖尿病病史
    B. 恰当的,因为患者要进行紧急的外科手术
    C. 恰当的,因为心脏咨询小组要求
    D. 不恰当的,因为缺乏需要进行术前评估的临床症状
    E. 不恰当的,因为外科手术的类型

13. 60 岁男性,乏力、气短 6 个月,无高血压等病史,既往有骑自行车进行锻炼等习惯,请结合各项检查及超声心动图(图 20.3)等检查,最有可能的诊断是什么?

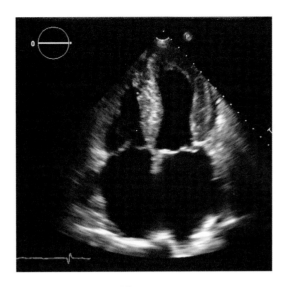

图 20.3

    A. 心脏淀粉样变性
    B. 高血压性心脏病
    C. 肉瘤性心脏病
    D. 类癌性心脏病
    E. 无正确选项

14. 50 岁,男性患者,胸痛前来急诊室就诊,无重大疾病病史,检查结果:心电图(图 20.4),超声心动图(图 20.5);应诊断为什么?
    A. 肥厚型心肌病
    B. 淀粉样变性
    C. 心尖肥厚型心肌病
    D. 高血压
    E. 类肉状瘤病

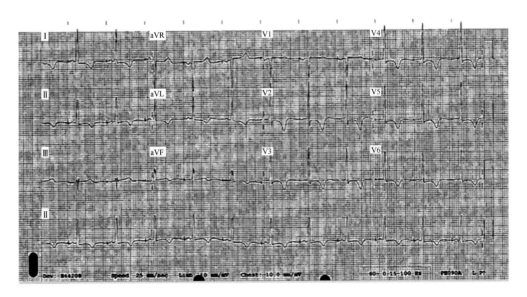

图 20.4

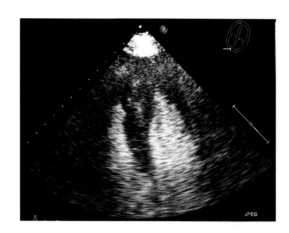

图 20.5

15. 55 岁老年女性,乳腺癌患者,进行化疗前左心室射血分数评估,下列哪项检查最为准确?
    A. 视觉评价
    B. 左心室短轴缩短率
    C. 使用双平面 simpson 二维超声心动图
    D. 三维超声心动图
    E. 以上选项均正确

第 16~18 题共用题干

45 岁男性,患有高血压及家族性 CAD 并伴有明显的胸痛数天,行冠脉造影显示左前降支血流。

16. 口服 ACEI、β 受体阻滞药、阿司匹林及螺内酯等药物,需进行左心室射血分数评估在什么时候?
    A. 在行 PCI 前
    B. 在 PCI 后 6 个月
    C. 出院前
    D. 左心室射血分数评估不是必做检查
    E. 无正确选项

17. 如图 20.6 及视频图 12.2 超声心动图所示,可进行什么处理?
    A. 从肝素过渡到华法林,维持标准凝血时间为 2～3min

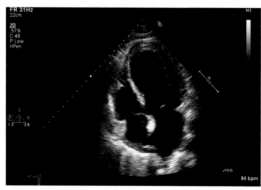

图 20.6

B. 维持阿司匹林计量为 325mg
C. 患者可以出院后 6 个月后进行复查
D. 阿司匹林及氯吡格雷双联抗凝
E. 无正确选项

18. 6 周后,患者进行随访,如图 20.7 超声心动图所示,对射血分数进行评价最有价值的是什么?

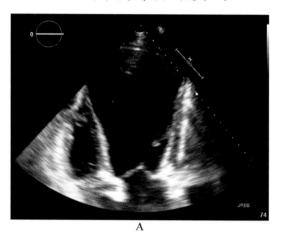

A

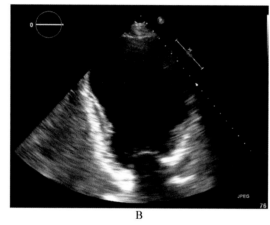

B

图 20.7

A. 左心室短轴缩短率
B. 双平面 simpson 二维超声心动图
C. 三维超声心动图
D. 斑点追踪
E. 无正确选项

19. 患者于爬楼时感轻微乏力感,平日体力活动无明显受限,患者于抗凝后 6 个月,超声心动图心尖部,仍有血栓,左心室射血分数未见明显改变,未见二尖瓣反流。在双径路射频消融术后及抗心律失常治疗中曾有晕厥及室性心动过速病史。下一步应该如何处理?
    A. 冠状动脉旁路移植术
    B. 动脉瘤切除术
    C. 动脉瘤切除术,冠状动脉旁路移植术,二尖瓣修复术
    D. 活化诱导的细胞凋亡移植
    E. 无正确选项

题 1 答案是 A。 A 是最佳选项。

B 是错误的,尽管左心室短轴测量值确实是需要获得的,但是对于心脏病患者这种一维的检查方法不如二维的检查方法精确。

C 是错误的,所有评估心室功能的方法对于正常或收缩功能严重降低的心脏更为准确且对于功能中级的心脏有更高的置信区间。M 形线性超声对于评价心脏改变及局部功能改变比评价左心室功能紊乱更容易出错。

D 是错误的,Teichholz 及 Quinones 从左心室线性参数计算左心室射血分数两种方法会有误差。因此,几何形态假设需要转换为线性测量三维容积。据此,ASE 并不要求使用线性测量评估左心室收缩功能。

E 是错误的,在二维图像质量差,正常左心室评估功能时,比如高血压、肥胖、瓣膜病患者,区域的变异则相对较少,则高质量的线性评估可能比二维评估更加准确。

自从二维超声发展以来,M 型超声作为评估左心室收缩功能的最初的技术几乎成为历史,线性测量简单快速,但是由于仅在单一线性条件下评估左心室功能存在明显误差。然而,如果心室形态正常,左心室壁收缩均匀,这些线性测量反映真实的收缩功能。因此,部分很短的测量在这些参数仍然适用于儿科至今仍然沿用。在患有心脏疾病的成年患者,普遍表现为左心室非正常形态及存在局部收缩功能差异。

M 型超声在测量左心室短轴方面存在固有的缺陷。而二维超声为 M 型超声测量提供最佳的方位,且在偏离时及时矫正。此外,二维超声可以提供一个面积或容积测量左心室功能,尽管其时间分辨率低于 M 型超声,仍然是一项好的检查技术,且双平面 Simpson 方法是 ASE 指南推荐方法。

另一个具有临床应用潜能的检查是用左心室中段室壁缩短率代替心内膜的缩短率。左心室室间隔的收缩比心内膜的收缩更能反映其固有的收缩,特别是在左心室向心性肥大的情况下。这个可以用以下的公式求得:

Inner shell $= [(\text{LVIDd}+\text{SWTd}/2+\text{PWTd}/2)^3 - \text{LVIDd}^3+\text{LVIDs}^3]^{1/3}-\text{LVIDs}$

MWFS $= ([\text{LVIDd}+\text{SWTd}/2+\text{PWTd}/2] - [\text{LVIDs}+\text{inner shell}])/(\text{LVIDd}+\text{SWTd}/2+\text{PWTd}/2) \times 100$

题 2 答案是 C。 C 是最佳选项。

A 选项不正确,左心室二尖瓣环的收缩偏移反映整个左心室收缩功能,而不能反映左心室局部的收缩功能。

B 选项不正确,有二尖瓣反流的患者在用平均心搏量估计射流量时会使其值增大。在这样的条件下,二尖瓣打开可能会被估计过高,而与左心室整体收缩功能无关。

C 选项正确,E 指向室间隔与左心室收缩功能有关且正常值在 6mm 以内,左心室功能越差,这个指标价值越大。

D 选项不正确,左心室收缩功能减低的患者,主动脉

瓣打开时 M 形曲线表现为收缩晚期而不是早期,见图 20.8。

E 选项不正确,组织多普勒二尖瓣环收缩剪切波速(而不是心脏舒张的 E 型波速)与左心室瓣环收缩偏移有关。

许多关于 M 型超声的研究表明,M 型超声可以为收缩功能紊乱提供线索。EPSS 用于估计左心室功能,简单易得,且与左心室射血分数相关性良好。左心室直径与左心室舒张期容量成正比;左心室舒张期二尖瓣打开时二尖瓣的偏移与每搏输出量相关。舒张期二尖瓣口越窄,左心室功能越差。同样的,射血量下降,主动脉瓣关闭时没有急剧的打开和关闭,导致心脏在收缩末期变成球形(图 20.8)。在组织多普勒成像方面,心脏收缩的速度反映心脏的功能,室间隔收缩的速度 $>7.6\text{cm/s}$ 且左心室射血分数 $>50\%$,敏感度为 90%。

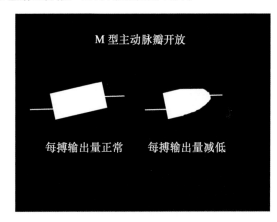

图 20.8

题 3 答案是 D。

A 选项是错误的,这是一个正常的心脏收缩及舒张速率组织多普勒图像。

B 选项是错误的,该患者 EPSS 是正常的,正常约为 6mm。

C 选项是错误的,这是一个收缩期主动脉根部向前正常运动的图像。

D 选项是正确的,该患者收缩期主动脉根部向前运动减低,这与患者的左心室功能降低是符合的。

从临床表现来看,这位患者有左心室功能紊乱。因此,这位患者有组织多普勒收缩速率减低,EPSS 增高及主动脉根部向前运动减低。舒张期主动脉根部向后的运动与心排血量成正比。同样的,舒张期主动脉根部向后运动是由左心房排空而左心室充盈时血流动力学决定的,且反映左心室舒张充盈模式。在实验研究中插入外科导管用超声测量主动脉根部在收缩过程中的前后运动偏移与每搏输出量的关系,结果表明,正常的主动脉运动偏移在 $(9\pm1.5)\text{mm}$(范围在 $7\sim12\text{mm}$),而冠状动脉疾病及充盈障碍患者运动偏移在 $(4\pm1.2)\text{mm}$($P<0.001$)

明显小于正常值。主动脉根部的运动偏移与每搏输出量呈正相关($r=0.59$),与射血分数无关。增加心率从75～174bpm,每搏输出量从81ml减至34ml,且主动脉的偏移也从10mm降至5mm($P<0.001$)。

题4答案是C。C是最佳选项。

A是错误的,这个描述是正确的,不难想象左心室中部的测量将会遗漏左心室心尖部的异常室壁运动,且两种方法最终的测量将会过高的估计左心室功能。

B是错误的,这个描述是正确的,单帧测量左心室整体功能被局部非对称性收缩及室壁中部测量的定位所限制。使用M型超声,可在二维模式下实现,解剖M型,推荐在患者保持最佳体位时使用。同样的,一个错误定位的二维短轴图将会导致错误的评估收缩及舒张期间距,并用来评估FAC%。

C是最佳选项,因为这个描述是错误的,同样的左心室中部短轴图像是用来测量FAC%及左心室心肌质量。

D选项是错误的,这个描述是正确的。正常心内膜短轴缩短率女性范围在27%～45%(重度减少<16%),男性范围在25%～43%(重度减少<14%)。

E选项是错误的,这个描述是正确的,为了准确的测量,乳头肌不在测量的范围内,但是当左心室质量过大并过度增长时要包括在测量的范围内。

左心室大小的线性测量及面积测量均可用来评估左心室功能。然而,两种测量方法均不能准确反映左心室功能特别是在心室不对称或存在局部室壁运动时。一种二维的方法相对于线性测量比较有优势;然而,面积的变化要根据获取图像的位置而定。

题5答案是B。B是最佳选项。

A是错误的,这个说法是正确的碟片法(典型为20)是包含在这个技术中的,因为每一个圆形切面包括基底部及心尖部都假设有相同的直径。在这个不正确的假设中,用更少的圆形切面就越有可能得到错误的结论,因为临床诊断证明这个假设是错误的。

B是最佳选项,这个说法是错误的,圆形切面的顶点是不定的,其定义为左心室从二尖瓣环到左心室心尖部的长度或所有圆形切面的数量的总和。而且,测量准确的左心室长度对于评估左心室容量是很重要的。

C是错误的,这个说法是正确的,测量准确的长度对于决定圆形切面的顶点及估计正确的圆形面积非常重要。

D是错误的,这个说法是正确的,由于心内膜轮廓的错误(应努力排除肌小梁及乳头肌),心脏的改变(对左心室收缩期的影响大于舒张期)及左心室的投影缩减,使得对于左心室容量的评估过低是非常普遍的(确实可以预料的)。

E是错误的,这种说法是正确的,在对称性的左心室收缩(无室壁运动异常)及左心室形态正常时,用一维探测心尖四腔心是测量左心室收缩功能的可靠的方法。

但是,这种单平面的测量会过度估计(孤立的下或前壁的局部室壁运动异常)或过低估计(孤立的室间隔或侧壁的局部室壁运动异常)左心室功能。现已证实,采用双平面(A4C和A2C)评估比单平面(单A4C图)更适合,三平面(A4C、A2C及A3C图)比双平面稍准确。根据这个逻辑,三维比二维(多平面)测量更准确。

有很多的方法可以测量左心室容量及每搏输出量、心排血量或射流量。这些方法大多数都假设左心室是对称的。最普遍的方法是Simpson法或碟片法。心尖四腔心或双腔图可以获得。在收缩末期或舒张末期可以描记心内膜。心室的长度可以在心室长轴方向被分为等距的圆盘。这个方法由于假设心室形态及两个长轴方向的相互垂直的平面是相互独立的,所以存在一定的局限性。在四腔心平面,投影缩减的发生很普遍,它使左心室射血分数被过度估计。

题6答案是A。A是最佳选项

A选项不完全正确,事实上,男性和女性左心室射血分数的正常范围假定是相等的,但是最近的超声及MR数据表明,女性比男性有更高的左心室射血分数。

B选项的说法是正确的,当左心室形态正常且无室壁运动异常,单平面Simpson法可以提供相对准确的左心室射血分数。理想状态下,相互垂直的长轴图要包括提高左心室容量的估计值。然而,如果正交直线图质量很差,左心室形态及收缩正常,这种做法就会降低左心室射血分数的精确度。

C选项的描述是正确的,左心室射血分数范围在30%～44%被认为是中度反常。

D选项的描述是正确的,左心室射血分数在30%～44%被认为是中度反常。

E选项的描述是正确的,左心室射血分数估计由左心室舒张末容量-左心室收缩末容量/左心室舒张末容量得到。

见表20.1。

表20.1　LEVT的评估

正常	轻度	中度	重度
>55%	45%～54%	30%～44%	<30%

题7答案是A。A是最佳选项。

A说法是正确的,室壁的增厚与心内膜的运动有着本质的联系。几乎所有的局部室壁运动异常都与异常增厚及反常运动有关,这为确定局部室壁运动提供了一个重要的思路。当局部室壁运动异常而心肌厚度正常时,这个异常运动的室壁就看起来运动正常且不能被报为异常。

B选项是错误的,AHA17段室壁分割法比原始的ASE16段分割法更常使用。17段分割法包括了很小且对于收缩无贡献的心尖部。并且,包括左心室心尖部不会增加也不会减少左心室射血分数。

C 选项是错误的。在冠状动脉疾病中,局部室壁运动异常是很常见的,但是有许多其他的原因可以引起局部左心室功能紊乱,许多扩张型心肌病患者,无冠状动脉疾病,也有局部收缩障碍。

D 选项是错误的,在原始的 ASE16 段模型中,基底部及中部区域各自包含 6 段并呈放射状分布,而远端包含 4 段。在当代,17 段分割法中,基底部、中部及远端区域保持不变,心尖部(超出左心室腔)加入 17 段中。因为这段并不收缩,这个方法对灌注的价值大于对室壁运动的评估。

E 选项错误的,现已证实,打入造影剂可以提高对局部室壁运动的评估,同时,估计左心室容量及射血分数同心血管 MRI 有可比之处。

研究者努力用多种显像方式(CT MRI 超声及核素显像)去标准化左心室分割方法,并使这个分割方法能够统一。在超声心动图中,16 段分割法用于室壁运动;然而,心肌灌注图像要用超声造影,17 段分割法包括心尖部可能适用于室壁运动及灌注,为评估局部室壁运动,在垂直于心室长轴的切面,心室显示为三个部分,基底部、中间部及心尖部。其他显像模式在短轴方向将心室划分为 <1cm(但是>3~6cm)的厚度切面,使得心肌在各个方向都可显示。

题 8 答案是 A。A 选项是正确的,在收缩末期及舒张末期都适用。

B 选项是错误的,心内膜的描记应该包括乳头肌在左心室容量中,舒张期心内膜的描记(在左边)排除了乳头肌。

C 选项是错误的,选择正确的舒张期切面非常重要,左侧的图不是恰当的舒张期切面,因为左心室并不是处于最大的状态且二尖瓣是打开的。

D 选项是错误的,两幅图均是四腔心,然而,左边的更深,右边的更浅。左心室心内膜的描记应该在更浅的图中测得,因为有更高的空间分辨率。

E 选项是错误的,图像质量太差,心内膜的边界在最后两个连续的片段没有很好的显示;因此,超声造影需要在这个病例中使用。

左心室容量及射血分数的定量测量优选的方法为改进的 Simpson 法(圆形切面的图示方法)。在 QRS 波开始时选择舒张末期的图,左心室充盈最大或在二尖瓣关闭时的图。收缩末期的图需要选择在左心室腔最小及二尖瓣打开之前。心内膜边界的显示需要在最佳的状态;然而,当大于两个连续的切面时,很难看清,就需要超声造影来显示。心内膜边界的描记需要包括左心室腔内的肌小梁及乳头肌。

题 9 答案是 B。B 是最佳选项。

A 是错误的,左心室大小的测量通常用 M 型超声在乳头肌平面从胸骨旁短轴及胸骨旁长轴测量。

B 选项是正确的,左心室大小在舒张期及收缩期从胸骨旁左心室长轴远端端到二尖瓣顶点。当左心室增大时,舒张期>75mm,收缩期>55mm 是这位患者进行手术的适应证。

C 选项是错误的,不能在心尖视图上测量。

虽然 M 型超声有很好的时间分辨力,但是需要结合二维图像(图 20.9)。在收缩末期及舒张末期用二维或 M 型超声成像,在左心室短轴水平和胸骨旁左心室长轴窗。从室间隔经过二尖瓣叶到左室后壁,测量左心室内径。因此,当这些测量不能得到时,M 型超声描记无法实现。

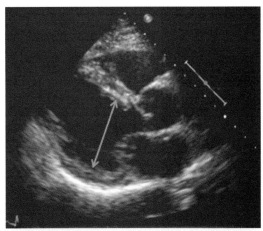

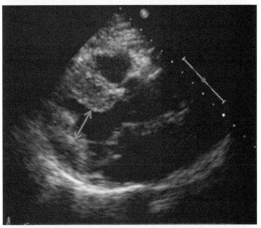

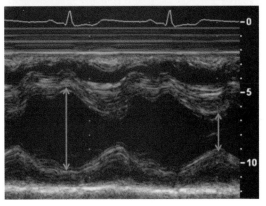

图 20.9

题 10 答案是 B。B 是正确选项。

A 是错误的,17 段分割法适用于超声造影灌注成像。

B 是正确的,评估室壁运动异常时,使用 16 段分割法比较恰当。

C 是错误的,SPECT 成像在心尖部左心室长轴将左心室划分为 20 段,包括基底段、室壁中段及心尖部包括心尖部的两个片段。这种分割法使得心尖部的比例过高。

D 和 E 选项是错误的。

室壁运动得分是基于 16 或 17 分段法。左心室在长轴方向被分为三个部分分别命名为基底部、心腔中部及心尖部。基底部及心腔中部分别按照每段 60° 被划分为 6 个段,分别命名为前段、前间壁、下间壁、下壁、下侧壁及前外侧壁。然而,心尖部被划分为 4 个部分,前尖段、中尖段、下尖段及侧尖段,这 16 段共同构成 16 段分割法。第 17 段代表心脏的尖端,相应的称其为顶冠或顶点。但是,在评价室壁运动异常时,用 16 段模型是恰当的。如果用造影灌注成像,则要使用 17 段分割模型并与其他显像方式对比。

题 11 答案是 C。C 为正确选项。

A 是错误的,因为右心室大小正常且收缩正常。

B 是错误的。

C 是正确的。侧壁及下侧壁相对于运动正常的室壁失去了运动功能。

D 是错误的,除了心尖部其余的室壁有大范围的运动异常。

E 是错误的。

这位患者患有下壁及下侧壁的急性心肌梗死使得供血部位供血障碍,并成功形成侧支循环。

题 12 答案是 D。D 选项是正确的。

A 是错误的,尽管患者有患冠状动脉疾病的危险因素,但是患者症状并不为这些危险因素做超声心动图。

B 是错误的,该患者可以在跑步机上跑 30min 无心脏症状,因此,超声心动图的基线评价并不能充分的评估该患者的外科手术风险,且髋关节骨折术不是高风险手术。

C 是错误的,这不是一个合适的理由去做超声心动图。

D 是正确的,由于患者无症状且有关心脏的检查并无发现,因此,这是一个不恰当的试验。在外科手术前做超声心动图作为术前评估被视为是不合理的。

E 是错误的,无论什么外科手术,在手术前做超声心动图是无显示的。

超声心动图是一种无创、安全、常见的一种图像显示方式,可为我们做出临床评价提供有用的信息。然而,由于资源有限,怎样合理的利用这项技术是非常重要的。该患者有两个心脏病的危险因素,听诊无心脏杂音,无心力衰竭指征,无临床症状,无充分理由做心脏超声心动图。另外,超声心动图检查对常规围术期心室功能评估但是无心脏症状的患者是不适用的。

题 13 答案是 A。A 选项是正确的。

A 选项是正确。心脏淀粉样变性表现为心脏重量的增加及标志性的左、右心室壁的增厚及左心室功能的逐渐降低。还可有心包积液,明显的舒张功能障碍,瓣膜增厚及瓣膜反流及双心房肥大等表现。

B 选项是错误的。高血压可引起左心室重量的增加及室壁增厚。这与淀粉样变性相似特别在肾衰竭发生时;然而,此时瓣膜正常无增厚可有钙化。在肾衰竭的终末阶段,可以有心包积液,反常的舒张期充盈,左心房增大。在心电图上,通常表现为肥大而不是低电压。

C 选项是错误的。结节病尽管是一种渗透性的疾病但不是均匀性的;因此,典型表现为基底部的室壁运动异常。

D 选项是错误的。类癌性心脏疾病是血管收缩素在瓣膜沉积的结果,容易发生在右侧,如果有分流则仅表现为对左侧的影响。

研究表明,病理示淀粉样变性的患者,在 M 型及二维超声心动图表现为组织的淀粉样蛋白沉积,左、右心室壁厚度的增加及室壁厚度不超过 1.5cm 时,左心室功能可维持正常。尽管淀粉样蛋白沉积在二维超声表现为颗粒状小光点,但并不是淀粉样变性的特有征象。多普勒超声心动图对于检测舒张功能障碍有一定帮助。延长时间<150ms,生存时间<1 年,在应变成像显示,该病例有变形减少。

题 14 答案是 C。C 选项是正确的。

A 选项是错误的,肥厚型心肌病是一种遗传性的心肌病,是由肌原纤维基因突变引起的。症状和体征多变。可以有左心室流出道梗阻,引起呼吸困难、乏力、胸闷及晕厥等。在超声心动图显示,左心室肥厚位置多变,但是共同点是都位于前间隔。

B 是错误的。纤维瘤属于良性肿瘤,通常位于下侧壁。可清楚显示回声比周围的心肌强。

C 选项是正确的。心尖肥厚型心肌病是肥厚发生在左心室心尖部的肥厚型心肌病,亚洲多发。超声心动图及其他显像模式均可清楚显示。无须药物或外科手术治疗。

D 选项是错误的,高血压引起的肥大是向心性的。

E 选项是错误的,结节病是一种渗透性的心肌病,可引起局部室壁运动异常,但不会有局限性室壁增厚。

心尖肥厚型心肌病最早发现于日本,被描述为左心室心尖部的肥厚伴随巨大的负性 T 波。在超声心动图,左心室腔表现为"铁铲形"。在一项有 965 例患有肥厚型心肌病的研究中,2%(23 例患者)在超声心动图表现为心尖部肥厚。在这些病例中大多数为白种人男性,但是只有 4 例患者有巨大的负性 T 波。

题 15 答案是 D。D 选项是正确的。

A 选项是错误的。视觉评价左心室大小及功能有明显的个体差异和对观察者经验的依赖。当用视觉评价时,需要与量化的方法进行对比。

　　B 选项是错误的。当有明显的左心室扩张或心室形状异常,用 M 型超声测定短轴缩短率与其他量化的测定方法比较时,会增大误差。

　　C 选项是错误的。双平面 Simpson 方法比 M 型超声更准确;但是,与 3DE 或 MRI 相比,有过低估计的倾向。

　　D 选项是正确的。三维超声与二维超声相比有准确、稳定的特点。甚至在使用超声造影评估左心室容量时更加准确。

　　E 选项是错误的。

　　对化疗或瓣膜反流患者进行长期随访,精确可靠地评估左心室容量及射血分数是非常重要的。三维超声相对于其他二维的方法更加准确、稳定,且与 MRI 有很好的相关性。

　　题 16 答案是 C。C 选项是正确的。

　　A 选项是错误的。在进行冠脉造影前没有紧急的获得左心室射血分数。

　　B 选项是错误的。在急性心肌梗死后,有大面积的前壁心肌梗死或在心肌梗死 6 周后左心室射血分数＜40％的患者,需要对左心室进行重新评估。

　　C 选项是正确的。所有 ST 段抬高型心肌梗死的患者都需要对左心室射血分数进行评估,以对未来的心血管事件进行准确的预测。

　　D 选项是错误的。在急性心肌梗死后对左心室射血分数进行评估,以确定治疗方案及帮助预后。

　　左心室射血分数的评估是 ACC/AHA 指南中 ST 段抬高型心肌梗死患者的一线指标。

　　题 17 答案是 A。A 选项是正确的。该患者前壁的急性心肌梗死造成心尖部的运动减低,从而促进了左心室心尖形成血栓。

　　B 选项是错误的。阿司匹林不足以促成左心室血栓形成。

　　C 选项是错误的。虽然左心室的血栓是分层的,但是心尖的失运动使得患者有形成更多血栓的危险,除非提高左心室功能。

　　D 选项是错误的。患者在心肌梗死后服用阿司匹林及氯吡格雷作为二级预防,且防止支架血栓的形成,但不足以治疗腔内血栓。

　　E 选项是错误的。

　　根据心肌梗死治疗指南,在 ST 段抬高型心肌梗死后有大面积或前壁心肌梗死,心房颤动,陈旧血栓或已知的左心室血栓或心源性休克的患者都需要接受Ⅳ型肝素或低分子肝素。

　　另外,治疗左心室血栓,抗凝的作用是防止血栓脱落

（0.75％～1.2％的心肌梗死）。

　　题 18 答案是 C。C 选项是正确的。

　　A 选项是错误的。短轴缩短率是用一维的方法去计算射血分数。该方法假定室壁每个段大小都相同且心脏形状特定,因此测量不准确。一旦心脏形状不规则或室壁运动异常,这种方法便不适用。

　　B 选项是错误的。双平面 Simpson 由于多一个平面所以比缩短分数准确;然而,这种方法是基于心室为弹头形的几何学假设。基于这种方法对扩大的心室或动脉瘤样心室进行容量评估也是不准确的。在两腔心平面会发生投影缩短,使得误差发生。

　　C 选项是正确的。三维超声相对于 M 型及二维超声无几何学假定及可以获得三维下计算容量的长轴,因此更加准确及稳定。

　　D 选项是错误的。斑点追踪用于容量及功能的定量测定已在研究,但仍不完善。

　　E 选项是错误的。

　　左心室功能及容量测定的最有效的方法为三维超声,相对于心脏 MRI 已经成为参考标准。与二维超声不同,这种方法无几何学假设,在公共轴线无测量误差,正交直线镜像平面一次性获得多个心脏周期平均值已成为可能。

　　题 19 答案是 B。B 选项是正确的。

　　A 选项是错误的。该患者以前心肌梗死的区域没有存活的节段,因此,该患者无冠状动脉旁路移植术。

　　B 选项是正确的。晕厥及服用抗心律失常药及旁路消融术后仍然存在的室性心动过速是进行动脉瘤切除术的指征。血栓及充血性心力衰竭也是动脉瘤切除术的指征。

　　C 选项是错误的。该患者无二尖瓣的反流及心肌的坏死;因此,无二尖瓣修补术及心脏搭桥术的手术指征。

　　D 选项是错误的,该患者在抗心律失常及射频消融术后仍然存在旁路,活化诱导的细胞死亡可能会导致重复冲击。

　　E 选项是错误的。

　　动脉瘤切除术是对有室性心动过速和（或）心力衰竭患者的二级推荐方法。STICH 实验（外科手术治疗缺血性心力衰竭）评估冠状动脉旁路移植术能否增强药物疗效,射血分数小于 35％的再入院患者行冠状动脉血管重建。无论冠状动脉旁路移植术是否连同外科心室重建术,都会提高生存率,实验结果表明,冠状动脉旁路移植术与药物治疗疗效无明显差别。

　　　　　　　　　　　　　　　　（译者　罗　文）

第21章

心功能多普勒评估

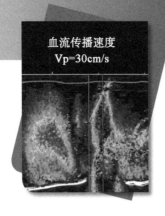

血流传播速度
Vp=30cm/s

1. 45岁女性患者,进行性加重气短持续超过6周。经胸超声心动图检查(TTE),下图显示心尖四腔切面中二尖瓣(MR)反流的连续多普勒频谱(图21.1)。字母由A到D代表多普勒速度;与此对应的时间点按照Ta到Td进行标示。

   以下哪一个选项是计算左心室dP/dT的正确公式?它也是评估整体心脏收缩功能的一种方法。

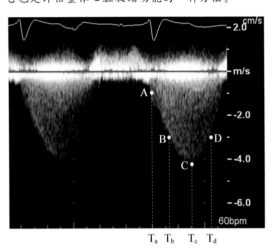

图 21.1

A. $(4C^2-4A^2)/(Tc-Ta)$

B. $(4B^2-4A^2)/(Tb-Ta)$

C. $(4D^2-4C^2)/(Td-Tc)$

D. $(4D^2-4B^2)/(Td-Tb)$

E. $(4D^2-4A^2)/(Td-Ta)$

2. 图21.2,患者进行TTE检查,获得左心室流出道(LV-OT)的脉冲波多普勒。当LVOT的流速时间积分VTI=20cm时,以下哪个患者(以A到E进行标示)心排血量(CO)最高效?

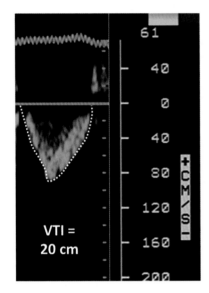

VTI = 20 cm

图 21.2

3. 67岁男性患者因发现心脏杂音进行TTE检查。(图21.3左)取二尖瓣口脉冲多普勒频谱;并在心尖四腔(A4C)切面(图中)和心尖二腔(A2C)切面(图右)上,测量二尖瓣环的直径。TTE检查时,血压=120/70mmHg,心率80次/分。

   关于二尖瓣口的血流,以下哪一种说法是正确的?

A. 计算心搏量(SV),将脉冲多普勒取样容积放置在二尖瓣瓣尖

B. 在心脏收缩峰值期,对二尖瓣环直径进行测量,即二尖瓣环内部边缘间距

C. 正常人经二尖瓣测得的SV常常大于经LVOT的SV

D. 患有严重二尖瓣关闭不全患者与无此类情况的患者相比,经二尖瓣口测的舒张期心搏量较低

E. 动脉导管未闭患者的经二尖瓣SV乘以心率等于肺动脉血流量(Qp)

	A	B	C	D	E
血压(mmHg)	90/50	120/80	150/60	100/60	110/70
心率(次/分)	60	60	80	70	85
LVOT 直径(cm)	2.0	2.1	2.1	1.8	1.7
其他结果	二尖瓣狭窄	二尖瓣反流	主动脉反流	房间隔缺损	主动脉瓣狭窄
	二尖瓣面积 1.2cm²	反流量 30ml	反流量 20ml	左向右分流 25ml	主动脉瓣面积 1.8cm²

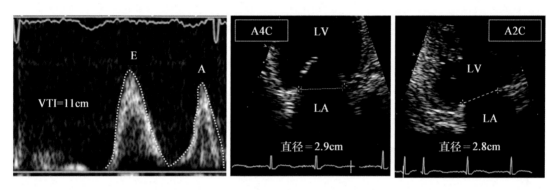

图 21.3

4. 患者,女,82 岁,主动脉瓣狭窄进行 TTE 检查。其主动脉瓣面积按 1.2cm² 计算,主动脉瓣压力阶差平均值为 32mmHg。二尖瓣血流及右肺上静脉的脉冲多普勒频谱见图 21.4。

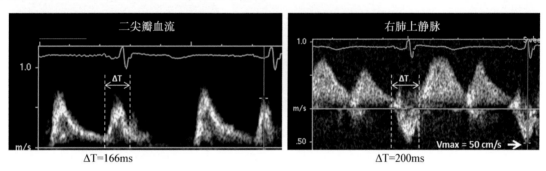

图 21.4

有关该患者左心室功能的多普勒诊断,以下哪一结论是正确的?

A. 对于该患者,其肺静脉血流的心脏收缩(S)峰值期和心脏舒张(D)峰值期的流量比提示左心房压力(LAP)上升

B. 正常人肺静脉舒张晚期反向波(AR)持续时间比二尖瓣 A 波至少长 30ms

C. 心房颤动时,肺静脉舒张(D)波消失

D. 该患者左心室舒张末压上升

E. 肺静脉 AR 波的峰值流速异常减低

5. 68 岁男性患者,出现劳力性呼吸困难。TTE 检查诊断出中度主动脉狭窄及轻到中度二尖瓣关闭不全。二尖瓣和主动脉瓣的多普勒频谱见图 21.5。

以下哪一个是计算心肌工作指数(MPI)的正确公式? 该指数也被称为 Tei 指数。

A. (A−B)/A

B. A/(A+B)

C. (A−B)/B

D. (A+B)/A

E. B/(A+B)

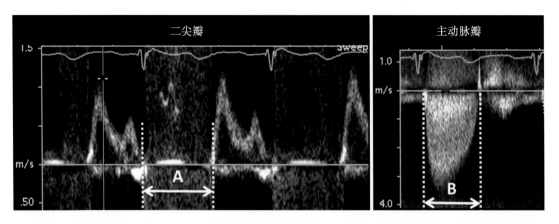

图 21.5

6. 45 岁女性患者,表现为慢性下肢水肿。TTE 检查显示
   左心室射血分数为 35%,未见明显心脏瓣膜疾病。该

患者的左心室血流传播速度和二尖瓣频谱见图 21.6。

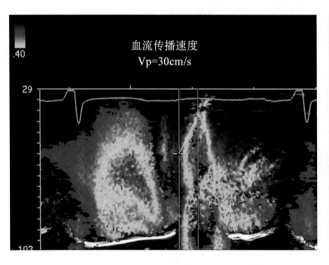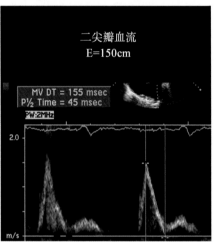

图 21.6

以下哪一论断是正确的?

A. 肺动脉楔压(PAWP)上升

B. 使用彩色 B 型成像模式获取血流传播速度曲线

C. 血流传播速度(Vp)正常

D. 假性正常二尖瓣血流频谱

E. 该患者为心房颤动患者

7. 67 岁男性患者,室间隔缺损(VSD)修补前进行了术中
   经食管超声(TEE)检查,未见明显心脏瓣膜疾病,1 个
   月前曾发生急性心肌梗死。在本次 TEE 检查中,患者
   血压为 110/50mmHg,侵入式左心房压力测量值为

10mmHg(图 21.7)。

左图为彩色多普勒显示经胃切面的 VSD;右图显示同
一切面中经 VSD 的连续多普勒。

以下哪一论断是正确的?

A. 诊断结果符合嵴上型室间隔缺损

B. 该患者舒张期杂音明显

C. 肺动脉收缩压(PASP)为 68mmHg

D. 左向右分流为主

E. 左心室收缩压峰值(LVSP)正常

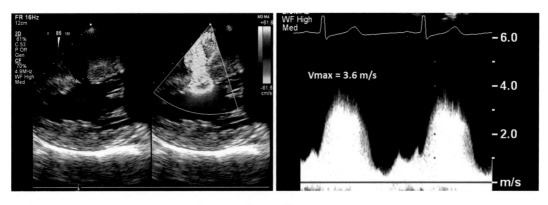

图 21.7

8. 73 岁女性患者,出现进行性加重的劳力性呼吸困难、下肢水肿 3 个月以上。运动耐量明显降低,短途步行仍觉乏力。

图 21.8 为心尖四腔切面下,左心室(LV)的多普勒应变曲线。

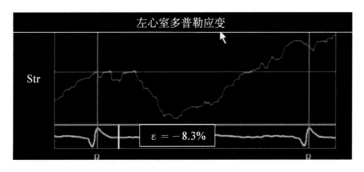

图 21.8

以下哪一论断是正确的?

A. 曲线代表的是 LV 的径向应变(radial)

B. 该患者的应变峰值正常

C. 所有的 LV 节段均可以通过多普勒应变成像进行分析

D. 心内膜下的心肌纤维是造成纵向应变的主要成分

E. 该患者的 LV 射血分数一定不正常

9. 女性肥胖患者,55 岁,右膝关节置换术后出现气短。经胸超声检查显示左心室收缩功能正常。未见明显心脏瓣膜疾病,右心检测结果见图 21.9。

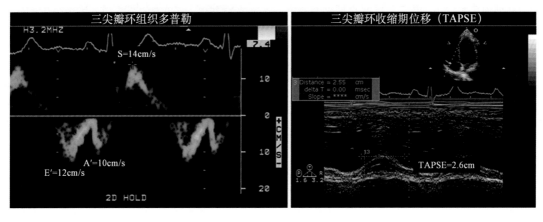

图 21.9

左图为三尖瓣环的组织多普勒,右图为三尖瓣环的 M 形曲线。另外还获取了三尖瓣血流的多普勒频谱(图中未显示):E 波峰值流速为 45cm/s,A 波峰值流速为 28cm/s,三尖瓣 E 波减速时间(DT)为 145 ms。

以下论断哪项是正确的?

A. 检测结果可以确诊为肺动脉大面积栓塞

B. 三尖瓣充盈模式表明心肌松弛功能不正常

C. 右心室长轴收缩功能正常

D. 三尖瓣环组织 S 波峰速降低

E. 三尖瓣 E 波 DT 短,不正常

10. 62 岁男性患者,无既往病史,劳力性呼吸困难持续 6 周以上,最近发现脚踝与足部肿胀,无法穿鞋。入院后进行经胸心超检查,获得视频图 21.1 和图 21.2,以及图 21.10。

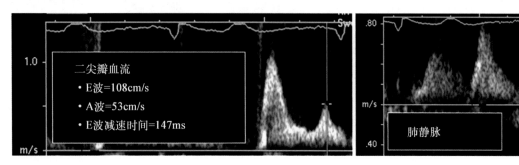

图 21.10

左图为二尖瓣血流的多普勒频谱,右图为心尖四腔切面右上肺静脉的多普勒频谱。

以下哪一论断是正确的?

A. 二尖瓣 E 波的 DT 延长

B. 计算该患者的 LA 压力时,无须二尖瓣组织多普勒结果

C. 利尿后,二尖瓣 E/A 比率预计将下降

D. 瓦氏试验后,E/A 下降量 < 50%,可证明 LA 压力上升

E. 该结果可作为假性正常充盈模式的诊断依据

题 1 答案是 B。收缩早期(dP/dT)左心室压力速率上升,用以衡量左心室收缩功能。通过 MR 反流的连续多普勒曲线,可对 dP/dT 进行计算。

dP/dT 表示收缩早期两个时间点之间 MR 反流多普勒曲线的斜率。依照惯例,第一个时间点为 MR 反流流速达到 1m/s(见图中点 A)。第二个时间点则是当 MR 反流流速达到 3m/s(见图中点 B)。

提高上述测量准确性的方法是:提高扫描速度有助于更完整二尖瓣反流频谱,且调低速度标尺,使其刚好超过 3m/s。

应用简化的伯努利方程式($dP = 4V^2$),点 A 和点 B 之间的压差计算如下。

$$dP = 4A^2 - 4B^2$$
$$dP = 4 \times (3m/s)^2 - 4 \times (1m/s)^2$$
$$dP = 36 - 4 = 32mmHg$$

随后,计算左心室 dP/dT,仅需测量点 A 和点 B 之间的时间间隔(以 s 为单位)。

$$dP/dT = 32mmHg/dT(以 s 为单位)$$

对于上述患者,$dT = Tb - Ta = 0.12s$

$$dP/dT = 32mmHg/0.12s$$
$$dP/dT = 267mmHg/s$$

该患者左心室收缩功能(斜率平缓)明显降低。正常 dP/dT 通常 > 1000mmHg/s(斜率陡峭)。

题 2 答案是 B。经左心室流出道(LVOT)计算左心室心搏量(SV)可按如下公式计算。

SV(ml) = LVOT 横截面面积(cm^2) × LVOT VTI(cm)

假设 LVOT 为圆形,则公式演化如下。

SV = $\pi \times (\frac{1}{2} \times LVOT 直径)^2 \times LVOT VTI$

心排血量(CO)为

CO(ml/min) = SV(ml) × 心率(心跳数/分)。

有效 CO 定义为外周体循环观察到的 CO,可能等于或小于左心室 CO。

答案解析:

A. 错误。该患者的有效 CO 为 3800ml/min;LVOT 心搏量为 63ml。二尖瓣狭窄并不影响 LVOT 上 CO 的计算。

B. 正确。该患者的有效 CO 为 4200ml/min;LVOT 心搏量为 69ml。二尖瓣反流并不影响 LVOT 水平上心搏量的计算。需要注意的是,二尖瓣反流时,左心室心搏量的总数大于经 LVOT 的有效心搏量,等于二尖瓣反流量和经 LVOT 有效心搏量的两者之和。

C. 错误。该病患的有效 CO 为 3900ml/min;有效 LVOT 心搏量为 49ml。

主动脉有反流时,LVOT 水平上计算出的心搏量是有效心搏量和主动脉反流量的两者之和。

LVOT 水平上的 SV = 有效 SV + 主动脉反流量

重新调整以上计算公式

有效 SV = LVOT 水平上的 SV − 主动脉反流量

对于该患者：

有效 SV＝69－20＝49ml

有效 CO＝49ml×80bpm＝3900ml/min

D. 错误。该患者的有效 CO 为 3600ml/min；LVOT 心搏量为 51ml。房间隔缺损并不影响计算 LVOT 水平上的 CO。

E. 错误。该患者的有效 CO 为 3900ml/min；LVOT 心搏量为 45ml。主动脉狭窄并不影响计算 LVOT 水平上的 CO。

题 3 答案是 E。可使用以下公式计算二尖瓣舒张心搏量（SV）。

SV(ml)＝二尖瓣孔横截面积(cm²)

×二尖瓣流速时间积分(VTI)

假设二尖瓣孔的几何形状，使用以下 2 种方法中的任何一种，均可以计算出二尖瓣孔横截面积。

1. 通常测量心尖四腔切面上的舒张二尖瓣环的直径（D）；则二尖瓣横截面孔口面积（MOCSA）计算如下。

$$MOCSA＝\pi×(\frac{1}{2}D)^2$$

对于该患者

MOCSA＝3.14×(½×2.9cm)²＝6.6cm²

2. 椭圆形二尖瓣孔分别测量出心尖四腔（D1）切面和心尖二腔（D2）切面的舒张二尖瓣环直径。使用椭圆形面积公式，MOCSA 计算如下。

MOCSA＝3.14×(½×D1)×(½×D2)

对于该患者

MOCSA＝3.14×(½×2.9cm)×(½×2.8cm)

MOCSA＝6.4cm²

已知 MOCSA，随后可计算出经二尖瓣的心搏量及心排血量：

SV(ml)＝MOCSA(cm²)×二尖瓣 VTI(cm)

CO(ml/min)＝SV(ml)×心率(跳动次数/min)

对于该患者，应当采用椭圆形计算方法：

SV＝6.4cm²×11cm＝70ml

CO＝70nl×80bpm＝5600ml/min

答案解析：

A. 错误。计算二尖瓣的心搏量时，脉冲波多普勒取样容积应放置在二尖瓣环的位置（即测量二尖瓣环直径的位置）。刚好与测量二尖瓣血流的取样容积设置操作相反，该测量用以评估左心室舒张功能，将取样容积放置在二尖瓣瓣尖部。

B. 错误。舒张期当瓣膜开放达到最大值时，在二尖瓣瓣根部测量二尖瓣的直径（内缘到内缘的距离）。

C. 错误。如果未见明显的二尖瓣或主动脉反流，经二尖瓣的舒张心搏量与左心室流出道的收缩心搏量相等。

D. 错误。二尖瓣反流越严重，经二尖瓣的舒张心搏量就越大。二尖瓣反流时，经二尖瓣的舒张血流等于有效心搏量（左心室流出道处进行测量）和二尖瓣反流量的

总和。

E. 正确。存在动脉导管未闭的患者，二尖瓣处测量出的心排血量代表肺血流（Qp），而经右心室流出道的血流代表体循环血流（Qs）。

题 4 答案是 D。

答案解析：

A. 错误。对于该患者，肺静脉收缩波（S）峰速与舒张波（D）峰速的比率＞1，说明左心房压正常。

B. 错误。心房反流波（AR）时间较二尖瓣 A 波持续时间长至少 30ms，说明左心室舒张末压上升。

C. 错误。心房颤动时，心房反流波（AR）消失，舒张（D）波未消失；另外，收缩（S）波的峰速降低；S/D 比率值开始＜1。

D. 正确。心房反流波（AR）较二尖瓣 A 波时间延长 30ms 以上，说明左心室舒张末压上升。对于该患者，AR 持续时间－A 持续时间＝200－166＝34ms。

E. 错误。肺静脉心房反流波（AR）血流速度随时间推移而加快，但通常情况下不超过 35cm/s。较高的 AR 流速峰值表明左心室舒张末压上升，该患者即属此类情况（AR＝50cm/s）。

题 5 答案是 C。心肌工作指数（MPI），这一概念于 1995 年提出，也称为 Tei 指数，用于同时评定左心室收缩和舒张功能。根据定义，MPI 就是以下公式所计算出来的比率。

$$MPI＝(IVCT＋IVRT)/EP$$

公式中，IVCT 等容收缩时间，IVRT 等容舒张时间，EP 射血时间。心脏正常时，两个等容比率的总和大约是射血时间的 1/3。左心室 MPI 正常值通常为 0.39＋/－0.05。如果出现收缩和舒张功能不全，该比值增加。

使用二尖瓣和主动脉血流频谱来计算 IVCT 和 IVRT 在技术层面上有难度。MPI 的计算如下。

$$MPI＝(A－B)/B$$

公式中，A 表示一个心动周期中二尖瓣关闭到下一个心动周期二尖瓣开放的时间，B 表示主动脉血流频谱的射血时间。

必须强调的是，MPI 为前后负荷依赖。左心室后负荷增加和前负荷减少与 MPI 数值的上升有关。相反，左心室收缩力的变化似乎并没有明显的改变 MPI 数值。

答案解析：

A. 错误。见上述讨论。

B. 错误。见上述讨论。

C. 正确。MPI(Tei 指数)是按照公式(A－B)/B 计算得出。

对于该患者，MPI＝(410－300)/300＝0.37，数值正常。

D. 错误。见上述讨论。

E. 错误。见上述讨论。

题 6 答案是 A。

答案解析：

A. 正确。该患者左心室收缩功能衰退，通过明显上

升的 E/Vp 比率(二尖瓣 E 波峰速与血流传播速度 Vp 之比),可以判断出肺动脉楔压(PAWP)升高。计算 PAWP 的回归方程式如下:

$$PAWP=4.6+5.27\times E/Vp$$

对于该患者,

$$E/Vp=150/30=5$$

$$PAWP=4.6+5.27\times5=31mmHg$$

表明对于左心室收缩功能衰退的患者来说,E/Vp>2.5 时,可以精准的预知 PAWP>15mm。患者如果 LV 容积和射血分数正常,而左心室充盈压力上升,其 Vp 可能会被误判为正常。因此 E/Vp 方法对没有左心室收缩功能减低的个体应当慎用。

B. 错误。应当使用彩色 M 型模式来获取 Vp 值。在心尖四腔切面上,将彩色取样框设置在左心室上方,彩阶(尼奎斯特频率极限)通常设置为 40cm/s。随后将 M 型取样线放置在左心室内,与二尖瓣血流方向一致。血流传播速度(Vp)是舒张早期,出现彩色混叠的斜率测量值。在二尖瓣水平到距心尖 4cm 处测量 Vp 斜率。

C. 错误。该患者 Vp 值下降;正常值>50cm/s。Vp 值越低,左心室松弛越慢;左心室吸力越差。

D. 错误。E/A 比率>2,以及快速的 E 波(<160ms)减速时间,可以判断出该患者的二尖瓣血流为限制型充盈。由于左心室收缩功能不全,同样也可提示肺动脉楔压上升。

E. 错误。从二尖瓣血流频谱上可以看到二尖瓣心房(A)波,所以该患者并未发生心房颤动。心房波与心房机械收缩有关,与心房颤动无关。

题 7 答案是 E。

答案解析:

A. 错误。近期发生的心肌梗死和室间隔缺损是心肌梗死后并发肌部 VSD 的典型表现。嵴上型 VSD 是先天性 VSD 的一种,缺损部位紧邻主动脉根和肺动脉瓣。

$$PASP=RVSP$$

已知收缩压(SBP)和经 VSD(ΔP)的压力阶差,计算 RVSP。不存在 LV 流出道梗阻情况下,SBP 等于左心室收缩压(LVSP)。

$$SBP=LVSP$$

因此

$$RVSP=LVSP-\Delta P$$

$$RVSP=SBP-\Delta P$$

对于该患者

$$RVSP=110-4\times(3.6m/s)^2$$

$$RVSP=58mmHg$$

必须强调的是,经 VSD 估测 RVSP 可进行直接计算,无须将右心房压力与压力差相加,这一点与三尖瓣反流法计算 RVSP 不同。

B. 错误。尽管在多普勒频谱上看到有舒张血流穿过 VSD,但是心脏听诊却无法听到。患有 VSD 患者通常

存在全收缩期杂音。

C. 错误。如果不存在肺动脉狭窄,肺动脉收缩压(PASP)的峰值等于右心室收缩压(RVSP)的峰值。

D. 错误。彩色多普勒和频谱多普勒均可以显示明显的从左向右分流。

E. 正确。患者不存在 LVOT 和 AV 梗阻时,收缩压(SBP)等于左心室收缩压(LVSP)的峰值。该患者 LVSP 为 110mmHg,在正常范围。

题 8 答案是 D。

答案解析:

A. 错误。心肌应变共有三种主要类型,纵向、环向和径向。应变表明心肌节段长度与舒张末期长度相比发生的变化。因为心肌层在纵向和环向轴中变短,所以纵向和环向应变值为负值。相反,心肌层在径向轴中变粗;因此径向应变值为正值。对于该患者,应变峰值为 -8.3%,因此并不能说明该病患为径向心肌应变。

B. 错误。从心尖切面获取该患者的多普勒应变曲线,应该为纵向应变。一般该曲线从侧壁基底处获取,也可以从任何非心尖 LV 节段获取。纵向应变绝对值≤12%,肯定不正常。

C. 错误。多普勒应变成像与任何其他多普勒技术一样,存在相同的局限性,即无法对垂直于声束的结构组织成像。因此,基于多普勒技术的应变成像也无法对左心室心尖进行较好的成像。

D. 正确。左心室纵向力学状态主要由心内膜下肌纤维控制,心肌一旦出现各种病变,首先影响到心内膜下肌纤维。

E. 错误。心肌所有力学形式(如应变和扭转)都是为 LV 整体功能和射血分数(LVEF)做贡献。纵向应变上的受损常常会有其他形式的应变或扭转增强予以补偿,这样,尽管个别应变值减低,但整体 LVEF 值仍然正常。

题 9 答案是 C。

答案解析:

A. 错误。尽管临床建议诊断为肺动脉栓塞,但仅根据心超检查结果,仍对此无法进行确诊。大面积的肺动脉栓塞通常与右心室收缩功能减低有关。该患者 TAPSE(≥1.6cm)和 S 波峰速(≥10cm/s)均为正常值,与右心室收缩功能减低诊断相悖。

B. 错误。三尖瓣 E/A 比率<0.8 表明舒张方式不正常。该患者 E/A=1.6(正常值为 0.8~2.1)。此外,该患者三尖瓣 E/E' 比率为 3.8(正常值≤6),这些数值与 RV 舒张功能不全的诊断相悖。

C. 正确。三尖瓣环收缩期位移(TAPSE)是一种 M 型技术,用以测量三尖瓣环的收缩位移。TAPSE 正常值≥1.6cm,说明纵向右心室收缩功能正常。

D. 错误。该患者 S 波速为 12cm/s(正常值≥10cm/s),为正常值。S 波速正常表明 RV 纵向收缩功能正常。

　　E. 错误。该患者三尖瓣 E 波的减速时间(DT)为正常值(145ms;正常值≥120ms)。当三尖瓣 E/A>2.1,DT 值<120ms 则表示为限制型充盈模式。注意二尖瓣相对于三尖瓣限制型充盈频谱,两者存在不同的界限值(二尖瓣限制型频谱 DT<150ms;三尖瓣限制型频谱 DT<120ms)。

题 10 答案是 D。

答案解析:

　　A. 错误。该患者二尖瓣 E 波的减速时间(DT)异常缩短(<150ms),由于 E/A 比率>2,属于限制型充盈频谱。

　　B. 正确。该患者因为 LV 收缩功能不全,所以出现急性失代偿心力衰竭。当 LV 射血分数降低时,常常只通过二尖瓣血流就可以对左心房压力(LAP)进行计算。如果二尖瓣 E/A<1,而 E≤50cm/s,LAP 为正常值。相反,E/A>2,E 波减速时间<150ms(限制型充盈频谱),正是该患者的状态,表明 LAP 值上升。肺静脉血流显示收缩(S)波的峰速小于舒张(D)波的峰速,进一步说明该患者的 LAP 值上升。患者出现心力衰竭,并且 LV 射血

分数正常时,不能只通过二尖瓣血流对 LAP 值进行计算,还需要其他额外的参数(比如 E/E′比率)。

　　C. 错误。对于出现急性失代偿心力衰竭的患者,利尿治疗与未采用利尿疗法前的记录数据相比较,利尿治疗降低了 LV 前负荷,往往会导致 E 波速度降低。最初出现限制型充盈频谱的患者,如果对其采用适当的利尿治疗,而 E 波速率并无明显下降,则预示着该患者预后不佳。

　　D. 错误。心脏病患者二尖瓣 E/A 比率下降量≥50%,即可说明该患者 LV 充盈压力上升。然而如果 E/A 比率变化<50%,常常并不能表明 LV 充盈压力为正常值。

　　E. 错误。假性正常充盈模式的特征表现为二尖瓣 E/A 比率在 1~2;二尖瓣 E 波减速>150ms,且肺静脉血流表明收缩(S)波峰速小于舒张(D)波峰速。尽管该患者 S/D 比率<1,然而其二尖瓣 E/A 比率>2,二尖瓣 E 波 DT<150ms,所以该病患的充盈模式为限制型。

(译者　郑敏娟)

第22章

舒张功能

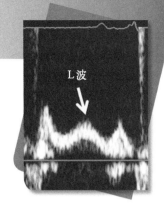
L波

1. 心电图(ECG)上 PR 间期(PR 是指心电图 P 波和 R 波的时间)延长,这最可能与以下哪一个二尖瓣血流多普勒表现相关?
   A. E/A 比率上升
   B. E/A 比率下降
   C. 二尖瓣 A 波波时缩短
   D. 心舒张期延长
   E. 二尖瓣 L 波扩大

2. 依照图 22.1,LVEDP(左心室舒张末压)最可能是多少?

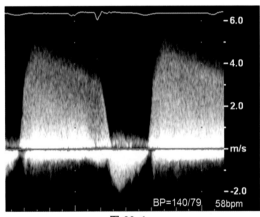

图 22.1

   A. 10mmHg
   B. 20mmHg
   C. 30mmHg
   D. 5mmHg
   E. 无法计算

3. 图 22.2 中的图像符合以下哪一个诊断结果?

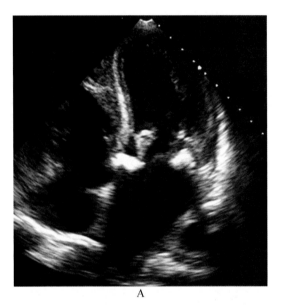

A

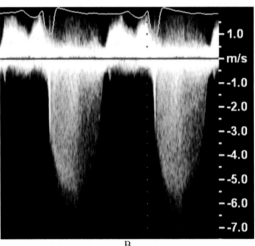

B

图 22.2

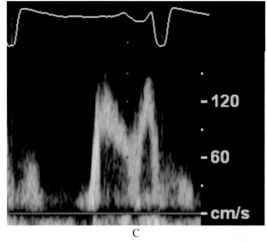

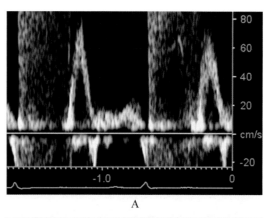

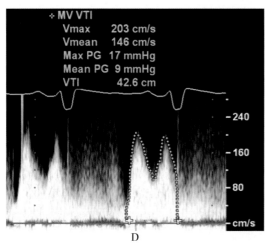

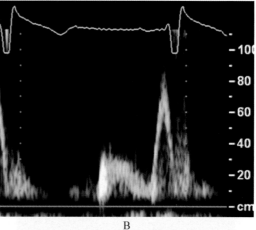

图 22.2 （续）

A. 重度二尖瓣关闭不全

B. 重度二尖瓣狭窄

C. 舒张功能不全 1 级

D. 重度 MR 和重度 MS

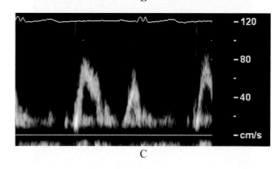

图 22.3

4. 一位 60 岁患者射血分数正常,则以下哪一个最不可能表明该患者舒张功能异常?

A. 肺静脉负向波 Ar 时间－二尖瓣 A 波波时间＝35ms

B. $e'=12cm/s$

C. 瓦氏试验 E/A 下降量≥0.5

D. $E/e'=16$

E. 左心房容积指数＝$40ml/m^2$

5. 患有扩张型心肌病的患者,在瓦氏试验后获得二尖瓣血流脉冲多普勒频谱,以下哪一幅频谱与 2 年存活率 <50% 有关?

A. 图 22.3A

B. 图 22.3B

C. 图 22.3C

D. 无法断定

6. 从心尖获取左心的连续多普勒频谱,见下图(图 22.4)。以下哪一种状况是最不可能出现这种异常多普勒频谱?

A. LV 收缩功能呈高动力循环状态及低血容量症

B. 扩张型心肌病伴随 D 期心力衰竭及左束支传导阻滞

C. LVEF 正常,完全性心脏传导阻滞

D. 心内膜炎并伴有低血压及急性重度主动脉瓣反流

7. 以下哪一个是二尖瓣血流 E 波和 A 波速度的决定因素?

A. LA 顺应性

B. LV 顺应性

C. 跨瓣压差

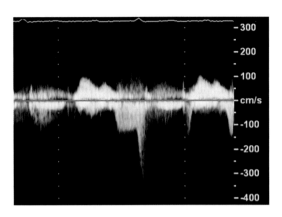

图 22.4

D. 二尖瓣面积

E. LV 舒张

8. 62 岁女性患者,有高血压病史、患有肥胖症及慢性阻塞性肺部疾病,因气短前往急诊就诊。生命体征如下:HR 75 次/分,BP 114/70mmHg,血氧饱和度为 93%。检查发现该患者心音较弱,未闻及杂音。对患者进行心超检查,经左心(图 22.5)的多普勒检查结果如下。以下哪一项是该患者症状的原因?

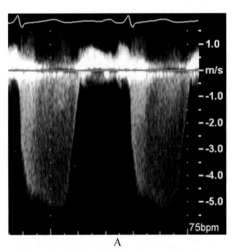

A

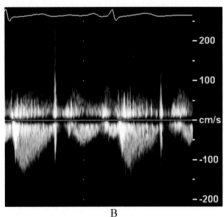

B

图 22.5

A. 左心房压力上升

B. 主动脉瓣狭窄

C. 重度二尖瓣反流

D. 以上均错

9. 70 岁男性老年患者,呼吸困难,下肢水肿,腹围增大。2 个月前进行了冠状动脉旁路移植术(CABG)和主动脉瓣置换术。心超检查显示未见心包积液。IVC 扩张,二尖瓣 E/A 为 2.5。静卧时未见二尖瓣 E 波因呼吸流量变化。在进行心超检查时,以下哪一种方法有助于引发呼吸流量变化,从而确诊疑似缩窄性心包炎?

A. 让该患者坐起

B. 抬腿

C. 握拳

D. 以上均错

10. 50 岁女性患者,以下哪一状况可判定该患者左心房压明显上升?

A. 减速时间=190ms

B. IVRT=120ms

C. 减速时间=280ms

D. IVRT=50ms

E. E 波>A 波

11. 在以下哪一种状况下,最有可能出现图 22.6 中的二尖瓣血流脉冲多普勒频谱?

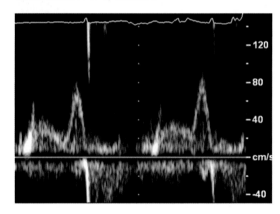

图 22.6

A. 45 岁男性患者,LVEF=45%,有心肌梗死病史,NYHA 心功能 I 级

B. 20 岁女性患者,轻度杂音,无心脏病症状

C. 70 岁男性患者,患有限制型心肌病,NYHA 心功能 IV 级

D. 52 岁男性患者,患有特发性扩张型心肌病,BNP 水平上升

12. 55 岁女性患者,以下哪一个超声/多普勒结果最不可能提示图 22.7 中的二尖瓣血流频谱为假性正常?

A. 肺静脉血流 S/D 比率=0.3

B. E/e′=18

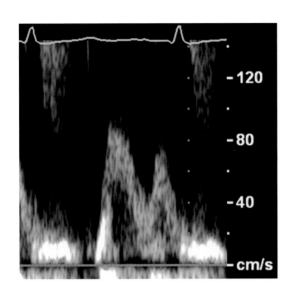

图 22.7

C. 左心房容积指数＝42ml/m²

D. 肺静脉负向波 Ar 时间－二尖瓣 A 波波时间＝0ms

E. 彩色 M 型传播率＝35cm/s

13. 以下哪种疾病最不可能出现二尖瓣 E 波随呼吸流量变化？

A. 心脏压塞

B. 心包缩窄

C. 慢性阻塞性肺部疾病

D. 右心室心肌梗死

E. 限制型心肌病

14. 65 岁男性患者，有高血压病史和吸烟史，出现气短，生命体征正常。未见颈静脉扩张。肺部听诊无杂音。心脏检查显示心率和节律正常，可闻及 S4，无杂音。心超检查结果多普勒频谱见图 22.8。肺动脉舒张压应为下列哪项？

A. 14mmHg

B. 21mmHg

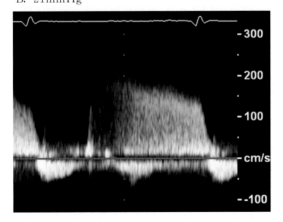

图 22.8

C. 9mmHg

D. 32mmHg

E. 40mmHg

15. 心肌应变的定义是什么？

A. 心肌组织形变（长度改变）

B. 心肌组织速度

C. 心肌形变的变化率

D. 左心室心尖与心底旋转变化

E. 以上均错

16. 以下哪一个超声/多普勒结果最不可能提示该患者存在缩窄性心包炎的典型特征？

A. 间隔和侧壁的 e′波速度正常

B. 呼气时肝静脉舒张期血流回流增加

C. 当呼吸流量变化增大，呼气时二尖瓣 E 波速度降低

D. 室间隔弹跳样抖动，即使屏住呼吸仍然存在

E. 组织多普勒出现瓣环速度不一致（间隔侧 e′波速度明显高于侧壁 e′波）

17. 有关肺静脉血流，以下哪一个论断是不正确的？

A. 肺静脉 S 波血流受到左心房舒张的影响

B. 二尖瓣狭窄时，肺静脉收缩期血流流速降低，舒张血流时间缩短

C. 重度二尖瓣关闭不全时，肺静脉收缩期血流可能发生反向

D. 随着患者年龄增长，肺静脉 D 波速度降低

18. 有关 LA 大小和功能，以下哪一个论断是不正确的？

A. 左心房容积增大，可能反映了左心房充盈压持续升高的累积效应

B. 左心室舒张顺应性影响左心房收缩功能

C. 运动员心脏通常可见左心房扩大

D. 舒张功能不全 1 级时，对左心房输送血液期功能依赖性增强

E. 左心房贮血功能受左心房顺应性的影响

19. 53 岁男性患者，瓣环间隔侧记录曲线见图 22.9。二尖瓣 E 波速度为 100cm/s，E 波减速时间为 170ms，A 波速度为 80cm/s，IVRT 为 80ms。

A. 该结果提示舒张功能正常

B. 该结果提示缩窄性心包炎

C. 该结果提示心肌病

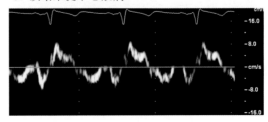

图 22.9

D. 该结果无法判定

20. 见图 22.10,选择多普勒曲线的正确测量值:

A. S/D 比率=0.9;E 波=120cm/s;A 波=85cm/s;
   IVRT=60ms;e'=5cm/s

B. S/D 比率=1.4;E 波=120cm/s;A 波=85cm/s;
   IVRT=60ms;e'=5cm/s

C. S/D 比率=0.9;E 波=120cm/s;A 波=85cm/s;

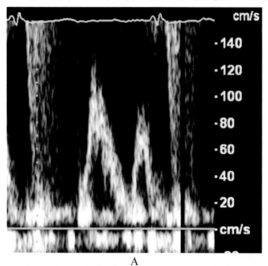

A

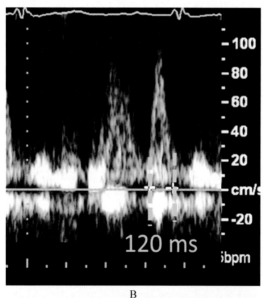

B

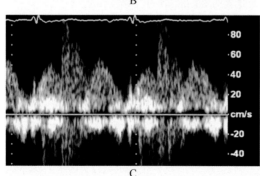

C

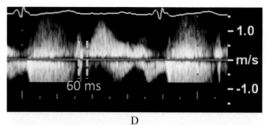

D

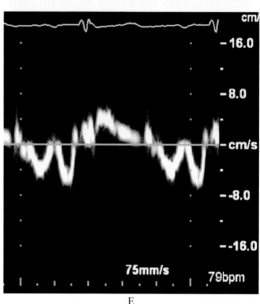

E

图 22.10

   IVRT=120ms;e'=6cm/s

D. S/D 比率=1.4;E 波=80cm/s;A 波=50cm/s;
   IVRT=60ms;e'=5cm/s

E. S/D 比率=0.9;E 波=80cm/s;A 波=50cm/s;
   IVRT=60ms;e'=6cm/s

21. 以下哪一项说法最准确?

A. 二尖瓣换瓣后的患者,可使用侧壁 E/e'来确定充
   盈压上升

B. 侧壁 e'速度通常小于间隔 e'速度

C. 患者 LVEF 正常,有中度到中度二尖瓣关闭不全
   时,不能依靠 E/e'来评价该患者的 LV 充盈压

D. e'速度随着正常衰老而增加

E. E/e'与正常心脏的前负荷无关

题1答案是 B。

   A. 错误。见"B"选项答案辨析。

   B. 正确。在一度房室传导阻滞时,可能会出现二尖
瓣 E 波和 A 波融合的情况。此外,二尖瓣 A 波速度可能
会上升,从而导致 E/A 下降。

   C. 错误。P-R 间期延长,二尖瓣 A 波波时也延长。

   D. 错误。一度房室传导阻滞时会造成 E 波和 A 波
部分或全部融合,但不会延长心舒张期。

   E. 错误。二尖瓣 L 波是舒张中期的一种波,在二尖

瓣血流多普勒检测中可观察到。据报道称,心动过缓的年轻人,健康人及患有心力衰竭,出现充盈压力上升的患者可观测到二尖瓣 L 波。当速度≥20cm/s 时,L 波常反映出舒张功能异常,充盈压力上升(图 22.11)。

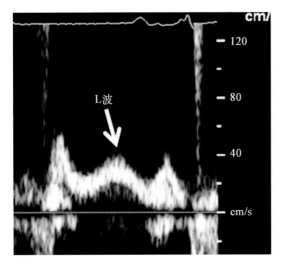

图 22.11

<u>题 2 答案</u>是 C。已知主动脉反流(AR)射血舒张末期速度,可计算 LVEDP,由于舒张末期 AR 射血速度由主动脉舒张压力和 LVEDP 的差值来决定。通过简化的伯努利方程式,主动脉和 LV 间的舒张末期压差为 $4 \times VAR^2$。

在这个病例中,AR 射血舒张末期速度为 3.5m/s,因此 $LVEDP = 79 - 4 \times (3.5)^2 = 30mmHg$(图 22.12)。

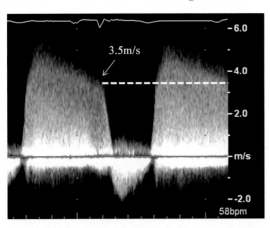

图 22.12

<u>题 3 答案</u>是 A。二尖瓣反流(图 22.2B)的连续多普勒符合重度二尖瓣关闭不全。二尖瓣 E 波速度上升,跨瓣压差增加(图 22.2C 和图 22.2D)。容积增加与重度二尖瓣反流状况相符合,导致 E 波速度(>1.2m/s)上升,跨瓣压差上升。压力降半时间未见显著上升,结合 2D 图像,不能确诊为明显(中度或重度)二尖瓣狭窄。舒张功能不全 1 级时,二尖瓣 E 波速度降低,而非上升。此例患者 E 波减速时间并没有延长,没有出现 E/A＜0.8 的情况,因此,不

符合舒张功能不全 1 级状况。

<u>题 4 答案</u>是 B。随着充盈压上升,肺静脉反向波(Ar)时间增加,二尖瓣 A 波波时缩短。肺静脉 Ar 时间－二尖瓣 A 波波时≥30ms,符合充盈压力上升的情况。

如果出现心肌舒张异常的情况,组织多普勒二尖瓣环 e'速度降低。间隔 e'速度＜8cm/s 或侧面 e'速度＜10cm/s 为异常,提示舒张功能不全。对于 60 岁的人来说,二尖瓣 e'速度为 12cm/s,属正常状态。

患者如果呈现出假性正常二尖瓣血流频谱,前负荷的减少与瓦氏试验的应变相位有关,会造成 E/A 比率的下降。相反,如果基线二尖瓣血流频谱正常,则 E 波和 A 波的波速均会降低,瓦氏试验 E/A 比率应无变化。需要注意的是,对 LVEF(左心室射血分数)正常的患者(≥50％),静息时二尖瓣血流速度不能作为充盈压力的可靠指标。

患者出现充盈压力上升时,报道显示二尖瓣 E 波与二尖瓣环 e'速度比值也出现了上升。E/e'间隔≥15,E/e'侧壁≥12,E/e'平均值≥13 说明 LVEDP 上升。E/e'≤8 符合 LVEDP 的正常值。E/e'值在上述正常与非正常界限值之间时为不确定值,所以还需要使用其他心超检查参数。

左心房容积扩大时,如果出现血流动力障碍的其他特征,则表示左心房充盈压力随时间推移而上升。

<u>题 5 答案</u>是 A。图 22.3A 显示为"限制性生理"二尖瓣血流频谱,该频谱与舒张功能不全晚期(级别 3)有关。表现为 E/A 比率(≥2)高,E 波减速时间缩短(＜160ms)。当左心房和左心室舒张压力明显上升时会出现这种类型的频谱。在这些病例中,大部分的心室充盈发生在舒张初期,血流从高压左心房流入 LV。然而,当 LV 顺应性异常时,因为 LV 舒张压力迅速上升,所以导致血流减速很快。在舒张末期,LV 压力已经很高,心房收缩时的额外充盈量很少。这些因素都会造成 E/A 比率高,减速时间缩短。如果改善血液动力状态(如利尿治疗)舒张功能损害可恢复,应归为"舒张功能不全 3A 级";如果降低前负荷充盈模式仍不改变,则归为"舒张功能不全 3B 级(Ⅳ级)"。在限制型和扩张型心肌病中,舒张功能不全 3 级意味着预后不良,3B 级预后最差。

图 22.3B 显示了一个"松弛不正常"的二尖瓣血流频谱,属舒张功能不全 1 级。可在舒张功能损害早期观测到这种频谱,LV 松弛不正常,但 LV 充盈压正常。E/A 比率降低(＜0.8),其原因是早期舒张充盈受损使 E 波波速降低,心房收缩加剧使得 A 波波速加快。当左心室舒张松弛不正常时,LV 早期舒张压变化率减缓,E 波减速时间延长(＞200ms)。

图 22.3C 显示的二尖瓣血流频谱,既可以在正常人中观测到,也可以在舒张功能不全 2 级("假性正常"频谱)的患者中看到。假性正常频谱是舒张功能不全的一个中间期,是早期和晚期的过渡形态。其他的舒张参数

如二尖瓣 E/e′、肺静脉血流、左心房大小,有助于区分二尖瓣血流的假性正常和正常情况。

题6答案是 A。多普勒曲线显示出患者患有舒张二尖瓣关闭不全(图 22.13 箭头)和完全性房室传导阻滞。有一度 AV 传导阻滞的患者可伴有二尖瓣反流,主要原因是心室在心房收缩后不能协调同步收缩,使二尖瓣闭合不完全,故出现二尖瓣反流。二尖瓣关闭不全还可以出现在舒张末左心室压超过左心房压、LVEDP 明显上升时或重度主动脉瓣关闭不全时(尤其是急性重度主动脉功能不全)。答案"A"错误。

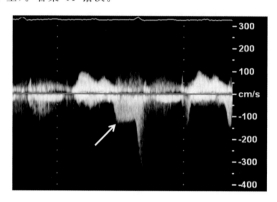

图 22.13

题7答案是 C。尽管影响二尖瓣 E 波和 A 波波速的变量有很多(如前负荷、LV 顺应性、LV 松弛性、LA 收缩功能、二尖瓣血流受阻情况),影响二尖瓣血流速度的主要决定因素是舒张充盈期左心房和左心室间的压差。

题8答案是 D。其他皆错(该患者可能有中度 MR)。

A. 错误。图 22.14 显示为二尖瓣关闭不全,射血速度为 5.2m/s。使用简化的伯努利方程式,LV 和 LA 间的收缩压差为 $4 \times V_{max} MR^2 = 108mmHg$。未见 LVOT 或主动脉梗阻(在图 22.5B 多普勒曲线中未见梗阻征象),

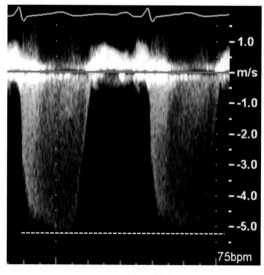

图 22.14

LV 收缩压≈主动脉收缩压≈114mmHg。LA 压力计算如下:$LAP = LVSP - 4 \times V_{max} MR^2 = 114 - 108 = 6mmHg$。可见 LA 压并未升高。

B. 错误。经主动脉瓣(图 22.5B)的 CW 多普勒峰值速度正常,与主动脉瓣狭窄不符。

C. 错误。二尖瓣反流的多普勒频谱不符合重度二尖瓣关闭不全的状态。E 波速度(<1.0m/s)也不符合。

题9答案是 A。部分缩窄性心包炎的患者可能不存在呼吸流量变化。对于容量负荷过多的患者,使用减低负荷的方法,如让患者坐立位、倾斜头部或是利尿疗法,均可引起呼吸流量变化。

抬高腿部可增加前负荷,而不是使其减低,故对该患者不应抬高腿部。握拳可能会增加后负荷而不会减少前负荷。

题10答案是 D。在舒张功能不全早期(如舒张功能不全1级),由于舒张早期心室舒张受损,则 IVRT 延长(≥100ms)。在舒张功能不全晚期,随着充盈压力上升,IVRT 缩短(≤60ms)。

正常二尖瓣 E 波减速时间为 160～200ms(一些报道应用的上限为 240ms,也有使用 200ms 作为阈值的报道)。在舒张功能不全早期,由于在舒张充盈过程早期,LV 松弛不正常,所以减速时间延长。在舒张功能不全晚期,由于左心室顺应性不正常,LVEDP 值高,LA-LV 间的早期舒张压差快速下降,从而造成减速时间缩短(<160ms)。

选项 E 错误,因为 E>A 比率对于 50 岁的患者来说是正常值。如果能提供更多有关 E/A 的信息,比如比率>2.0 或与减速时间<110ms 有关,这样选项 E 可能正确。然而,正如所述,选项 E 并不是唯一最佳答案。

题11答案是 A。多普勒曲线显示二尖瓣血流频谱非正常舒张。E/A 比率<0.8,减速时间(图 22.15,黄色虚线)延长。没有出现 LVEDP 值上升的情况时,这一曲线常见于 LV 松弛性(如缺血性心脏病或高血压心脏病)减低的患者。因为 LV 松弛不正常导致早期舒张被动充盈延长,所以 E 波减速时间延长。因为早期舒张被动充盈降低,而 LV 充盈的心房主动收缩增加,因此 E/A 比值降

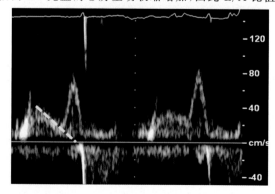

图 22.15

低。

一个健康人,如果没有心肌疾病,其二尖瓣血流频谱应为正常值(E/A＝1~1.5,减速时间－160~200ms)。

如果患者既没有限制型心肌病或扩张型心肌病,充盈压力也没有上升,可能出现假性正常(舒张功能不全 2 级)或限制型(舒张功能不全 3 级)二尖瓣血流频谱。

需要注意的是,患者如果出现舒张功能不全,而射血分数正常,则二尖瓣血流参数与 LVEDP 无关。

题 12 答案是 D。肺静脉血流由一个收缩波 S 和一个舒张波 D(与二尖瓣 E 波对应),以及一个心房负向波 Ar(心房收缩时出现)组成。年轻人的舒张波通常非常明显,与早期舒张 LV 充盈为主相对应。随时间推移,S/D 速率上升,反映出在舒张早期,LV 充盈出现降低。然而,左心房压(LAP)上升的患者,S/D 比率下降,Ar 速度和持续时间增加。因此 S/D＜1,Ar 持续时间－二尖瓣 A 波持续时间≥30ms,这两点都说明 LAP 上升。二尖瓣 A 波持续时间还受到心律失常的影响。对于患有窦性心动过速或者一度 AV 阻滞的患者,二尖瓣 A 波持续时间增加;而对于 PR 较短的患者,其二尖瓣 A 波持续时间可能会缩短。收缩充盈射血分数计算如下:$S_{VTI}/(S_{VTI}+D_{VTI})$;如果数值＜40%,则说明 LAP 上升。然而,与 LVEF 正常或高动力的患者相比,对于 LVEF 降低的患者,可将收缩充盈射血分数和 S/D 速率作为评估患者 LAP 上升的可靠指标。

LVEDP 上升的患者,二尖瓣 E 波与二尖瓣环舒张早期速度(e')的比率也会上升。E/e'间隔≥15,说明 LVEDP 上升,而 E/e'≤8,则说明 LVEDP 正常。

左心房容积指数≥34ml/m²,说明左心房负荷缓慢增加,与其他参数一起,有助于判断不正常的舒张功能。

彩色 M 型血流传播速率(Vp＜50cm/s)的降低与舒张功能不正常有关。另外,已有相关报告称,E/Vp≥2.5 与 LA 压力上升有关。但是,射血分数正常的患者和 LVEF 降低的患者相比,彩色 M 型血流传播速率更为不可靠。对于患有心力衰竭,但射血分数尚正常的患者来说,尽管充盈压上升,但仍可观测到正常的血流传播速率。

题 13 答案是 E。患有限制型心肌病的患者未见呼吸流量变化,但是呼吸流量变化见于缩窄性心包炎患者(胸腔内和心腔内压力间的变化并非完全一致)。呼吸流量变化也可见于心脏压塞、右心室心肌梗死,与急性肺栓塞有关右心衰竭。慢性阻塞性肺病的患者,随呼吸周期胸内压变化较大,因此可观察到呼吸流量变化。且上腔静脉中吸气时前向血流也会增加,而这一情况对于缩窄性心包炎的患者却观察不到。此外,COPD 患者显示出"限制型"(如 3 级)二尖瓣血流频谱的可能性不大。

题 14 答案是 A。已知舒张末期肺动脉反流(PR)速度,可计算肺动脉舒张压。本题中患者的舒张末期 PR 射流速度为 1.5m/s。使用简化的伯努利方程式,$4V_{PR^2}$,求得 PA 和 PV 间的舒张压差。舒张期 RV 压力计算结果可

估算约等于 RA 压力。对于该患者,根据正常的静脉搏动,RA 压力估算为正常值(－5mmHg)。RA 压力也可通过心超检查予以估算:比如 IVC 大小,是否存在 IVC 呼吸塌陷,肝静脉血流信号,以及心房扩大的情况。图 22.16 就此例患者,$PAD=4V_{PR^2}+RAP=9+5=14mmHg$。

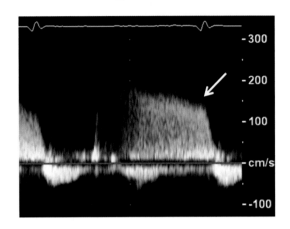

图 22.16

题 15 答案是 A。心肌应变就是心肌形变(心肌节段的长度发生的微小变化);表现为心肌层收缩的百分比。正应变指伸长(或增厚);相反,负应变指缩短。心肌形变的变化率也称作应变率。速度指的是在一个单位时间内的结构位移(表现为 cm/s)。从心尖切面观察,心底顺时针方向旋转,而心尖呈逆时针方向旋转,心尖和心底旋转差就是心肌扭转(以度来计量)。

题 16 答案是 C。缩窄性心包炎患者,瓣环运动速度正常,因为心肌自身不会病变。相反的,对于一些缩窄性心包炎患者,间隔侧瓣环舒张早期速度实际上可能加快,高于侧壁 e'(annulus reversus)。相比而言,心肌病患者的瓣环早期舒张速度通常减低。

缩窄性心包炎患者可能出现显著的呼吸流量变化,吸气时二尖瓣血流减少值≥25%。出现这种状况的原因是因为对于缩窄性心包炎患者而言,并不是所有的胸内压力都传输给心脏。左心房(没有完全包裹在心包内)出现呼吸压力降低,而压力降低并没有传输给 LV(完全包裹在似壳的心包内)。因此,左心室舒张末期压力没有随胸内压力的变化而发生改变,且左心充盈降低(因为左心房和左心室间的压差降低)。返回到右心的静脉血流在吸气时增强;但是,对于缩窄性心包炎患者,胸内压力变化没有完全传输给右心房或右心室,且心包受压使得右心室充盈受限。但是,LV 充盈降低使得进入 RV 的血流在吸气(室间隔向左心方向的位移)时增加,说明吸入右心流速加快。

缩窄性心包炎患者,因为心胸压力传导存在不一致,且呼气时右心室充盈发生了严重受限,所以呼气时肝血流增强。相反,对于限制型心肌病患者,因为回到右心房的静脉血增多,在 RV 顺应性受损时右心房压力增大,且

RV 充盈压力上升,所以吸气时肝血流增强。

　　缩窄性心包炎患者会出现室间隔抖动这一典型特征,这是室间隔的一种早期舒张反弹运动,由受压心包内心室间相互影响增强引起。非正常的间隔运动在吸气时明显,室间隔后移使得右心充盈扩大;这种室间隔的异常运动可在 2D 或 M 型成像中观察到。屏住呼吸时室间隔抖动减少但并不消失。

题 17 答案是 B。一些患者,肺静脉收缩期血流可见两部分:收缩早期血流(S1)和中到收缩末期血流(S2)。心房松弛时出现 S1;LA 压力下降时,肺静脉血流流入 LA。因此,答案"A"正确。S2 的出现与肺静脉压力上升一致。S2 出现后,随后出现舒张顺流,与二尖瓣 E 波和左心室早期舒张充盈一致。心房收缩时,观测到反向血流(Ar)。对于 S1 和 S2 可见的病患,应使用 S2 来计算 S/D 速率。

　　二尖瓣狭窄患者,收缩流速常常降低。二尖瓣 E 波血流中出现舒张肺静脉血流镜像改变;舒张血流持续时间将延长,与二尖瓣 E 波压力半衰期延长情况一致。

　　对于重度二尖瓣关闭不全的病患,可观测到肺静脉收缩血流反向。

　　建立早期舒张被动 LV 充盈降低时,与二尖瓣 E 波波速类似,舒张肺静脉血流流速随时间推移减缓。

题 18 答案是 D。LV 压力缓慢上升的病患,LA 尺寸扩大。然而 LA 尺寸扩大同样可见于运动员。LA 功能可分为三个阶段:贮血阶段(来自心室收缩和等容舒张时静脉循环的血液调节),输送期(被动早期舒张 LV 充盈时,由 LA 到 LV 的血液传输)及收缩期(心房收缩)。

　　左心室舒张顺应性和左心房收缩能力都会影响心房收缩功能。LA 舒张和顺应性会影响到 LA 的贮血功能,LV 收缩功能,二尖瓣环位移,以及 RV 功能。LA 顺应性,LV 舒张,以及二尖瓣血流堵塞都会影响 LA 传输功能。

　　患有早期舒张功能不全和 LV 舒张受损的病患,对贮血功能的依赖性增强,需要心房收缩期来进行 LV 充盈,对传输期的需求降低。然而,随着左心房压力上升,心房收缩功能衰退,传输期的需求更为显著。

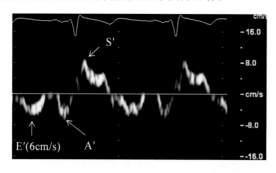

图 22.17

题 19 答案是 C。(图 22.17)频谱显示二尖瓣环间隔早期舒张(e′)速度为 6cm/s,呈降低趋势(正常成年人二尖瓣间隔侧 e′≥8cm/s)。e′速度降低说明心肌舒张不正常。另外,E/e′=100/6≈17,表明左心房压力上升。此例患者,二尖瓣 E/A 比率,减速时间和 IVRT 符合假性正常频谱(舒张功能不全 2 级)。

　　缩窄性心包炎患者,间隔 e′速度为正常值或上升。通常,二尖瓣血流频谱为"限制型"(E/A 高,减速时间缩短)。

题 20 答案是 B。图 22.18。

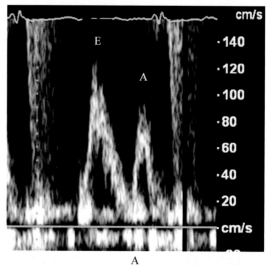

A

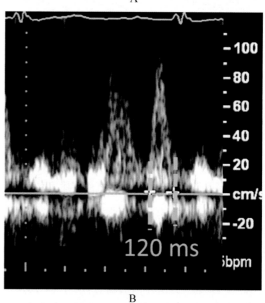

B

图 22.18　A. 二尖瓣血流(PW 置于 MV 瓣叶顶端);B. 二尖瓣环 PW:虚线表示为 A 波波时

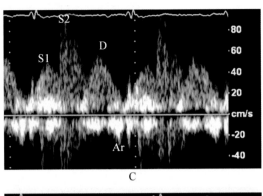

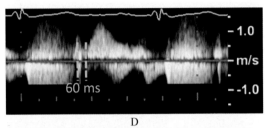

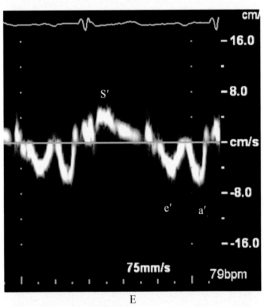

图 22.18　C. 肺静脉血流;D. IVRT(虚线之间);
E. TDI 内侧环

图 22.18A 显示为在二尖瓣瓣尖获得的二尖瓣血流舒张早期(E)波和舒张晚期(A)波。

图 22.18B 示二尖瓣 A 峰在瓣环水平测量,然而这并不是测量二尖瓣 E、A 峰的准确位置,应该在瓣叶水平测量。

图 22.18C 为肺静脉血流频谱。部分人可观测到的 2 个收缩波:S1(收缩早期,心房舒张时出现)和 S2(收缩晚期,肺静脉压上升时出现)。另外,还可观测到舒张波(D),患者窦性心律时,可见心房负向波(Ar)。当 S1 和 S2 可见时,已知峰值 S2 和峰值 D 波,应计算 S/D 比率。此例患者,S/D 比率=1.4。

图 22.18D 显示 IVRT(60ms)的测量,将连续波多普勒取样线置于 LVOT 中获取,因此,可观测到主动脉射血结束和二尖瓣血流开始。

图 22.18E 显示二尖瓣环处的组织多普勒频谱。舒张早期波(e′),舒张晚期波(a′),以及收缩波(s′)均已标示出来。此例患者,e′降低(5cm/s),属于舒张功能不正常的状态。

题 21 答案是 C。二尖瓣置换、二尖瓣狭窄或二尖瓣环大面积钙化的患者,其二尖瓣环运动速度可能会降低;因此,E/e′不能作为评估 LVEDP 的可靠指标。患有中度到重度二尖瓣关闭不全的患者,LV 收缩功能正常,e′加快,E/e′也不能作为评估充盈压力的可靠参数。e′速度随时间推移降低。侧壁 e′速度通常高于间隔 e′速度,但是侧壁运动不正常或患有缩窄性心包炎的患者除外,对于这些患者,可能会出现相反的情况,即侧壁 e′速度低于间隔 e′速度。E/e′取决于心脏结构正常且无心力衰竭者的前负荷,因此使用 E/e′来衡量正常人的舒张功能并不可靠。

(译者　郑敏娟)

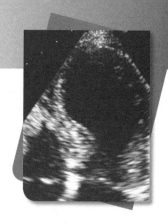

第23章

右心评估

1. 图 23.1 中,哪一个是该患者右心房压力?

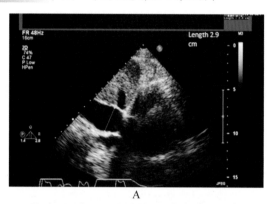

A

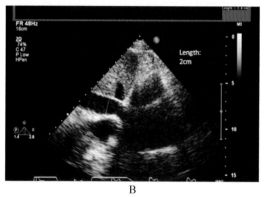

B

图 23.1　A. 正常呼吸;B. 要求患者进行"屏气"时成像

　　A. 3mmHg

　　B. 5mmHg

　　C. 8mmHg

　　D. 15mmHg

2. 在计算 RA 压力时,以下哪一个是正确的 IVC 直径测量值(图 23.2)?

　　A. A

　　B. B

　　C. C

　　D. 以上均错

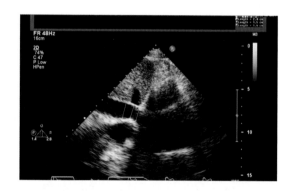

图 23.2

3. 一位机械通气患者进行了心超检查。IVC 直径为 10 mm,则表明 RA 压力为多少?

　　A. <10mmHg

　　B. 10~15mmHg

　　C. >15mmHg

　　D. 由于该患者为机械通气患者,所以无法确定 RA 压力

4. 图 23.3 中为肝静脉血流频谱,以下对 RA 压力的计算哪一个是正确的?

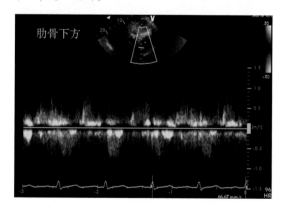

图 23.3

　　A. RA 压力高

　　B. RA 压力低

C. RA 压力正常/低

D. 无法评估

5. 图 23.4 中显示的 RV 血流成像,由 A 和 B 标明的是三
尖瓣的哪些瓣叶?

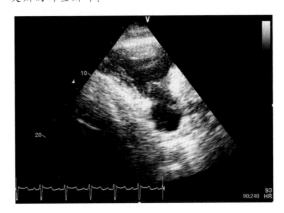

图 23.4

A. A:前瓣;B:隔瓣

B. A:后瓣;B:隔瓣

C. A:后瓣;B:前瓣

D. A:前瓣;B:后瓣

E. 无法做出判断

6. 以下哪一个是 TAPSE 的精确值(图 23.5)?

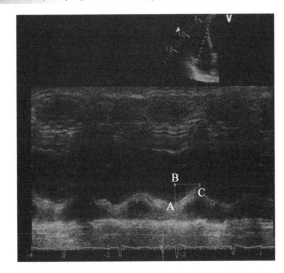

图 23.5

A. A 点到 B 点间的距离

B. B 点到 C 点间的距离

C. A 点到 C 点的距离

D. 以上均对

E. 以上均错

7. 图 23.6 显示为一位 37 岁患者的诊断结果,由此可判
断 RV 舒张功能的级别是什么?

A. 心肌舒张受损

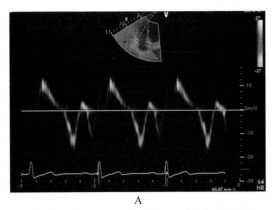

A

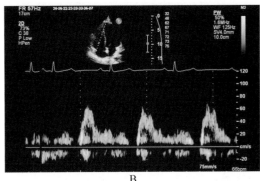

B

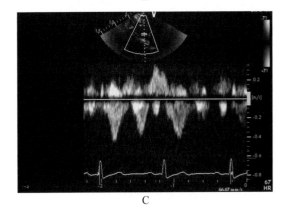

C

图 23.6

B. 假性正常充盈

C. 限制型充盈频谱

D. 正常

8. 图 23.7 中,RA 压力为 10mmHg,则该患者的肺动脉
收缩压数值是多少?

A. 34mmHg

B. 24mmHg

C. 14mmHg

D. 52mmHg

9. 图 23.8 显示为一位 75 岁患者的胸骨旁短轴切面上的
收缩和舒张末期。以下哪一论断有可能正确?

A. 该患者可能有类癌综合征心脏受累

B. 该病患可能患有艾森门格综合征

C. 出现大面积 VSD

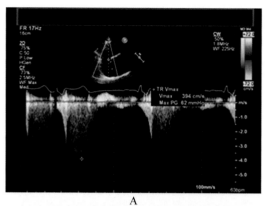

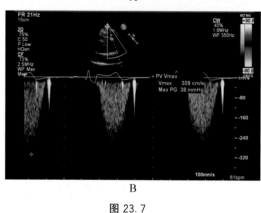

图 23.7

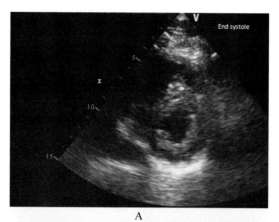

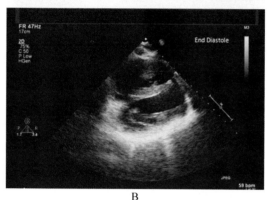

图 23.8

D. 疑似肺动脉瓣狭窄

E. 三尖瓣下移畸形

10. 磁共振成像（MRI）与超声比较，以下哪一论断是正确的？

A. 面积长度法过高估算 RV 容积

B. 碟片法过高估算 RV 容积

C. RV 容积及 EF 可通过 3D 超声心动图检查进行精确测量，不会出现低估的情况

D. 超声造影剂可提高 2D、3D 超声测量 RV 容积与 MRI 测量的相关性

E. 以上论断均不准确

题 1 答案是 D。根据最新的指南，D 为正确答案。该患者 IVC 直径为 2.9cm，屏气前后 IVC 直径萎陷＜50%，提示 RA 压力为 15mmHg（10～20mmHg）。IVC 直径＜2.1cm，直径萎陷大于 50%，表明 RA 压力 3mmHg（0～5mmHg）为正常值。在不确定的病例中，可使用 8mmHg（5～10mmHg）作为一个中间值。

IVC 大小	屏气时塌陷率	RA 压力估算值
≤2.1cm	＞50%	3mmHg
		（0～5mmHg）
不确定病例		8mmHg
＞2.1cm	＜50%	15mmHg
		（10～20mmHg）

对于不确定病例，如果出现任何以下所述 RA 压力上升的次级表象，估算 RA 压力为 15mmHg。如果未出现以下表象，则 RA 压力估算为 3mmHg。

1. 限制型右心舒张功能。

2. 三尖瓣 E/E'＞6。

3. 肝静脉血流以舒张期为主。

题 2 答案是 A。测量时，应与 IVC 的长轴垂直，测量位置恰好靠近肝静脉连接点，为近右心房（RA）口 0.5～3.0cm 处。

题 3 答案是 A。对患者进行正压通气，使用 IVC 萎陷程度不能确定 RA 压力。然而，如果 IVC 直径＜21mm，IVC 萎陷程度可提示 RA 压力＜10mmHg。对于这些患者来说，萎陷的 IVC 可以诊断为低血容量症。

题 4 答案是 C。这一病例中，肝静脉血流频谱以收缩期为主（图 23.9 中红色箭头），表明 RA 压力低/正常。如果 RA 压力上升，则收缩期不再明显。肝静脉收缩充盈分数为 Vs/（Vs+Vd），比值＜55% 是提示 RA 压力上升的敏感指征。

题 5 答案是 C。RV 流入道切面是唯一可观察三尖瓣后瓣的切面。大部分其他切面，如心尖四腔切面、胸骨旁短轴切面及肋骨下方切面可见前瓣和隔瓣。

编者注：该切面声束穿过 TV 后叶的中部，所以常将

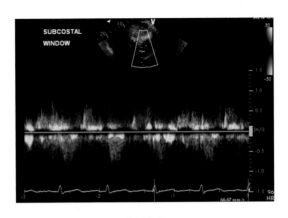

图 23.9

RV 流入道切面作为最常见的 TV 后叶成像切面。然而，使用其他切面有时仍可观测到部分后瓣，尤其当瓣叶出现病变（如心内膜炎、瓣叶发育冗长等）。在审阅超声报告或进行超声检查时，要注意这种可能性。

题 6 答案是 A。TAPSE 为三尖瓣环收缩期位移，用以测量横向三尖瓣环的纵向作用。A 为正确测量结果，表明纵向的位移。

B 和 C 的测量结果取决于 RV 功能及心率，这两个测量结果并不是 RV 收缩功能的精确测量值（尽管 C 仍然会给出 TAPSE 值，那是因为 M 型"距离"将会报告 A 点和 B 点间的"高度"而非 A 点和 C 点间的"长度"）。

题 7 答案是 D。在这一病例中，三尖瓣 E/E′小于 6，肝静脉收缩期血流明显，表明这位 37 岁的患者，其右心室舒张功能正常。三尖瓣 E/A 比率<0.8 提示心肌舒张受损；三尖瓣E/A比率为0.8~2.1，且E/e′比率>6，或者肝静脉舒张血流明显，则建议诊断为假性正常充盈；三尖瓣 E/A 比率>2.1，且减速时间<120ms，则建议诊断为限制型充盈。

题 8 答案是 A。如果经 RVOT 没有压差，则肺动脉收缩压几乎与 RV 收缩压相等。使用伯努利方程式，已知 TR 射血速度，可计算出 RV 收缩压：RVSP＝4(V)2＋RA 压力；方程式中，V-三尖瓣反流峰速（米每秒），已知 IVC 直径，且呼吸发生变化，可估算出 RA 压力。如果发生 RV-OT 梗阻，RVSP 应减去 PA 和 RV 间的压力阶差，计算 PA 收缩压。对于以上患者，RVSP 为 72mmHg（62＋10），经肺动脉瓣的压力阶差为 38mmHg，72mmHg 减去该压差，即为 PA 收缩压的值：72－38＝34mmHg。

题 9 答案是 A。在舒张末期，这些切面显示室间隔平直，表明 RV 容量超载（RVVO），可以看到明显的三尖瓣反流（正如类癌心脏病看到的状况）或 ASD。舒张末期出现的室间隔平坦更加表明 RV 压力超负荷的状况，正如肺动脉高压症（艾森门格综合征）或肺动脉瓣狭窄出现的状况。VSD 时，左向右分流发生在收缩期，RV 不会遇到容量超负荷的情况。

题 10 答案是 E。面积长度法常常基于 RV 改进的金字塔或椭圆形模型，与 MRI 相比，会低估 RV 容量。碟片法由于排除了 RVOT，加上心超检查存在的局限性，仍会低估 RV 容量。使用 3D 检查可减少低估 RV 容量的可能性，可得到 RV 容量和 EF 精确值。造影剂可提升 LV 容量的准确性，但由于缺乏完善的 RV 评估的论证研究，造影剂对右心室容量的评估尚未得到美国 FDA 的认可。

（译者　郑敏娟）

第24章

急性冠脉综合征和心肌梗死并发症的超声表现

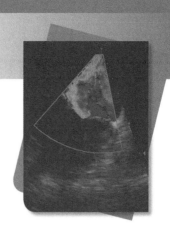

1. 心肌缺血最早期的表现是什么？
   A. 释放肌钙蛋白
   B. 胸部疼痛
   C. 局部心肌收缩期增厚受损
   D. 心电图 ST 段 T 波异常
   E. 血压下降

2. 收缩期室壁增厚多少被定义为一个心肌节段的运动功能减退？
   A. ＞70％
   B. ＞50％
   C. ＜50％
   D. ＜40％
   E. ＜10％

3. 前外侧乳头肌的血供是由哪支血管提供的？
   A. 右冠状动脉
   B. 左冠状动脉前降支
   C. 冠状动脉（中间）支
   D. 右冠状动脉和左冠状动脉前降支
   E. 右冠状动脉和左冠状动脉回旋支

4. 下列所有情况中除哪项以外均能模拟急性冠脉综合征斑块破裂的超声心动图表现？
   A. 应激性心肌病（"Takotsubo综合征"）
   B. A 型主动脉夹层
   C. 急性心包炎、心肌炎
   D. 原发性或转移性心脏肿瘤
   E. 心尖肥厚型心肌病

5. 下列哪项超声表现与非 ST 段抬高型心肌梗死（NSTEMI）相关？
   A. 轻微的和（或）限制性的节段性室壁运动异常
   B. 心包积液
   C. 二尖瓣反流
   D. 右心室功能障碍

6. 关于心肌梗死并发的室间隔穿孔下列哪个是最不恰当的选项？
   A. 发生在急性梗死恢复的早期阶段（第 1 周内）
   B. 在以前没有心肌梗死的年长女性患者更常见
   C. 近半数以上患者有单一冠状动脉血管疾病
   D. 穿孔经常发生在变薄的心肌梗死区域
   E. 在大多数情况下需要食管超声去做诊断

7. 关于右心室梗死下列哪项陈述是最不恰当的？
   A. 通常伴有左心室下壁心肌梗死
   B. 血流动力学显著的右心室心肌梗死是罕见的
   C. 右心室梗死的患者在服硝酸甘油治疗后可能发展为低血压
   D. 三尖瓣反流峰值速度经常在 3m/s 以上（估计右心室收缩压为 41～46mmHg,假设右心房压力为 5～10mmHg）
   E. 通过卵圆孔未闭可能发生右向左分流

8. 关于存活心肌下列哪项表述最不恰当。
   A. 如果透壁心肌梗死小于梗死区的 25％,成功再灌注后它的局部心肌功能可能会改善
   B. 基础二维超声心动图有时可以区分存活心肌节段和纤维（瘢痕）心肌节段
   C. 受损心肌的恢复可能需要几天到几周
   D. 低剂量多巴酚丁胺超声检查可以区分冬眠心肌
   E. 心脏声像学造影可能检测到心肌节段的存活力及侧支血流量的情况

9. 下列哪项表达了急性冠脉综合征发生时所出现的体征和症状的时序关系？
   A. 心电图改变,心绞痛,舒张期左心室功能障碍,收缩期左心室功能障碍
   B. 舒张期左心室功能障碍,收缩期左心室功能障碍,心电图改变,心绞痛
   C. 心绞痛,心电图改变,舒张期左心室功能障碍,收缩期左心室功能障碍
   D. 收缩期左心室功能障碍,心电图改变,舒张期左心

室功能障碍,心绞痛

10. 一位有着非典型胸痛和休息时心电图异常的 38 岁女性患者,并提供了她的负荷超声心动图。在她的基础和负荷二维图像中,发现她的整体左心室收缩功能正常。那么她的运动后室壁运动计分指数是多少?
    A. 0
    B. 17
    C. 1
    D. 16

11. 为了改善左室心腔显影及排除附壁血栓,用 A 型微球蛋白质全氟丙烷对一例无病理性 Q 波的心肌梗死进行经胸超声心动图的左室心腔声学造影,下列哪项不能改善图像(视频图 24.1)?
    A. 降低机械指数
    B. 推注更大剂量的对比剂
    C. 变谐波成像为基本成像
    D. 给予更快的生理盐水冲洗

12. 下列哪项是在急性冠脉综合征发生时及发生后二尖瓣反流发展的机制?
    A. 乳头肌功能障碍
    B. 节段性室壁运动异常
    C. 左心室逐渐地扩张
    D. 以上所有的选项

13. 下列关于在视频图 24.2 上显示的大规模二维超声心动图除了哪项均正确?
    A. 在血栓溶解剂治疗期,左心室心尖部血栓的发病率有所下降
    B. 它伴随着室间隔远端和心尖部的严重节段性室壁运动异常
    C. 图像高度提示体循环栓塞的可能性
    D. 提示需紧急手术切除
    E. 应至少制订 3~6 个月华法林抗凝治疗计划

第 14-16 题共用题干

一位 88 岁的老年女性患者在 30 年前有心肌梗死的既往病史,因近 2 周有逐渐加重的充血性心力衰竭的临床症状在门诊收治。导管介入发现她右冠状动脉(RCA)的慢性闭塞,左前降支动脉(LAD)及旋支存在中重度病变。

14. 如图(图 24.1 和视频图 24.3)所示一组经胸超声心动图
    A. 基底部前壁室壁瘤
    B. 基底部下壁室壁瘤
    C. 基底部下壁假性动脉瘤
    D. 基底部前壁假性动脉瘤
    E. 后(下)室间隔基底部缺损

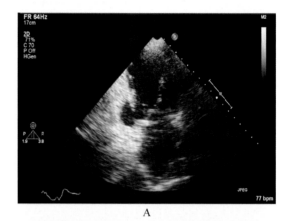

A

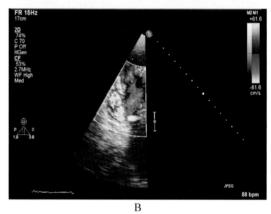

B

图 24.1

15. 施行右心导管术指示患者 Qp:Qs 为 2.8,经食管超声心动图(如图 24.2 和视频图 24.4)也显示
    A. 房间隔缺损
    B. 动脉导管未闭
    C. 嵴下型室间隔缺损
    D. 肌部室间隔缺损
    E. 膜周部室间隔缺损

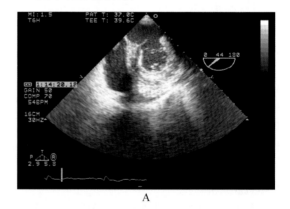

A

图 24.2

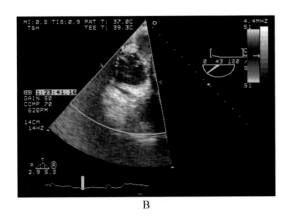

B

图 24.2 （续）

16. 考虑到心脏显著的分流和临床心力衰竭症状,尝试修补她的缺损,下列哪个过程患者能承受?（图 24.3 和视频图 24.5）

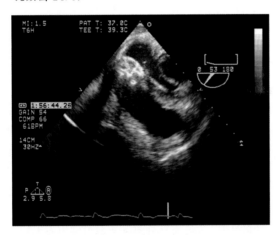

图 24.3

A. 西罗莫司药物涂层支架置入
B. 血管内覆盖支架置入
C. 封堵器置入
D. 开放手术修复室间隔

第 17－19 题共用题干

65 岁女性有着高血压和吸烟史,在家中突发剧烈胸痛,进行性加重合并心源性休克。患者被成功复苏,12 导联心电图显示前壁 ST 段抬高。被紧急送到心导管手术室,施行了冠状动脉支架置入术(视频图 24.6),随后进行了一个急诊经胸超声心动图(视频图 24.7)。

17. 下列哪项处理是患者下一步最合适的选择?
    A. 经皮左冠状动脉介入术
    B. 螺旋 CT 扫描
    C. 主动脉内球囊反搏术
    D. 立即进行心血管外科会诊
    E. 溶解血栓的治疗

18. 关于上述实例下列除了哪项均正确?
    A. 左冠状动脉比右冠状动脉更容易发生阻塞
    B. 冠状动脉闭塞相对于心包外血管和周围组织渗血可能是次要的
    C. 冠状动脉介入可由经食管超声心动图评估
    D. 急性心肌梗死相关的发生在冠状动脉入口的夹层概率小于 A 型主动脉夹层的 5%

19. 图 24.4 的经食管超声声像图提示的是下列哪项?

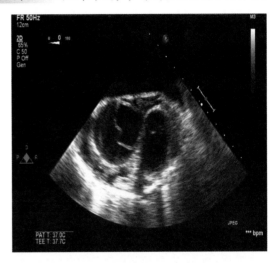

图 24.4

A. 主动脉和肺动脉之间的管状交通
B. 可能为二叶式主动脉瓣合并左心房附壁血栓
C. 斯坦福型 A 型主动脉夹层扩展至右冠状动脉
D. 斯坦福型 B 型主动脉夹层累及主动脉弓
E. 斯坦福型 A 型主动脉夹层扩展至左冠状动脉主干

第 20－21 题共用题干

一位 66 岁的男性因严重的胸痛和低血压来急诊,心电图显示急性后壁心肌梗死,超声心动图未见明显二尖瓣反流,后(下)侧壁运动功能减退。经剑突下的切面经胸超声心动图如视频图 24.8。

20. 临床表现与超声心动图和下列哪项最符合?
    A. 心包继发转移性疾病
    B. 室间隔缺损
    C. 心包血肿
    D. 心肌梗死后综合征
    E. 右室心肌梗死

21. 关于心肌梗死并发症心肌破裂超声心动图表现,下列除了哪项均正确?
    A. 心肌限制术可有助于确诊
    B. 破裂的部位大都能看到彩色多普勒血流进入心包内
    C. 心包积液的量>5mm 的是常见的

D. 合并下壁运动异常比合并前壁或侧壁运动异常少见

第22－24题共用题干

一位52岁的患者最近在外院被诊断为肺间质纤维化,并且有严重的呼吸困难。他的12导联心电图提示为一个近期后的下壁ST段抬高型心肌梗死可能已向外延伸。查体闻及三、四级全收缩期杂音并向腋窝传导。超声心动图如视频图24.9。

22. 通过回顾已获得的图像,二尖瓣反流的病因最可能是下列哪项?

A. 二尖瓣黏液性病变的心内膜炎

B. 二尖瓣黏液变性引起的后叶连枷式运动

C. 下壁心肌梗死

D. 二尖瓣后叶连枷式运动

E. 下壁心肌梗死和二尖瓣后叶连枷式运动

23. 使用PISA的方法,下列哪项计算出了有效回流及评估了相关二尖瓣反流严重程度?(图24.5)

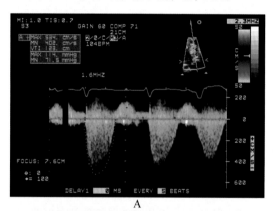

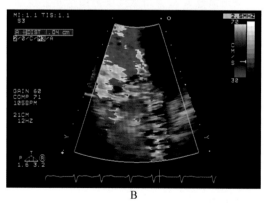

图 24.5

A. ERO＝2cm²,中度二尖瓣反流

B. ERO＝32cm²,中度二尖瓣反流

C. ERO＝34cm²,重度二尖瓣反流

D. 提供信息不足

E. 无法准确计算ERO

24. 最终患者接受了冠状动脉旁路移植(SVG-RPDA SVG-RPL)和一个29mm的 Carpentier-Edwards ThermaFx 生物二尖瓣瓣置换术。病情好转恢复并且出院了。根据提供的术前经食管图像(视频图24.10),下列二尖瓣的哪一部分出现连枷运动?

A. A1和P1

B. P1和P2

C. 只有A2

D. 只有P2

E. 只有P3

F. 没有足够信息

题1答案是C。心肌缺血和急性冠脉综合征时,节段性心肌损伤收缩期增厚和运动早于其临床、心电图及生化表现。心肌缺血的心电图改变一般在胸痛伴随肌钙蛋白升高之后(所以A、B和D选项是不正确的),因此超声心动图可以早期检测心肌缺血和(或)梗死。心肌缺血时收缩压下降通常意味着广泛的多支冠状动脉疾病或右心室梗死。因为这不是心肌缺血的早期表现,选项D不正确。

题2答案是D。正常情况下收缩期左心室壁厚度增加50%以上。收缩期室壁厚度增加小于40%被定义为运动功能减退。收缩期左心室壁厚度增加大于70%被认为节段性运动增强,而小于10%定义为无运动(因此A、B和E选项是不正确的)。通过二维超声心动图对收缩期室壁增厚的视觉评价,不能区分收缩期左心室壁厚度变化在40%～50%的。M型超声心动图可用于记录室壁厚度随时间的变化并准确测量收缩期和舒张期左心室壁的厚度。

题3答案是E。左心室前外侧乳头肌通常由右冠状动脉和左冠状动脉回旋支双支供血,后内(中)侧乳头肌由右冠状动脉或左冠状动脉回旋支单支供血。因此,后内(中)侧乳头肌发生功能障碍、心肌梗死或断裂并伴二尖瓣反流的概率是前外侧乳头肌(需要多支冠状动脉疾病)的6～10倍。左冠状动脉前降支和冠状动脉(中间)支通常不供应乳头肌(因此选项B、C和D是不正确的)。

题4答案是E。压力诱导性心肌病可以产生临床、心电图和超声心动图改变。这些改变可以用以区分伴随着前间隔远端和整个左心室心尖部("心尖球形综合征")节段性室壁运动异常的急性冠脉综合征,通过心导管术没有发现显著的冠状动脉疾病。在主动脉夹层动脉瘤(A型)近端根部的内膜剥离可累及左、右冠状动脉主干的开口,造成急性心肌缺血和梗死。急性心肌炎/心包炎可以产生伴随着ST段-T波改变的节段性室壁运动异常。原发性心脏肿瘤如黏液瘤可以栓塞冠状动脉,而且恶性转移性心脏肿瘤可以浸润心肌层进而发生左心室壁节段性室壁运动异常。心尖肥厚型心肌病占特发性肥厚型心肌病的5%,它只局限于心尖部("铲状"外观);尽管心电图上有前壁导联的T波倒置,但在二维超声心动图上显示心尖部室壁明显厚于正常室壁(左心室造影对比研究有助于鉴别诊断)。

编者注：当心内膜边界的显示不是很理想和心尖部左心室腔内有"心肌"充填时，心尖肥厚型心肌病可能被误诊为心尖室壁瘤。在这种情况下，正常的心室腔与心肌内膜层界面的声阻抗差(图像产生的必要因素)是不存在(心肌取代左心室腔使左心室腔闭塞)。有时心尖部心肌壁可能太厚，心外膜边界收缩期向外移动，因此，超声图像阅读者可能误认为它是一个左室心尖室壁瘤。左心室造影或心脏 MRI 或 CT 扫描可帮助鉴别。

题 5 答案是 A。与 ST 段抬高型心肌梗死或透壁型心肌梗死比较，非 ST 段抬高型心肌梗死或心内膜下心肌梗死整体或区域心肌功能可能正常，或产生非常局限和(或)轻微的节段性室壁运动异常。ST 段抬高型心肌梗死通常伴有心包积液、二尖瓣反流和右心室功能障碍，而非 ST 段抬高型心肌梗死很少出现(因此，B、C 和 D 选项不正确)。包括二维应变和斑点追踪新技术的超声心动图可能为非 ST 段抬高型心肌梗死的节段性室壁运动异常提供更准确和灵敏的评估。

题 6 答案是 E。经胸廓的二维超声心动图(TTE)可以诊断 90%，经食管超声心动图在经胸显示不佳的小群患者研究中可能是有必要的。其他关于心肌梗死后室间隔穿孔的描述是正确的(选项 A、B、C 和 D)。穿孔常有变薄心肌与非梗死心肌边缘交界处的运动障碍，且通过彩色多普勒可以观察到其左向右分流。

题 7 答案是 D。虽然三尖瓣反流发生在右心室梗死后，但右心室收缩压并不高，因此，三尖瓣反流峰值速度通常＜2m/s(通过正常右心室收缩压 21～26mmHg 加上右心房压力 5～10mmHg 估算)。然而右心室和右心房心腔扩大，右心房压力可能会增加，因此在一些患者中会引起通过卵圆孔未闭右向左的分流和血氧不足(因此，选项 E 是正确的，以及关于右心室梗死的临床表现的选项 A、B 和 C 也是正确的)。

题 8 答案是 D。尽管小剂量[5～20μg/(kg·min)]多巴酚丁胺超声检查可以为心肌各节段活力做评估，但它不能区分坏死心肌和冬眠心肌。心肌灌注造影超声心动图已被证明可以通过检测出梗死区域侧支血流情况来区分出存活心肌(因此，选项 E 以及 A、B 和 C 都是正确的陈述)。坏死的(纤维化)心肌在二维超声心动图上表现为变薄，"高回声"和节段性运动消失。

题 9 答案是 B。急性心肌缺血表示氧供给和需求不平衡。随后的一系列事件以及引起的症状被称为"缺血级联"。从时间顺序上，冠状动脉缺血首先损伤左心室顺应性(左心室舒张功能障碍)，继而心肌收缩力减低(左心室收缩功能障碍)，再诱发 ST 段改变(心电图变化)，然后产生心绞痛。

题 10 答案是 C。在超声心动图左室壁节段运动得分是基于 ACC/AHA 16 节段划分模型，为了精确室壁运动评分指数，室壁运动被分为四级。①正常或运动增强；②运动

功能减退；③运动消失；④反向(矛盾)运动或动脉瘤；⑤所以 16 节段(不包括心尖顶部)的得分由各节段得分相加并相除取平均所得。负荷超声心动图室壁运动评分与随访期间心血管事件发生率有直接相关关系。

题 11 答案是 C。剪辑视频演示了一个在超声造影剂瞬间爆破的左心室腔图像较差显影。在超声造影成像时，最好使用供应商提供机器预设的低机械指数(MI)。理想情况下，机械指数应该是 0.15～0.3。左心室显影图像不佳通常可以通过增加造影剂的剂量来克服。更快的生理盐水冲洗能短期内增加造影剂效力。变谐波成像为基本成像不会对左心室的显影有所改善。

题 12 答案是 D。上述都是二尖瓣反流的原因。有许多种乳头肌，从短暂缺血到 frank 梗死及乳头肌断裂。由于通常只有单只右冠状动脉供血，后内侧乳头肌更有可能会功能失调。前外侧乳头肌由左回旋支和左前降支共同供血。

节段性室壁运动异常经常累及下壁，会导致显著的二尖瓣反流，这有可能是心肌缺血或 frank 梗死的表现。

随着时间的发展，由于梗死或严重的多支冠状动脉疾病引起左心室扩张。继而导致二尖瓣环扩张及随后产生的二尖瓣反流。

题 13 答案是 D。尽管多数并发于广泛前壁心肌梗死的左心室心尖部血栓有蒂和轻微的动度，因此发生栓塞的概率比较大，但是手术切除是很少采用的，除非它动度较大，先前引起过体循环栓塞。华法林抗凝治疗 3～6 个月可能会使血栓减小或完全消失，在这段时期之外的连续抗凝治疗的疗效尚不清楚。

题 14 答案是 C。超声心动图是一个区分假性室壁瘤和真性室壁瘤的很好的工具。假性室壁瘤口可以看到与室壁有明显的连续中断。典型的假性动脉瘤瘤口与瘤腔直径的比值＜0.5，而真性室壁瘤的比值＞0.9。瘤口的彩色多普勒血流也可以帮助区分假性室壁瘤和真性室壁瘤。瘤口湍流的存在支持假性动脉瘤。超声造影常用来更好的描绘瘤腔结构及附壁血栓的轮廓。

题 15 答案是 D。室间隔缺损可分为四种不同类型。

1. 漏斗部(包括嵴下型，主动脉瓣下型和肺动脉瓣下型)。

2. 膜周部(界与室上嵴与三尖瓣隔瓣之间)。

3. 房室管型(房室管隔膜缺损导致左心室-右心房通道)。

4. 肌部(仅以肌性小梁隔为界)。

图像展示的是第四种类型肌部室间隔缺损后室间隔肌部基底部内。

题 16 答案是 C。图像展示了一个房间隔封堵器成功在房间隔缺损处的封堵。没有证据显示残余分流。

题 17 答案是 D。这个患者有急性升主动脉夹层，并发累及左冠状动脉主干。这种情况下需要紧急手术修复。

题 18 答案是 A。升主动脉夹层延伸到右冠状动脉比延伸到左冠状动脉更常见。其余的选项都是正确的。

题 19 答案是 E。图像是经食管上端在主动脉根部和冠状动脉水平上获得的。剥离内膜在升主动脉中看到并累及左主冠状动脉。

题 20 答案是 C。经胸超声心动图显示的心包血肿与可能的合并于该患者后壁心肌梗死的室壁破裂诊断是一致的。

题 21 答案是 B。超声心动图并不能总是观察到破裂口，通常情况下，只有心包积液＞5mm 的心包血肿才能观察到。其余选项对于心肌破裂的描述都是正确的。

题 22 答案是 E。两腔切面显示下壁运动功能减退和二尖瓣后叶连枷运动。介入术显示出右冠状动脉中段 100% 闭塞和第三边缘支 100% 闭塞。结果是缺血和并发的腱索断裂。虽然二尖瓣可以描述为略增厚，但这并不是一个典型的黏液样病变瓣膜。没有证据表明是感染性心内膜炎。

题 23 答案是 E。尽管彩色多普勒显示重度二尖瓣反流，但使用 PISA 的方法所提供的信息不能得到一个精确有效的反流。首先，计算 PISA 半径的多普勒信号难以评估。在这个评估中微小的变化都会显著影响 ERO 的计算分析。

此外，前后叶的平面之间有很大的角度，当二尖瓣液平面的角度没有接近 180° 并缺乏此角度的校正将严重影响 ERO。

综上所述，不应用 PISA 方法计算 ERO，以免高估或低估二尖瓣关闭不全。

题 24 答案是 E。后叶的第三分区似乎呈连枷样运动。这在约 90° 的两腔切面能最好的观察。

A1 和 P1 在 0° 的四腔切面上没有出现，A2 和 A3 在多个切面上均未出现，P2 在 120° 的视图上也没有出现连枷样运动。

（译者　朱永胜）

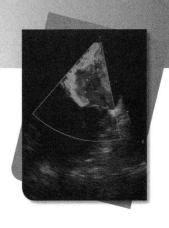

1. 一位 65 岁男性,有 2 型糖尿病和高血压病史,爬楼梯后胸闷,肩部和颈部不适。治疗医生怀疑冠状动脉粥样硬化性心脏病最有可能出现以上症状。如果假设是真的,在渐进的阈下运动试验中,下列哪项是最早出现的?

A. 胸闷

B. 受损区域心肌松弛

C. 左心室充盈压增加

D. 左心室壁运动异常

E. 在心电图上 ST 段下移

2. 56 岁男性,有冠状动脉疾病,经评估为劳力型呼吸困难。经胸超声心动图显示多个阶段性室壁运动异常和左心室射血分数为 30%。安排他做多巴酚丁胺负荷超声心动图。假如在成功复苏后,区域和整体收缩功能得以恢复,哪一个是与之对应的曲线(图 25.1)?

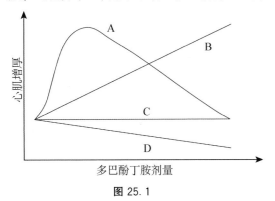

图 25.1

A. A

B. B

C. C

D. D

3. 一位 56 岁男性,有 2 型糖尿病和高血压、体重超重、劳力性呼吸困难和乏力。做了负荷超声心动图对他的症状进行评估。用布鲁斯方案运动了 5 分 45 秒达到了 6 卡路里,心率增加到 148 次/分,这是他最大预计心率的 90%。血压从静息时的 116/56mmHg 增加到了 160/75mmHg。请回顾在研究过程中所获得的图像(视频图 25.1),下列哪项与研究结果最为一致?

A. 正常的反应

B. 左前降支区域缺血

C. 没有左前降支区域缺血

D. 短暂性脑缺血合并多支血管扩张

E. 非缺血型心肌病

4. 一位 67 岁男性在运动或静息时偶尔会突然出现左侧胸部不适。有高血压、糖耐量异常和高血脂病史。进行了负荷超声心动图。他的基础超声心动图显示没有节段性室壁运动异常,左心室收缩功能正常。依照布鲁斯方案运动了 8 分 40 秒达到了 8.7 卡路里,而后因乏力而终止。他的最大心率是 151 次/分,这与他最大预计心率的 99% 相对应。他的血压从静息时的 145/90mmHg 上升到 182/95mmHg。运动后图片显示左心室所有节段的收缩性较正常增强。第二年这个患者发生心肌梗死或心源性猝死的概率预计是多少?

A. 8%

B. 5%

C. 3%

D. 2%

E. <1%

5. 一位 62 岁男性有高血压和高脂血症,主诉劳力性胸部不适。他描述了其偶尔会发生的不适为胸口憋闷,有点类似哮喘的症状。他是一个曾有 20 年吸烟史的患者。患有严重的冠状动脉粥样硬化性心脏病家族史。他的心电图显示正常窦性心律,没有特殊 T 波改变。他被安排做负荷超声心动图。下列哪项能降低这个患者检查的特异性?

A. 运动时的高血压反应

B. 左回旋支病变

C. 二尖瓣反流

D. 运动不足

E. 运动前使用 β 受体阻滞药

6. 一位 46 岁男性已知有冠状动脉粥样硬化性心脏病,主诉非典型胸部不适。还自述运动耐量下降。5 年前,接受了左前降支动脉药物洗脱支架置入来抗心绞痛。既往史包括高血压和双侧膝关节炎。过去曾有 20 年吸烟史。BMI 是 32kg/m²,安排做多巴酚丁胺负荷超声心动图。下列哪项测试结果符合这个患者的良性预后?

A. 在峰值应激时左心室收缩末期容积增加

B. 注入多巴酚丁胺时有非持续性心动过速

C. 应激诱发的前壁运动功能减弱

D. 静息时后壁运动功能减退

E. 在心电图Ⅲ 和 aVF 导联中 ST 段有 1mm 抬高

7. 一位 59 岁男性有着高血压和高脂血症,主诉胸部不适、乏力。没有已知的冠状动脉粥样硬化性心脏病病史。安排他做负荷超声心动图对其症状进行评估。他依照布鲁斯方案运动了 6 分钟达到了 6.6 卡路里,而后因为乏力而终止。他的心率增加到 153 次/分,这是他最大预计心率的 95%。血压从静息时的 136/80mmHg 上升到 170/95mmHg。请回顾所获得的图像(视频图 25.2)。研究结果与下列哪项最一致?

A. 正常反应

B. 左前降支区域缺血

C. 没有左前降支区域缺血

D. 多支血管病

E. 非缺血型心肌病

8. 一位 76 岁的男性主诉左胸痛和肩痛,有时劳累后加剧。曾用氨氯地平和赖诺普利治疗高血压的病史。他的父亲患有高血压死于卒中。安排他做负荷超声心动图对其症状进行评估。他依照布鲁斯方案运动了 8 分钟达到了 8.2 卡路里,而后因为乏力而终止。心率增加到 141 次/分,这是他最大预计心率的 98%。血压从静息时的 132/76mmHg 上升到 165/85mmHg。请回顾所获得的图像(视频图 25.3 和视频图 25.4)。下列哪项是对这个患者下一步最好的治疗?

A. 阿司匹林、β受体阻滞药、阿托伐他汀

B. 心导管术

C. 进一步的无创性心脏检查

D. 安慰和日常护理

9. 一位 44 岁男性过去没有明显的疾病史,因在过去 4 个月中有渐进性乏力来院就诊。他否认有任何胸痛、心悸或晕厥。他目前的运动耐量大约是在水平面的四个街区。他有着严重的冠心病家族史,他的父亲在 48 岁时接受了冠状动脉旁路移植术。经胸超声心动图显示左心室扩张,整体运动功能减低以及 30% 的射血分数。心电图显示正常窦性心律,1mm 横向 ST 段压低以及 T 波倒置。下列哪项是对这个患者下一步最好的治疗?

A. 用布鲁斯方案进行运动平板超声心动图检查

B. 用布鲁斯方案进行运动平板心电图检查

C. 用 2.5~40μg/(kg·min)多巴酚丁胺的负荷超声心动图检查

D. 用 10~40μg/(kg·min)多巴酚丁胺的负荷超声心动图检查

E. 用 0.84mg/kg 多巴酚丁胺的负荷超声心动图检查

10. 一位 64 岁的男性有着高血压和劳力后胸部不适的病史,进行多巴酚丁胺负荷超声心动图检查。静息时,左心室室壁运动评分指数是 1.0,射血分数为 65%。右心室的大小和功能正常。进行 30μg/(kg·min)的多巴酚丁胺注入后,他主诉胸部不适。他的心率是 115 次/分,血压是 155/90mmHg。超声心动图显示下壁运动搏幅减低。另外,右心室心尖部和中下壁出现运动搏幅减低。下列哪项是对所观测到的右心室最好的描述?

A. 它是预后差的一个标志

B. 它与左心室充盈压升高有关

C. 它表明右心室压力负荷过重

D. 应激后右心室的室壁运动不能被准确地评估

E. 与肺栓塞的表现是一致的

11. 一位 44 岁的女性气短,评估为超重。在过去的一年里,她日常活动中越来越容易出现劳力性呼吸困难。她否认有任何胸痛、心悸、咳嗽或喘鸣。她既往病史是曾用氯噻酮治疗显著的高血压。她的肺功能检测不具有特异性。静息超声心动图显示轻度对称性左心室肥大,65% 的左心室射血分数,正常的右心室大小和功能。没有主要的多普勒异常,估测肺动脉收缩压为 35mmHg。下列哪项运动后参数最有可能解释这个患者目前的症状?

A. 左心室射血分数

B. 左心室室壁运动分析

C. 右心室室壁运动分析

D. 主动脉和左心室流出道血流速度

E. 二尖瓣血流速度和组织多普勒

12. 一位 43 岁男性因心悸来院。过去他有过两次持续几个小时的类似症状发作,而现在发作为持续性。否认有任何胸痛、气短或晕厥。一年前他被告知血压处于高限,血脂正常。他不吸烟,经常锻炼,尽量健康饮食。父亲在 69 岁时做过冠状动脉旁路移植术。他的血压是 122/70mmHg,心率是 145 次/分。心电图显示心房颤动伴快速心室率。超声心动图显示轻度左心房扩张,左心室室壁运动正常,左心室射血分数为 60%。没有明显的多普勒异常。他同意并开始服用 β受体阻滞药治疗。次日清晨,症状消失,并且心率为 65 次/分的正常窦性心律。对于这个患者出院前进行负荷超声心动图的合适性下列哪项是最好的描述?

A. 合适

B. 不合适

C. 不确定

13. 一位 75 岁男性被安排在骨科手术。临床医师考虑用多巴酚丁胺负荷超声心动图来获得术前评估的临床参数。根据现有的证据,多巴酚丁胺负荷超声心动图基于下列哪项提供更多的信息来预测围术期心脏不良事件?

A. 高危患者的高灵敏度

B. 高危患者的高特异度

C. 低危患者的高灵敏度

D. 低危患者的高特异度

14. 一位 68 岁男性被评估为渐进性劳力性气促及运动耐受较差。目前他在水平地面上走不到一个街区就呼吸困难。5 年前他因胸痛做过心导管检查，并且显示冠脉正常。进行基本超声心动图检查显示左心室扩张和左心室射血分数为 20%。主动脉瓣增厚且开放受限。在基础条件下和静脉注射多巴酚丁胺[20 μg/(kg·min)]期间获得了以下值（表 25.1）。下列哪项是对该患者下一步最好的治疗？

A. 主动脉瓣置换

B. β 受体阻滞药和血管紧张素转化酶抑制药治疗

C. 考虑心脏移植

D. 平板运动耐量测试

表 25.1　基础条件下和静脉注射时所得数值

	基础条件	注射多巴酚丁胺
LVOT PW VTI	11cm	17cm
LVOT PW velocity	0.6m/s	0.8m/s
Aortic valve CW VTI	56cm	85cm
Aortic valve CW Velocity	3m/s	4.1m/s

CW. 连续波；LVOT. 左心室流出道；PW. 脉冲波；VTI. 速度时间积分

题 1 答案是 B。 缺血分级是负荷实验的基本原理。它描述了心肌缺血后的连续病理生理改变。缺血发生后的早期，心肌灌注的异质性是明显的，可以通过心肌灌注成像检测。由于缺血在心肌引起的生化改变会导致舒张功能受损（局部舒张功能障碍）。这一发现的临床效应还未确立，但这是一个热门的研究课题。紧随其后的是收缩功能障碍（局部室壁运动异常），这是负荷超声心动图的基础。根据缺血的程度，左心室的充盈压可能会增加。根据缺血的程度和缺血的时间，心电图变化和心绞痛症状可能出现在缺血晚期，也可能不出现（图 25.2）。

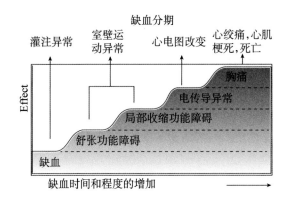

图 25.2

题 2 答案是 A。 曲线 A 表示输注多巴酚丁胺的双相反应：低剂量时改善收缩能力（活力），随后高剂量时恶化（缺血）。双相反应对血管再生后区域室壁运动的恢复有最高的阳性预测价值。有趣的是持续改善的反应（单向，曲线 B）能很好地预测左心室的功能恢复。增加多巴酚丁胺剂量，区域功能无显著性改变（曲线 C）和恶化（曲线 D）通常伴随收缩功能恢复的可能性较低。

题 3 答案是 D。 负荷超声心动图显示多节段室壁运动异常和运动后左心室扩张。在一项研究中发现短暂缺血血管异常扩张率相当于左心室运动和休息时体积比＞1.17，且在检测严重和广泛的冠状动脉疾病的血管造影中有着高度的灵敏度（100%）和中度的特异度。此外，左心室扩张是其预后不良的标志。负荷诱导后出现明显的节段性室壁运动异常和运动后短暂的心腔扩张，使其他选项的答案例如单支阻塞性冠状动脉疾病（选项 B 和 C）和非缺血性心肌病（选项 E）的可能性较小。

题 4 答案是 E。 研究一致表明，进行正常负荷超声心动图时发生短时间发生心血管事件不良反应的概率是很高的。一个汇总分析表明对已知或怀疑有冠状动脉疾病的患者进行负荷影像学检查，一个负荷超声心动图与每年不良事件（心肌梗死或猝死）0.54% 的发生率有关。尽管负荷诱发缺血是预后的主要决定因素。其他与运动相关的变量也影响预后。例如较低的运动耐受或无力运动以及收缩压反应。

题 5 答案是 A。 测试的特异性是由假阳性率决定的，而灵敏度是由假阴性率来决定的。在没有心外膜冠状动脉疾病时，应激后血压升高会导致整体或局部左心室收缩功能障碍。这是由于增加心肌需氧量超过了心肌灌注储备（后负荷不匹配）。其他答案选项列出了导致假阴性测试（灵敏度降低）的潜在因素。负荷超声心动图假阳性结果的潜在因素在表 25.2 中列出。

表 25.2　负荷超声心动图假阳性和假阴性结果的潜在因素

假阳性因素	假阴性因素
负荷后高血压反应	负荷程度不够
肥厚型心肌病	图像信号的延迟运动后
微血管病变（X 综合征）	单一的血管疾病，特别是左回旋支
非缺血型心肌病	向心性左心室重构
压力诱导型心肌病冠状动脉痉挛	二尖瓣或主动脉瓣反流的高动力状态的患者
由于起搏器，传导异常，术前或右心室容量负荷过重引起的室间隔运动异常	心尖投影缩减

题 6 答案是 B。多巴酚丁胺负荷超声心动图具有短期内发生心血管不良事件的低风险性。在选项 C 中压力诱导缺血是接受负荷超声心动图患者不良预后的一个主要决定因素。与此同时,其他的测试变量也对前兆起着重要影响。静息时室壁运动异常表明预后更差。异常收缩末期容积反应通常表示严重缺血。在测试过程中 ST 段抬高是不常见的,但它是严重的冠状动脉疾病的一个标志。3%~5%的患者输注多巴酚丁胺时发生非持续性室性心动过速。但这似乎对评估预后不具备独立的意义。

题 7 答案是 B。负荷超声心动图的表现左前降支所供区域缺血。负荷后正常的反应包括左心室腔的减小和心肌收缩力的增加,这些可由心肌增厚心内膜移动所证明。在这个例子中,峰值图像显示心尖、前间隔、前壁运动功能减退。多支血管阻塞性冠状动脉疾病患者可表现为负荷诱导的不同血管分布区域的室壁运动异常和(或)一过性心腔扩张(选项 D)。同样重要的是要知道负荷超声心动图在区别左冠状动脉所供区域缺血和非左冠状动脉所供区域缺血时具有较高的敏感性。

题 8 答案是 D。超声心动图是使用对比剂后得到的。它们表现出负荷后所有可看到节段室壁运动增强,这与正常压力测试一致。因此安慰和日常护理在寻找非心脏原因导致的胸痛是十分必要的。当图像质量不理想(在未使用造影剂的任何心尖图像中都没有看到≥2 个连续节段)时,可以在负荷超声心动图中使用造影剂,并且已证明它具有安全性及良好耐受性。它可以提高诊断研究的比重,增加对读者解释的信任度。

题 9 答案是 C。对于左心室收缩障碍和静息时室壁运动异常患者,多巴酚丁胺负荷超声心动图评估其心肌活力和缺血情况都是可行的。使用低剂量[2.5μg/(kg·min)和 5 μg/(kg·min)]阶段时有助于鉴别出在静息时异常节段的心肌活力和缺血。跑步机负荷心电图、跑步机负荷超声心动图以及血管扩张药负荷超声心动图在确定心肌活力和心肌缺血这两方面的敏感性较差。

题 10 答案是 A。右心室室壁运动应该在负荷超声心动图中给予评估,因为它对预后有重要意义。在一项研究中,2703 例患者接受了负荷超声心动图(包括运动负荷和多巴酚丁胺负荷),112 例(4%)的患者出现了负荷诱导下的右心室室壁运动异常。这些异常有大量心血管危险因素,已知冠状动脉疾病和充血性心力衰竭的患者更常见。因此,右心室室壁运动异常更大程度上反应冠状动脉疾病,而不是其他原因造成的右心室功能障碍(选项 C 和 E)。右心室功能异常是一个独立于左心室缺血和射血分数的,对于事件(调整的风险比 2.7,$P=0.01$)发生具有重要意义的预测因子。在研究中,在静息和负荷超声心动图中对右心室功能进行常规评估,90%的患者是可行的(选项 D)。

题 11 答案是 E。劳力性呼吸困难是被推荐做负荷超声心动图的一个常见原因。虽然有些患者呼吸困难无胸痛,有运动后室壁运动异常提示有冠状动脉粥样硬化性心脏病,但很大一部分有舒张功能障碍。最近几年已经证明运动后二尖瓣血流速度、组织多普勒和三尖瓣反流血流速度可以识别应激诱导的(潜在的)舒张功能障碍。有潜在舒张功能不全的患者在运动后 E/e 的比值和估测的肺动脉收缩压往往增加表明左心室充盈压增高。虽然该患者有冠状动脉疾病这一可能性,但是她主诉没有心绞痛症状。最近的一项研究表明在没有已知冠状动脉疾病的患者呼吸困难并不太可能有心绞痛(选项 A,B 和 C)。

题 12 答案是 B。心房颤动是冠状动脉疾病一种不常见的表现。患者初诊心房颤动无胸痛症状,没有充血性心力衰竭,左心室射血分数正常。运动负荷超声心动图通常应该被考虑作为评估的一部分,除非法郎明罕危险指数是中度至高度。但该患者似乎只有独立的心房颤动,有冠状动脉疾病的风险性较低。因此,基于适当使用标准对该患者出院前进行运动负荷超声心动图是不恰当的。

题 13 答案是 A。在接受血管手术和没有接受血管手术的患者中进行的一项研究显示,多巴酚丁胺负荷超声心动图在预测围术期不良心血管事件的发生时具有较好的灵敏度和阴性预测价值。在 Das 等的研究中所有发生心血管事件的患者在多巴酚丁胺负荷超声心动图中都表现为阳性(100%的灵敏度)。异常多巴酚丁胺超声心动图的灵敏度和阳性预测价值并不意味着所有负荷诱导所致缺血的患者都会发生心血管不良事件(选项 B)。研究还表明,多巴酚丁胺负荷超声心动图只能为低危患者的临床参数提供有限的预后信息(选项 C 和 D)。

题 14 答案是 A。在疑似有低流速、低压力主动脉瓣狭窄的患者中,多巴酚丁胺负荷超声心动图可作为一有效诊断工具。这些患者通常都有较低的左心室射血分数,较低的平均主动脉压和峰值跨瓣流速,计算的主动脉瓣开放面积<1.0cm^2,以及一个<0.25 的无量纲指数。真正主动脉瓣狭窄的确立应该与由一个低流速状态和中度或轻度主动脉瓣狭窄构成的"伪重度主动脉瓣狭窄"相区别。如果主动脉瓣狭窄是重度的,在输注低剂量多巴酚丁胺时峰值跨瓣流速和平均主动脉压会增加,而计算出的主动脉瓣开放面积与基础时相比不会发生变化。无量纲指数(左心室流出道速度时间积分与主动脉瓣速度时间积分之比)也停留在重度范围之内不发生改变。在我们的患者输注多巴酚丁胺时,主动脉瓣速度时间积分从 56cm 增加到 85cm,跨瓣流速从 3m/s 增加到 4.1m/s,但无量纲指数(在基础时 11cm/56cm=0.20)基本上保持不变(17cm/85cm=0.20)。因此,主动脉瓣是真正重度狭窄,行瓣膜置换术对患者有益。在"伪重度主动脉瓣狭窄"的患者输注多巴酚丁胺时,平均主动脉压和跨瓣流速会随着计算出的主动脉瓣开放面积(>1.0cm^2)和无量纲指数(>0.25)的增加而增加。这些患者的主要问题是心肌病、主动脉瓣狭窄是偶然的。对心肌病进行适当的治疗是必要的(选项 B)。一些患者对输注多巴酚丁胺几乎没有反应,且由于较差的收缩储备功能,他们的每搏输出量也不增加。这些患者的预后较差,应该考虑先进的治疗(选项 C)。跑步机运动负荷耐力测试可以考虑运用于左心室收缩功能正常,有严重主动脉瓣狭窄而无症状的患者(选项 D)。

(译者　朱永胜)

第26章

慢性冠状动脉疾病的超声特点

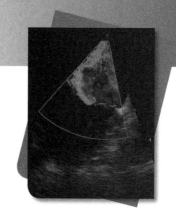

1. 一位 67 岁患有高血压的女性患者表现为分布在右侧大脑中动脉的神经功能缺损。她陈述说，10d 前，她长期有发作持续数小时的轻微胸闷，而后可以自发缓解，因此她并未就医。她的心电图表现为在胸前导联中出现 Q 波和轻度 ST 段抬高。心肌酶在正常范围内。获得了二维超声心动图（视频 26.1 和视频 26.2）。关于她的超声心动图表现的描述下列哪项不准确？
   A. 急性心肌梗死的前 2 周发生栓塞事件的可能性是最高的
   B. 自从出现溶栓治疗，在前壁心肌梗死时发生左心室（LV）血栓的概率有所减小
   C. 左心室血栓的突出与栓塞事件的高发生率有关
   D. 沿左心途径注入造影剂可以提高左心室心尖部血栓的检出率
   E. 在帮助诊断心尖部血栓上，成人探头的设计优于儿童探头

2. 关于在视频图 26.3 和视频图 26.4 显示的异常的描述下列哪项是不准确的？
   A. 心肌梗死后左心室室壁瘤形成与心力衰竭发病率升高相关
   B. 左心室血栓常并发于左心室室壁瘤，可能导致体循环栓塞
   C. 这些患者可能会发生危及生命的心律失常
   D. 左心造影有助于室壁瘤的检出与确定
   E. 食管超声（TEE）可以提供左心室心尖部室壁瘤更好的声像图

3. 一位 63 岁的女性和她丈夫来急诊室就诊。夫妻俩在外面吃晚饭，67 岁的丈夫突然胸痛。餐厅老板叫了 EMT，他们抵达时做了心动图显示 ST 段向上抬高。患者被立即送到最近的医院。在急诊室妻子也开始有胸痛，她的心电图胸前导联显示有 2～3mm 的 ST 段抬高。心肌肌钙蛋白送去检查，但她被带到了导管室。已知这位妻子有高血压，为吸烟者。手术后做了超声检查（视频图 26.5 和视频图 26.6）。送回的心肌肌钙蛋白结果显示显著升高到 4.0。下列哪项陈述是正确的？
   A. 冠状动脉造影肯定是完全正常的，且不能用非阻塞性左冠状动脉疾病来为这个做诊断

B. 她的临床表现是左冠状动脉前降支长环形闭塞，前壁陈旧性心肌梗死的表现
C. 据估计 1/3 的病例会累及右心室
D. 在心脏磁共振检查中延迟钆显像呈延迟强化
E. 最常见的左心室壁运动异常符合单支血管所支配区域，经常混淆二维超声心动图的评估

4. 一位 73 岁有 2 型糖尿病、高血压和吸烟史的男性患者以进行性呼吸困难来急诊室就诊。1 周前发生急性心肌梗死并行 PCI 和支架置入术。症状发作数小时后入院，且他的肌钙蛋白显著升高。自他出院后并没有感觉好转，并持续有呼吸急促，现在已发展为端坐呼吸和夜间阵发性呼吸困难。在体格检查中，他有呼吸困难，血压 94/55mmHg，心率 99 次/分，呼吸频率 23 次/分，无发热。心血管检查发现颈静脉扩张，双侧肺部啰音和 S3 奔马律。腹部无胀气和压痛。下肢表现为 1＋水肿。接诊患者的心脏病专家会诊决定让他做一个超声心动图如视频图 26.7 所示。关于诊断，下列哪项叙述是最准确的？
   A. 经胸超声心动图是第一步合理的检查，它能为 75％的患者做出诊断
   B. 经食管超声心动图与血管造影相比一般是没有必要的，且诊断准确性只略高于经胸超声心动图
   C. 根据超声心动图，这是假性动脉瘤的可能性比真性动脉瘤的可能性大
   D. 当要评估二尖瓣时，经食管超声心动图是要进行的第一项检查
   E. 超声造影在这种临床状态下是安全可行的，即使怀疑有室间隔穿孔

5. 下列哪项最不可能是缺血性二尖瓣关闭不全的机制？
   A. 乳头肌错位
   B. 二尖瓣环扩张
   C. 心室内不同步造成的乳头肌收缩变化
   D. 长度和面积的增长
   E. 连接部位的增加

6. 请查看视频图 26.8 和视频图 26.9。下列哪项是二尖瓣反流的直接形态学声像特征？
   A. 瓣尖束缚限制的二尖瓣叶尤其是后叶运动
   B. 瓣叶交界重叠部分的减小和关闭深度的减小

C. 二尖瓣环的扩张

D. 左心室壁运动异常尤其是下壁和下侧壁

E. 二尖瓣反流的直接射出

7. 下列除了哪项都可以作为评估 LV 重构的参数?

A. 左心室收缩末期内径和体积

B. 左心室舒张末期内径和体积

C. 左心室质量和射血分数

D. 左心室室壁运动异常

E. 心肌应变

8. 对于下列左心室重构评估的参数/陈述中哪一项已经在临床研究中被证明可以准确评价患者心力衰竭的程度?

A. 左心室舒张末期容积是反映左心室结构重塑的一个指标,且它并不受舒张期充盈压(舒张末期心肌纤维长度)的影响

B. 左心室收缩末期容积受舒张末期容积和心肌纤维缩短率两者影响

C. 左心室形态不是一个有用的参数

D. 左心室射血分数由左心室容积获得,心率和心肌纤维缩短率比左心室舒张末期容积能在更大程度上影响左心室射血分数

E. 短轴缩短率能为左心室功能提供一个代表性的评估,特别是当心脏收缩损害是心肌节段性运动时

9. 关于超声心动图在川崎病(KD)诊断中的应用,下列哪项是最准确的?

A. 不管孩子的年龄,管腔内部直径>3mm 定义为冠状动脉瘤

B. 动脉瘤样扩张节段内径至少是相邻冠状动脉节段内径大小的 3 倍以上定义为冠状动脉瘤

C. 对于 KD 最理想的诊断应该用患者体表面积来矫正,这是决定冠状动脉大小的一个主要因素

D. 冠状动脉管腔内壁应光滑、规则

E. 超声心动图还可以看出其他非冠状动脉病变所致异常,包括心肌收缩力降低、瓣膜病变和心包积液来明确诊断

10. 川崎病(KD)患者应建议定期检查来发现有无诱导缺血,如果存在的话来量化冠状动脉供血不足的程度。下列关于在川崎病中的负荷检查除了哪项均正确?

A. 运动负荷检查比药物负荷检查要优先考虑,因为它更符合生理

B. 仅在心电图监测的运动试验诱发缺血中有缺血性表现,成人组具有相对较低的平均灵敏度和特异度

C. 压力负荷试验推荐用于具有或不具有冠状动脉瘤的川崎病患者

D. 负荷超声心动图与 SPECT 灌注成像相比有更高的阳性率,更高的特异度且可以避免辐射

E. SPECT 成像比负荷超声心动图有更高的敏感度

11. 缺血性二尖瓣反流(MR)可靠的诊断技术包括二维和三维超声。对于缺血性 MR 的诊断下列哪项陈述是最准确的?

A. 由于二尖瓣瓣器的缩短导致二尖瓣叶不能完全关闭且产生远离病变瓣叶的偏心的反流束

B. 通过三维图像可以看出缺血性二尖瓣反流,二尖瓣形变为不对称的,功能性二尖瓣反流的二尖瓣形变为对称性的

C. 通过三维图像可以看出缺血性 MR 比功能性 MR 左心室腔及二尖瓣环扩大更显著

D. 负荷多普勒超声心动图可能显示二尖瓣反流的程度是显著降低

E. ERO>0.4cm² 定义为重度缺血性二尖瓣反流

12. 对于心肌梗死后室间隔穿孔下列哪项陈述是最准确的?

A. 由于室间隔血液供应的特性,左前降支区域动脉闭塞引起的心肌梗死患者发生室间隔穿孔风险的概率无增加

B. 室间隔穿孔在前壁心肌梗死中的发生率比在非前壁心肌梗死中的发生率要高

C. 前壁心肌梗死的穿孔最常发生在心尖部室间隔,而下壁心肌梗死穿孔常发生在基底部

D. 单纯二维超声心动图可观察到 10%~20% 有破裂的患者,因此,将食管超声作为最初的成像选择是一个合适的考虑

E. 室间隔穿孔很少单个发生,通常是一到几厘米大小的数个穿孔同时存在

13. 在多巴酚丁胺负荷超声心动图中用组织多普勒超声心动图的应变率成像来评估左心室功能,下列哪项陈述最不准确?

A. 在低剂量多巴酚丁胺负荷超声心动图时收缩期峰值应变的增加能够对不同心肌存活状态进行准确判别

B. 在多巴酚丁胺负荷超声心动图时室壁运动评分与应变率结合能提高存活率评估的灵敏度

C. 在评估心肌活力方面,应变率成像要优于二维超声心动图和组织多普勒

D. 用室壁运动得分来评估心肌存活的特异性显示要优于应变率这一参数

E. 定义应变参数优化后,低剂量的应变率显示有更高的灵敏度,虽然与 WMS 没有什么显著不同

14. 在二尖瓣血流频谱多普勒上描记 E 峰减速时间(DT)可与缺血性心肌病患者存活程度相关。关于 DT 与低剂量多巴酚丁胺负荷超声心动图下列哪项陈述是最准确的?

A. DT<150ms 意味着冠状动脉旁路移植术后左心

室射血分数增加 5%,并有约 80% 的敏感度和特异度

B. DT<150ms 的患者在 1 年内的死亡率或心脏移植率较小

C. 在低剂量多巴酚丁胺负荷超声心动图中,较多存活心肌节段与二尖瓣血流上较短的 DT 对应

D. 持续限制性充盈模式的存在与发病率而不是死亡率的增加有关

E. 在基础超声心动图上 DT<150ms 与存活率的降低有关

15. 下列选项以特异度、灵敏度和预测价值逐渐减低的顺序列出了核素 SRECT、DSE 和 FDG-PET 成像技术。请选出对血管重建后功能恢复预测诊断价值逐渐减小的顺序。

A. 特异性、核医学 SRECT、DSE 和 FDG-PET

B. 敏感性、FDG-PET、核医学 SRECT 和 DSE

C. 阴性预测价值、DSE、FDG-PET 和核医学 SRECT

D. 阳性预测价值、FDG-PET、DSE 和核医学 SRECT

16. 关于负荷超声心动图下列哪项陈述是最不准确的?

A. 运动诱发缺血已被证明是心血管事件后不良预后的独立预测因子

B. 运动诱发缺血通过临床、静息状态二维超声和运动时的数据来提供更高的预测价值

C. 进行多巴酚丁胺负荷超声心动图(DSE)的患者与进行负荷超声心动图(ESE)的患者有相同的事件发生率

D. 在正性药物负荷超声中加入冠状动脉造影的数据具有很小的诊断预测价值

E. 既有静息时左心室壁运动异常又有负荷诱导的心肌缺血的患者比那些只有缺血或静息时运动异常的患者有更差的预后

17. 下列哪项负荷超声参数最不能确定有心血管并发症的高危患者?

A. 运动后室壁运动得分指数(WMSI)>2.0

B. 左心室收缩末期容积(ESV)增加

C. 运动能力和持续时间

D. 运动后左心室射血分数(LVEF)

E. 运动后 EF 的变化比 ESV 和 EDV 的变化更敏感

18. 下列哪项最好的描述了多巴酚丁胺输注后左心室壁运动的双相反应?

A. 低剂量时改善高剂量时进一步改善:这一反应表示心肌存活

B. 低剂量时改善高剂量时恶化:这一反应表示冠状动脉血管重建后存活心肌功能恢复的可能性较大

C. 此反应在冬眠心肌中发生

D. 静息时左心室室壁运动异常的多巴酚丁胺输注时更加恶化

E. 低剂量或高剂量多巴酚丁胺输注都无反应

19. 评估一位 63 岁的女性,既往史有严重的外周血管疾病(PVD)、2 型糖尿病和高血压。患者拟定做肾移植。她没有 CAD 或 CHF 的病史,且目前没有症状。下列哪项检测最适合术前风险评估?

A. 运动负荷超声心动图

B. 经胸二维超声心动图,如果左心室功能正常则进行手术

C. 多巴酚丁胺负荷超声心动图

D. 冠状动脉造影

E. 无须进一步评估

20. 对于在晚期肾病(ESRD)患者中进行 DSE 下列哪项陈述是最不准确的?

A. 通过 DSE 检测到的缺血部分的百分比是对死亡率的一个独立预测因子

B. 多巴酚丁胺负荷试验对肾移植患者术前评估是一种低成本高效率的方法,因为它不会造成肾毒性的危险

C. 在这部分人群中心肌肌钙蛋白不能预测显著的 CAD

D. 多巴酚丁胺的半衰期为 30min,这不会明显加重肝或肾脏疾病

E. 阿托品快速阶段的血清半衰期是 2h,慢速阶段的半衰期是 13h

21. 负荷心肌灌注显像(MPI)和负荷超声心动图都对非致死性心肌梗死和心源性猝死具有良好的阴性预测价值,有一正态性检验<1% 的年增长率。这些方式的预后价值已被证明有更高的准确性在于

A. 男性患者

B. 男女相同

C. 女性患者

D. 绝经后女性

22. 在评估节段性室壁运动异常时由多个影像协会共同协商决定的通过 ASE 来划分的左心室壁节段的数目为:

A. 16 节段包括心尖

B. 17 节段包括心尖

C. 18 节段包括心尖

D. 16 节段不包括心尖

E. 同时考虑灌注和功能时为 20

23. 对于左心室壁运动得分指数(WMSI)下列哪项陈述是最不准确的?

A. 1 分表示正常室壁运动

B. 得分范围为 0~5 分,其中 5 分是正常节段

C. 它是一个半定量评估

D. 没有几何假设

E. WMSI 是一个实时分析

24. 对于缺血级联下列哪项陈述最不正确？
    A. 心绞痛是最后一级
    B. 生化改变是最先发生的
    C. 心电图异常在左心室壁运动异常和心脏收缩功能障碍之后发生
    D. 左心室充盈压增高发生在收缩功能障碍之前,舒张功能障碍之后
    E. 生化改变之后是舒张功能障碍

25. 对于阿托品在 DSE 中的应用下列哪项陈述是正确的？
    A. 阿托品对心脏的主要作用是通过作用于烟碱受体阻断迷走神经来诱导心动过速
    B. 阿托品能减少胃肠蠕动性和分泌物因此不适合运用于食管应力测试
    C. 在多巴酚丁胺中加入阿托品能提高诊断的特异性
    D. 通过向多巴酚丁胺中加入阿托品来减小抗缺血的风险
    E. 阿托品通过作用于节后胆碱能支配的神经来抑制乙酰胆碱的作用

26. 下列哪项能增加负荷超声的敏感度？
    A. 无变异性心绞痛
    B. 存在左回旋支病变与左前降支病变相对应的问题
    C. 无心肌梗死病史
    D. 摄入抗心绞痛药物
    E. 无运动过度

题 1 答案是 E。该患者的栓塞并发症来源于心肌梗死后心尖部血栓。前胸部不适史,心电图的 Q 波和节段性室壁运动异常都支持这一系列事件。除了选项 E 其他选项都正确。据报道有已知左心室血栓而未进行抗凝治疗的患者发生栓塞的概率为 10%~15%。大多数栓塞事件发生在最初的 3~4 个月,虽然有些出现得较晚。据报道存在心肌梗死的患者中在预灌注时期发生左心室血栓的概率已高达 40%。大多数血栓在心肌梗死后前 2 周(平均 5~6d)发生。

在 GISSI-3 数据库中有对 8326 例接受溶栓治疗患者左心室血栓发病率的研究;在症状出现平均 9d 后进行出院前经胸超声心动图检查。全部患者的 5.1% 出现了血栓,在这些患者中 11.5% 的人有前壁心肌梗死,2.3% 的人有其他部位的心肌梗死。

低频率探头可以降低近场的分辨率但不能提高心尖部血栓的检出。更高频率的探头(如"儿科"探头)与浅焦点由于具有较高的空间分辨率(在较低穿透力的代价下)可以在观察近场时有更好的效果。

题 2 答案是 E。除了选项 E 外都是正确的。在收缩期时,室壁瘤的矛盾向外膨出运动窃取了左心室搏出量的一部分,从而降低了有效的心排血量及导致左心室容量负荷过重。左心室扩张室壁变得僵硬,左心室舒张末期

压力也会上升。约 50% 的左心室室壁瘤的患者在尸检或手术时被确定有附壁血栓。该机制是在室壁瘤腔内血液的淤滞及与促凝纤维组织的接触。在左心室室壁瘤患者,室性心律失常导致的心源性猝死比较常见。潜在的机制是心肌的拉伸和缺血可以诱发其自主性或触发性。位于该边界区的心肌是异质的,由纤维组织和炎症细胞构成,杂乱无章的肌纤维诱发折返运动。造影剂有助于确定室壁瘤腔和血栓的存在。左心室室壁瘤随着时间的推移可以增长和扩大。但不像假性室壁瘤,它很少破裂,因为其内含有丰富的纤维组织。在食管超声中左心室心尖部通常会被缩短,而真正的心尖可能不可见。此外左心室心尖是在远场,使用高频率的食管超声探头不能被很好地观察到。

题 3 答案是 C。在强烈的心理刺激后表现为急性冠脉综合征的绝经后妇女,其临床表现与心电图异常及心肌标志物的评估程度不相称,应怀疑为负荷诱导的心肌病的诊断。冠状动脉造影通常显示为正常血管及轻度至中度的冠状动脉硬化。因此,选项 A 不正确。一些研究者推测,应激性心肌病并不是一个独立的临床表现,而是出现在左冠状动脉前降支较长范围闭塞的陈旧性前壁心肌梗死的患者。在这样的管腔中瞬间闭塞随后血栓自发溶解会产生心尖部晕厥和室壁运动异常,这些可能对后续有所改善,但这一假设尚未得到证实。在一系列 256 例患者中,82% 为心尖,17% 为两心室,以及 1% 为基底部,表明右心室受累的为 43%。室壁运动异常并不一定局限于单支血管所分布区域。因此,选项 B 和 E 是不正确的。应激型心肌病时 LEG 在 CMR 上通常是不会出现的,而相对比之下在心内膜严重的或透壁型 LGE 的心肌梗死中可以看到。因此,选项 D 不正确。应激诱导的心肌病等其他一些症状伴随着无显著冠状动脉疾病的 ST 段改变,包括心脏 X 综合征,变异(变异型)心绞痛,心肌炎及滥用可卡因。

题 4 答案是 C。视频图 26.7 显示超声造影的心尖两腔切面中基底部下壁瘤径较窄的室壁瘤。假性室壁瘤瘤径小于瘤腔径的 40%,真性室壁瘤具有较宽的瘤径,大于瘤腔径的 40%。由于包括溶栓、PCI 等治疗的进步,左心室室壁瘤的发生率已从 35% 下降到 8%~15%。选项 A 和 B 是不正确的,因为虽然 TEE 是合理的第一步,但是只有 26% 的患者能得到明确的诊断。与超声造影相比 TEE 具有大于 75% 的诊断准确性,但它的使用是有限的。相比之下我们应用超声造影作为初步诊断研究。当需要更好的评估二尖瓣时可使用 TEE。选项 D 是不正确的,因为 TTE 研究应该首先进行或者在 TEE 之前立即进行。选项 E 是不正确的,因为心脏内分流是超声造影的禁忌(根据 Definity 和 Optison 的使用说明)。

题 5 答案是 E。乳头肌错位,瓣环向两侧扩张(继发于左心室扩大的单纯的环形扩张,导致二尖瓣运动正常的相对性二尖瓣关闭不全),心室内不同步(局部左心室重塑

与乳头肌错位导致瓣尖活动受限或瓣叶关闭不全和收缩期瓣叶运动受限),增加了关闭不全的程度(继发于左心室重塑和乳头肌错位)是缺血性二尖瓣反流的所有机制。它减少了连接部位(继发于左心室重塑和乳头肌错位导致的对合不良)而不是增加连接的部位而导致缺血性二尖瓣反流。

题 6 答案是 A。 二尖瓣运动在 Carpentier 分类中分为 Ⅰ 型(正常运动)、Ⅱ 型(脱垂)和 Ⅲ 型(受限性)。Ⅲ 型进一步分为舒张功能障碍为主(Ⅲ a 型)和收缩功能障碍为主(Ⅲ b 型)。多数缺血性二尖瓣关闭不全的患者有 Ⅲ b 型的二尖瓣运动受限(尤其是累及后叶导致二尖瓣关闭不全的偏心样反流)。

瓣叶交界重叠的减小和关闭深度的增加导致瓣叶对合不良并不是缺血性二尖瓣反流在超声心动图上的表现,而其他所有的陈述都适用于缺血性二尖瓣反流的患者。

虽然其他的特征在 Ⅲ b 型二尖瓣运动受限的患者中通常都会出现,但用于 Carpentier 分类的直接超声形态特征是二尖瓣的运动。因此,选项 B 到 E 不是最佳答案。

题 7 答案是 D。 节段性室壁运动异常不是重构的量度。选项 A,左心室收缩末期容积受左心室舒张末期容积和心肌纤维缩短的影响;然而不对称的收缩可能会导致 M 型或二维超声心动图对左心室收缩末期容积评估不准确的。选项 B,左心室舒张末期容积是结构性重塑和舒张充盈压(舒张末期心肌纤维长度)的反应。选项 C,左心室射血分数从左心室容积中获得,更大程度上受左心室舒张末期容积的影响,因为搏出量的变化要比左心室舒张末期容积的变化要小得多。选项 E,左心室功能的评估细化已经用组织多普勒超声心动图(TDE)应变率成像。应变率成像(SRI)用颜色编码的 TDE 的透壁数据模式来测量室壁增厚率。该结果比室壁运动评分与多巴酚丁胺负荷超声心动图有更少的主观性。

题 8 答案是 B。 选项 A 是不正确的,因为左心室收缩末期容积是左心室重构的反应,受舒张期充盈压的影响。选项 B 是正确的,因为这句话反映了 Frank-Starling 定律。选项 C 不正确,因为左心室形状是左心室重构程度的重要决定因素。选项 D 不正确,因为心率会显著影响左心室舒张末期容积。选项 E 是不正确的,因为短轴缩短率是超声心动图对收缩功能的评估。然而由于短轴缩短率是由对左心室腔舒张末期和收缩末期单一径向(长径)测量而得到的,它可能并不能对左心室功能进行代表性的评估,尤其是当收缩功能障碍是节段性时。其他列出的方式是正确的。

题 9 答案是 C。 冠状动脉瘤的诊断标准由日本卫生部列出如下:①年龄<5 岁儿童内径>3mm 和年龄>5 岁儿童直径>4mm;②内径大小是相邻节段的 1.5 倍;③管壁内膜有明显的不规则。这些标准没有根据患者的体表面积矫正,患者的体表面积是决定冠状动脉大小的一个主要因素。因此,冠状动脉通常根据体表面积调整后的标准差单位或 Z 值来表示。对动脉瘤的分级最准确的方式很可能是依赖 Z 值,而不是使用测量的绝对值。有趣的是冠脉大小在川崎病患者中要比在正常人要宽。然而这是否是由于血管炎或一个相关的因素如发热所引起的反应是难以确定的,因为没有未患川崎病发热儿童的 Z 值来进行对比。

题 10 答案是 C。 室壁瘤的患者应该进行定期测试诱导性缺血以便发现。如果存在的话可以评估冠状动脉供血不足的程度。只有少量病例系列报道了有 KD 和室壁瘤儿童负荷测试的结果。因此,检测技术的选择是基于较大量的成人文献数据、儿童配合的能力、潜在的风险(辐射暴露和麻醉)和机构经验。因为当疾病的可能性低的时候假阳性检测的风险是最高的,所以我们不建议无室壁瘤病史的患者进行负荷测试。

在确定最适合用负荷测试来检测患有冠状动脉瘤的儿童缺血情况时,应考虑以下因素。

运动负荷试验优选与药物负荷试验,因为它更符合生理。然而如果儿童无法配合运动方案,可以使用多巴酚丁胺负荷试验。运动负荷心电图检测缺血具有相对低的灵敏度和特异度。运动测试的预测价值在使用无创性造影成像时会增加。比较负荷超声(SE)和 SPECT,SE 具有更高的成功率,较高特异度,且可以避免辐射。然而 SE 具有较低的灵敏度和较大的不同观察者之间的差异。在左主干或三支血管疾病导致的"均衡缺血"的患者,SPECT 扫描比 SE 的灵敏度较低。

题 11 答案是 B。 选项 A 是不正确的,由于有束缚和缩短瓣叶不能关闭完全,产生的反流束将会朝向病变瓣叶。选项 B 是正确的,因为在功能性的心肌病变时产生的是对称的二尖瓣关闭不全而在缺血性二尖瓣关闭不全时产生的是不对称的。选项 C 不正确,因为左心室腔和二尖瓣环在功能性而不是缺血性二尖瓣关闭不全中扩大更显著。负荷超声心动图可能显示二尖瓣关闭不全严重程度的显著增高。选项 E 是不正确的,因为 ERO>0.2cm² 定义为重度缺血性二尖瓣关闭不全。

题 12 答案是 C。 选项 A 不正确,由于室间隔血液供应的特点,心肌梗死患者左前降支区域动脉闭塞会使室间隔破裂的概率增高。选项 B 不正确,因为室间隔破裂在前壁心肌梗死中的发生率与在非前壁心肌梗死中的发生率是一样的。选项 D 不正确,因为二维超声心动图在诊断心肌梗死后室间隔穿孔的敏感度只有 40% 左右,但在加入彩色多普勒后能提高诊断的敏感度。食管超声仅在需要确定缺损位置时偶尔使用。选项 E 不正确,因为室间隔穿孔发生在坏死组织与未坏死组织的边缘,缺损通常是单个发生,大小 1cm 到数厘米不等,且穿孔形状是不规则的。

题 13 答案是 D。

A. Hoffman 等在 37 例左心室缺血性功能障碍的患者研究中已经表明，从静息到多巴酚丁胺刺激时增加收缩期峰值应变率超过 0.23 1/s 可以从由 FDP-PET 决定的非存活心肌中鉴别出存活的心肌，有着 83% 的灵敏度和 84% 的特异度。

B. Hanekom 等研究 55 例既往心肌梗死患者，测出室壁运动得分与 SRI 指标，结合 WMS 和 SRI，这能增加对功能恢复预测的敏感度。

C. Hoffman 证明在评估心肌存活方面 SRI 优于 WMS。

D. 不正确，WMS 的特异度（77%）与 SRI 相似。

E. 这项陈述是正确的。

题 14 答案是 E。选项 A 不正确，因为 DT＜150ms 意味着冠状动脉旁路移植术后左心室射血分数增加≥5%，并有约 80% 的敏感度和特异度。选项 B 是不正确的，因为 DT＞150ms 的患者在一年内的死亡率或心脏移植率较小。选项 C 是不正确的，因为在 DSE 中较多的存活的片段与二尖瓣血流上一个较慢的 DT 有关。选项 D 是不正确的，持续限制性充盈模式的存在与死亡率的增加有关。在基础超声心动图上 DT＜130ms 预示着存活率降低。

题 15 答案是 B。在缺血的检查上 PET 具有较高的灵敏度而 DSA 具有较高的特异度。

查看关于不同状态下灵敏度和特异度价值的文献如下。

负荷 ECG（68% 和 77%），铊标记负荷（包括运动和药物，79% 和 73%），铊标记 SPECT（包括运动和药物，88% 和 77%），负荷超声（包括运动和药物，76% 和 88%）和 PET（93% 和 82%）。（99m）锝标记 SPECT 比铊标记的灵敏性和特异性略高。

题 16 答案是 C。选项 C 是不正确的。需要重点强调的是不能运动本身提示预后不良，进行多巴酚丁胺负荷超声心动图（DSE）的患者比进行负荷超声心动图（ESE）的患者的事件发生率要高。在 ESE 中的缺血表现能独立预测患者的预后，而临床及运动时的数据能增加其预测价值。另外其他选项都是正确的。

题 17 答案是 E。室壁运动得分指数、左心室收缩末期容积、运动能力和运动后左心室射血分数都是负荷试验高风险的预测参数。当运动过程中收缩不能匹配前、后负荷生理性增加时，相对于 EF、ESV 可能是心功能的收缩储备达到极限的更敏感的指标。负荷超声心动图中的 LVEF 常用于患者的风险分级。然而 EF 受负荷条件和心率的影响主要是通过改变 EDV，因此不能充分反映收缩储备。

题 18 答案是 B。低剂量可行性多巴酚丁胺负荷超声心动图是用来检测冬眠心肌和限制性血流狭窄的恢复。除了用超声心动图来跟踪检测心肌梗死后左心室心肌的恢复，没有其他检测能表示心肌晕厥。多巴酚丁胺输注后需要给定节段的至少 50% 心肌细胞的收缩反应是可行的；收缩反应也与心肌活检中间质纤维化的程度呈负相关。相比较而言，放射性核素心肌显像可以识别有较少存活心肌细胞的部分。当有双相反应时：低剂量时改善高剂量时恶化，DSE 的预测价值显示为最高。最初的改善反映了心肌和生存能力收缩储备的补偿。相比之下，因为缺血的发生高剂量量通常发生恶化。

题 19 答案是 C。心血管疾病是晚期肾疾病（ESRD）患者最常见的死因。因此，在这些患者肾脏移植之前进行行术前评估是非常重要的。目前的指南建议根据患者风险的估计进行无创性负荷试验。美国肾病学会（ASN）和美国移植学会（AST）推荐心肌灌注成像或 DSE 作为术前评估的一部分。相比较而言美国心脏病学院（ACC）和美国心脏学会（ANA）不推荐进行术前心功能评估，因为如果患者在灌注成像时有良好的功能状态，肾移植带来的是中等程度的风险。多达 50% 没有已知心脏疾病的无症状 ESRD 患者肾替代疗法后，在影像中有显著的冠状动脉疾病。

题 20 答案是 D。所有其他的选项都是正确的。在 ESRD 中肌钙蛋白的长期增高是由于其清除率的降低。多巴酚丁胺的半衰期是 2min（而不是 D 选项中的 30min），且不会对肝或肾造成影响。阿托品的半衰期为 2h。

题 21 答案是 B。男女相同。

题 22 答案是 B。20 节段模式将会提供更小的节段和一个更复杂的分析。在准确性和可行性之间的合理是 16 段的模式，最近修改后增加了心尖用 17 节段来表示。每个节段都能从不同的超声心动图切面中看到。如果该节段长度的 50% 可以被观测到那么该节段的室壁运动可以被安全评估。在频繁使用心尖部造影和鉴定后，17 节段模式的更新显得尤为重要。在 17 段划分模式中所有的成像方式都可以共用一个标准的室壁节段划分命名法。

题 23 答案是 B。这基于 17 节段划分法：正常的节段为 1 分；轻度或中度运动减低为 2 分；重度运动减低或运动消失为 3 分；反常运动为 4 分。WMSI 是通过各个可视节段的得分总和除以节段的个数得来的。正常 WMSI 的得分是 1 分。1～1.9 分的分数提示有很小的梗死。＞2.0 分的分数提示预后不良的发生率较高。

题 24 答案是 D。缺血级联最开始是灌注异常/生化改变，然后是舒张功能障碍，随后是收缩功能障碍和心电图改变，最后发生的是心绞痛。

题 25 答案是 E。阿托品对心脏的主要作用是通过阻断毒蕈碱（M2）受体在窦房结迷走神经的作用来诱发心动过速。阿托品通过作用于节后胆碱能神经来抑制乙酰胆碱的支配效应。房室传导性提高，由于阿托品能减少胃肠道的蠕动和分泌，它可以在食管应力测试之前使用。阿托品不能给予青光眼或前列腺增生的患者。在多巴酚丁胺负荷或运动负荷试验中加入阿托品能增加诊断的灵敏度，但是对特异性没有影响。一般来说是运用阿托品后抗缺血的风险会增加。

题26答案是 E。所有的负荷试验能产生较好的敏感度源于既往有心肌梗死的人群和没有服用抗心绞痛药物的患者的。患有变异性心绞痛的患者能增加评估的敏感度，因为负荷药如多巴酚丁胺可以引起冠状动脉痉挛和无器质性狭窄的缺血。次于最大量的负荷试验显著降低了测试的敏感度。相比于 LCX 疾病，LAD 疾病会增加测试的灵敏度。当用一个可诱导的心肌缺血作为标记（在没有任何一个节段性室壁运动异常时），无预期左心室节段的运动亢进将在降低特异性的成本上提供更高的灵敏度。

（译者　朱永胜）

第27章

超声微泡造影

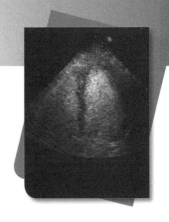

1. 下列关于超声微泡造影剂与生理盐水造影剂不同之处的说法错误的是哪项？
   A. 超声微泡造影剂有外壳可以防止气体扩散入血
   B. 超声微泡造影剂的直径（2～3μm）通常小于生理盐水微泡对比剂
   C. 人造微泡超声对比剂可以顺利通过肺循环而生理盐水微泡造影剂不能
   D. 根据美国 FDA 规定，已知的或可疑的固定右向左分流是使用微泡造影剂的禁忌证
   E. 生理盐水微泡的大小相较于微泡更加均匀一致

2. 以下关于超声波对微泡作用的说法错误的是哪项？
   A. 超声波增加对微泡的破坏率
   B. 关于超声波（压力），微泡震动和微泡的直径会随入射超声波的振荡不同而发生动态变化
   C. 共振产生谐波频率和二次谐波频率
   D. 超声机械指数对微泡破坏无显著影响

3. 下列关于微泡和超声波之间相互作用的说法错误的是哪项？
   A. 这种相互作用源于基本超声频率的反射
   B. 这种相互作用源于基本超声频率的散射
   C. 超声波反射波的波幅与气泡直径大小有关
   D. 高机械指数将产生谐波频率
   E. 微泡产生的谐波的频率低于基本发射频率

4. 下列哪项是美国 FDA 关于人造超声对比剂的适应证？
   A. 心肌灌注检测心肌缺血
   B. 心室浑浊化和心内膜边界检测
   C. 治疗药物传输
   D. 肿瘤或组织特异性靶向显像
   E. 分流检测

5. 一位超声医师在图 27.1 中向大家展示了一幅图像。你会发现左心室心尖没有很好浑浊化。这是微泡充盈不足，而呈现"漩涡"状。在这种情况下，首选的方法是哪项？
   A. 请超声医师立即注入更多造影剂
   B. 在左心室心尖部收缩期功能障碍的这种情况下，造影剂"漩涡"是不可避免的
   C. 让超声医师提高增益以增强图像的亮度

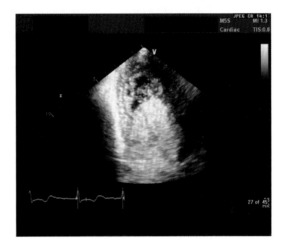

图 27.1

   D. 让超声医师降低机械指数以减少微泡破坏
   E. 让超声医师降低超声频率以减少微泡破坏

6. 下列哪个超声成像技术会受到心肌与微泡运动所产生的重叠多普勒频移影响，因而被误认为心肌灌注？
   A. 基本的 B 超成像
   B. B 型谐波成像
   C. 谐波能量多普勒成像
   D. 反向脉冲多普勒显像技术

7. 重症监护病房请超声医师给一位图像质量差（图 27.2）的患者进行超声造影检查，这名超声医师称：该患者 87 岁，女性，有近期心肌梗死和两个药物洗脱支架置入病史；患者表现为气短，在室内空气中氧饱和度为 92％。
   A. 不能行超声造影检查，因为患者高龄并在 ICU，其风险大于可能带来的好处
   B. 不能，因为虽然图像质量欠佳，但显示图像已经足够说明病情
   C. 不能，因为患者有近期心肌梗死并两个药物洗脱支架置入病史，特别是缺血性发生在 2 个月内
   D. 不能，因为患者气短并且氧饱和度为 92％
   E. 可以，同时在重症监护室进行密切监测

四腔

二腔

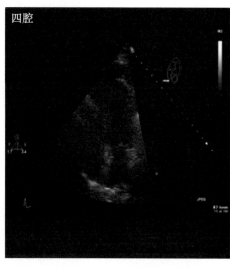
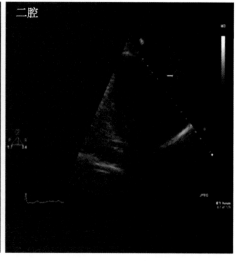

图 27.2

8. 下列哪种微泡造影剂的不良反应最不常见?

　　A. 头痛

　　B. 恶心和(或)呕吐

　　C. 头晕

　　D. 温热感觉/脸红

　　E. 过敏反应

9. 下列哪一种情况是人造微泡造影使用后最少受益的?

　　A. 由于图像质量差,常规经胸超声心动图无法识别 2 个或 2 个以上心室心肌段

　　B. 怀疑左心室栓子

　　C. 怀疑患者下肢深静脉血栓形成

　　D. 怀疑左心室心肌致密化不全

　　E. 通过超声心动图负荷试验改善图像质量

10. 一位妊娠 32 周的孕妇自诉严重吞咽困难,随后应用超声心动图实验来评估左心室的结构和功能。由于她伴有严重气短,产科医师怀疑可能是心肌病。但超声医师很难获得最佳的图像,护士建议使用静脉注射微泡造影。下列哪项是正确的?

　　A. 告诉护士绝对不要给孕妇使用微泡造影剂

　　B. 权衡利弊后并告知患者她的选择

　　C. 联系产科医师告知无法获得良好的图像

　　D. 由于缺少孕妇相关超声测量数据,应该转而食管超声心动图

11. 下列哪项关于微泡能大幅度增强超声背向散射的说法是正确的?

　　A. 微泡使背向散射得到显著提高是因为微泡壳有蛋白存在

　　B. 微泡使背向散射得到显著提高是因为微泡壳有脂质存在

　　C. 微泡使背向散射得到显著提高仅仅因为血液和微泡之间的阻抗不同

　　D. 背向散射得到显著提高是由于微泡暴露于超声束

发生震动

12. 下列哪种临床情况下应用生理盐水微泡造影剂比应用人造微泡造影剂更可取?

　　A. 增强多普勒信号,以评估主动脉瓣反流程度

　　B. 使左心室的心内膜边界变清晰

　　C. 评估左心室心尖部血栓

　　D. 增强多普勒信号,以评估二尖瓣反流严重程度

　　E. 检测房间隔右向左分流

题 1 答案是 E。根据微泡的结构可将超声造影剂分为两种类型:通常由生理盐水和人造带壳微泡制成的自由气体微泡(也称微小气泡)。生理盐水微泡优势在于低成本及临床适用性。但是,自由气体微泡(生理盐水微泡)大小不均匀,且通常大于红细胞(7μm)。因此,选项 E 的说法是错误的,所以正确答案选 E。生理盐水微泡是由肺部过滤并且通常完全由肺循环清除。因此,注入静脉系统的生理盐水微泡不出现在体循环内,除非存在肺循环与体循环的右向左分流。生理盐水微泡中的自由气体扩散迅速,因此,这些微泡在血液池中存在时间较短。超声微泡造影剂有特殊的外壳。因此,选项 A 说法是正确的。微泡外壳可由多种不同的材料制成。目前美国 FDA 批准了两种对比剂,它们的外壳包含有白蛋白(全氟丙烷-A 型微球或 Optison)或含有脂质(全氟丙烷脂质微球或 Definity)。外壳能减缓自由气体扩散,使微泡造影剂在血池中存在的时间远远大于游离气体微泡。在这两种对比剂中的气体(全氟丙烷)具有低分配系数、低扩散速率,也有助于在血循环中持久存在。人造超声微泡对比剂可顺利地通过肺循环。因此,选项 C 说法正确。人工过程产生的微泡大小相对一致并且直径小(2～3μm,小于红细胞直径)。因此,选项 B 说法正确。带壳超声微泡造影剂被批准应用于临床进行调查研究,作用是使心室浑浊化及评估心肌灌注。通过添加生物结合受体,微泡很可能用于靶向成像。通过添加药物到壳的内层,可能被用作药物载体。

游离气体、生理盐水造影剂主要用于检测右向左分流,也可以使三尖瓣反流多普勒信号、右心房和右心室浑浊化的图像信号增强。根据美国 FDA 指示,这两种批准的人造超声微泡对比剂是已知或可疑的右向左或双向的分流的禁忌证,即使短暂的分流。因此,选择 D 说法正确。超声微泡造影剂还没有批准进行动脉给药。

题 2 答案是 D。超声对微泡的作用:超声波增加微泡的破坏率。因此,选项 A 正确。随着微泡产生减少,浑浊度降低。超声波对微泡的破坏作用很大程度上取决于超声压力或超声功率产生的能量。超声波功率在超声心动图仪器上通常表示为机械指数(MI),定义为峰值稀疏压力除以超声频率的平方根。因此,选项 D 的说法错误,所以正确答案选 D。在临床实践中,机械指数通常在 0.1～2.0。由于声阻抗不同,机械指数的不同可使图像完全发生变化。在没有衰减的情况下,光束的焦点处机械指数达最大。衰减改变超声换能器机械指数的最大值。在对比研究机械指数是最重要的机器设置之一。它通常是由输出功率的平均值来控制。不同的厂家机器设置也不同,因此,不同的超声心动图机器设置之间的价值没有准确的可比性。关于超声(压力),微泡振动和微泡的直径会随着入射超声波的共振而发生动态改变。因此,选项 B 说法正确。微泡在超声场发生谐振取决于超声频率、微泡的大小和气泡胶囊的机械性能。这种共振(通常是非线性的运动)产生的谐波和二次谐波的频率比通过换能器(图 27.3)发出的基本超声频率高

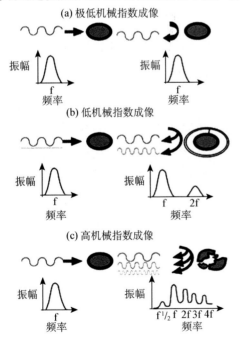

图 27.3　极低机械指数下微气泡反映基本频率,且组织不产生谐波;较低机械指数下微气泡反映基本频率和产生谐波频率,组织产生谐波;高机械指数下微气泡破裂产生很强的谐波,同时组织也会产生谐波

2 倍或 4 倍。因此,选择 C 说法正确。通过使用选择性带通滤波器,从固体组织和血红细胞的反射回来的声波可被抑制,这样 3～6MHz 的二次谐波成像(基于 1.5～3MHz 的频率)可以被接收和处理。这显著增强了图像质量。

题 3 答案是 E。微泡和超声波之间的相互作用。

微泡有超声波以下几个相互作用。由于血液与微泡内气体之间的声阻抗不同,其反射产生超声基本频率。因此,选项 A 的说法是正确的。形成反射界面的介质声阻抗差异越大,被反射回来的超声波能量也就越强。物体形态越规整,体积越大,反射回的超声波也就越多,尤其当反射界面与超声束垂直时。反射回来的超声波的波幅取决于微气泡的直径。微泡的直径越大,反射超声波的波幅就越大。超声医生可能会描述 Optison 对比剂成像图像(微泡平均直径为 3～4.5μm)比 Definity 对比度剂成像图像(微泡平均直径为 1.1～3.3μm)增强更加明显。因此,机器设置为 Optison 与设置成 Definity 对比成像图像略有不同。微泡外壳也产生散射波。由于微泡体积小,相比于反射波其能产生更多散射波。因此,选项 B 说法正确。在超声场里微泡会发生振动。微泡的振动和共振产生谐波频率,特别在高机械指数(高功率)的情况下。谐波频率高于基本超声频率。例如,如果从超声换能器发射的基本超声频率是 1.5～3MHz,那么二次谐波频率为 3～6MHz。选项 E 的说法是错误的,为正确答案。

题 4 答案是 B。临床应用:在过去的几十年里,许多实验已经研究了微泡超声对比剂在心肌灌注方面的潜在临床应用价值。一些学术中心已经报道了微泡超声造影剂在检测冠状动脉疾病方面有着可观的灵敏度和特异度。欧洲超声心动图协会的指导原则和共识里讨论了微泡超声造影剂在用超声心动图检查中的潜在应用性。从理论上讲,冠状动脉狭窄可能影响灌注床内血液的含量,以及血液的流动。血管内血容量测量可作为心肌灌注的适应证。有壳微泡(人造超声造影剂)将通过静脉穿刺进入心肌毛细血管床。微泡造影剂可能因此充当血管内示踪剂。然而,由于微泡破裂,气体扩散,稀释,只有很少部分微泡到达毛细血管床。因此,心肌造影信号弱于左心室增强信号。这种性质为心肌超声造影成像提出了巨大的挑战。心肌对比成像往往需要特定的机器设置和大量的学习曲线。由于学习曲线的长度和未解决的问题,例如操作的重复性,重建和一些患者(重度 COPD 和肥胖)图像质量欠佳,心肌灌注微泡还没有被广泛应用于临床实践。进一步实验现正在进行。微泡药物载体和靶向成像也仍在研究中。心室浑浊化和边界检测已获 FDA 批准成为临床适应证,这是基于主要使用基本成像的静息超声心动图Ⅲ期临床研究。因此,选项 B 说法正确。选项 A、C 和 D 所描述的是仍然处于研究阶段而未被美国FDA 正式批准。根据美国 FDA 的相关规定,选项 E 是

人造微泡造影剂的禁忌证。

题5答案是D。超声波破坏超声造影剂里的微泡:额外的推注超声造影剂会增加心尖部的填充。但是,第一步应该是优化超声心动图参数。因此,选项A不是最好的答案。如上所述,超声波破坏微泡。在较低的超声频率和较高的声功率下这种现象更为明显。在商用超声心动图检查仪器中通常被表示为机械指数。为了以减少微泡破坏,建议减少微泡在超声波下的暴露以及降低机械指数。选择合适的机械参数是首要的。因此,选择D是正确答案。如题,机械指数为1.3,这远高于目前推荐的常规对比研究设置(MI 0.1~0.5)。较高的机械指数设置可增强二维图像。然而,它却破坏更多的微泡。提高增益会增加图像明亮度,但不会增加充满微泡的左心室的图像亮度。因此,选择C不正确。降低超声波频率增加超声穿透性。但是,心尖部在近场,不可能从较低的超声波频率中受益。此外,较低的超声频率会增加微泡破坏(因为输出功率与频率的平方根成反比)。因此,选项E是不正确的陈述,不是最佳的答案。对于题目所述情况,首先是降低机械指数到0.8以下。减少微泡破坏可通过调整超声束焦距来实现(使声束远离漩涡区域),机械指数在声束焦点处达最大。患者左心室心尖部动脉瘤和严重的室壁运动异常更容易出现对比剂"漩涡状",这是不可避免的,但按照上述准则仍然可以适当地成像。因此,选择B是不正确的。

题6答案是C。特定对比成像方法:包括基本B超成像、B型谐波成像、谐波能量多普勒成像、反向脉冲多普勒显像技术。合理使用不同成像技术是为了增加图像信噪比并试图克服微泡造影剂的一些局限性。当应用基础B型成像时,常用低机械指数(0.1~0.4)来避免微泡破裂。虽然心肌组织在灰阶图像上不能很好显示,但左心室由于微泡强烈散射可以被浑浊化(图27.4)。

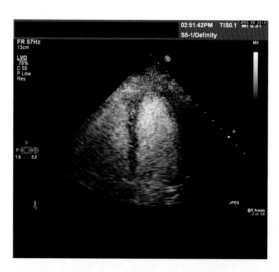

图27.4 B型模式下显示左心室内微泡充盈。机械指数是0.31,探头频率为3.2MHz

谐波B型超声成像利用微泡对超声波非线性反射形成谐波进行图像。若应用低机械指数,组织(心肌)产生少量谐波,心肌不能很好显示,通过注射微泡,由于微泡产生的谐波使左心室不透明化,这可以帮助生成左心室不透明化图像而没有太多干扰(图27.5A)。在合适的设置下,无论是基础B型超声成像还是谐波B型超声成像都能产生合理的左心室浑浊化实时图像(图27.5B)。然而,通过组织反射回来的超声波在通过心肌时产生谐波信号,是从组织反射回来的。在B型谐波成像条件下,应用超声对比剂后的信噪比并不如预期值高。高的机械指数下,心肌组织产生谐波,可以潜在干扰微泡造影剂下的心肌灌注缺损。因此,在心肌灌注研究中使用合适的超声心动图设置很重要,因为这与心肌运动不相关。选项B不正确。

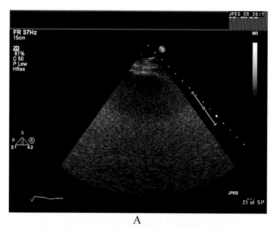

A

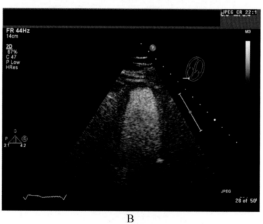

B

图27.5 B型谐波图像机械指数为0.30,探头频率为4.2MHz。低机械指数下心肌和左心室不能很好显影(A)。经过注射微泡造影剂左心室显影(B)

传统的多普勒图像表示回波信号(速度)的频移。谐波功率多普勒出现表示回波信号的波幅,与散射波的数量相关(不是直接速度)。功率多普勒出现优于B型成像。它提高了谐波的敏感度。功率多普勒成像的一个缺点是组织运动会产生频移,会与微泡产生的频移相互叠加。图 27.6 表明左心室腔内的微泡,心内膜以及周围组织都在波功率图像上显示。组织运动产生的频移与微泡产生的频移相互叠加会产生假的类似心肌灌注的信号。因此,选项 C 正确。反向脉冲多普勒显像技术和反向脉冲多普勒闪烁成像技术是其他的超声成像技术。应用交替发射的超声波脉冲形式(换能器发射的反演超声脉冲),组织(心肌)信号被减少,心腔(微泡造影剂)的信号被放大。这一技术通常应用于微泡灌注研究。

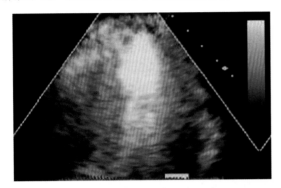

图 27.6　谐波能量多普勒显示左心室内微泡造影剂充盈,心肌灌注,左心室显影

题 7 答案是 E。微泡造影剂的安全性:2007 年,在报道了十几例死亡报告,近 200 例心肺事件,美国 FDA 就 Definity 和 Optison 微泡造影剂提出黑箱警告。警告指出,在对比剂使用过程中及之后至少 30min 以内要对患者的生命体征、心脏节律及氧饱和度进行监测。给药后 30min 内最易发生严重反应。最初的警告还列出了高危人群作为禁忌证,如肺性动脉高压,不稳定心肺疾病,急性心肌梗死和急性冠脉综合征。由于美国 FDA 警告的提出一些临床研究也开始执行。所有研究都证明微泡造影剂具有良好的安全性。对注射微泡造影后心搏骤停病例报告进行研究,发现微泡造影剂和致命事件之间无法建立直接的因果关系。2011 年,基于大量的安全数据,美国 FDA 更新了黑箱警告。许多禁忌被移除,包括恶化或临床不稳定充血性心力衰竭、急性心肌梗死、急性冠脉综合征、严重的室性心律失常或高风险性心律失常。因此,选项 A、B、C 不是正确答案。就 Definity,监测 30min 的心电图和生命体征及氧饱和度被取消了,改为预防性监测。就 Optison,30min 以上的监测仅需要对患有肺动脉高压或不稳定的心肺条件的患者。没有证据支持年龄或性别对微泡造影剂不良反应发生率将有不利影响。FDA 要求微泡造影剂使用时必须备有急救设备以及训练好的人员。在这种情况下,尽管该患者具有心肌梗死病史,支架置入,以及高龄,这些都不是微泡造影剂使用的禁忌证。呼吸急促可能是心源性或者非心源性。最佳超声心动图成像是为了准确地评估左心室功能并能区别非心源性呼吸困难。如患者在重症监护室,心电图和氧饱和度监测是常规护理的一部分。复苏设备和培训人员随时可用。用了对比剂同时也没有出现任何不良影响。还获得了高质量的图像(图 27.7)。因此,选项 E 是正确答案。应当记住微泡造影剂使是必须获得医生的批准(FDA 要求)。肺动脉高压被列为微泡造影剂慎用症。最近的研究已经证明,常规使用的造影剂,无论是 Definity 或 Optison 对肺高压的患者都是安全的,患者的肺动脉压都没有增加。

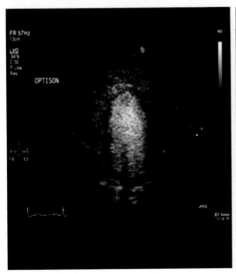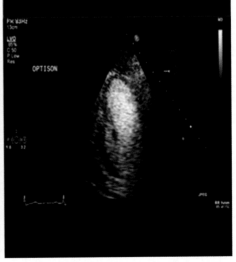

图 27.7　心尖四腔和两腔图像的比较

题 8 答案是 E。微泡造影剂的不良反应:与微泡造影剂相关的临床症状已经通过临床试验和实验得以了解。据报道最常见的症状是头痛、恶心和(或)呕吐、头晕和温暖的感觉/脸红。严重不良反应如呼吸窘迫或潜在血流动力学障碍罕见。不良反应通常发生在注射微泡造影剂 30min 内。FDA 的黑箱警告建议使用 Optison 后,

应监测患有肺动脉高压和心肺功能不稳定的患者。Optison 含有白蛋白,是一种血液制品。对血液制品有不良反应的患者不能用 Optison。Definity 和 Optison 都含有全氟丙烷。对惰性气体全氟丙烷有已知或可疑过敏反应的患者不应用药。过敏反应是非常罕见的,也是最少见的不良反应。因此,选项 E 是正确答案。过敏反应可能是对全氟丙烷,白蛋白,脂质壳或静脉插管或管的材料的异常反应。已有报道出现了休克、支气管痉挛、喉头发紧、血管性水肿、面部水肿、皮疹、荨麻疹、瘙痒。临床研究发现突发腰痛是很严重的不良反应,但通常是短暂的,并且会自行消退。

编者注:在接受人造超声造影剂(UCA)的患者中腰痛发生率为 0.5%～1.0%。这通常具有自限性,并且尚未有报道称其与随后的肾功能损害相关联。最近一项在老鼠和少数人群中的研究证实,虽然微泡通常滞留于肾皮质,但对肾血流量并无损害(Liu YN, Khangura J, Xie A, et al. J Am Soc Echocardiogr,2013;26:1474-1481.),这项研究还发现脂质微泡和肾小球微血管内皮细胞之间存在补体-介质相互作用的证据。这种相互作用产生补充相关介质介导痛觉,表明了一个与 UCA 相关腰痛的潜在机制。

题9答案是 C。造影剂的使用指征:起初微泡造影剂的作用是提高未达标准的患者的超声心动图质量。微泡造影剂用来使左心室浑浊化,并改善左心室心内膜边界的显示。造影剂可以应用于常规超声心动图或压力超声心动图,包括运动和多巴酚丁胺超声心动图。美国超声心动图学会建议如果有两个或两个以上的左心室心肌段不能充分显现考虑应用微泡造影。微泡造影剂被用于识别左心室血栓(图 27.8)。一些研究报道了微泡造影剂在诊断心肌致密化不全方面的有效性。一位卒中伴深静脉血栓形成的患者,若出现一个矛盾的栓子应考虑房间隔缺损或卵圆孔未闭。这可以通过生理盐水造影剂来排除心内分流。根据美国 FDA 规定,存在已知的右向左分流,双向分流或短暂右向左分流是微泡造影剂的禁忌证。因此,选择 C 是不正确的陈述,正确的答案选 C。超声检查应作出指示,要求经常询问患者是否有先天性心脏病病史或心脏病手术史。

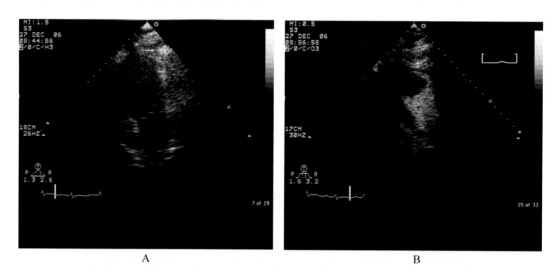

图 27.8　一位有心肌梗死病史的患者左心室图像,图像质量欠佳(A),经造影剂注射之后证实心尖巨大血栓(B)

题10答案是 C。微泡造影剂使用时的特殊情况:微泡造影剂的生物效应已经进行了体外研究。超声破坏微泡的同时可能会释放能量。超声波引起的空化效应(超声辐照使液体中的微气孔进行从形成、生长到崩塌的过程)。可能会提高温度。然而,在当前机械指数水平,常规成像还没有出现生物效应的证据。通过一种实验模型已经可以观察毛细血管床堵塞。根据制造商的说明,虽然已有报道临床对儿童使用微泡造影剂,但 Definity 和 Optison 的安全和有效性在儿童患者中仍尚未确定。目前,Definity 和 Optison 已分别列于妊娠 B 类和 C 类。动物研究也没有揭露 Definity 对生育及胎儿造成损害的任何证据。

制造商说明书中建议只有当确实需要时才对孕妇使用 Definity。因此,选择 C 是正确答案。动物实验研究表明 Optison 具有胎儿毒性,其特征为胎儿体重减轻,并且剂量明显高于临床用量时胎儿死亡率也明显增高。整个孕期,只有当胎儿的潜在收益大于风险时才能使用 Optison(制造商的说明书)。在清醒镇静情况下对孕妇进行 TEE 也不是没有风险。此外,该患者还存在有严重的吞咽困难。因此,选项 E 不正确。

题11答案是 D。微泡造影剂的性质:在超声心动图检查过程中生理盐水对比剂和微泡造影剂都产生强散射。超声波背向散射在二维超声灰阶图像上表现为明亮的"闪烁",在多普勒研究中表现为高密度的信号。目前,在美国被许可的微泡造影剂包括蛋白质壳微泡造影剂(Optison)和脂质壳微泡造影剂。无论是蛋白质壳还是脂质壳都在超声散射中起到显著的作用。因此,选项 A 和 B 是不正确。该外壳的作用是减少气体的扩散,从而使微泡造影剂在血池中存在的时间长于游离气体微泡。该外壳还可以保护微泡,防止微泡被肺清除。由于血液和微泡之间存在显著的声阻抗差异从而产生强烈的反射和散射。然而,这并不是微泡产生背向散射唯一的机制。因此,选择 C 不正确。实际上,当微泡暴露于超声波中,微泡将通过膨胀和收缩产生共振。在低超声功率下,膨胀和收缩是对称的,并且微泡的共振是"线性"的。散射信号的频率类似于基频。在高超声功率下,微泡呈"非线性"共振,因为其抑制在正压下收缩多于在负压下扩张。微泡的共振可能会使背向散射增加超过 300 倍。因此,选项 E 是正确的答案。

题 12 答案是 E。人造微泡造影剂体积小而且均匀,大部分能完全通过肺循环。因此,它们非常适合于左心病理学评价,包括左心室心内膜边界和腔内肿物。所有的微泡(生理盐水和人造微泡造影剂)都可以显著增强多普勒信号。之前的研究报告称,人造微泡造影剂增强多普勒信号可用于评估主动脉瓣反流程度和二尖瓣关闭不全。利用微泡实现此目的,必须处理成像初期"泛滥"的信号和潜在的过高估计多普勒速度。因此,这种技术还没有被常规应用于临床。除非有大量的右向左分流出现否则生理盐水不能应用于左心室。因此,选项 A、B、C、D 都是不正确答案。检测是否有房室分流,如存在房间隔缺损或卵圆孔未闭,取决于左心房和左心室内微泡的检出。由于人造微泡旨在通过肺循环进入左心室,所以对于心房分流的检测注定不如生理盐水对比剂。因此,选择 E 是正确的。

（译者　朱永胜）

第28章

扩张型心肌病

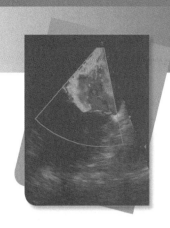

第1、2题共同题干

患者,女,65岁,有高血压病史,在与丈夫争吵后,胸闷气短,初始心肌肌钙蛋白T升高0.2ng/ml。急诊心电图见图28.1。在为患者准备急性冠脉造影时,进行了急诊床边超声心动图检查(视频图28.1至视频图28.3)。

1. 下列哪一项最有可能是该患者的病因?

A. 严重冠状动脉多支血管病变

B. 心脏冠状动脉左前降支急性血栓

C. 右冠状动脉急性血栓

D. 心尖球形综合征

E. 急性心肌炎

2. 在进入导管室之前,患者开始出现低血压症状(收缩压为85mmHg)。注射多巴酚丁胺后,患者收缩压降至70mmHg,却开始出现肺水肿症状。增加多巴酚丁胺注射量后病情未好转,继而进行插管治疗。体检发现由于肺部持续的湿啰音,很难听到患者收缩期杂音。再次进行床旁超声心动图检查。

下列哪一项是最有可能出现的病变?

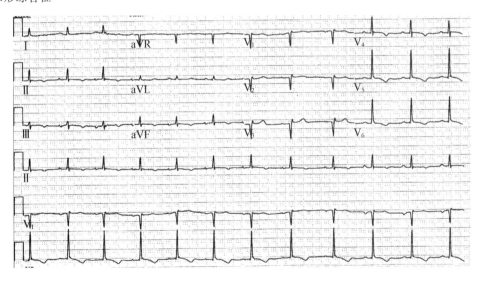

图28.1

A. 收缩功能恶化,左心室射血分数(LVEF)10%

B. 心包积液伴心脏压塞

C. 室间隔缺损

D. 左心室流出道(LVOT)压差40mmHg,二尖瓣关闭不全

第3、4题共同题干

患者,女,28岁,有静脉注射吸毒史,消瘦,主诉气短,血压100/50mmHg,心率98次/分,呼吸频率25次/分,查体发现颈静脉压10cmH$_2$O,听诊肺部闻及断续而短暂、游走性水泡音。超声心动图检查结果见视频图28.4。

3. 下列哪一项诊断最有可能是正确的?

A. 系统性红斑狼疮

B. 感染性心内膜炎

C. 艾滋病和艾滋病相关心脏疾病

D. 淀粉样变心肌病

E. 缺血性心肌病

4. 下列哪幅二维及多普勒频谱图像没有显示出心包积液所致的血流动力学紊乱？

A. 图 28.2

B. 图 28.3

C. 图 28.4

D. 图 28.5

E. 图 28.6

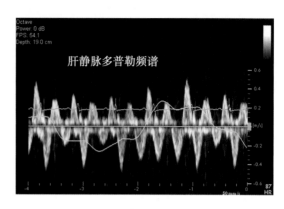

图 28.5

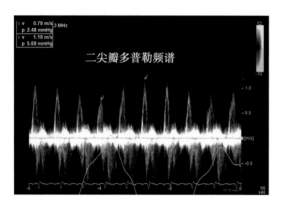

图 28.2

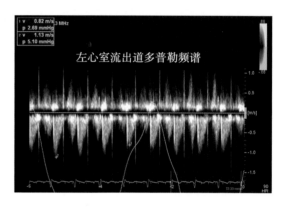

图 28.6

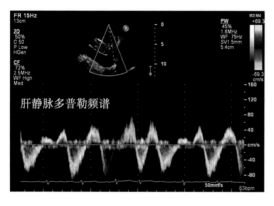

图 28.3

5. 患者，女，58 岁，主诉体重下降，震颤，心悸，进行了心电图（图 28.7）和经胸超声心动图检查（视频图 28.5），测收缩压为 120/70mmHg，心率 146 次/分。

下列哪一项是诊断后的最佳治疗方案？

A. 甲巯咪唑和萘异丙仲胺

B. 卡维地洛和血管紧张素转化酶（ACE）抑制剂

C. 立即进行直流电心脏复律术

D. 冠状动脉造影术，根据具体情况进行经皮冠状动脉介入治疗

E. 食管超声心动图引导的心脏电复律术

6. 患者，女，38 岁，主诉晕厥，X 线胸部显像（图 28.8）异常，超声心动图检查见视频图 28.6 至视频图 28.8。

下列哪一项诊断是正确的？

A. 多支冠状动脉病变

B. 结节性心肌病

C. 心肌致密化不全

D. 家族性扩张型心肌病

E. 致心律失常性右心室心肌病（ARVC）

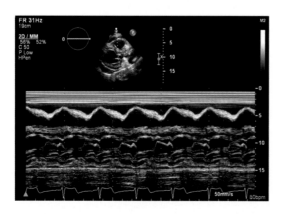

图 28.4

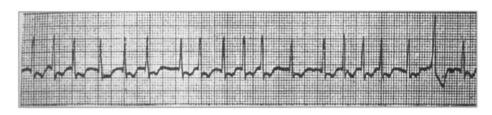

图 28.7

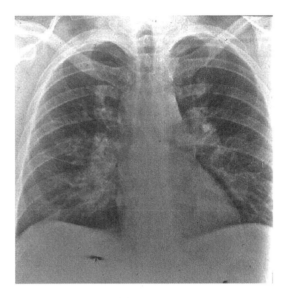

图 28.8

第 7、8 题共同题干

　　患者,女,34 岁,妊娠 37 周,主诉气短及下肢肿胀。以前无相关病史,但患者称青少年时期被告知有心脏杂音。就诊时,血压 90/55mmHg,心率 105 次/分。体检报告颈静脉压 15cmH$_2$O 伴有 V 波,第三心音(S3)奔马律,2$^+$ 水肿下陷,双侧上肺 1/3 湿啰音。心电图显示窦性心动过速,实施紧急超声心动图检查(图 28.9,视频图 28.9至视频图 28.13)。

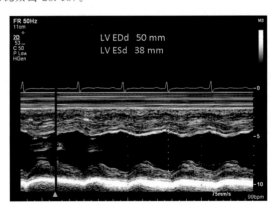

图 28.9

7. 在患者入院后,最佳治疗方案为?
　　A. 静脉注射血管紧张素转化酶(ACE)抑制剂
　　B. 立即进行剖宫产术
　　C. 静脉滴注硝酸甘油
　　D. 静脉注射呋塞米(速尿)
　　E. 静脉注射 β 受体阻滞剂

8. 下列哪一项可以预示左心室收缩功能恢复?
　　A. 左心室舒张末期内径 65mm
　　B. 肌钙蛋白 T 值正常
　　C. 心脏缩短分数小于 20%
　　D. 左心室射血分数大于 20%

9. 下列哪一项关于左心室(LV)壁增厚的描述是正确的?
　　A. 因为运动员的心脏会有左心室壁增厚,所以左心室壁厚度＞13 mm 很常见
　　B. 对于心肌淀粉样变导致左心室壁增厚的患者而言,基底部室壁功能优于心尖部室壁功能(应变成像评价)
　　C. 心肌淀粉样变导致左心室壁增厚的患者,左心室基底部纵向应变可以预测死亡率
　　D. 因为运动员的心脏有左心室壁肥厚,所以重度的左心房扩大是常见的
　　E. 因为运动员的心脏有左心室壁增厚,所以左心室较小是常见的

10. 患者,女,47 岁,1 年前曾在其他机构进行乳腺癌化疗,主诉劳力性呼吸困难、疲劳和下肢轻度水肿。体检报告心率 98 次/分,血压 102/70mmHg,异位起搏,轻柔的第三心音(S3),以及双侧肺湿啰音。之前病史不详,但患者曾接受过阿霉素和曲妥珠单抗治疗。入院后进行的超声心动图结果见视频图 28.14。
下列哪一项不会增加患者化疗后心肌病的风险?
　　A. 阿霉素和曲妥珠单抗治疗
　　B. 曲妥珠单抗的总累积剂量
　　C. 胸部放疗的非霍奇金淋巴瘤病史
　　D. 蒽环霉素的总累积剂量

11. 患者,25 岁,主诉晕厥,超声心动图见视频图 28.15和视频图 28.16。下列哪一项是最有可能的诊断结果?

A. 肥厚型心肌病

B. 孤立性左心室心肌致密化不全

C. 扩张型心肌病

D. 法布瑞症

E. 致心律失常性右室心肌病（ARVC）

12. 患者，男，68 岁，白种人，1 个月前因 s/p 心肌梗死（MI）入院治疗。本次复诊，检查超声心动图以评价左心室功能（视频图 28.17）。

该患者心肌梗死后超声心动图报告结果是什么？

A. 左心室假性室壁瘤

B. 左心室室壁瘤

C. 左心室心尖部血栓

D. 存在心脏破裂的危险

13. 患者，男，50 岁，白种人，主诉心悸和晕厥。体检报告正常，24h 动态心电图呈现非持续性单形性室性心动过速。超声心动图见图 28.10，视频图 28.18 至视频图 28.20 和视频图 28.21。

下列哪一项诊断是正确的？

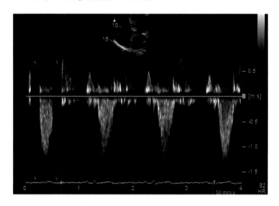

图 28.10

A. 肥厚型梗阻性心肌病

B. 心尖肥厚型心肌病

C. 致心律失常性右室心肌病（ARVC）

D. 左心室心肌致密化不全

E. 非缺血性扩张型心肌病

题 1 答案是 D。患者的临床表现与急性冠状动脉症或者心尖部球形综合征有关。患者与配偶的争吵是应激性心肌病的表现（心尖球形综合征或称章鱼壶心肌症）。尽管心电图上 ST 段在心前导联中轻微升高，但不能由此得出结论，也没有提示急性损伤电流的相应性改变。本临床病例是应激性心肌病的典型案例。患者通常在应激物（即本案例中的"与丈夫争吵"）刺激后发病，同时伴有心电图异常（即本案例中的心前区 ST 段升高）。冠状动脉造影排除了心外膜冠状动脉疾病（见视频图 28.22 和视频图 28.23）。超声心动图也提示局部室壁运动异常分布区域超出任何单支冠状动脉供血区域。从室间隔中部延伸至心尖都出现明显运动

功能减退甚至消失，但基底部收缩功能保持良好，左心室腔也扩大。而多支冠脉病变患者很少能保持较好的基底部收缩运动功能。然而，冠状动脉造影术往往可以确诊。本案例中功能的完全恢复是典型且正确的，且在 5 日后的超声心动图上呈现出来（视频图 28.24）。许多研究证明，心脏磁共振（CMR）图像上没有钆延迟增强的征象，也没有急性心包炎征象（心外膜或中层心肌延迟强化而不是心内膜）。所有选项均可导致心肌肌钙蛋白 T 升高，但是超声、心电图和之后的冠状动脉造影术都与心尖球形综合征有关。

题 2 答案是 D。必须要意识到心尖球形综合征患者有左心室流出道动态梗阻和二尖瓣收缩期前向运动的风险，会引起二尖瓣反流（概率 13%～18%，见视频图 28.25）。尽管泵衰竭是心尖球形综合征的一个潜在问题，但是收缩期杂音和血流动力功能衰退应警惕合并有 SAM 征的左心室流出道梗阻和二尖瓣反流。强心剂会使病情恶化，因为它会削弱心脏基底部的高动力功能，并因此增加左心室流出道压差。治疗方案是使用大量缓和的 β 受体阻滞剂。

题 3、4 答案分别是 C、B。根据患者的超声心动图报告和静脉注射毒品史，她有可能是艾滋病毒携带者。患者没有瓣膜病变，所以排除心内膜炎。约有 10% 的艾滋病患者临床表现出心脏损害症状，其中最为常见的是心包积液和缩窄性心包炎。然而，在尸体解剖中发现，约 50% 的此类患者都有心包炎，但是却极少（10%）呈现心肌炎的临床症状，但会导致扩张型心肌病。超声心动图在没有心房塌陷的证据下呈现出心包积液。在这个有限的视图中，左心室壁厚度正常，收缩功能看似正常。心肌声学特征和左心室壁厚度并不能表明其是淀粉样变的浸润性心肌病。图像上没有证据表明局部室壁运动异常，临床上也不太可能出现。尽管心包积液也会出现在系统性红斑狼疮患者身上，但是鉴于患者的病史，艾滋病病毒相关心脏疾病更有可能是正确的。

当诊断心包积液时，识别出是否存在与积液有关的血流动力学紊乱是非常重要的。心脏压塞是一项临床诊断，但是二维和多普勒超声心动图在识别积液位置、特征及血流动力学意义上有非常重要的作用。某些特定的超声心动图征象可以提示心包内压力升高，导致心脏压塞。图 28.11 呈现出二尖瓣流入的多普勒信号。图像底部显示呼吸监测结果。吸气时，二尖瓣下血流速度 E 峰下降超过 25%（点 1）。在吸气时，流入右心室的血流增加。在心脏压塞中，由于室间隔向左移动，右心室流入量增加导致，左心室流入量下降（这个过程被称为心室间相互依赖）。因此舒张早期，二尖瓣流入量下降是通过血流速度 E 峰下降表现出来的。因此，如图 28.12 所示，在吸气时主动脉瓣流出量也会下降。这些变化在临床心脏压塞中发现奇脉起着重要作用。图 28.4 为胸骨旁长轴的 M 型超声，显示

右心室前方的心包积液。M 型显示了早期右心室舒张功能减退（图 28.13，二维视频图 28.26）。图 28.4 中肝静脉的多普勒显示在呼气末呈现出舒张期血流逆转（图 28.14）。这些也是缩窄性心包炎的症状，且反映了心室间相互依赖，以及心内和胸腔内压力的分离。图 28.3 是一个重度三尖瓣反流患者的肝静脉多普勒图。在每次心跳，都可以看到肝静脉内收缩期血流逆转（图 28.15）。这种血流动力特征最不可能出现在明显心包积液患者身上。

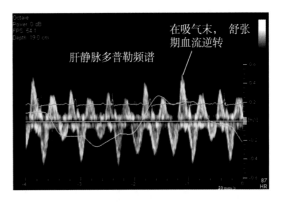

图 28.14

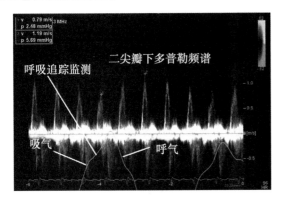

图 28.11

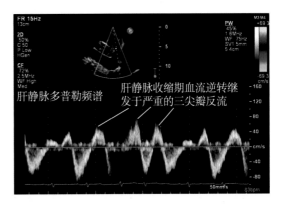

图 28.15

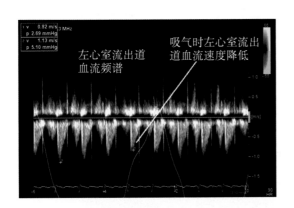

图 28.12

题 5 答案是 A。该患者的临床表现具有甲状腺功能亢进的特征。甲状腺功能亢进会引起心房颤动，而快速心房颤动又会引起心动过速从而诱发扩张型心肌病。四腔切面和两腔切面都显示了左心室扩张，射血分数降低和整体运动功能减退。最佳的初始治疗方案是治疗基础的甲状腺功能亢进，并使用 β 受体阻滞剂来控制心率。通常情况下，这类患者不需要传统的心力衰竭治疗方案，因为左心室收缩功能会随心动过速的治疗而恢复正常。如果甲状腺功能恢复正常后心房颤动仍然持续，或者患者临床状态不稳定，那么应该实施心脏电复律术。然而，除非患者甲状腺功能正常，否则窦性心律难以保持稳定。甲状腺功能亢进患者的抗凝治疗也更成问题。

题 6 答案是 B。心脏结节病的临床表现取决于肉芽肿性炎症的位置和范围。并且心脏结节病患者存在不遵循冠状动脉分布的室壁运动异常，有时也会产生左心室室壁瘤。肉芽肿的沉积可能出现在心肌的任何地方，但最有可能出现的位置是室间隔和左心室游离壁。临床症状非常有助于诊断。主诉晕厥的年轻人，当 X 线胸部显像异常时，说明很有可能患有心脏结节病。患者确诊后，超声心动图也会经常发现结节样病变。心肌层有浸润性非干酪样肉芽肿导致的瘢痕。瘢痕组

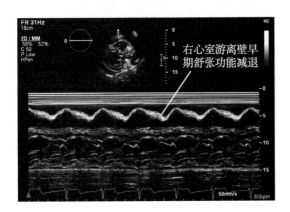

图 28.13

织可能引起心脏传导阻滞、晕厥或心源性猝死。超声图像显示出扩张型心肌病并伴有室间隔基底部室壁瘤（鉴于前壁无异常，而由冠状动脉粥样硬化性心脏病引起此征象实属罕见）。由于患者异常的胸部 X 线显示双侧肺门淋巴结肿大、网格状影以及晕厥最有可能是心脏传导阻滞导致，根据选项最有可能的病因是心脏结节病。然而，除非从心脏或其他组织活检出非干酪性肉芽肿，否则，这项诊断难度很高。

因为在室间隔基底部存在明显的局部室壁运动异常（室壁瘤），所以不可能是家族性扩张型心肌病。患者的病史同样表明是系统性疾病，因此致心律失常性右室心肌病的选项不正确。右心室形态确实异常，这可能与扩张的左心室有关。尽管右心室的心脏结节病并不罕见，但表现出来的主要异常却在左心室，右心室功能相对稳定。心血管磁共振（CMR）显像已成为诊断心脏结节病的重要工具。CMR 可以评价炎症水肿、室壁运动异常、纤维化和瘢痕导致的延迟强化，并且有助于指导诊断和可能的治疗反应。

题 7、8 答案是 D、B。患者有围生期心肌病相关的重度心力衰竭症状。必须首先治疗急性心力衰竭。患者的主要表现是心脏容量负荷过重。而对于低血压患者而言，不需要静脉注射硝酸甘油或血管紧张素转化酶（ACE）抑制剂。此外，因为 ACE 抑制剂和血管紧张素 II 受体拮抗剂（ARB）是孕妇禁用的，所以肼屈嗪则成为产前口服血管扩张剂的首选药物。多年以来，该药被用来治疗妊娠期高血压且对孕妇和胎儿无害。但是由于患者的低血压却并不适用于本案例。静脉注射 β 受体阻滞剂也不可能作为初始治疗方案，因为患者的症状表现为心脏容量负荷过重。尽管剖宫产术势在必行，但鉴于患者的整体临床表现，并不应该成为治疗措施的第一步。如果患者是急性失代偿，那么才应当立即实施剖宫产术。近期发现，有缺陷的抗氧化防御机制所引起的病原性催乳素的潜在病理作用与围生期心肌病有关。因此，使用溴隐亭抑制催乳素分泌也许是正确的治疗方法。

还有一些因素可能会增加围生期心肌病的风险，包括非洲裔美国人，多胎分娩，大于 30 周岁的产妇，妊娠期使用可卡因以及先兆子痫或子痫。一些临床特征也预示了持续性左心室功能不全，包括左心室射血分数＜30%，缩短分数＜20%，左心室舒张末期内径≥60mm 和肌钙蛋白升高。

题 9 答案是 C。心脏淀粉样患者，左心室基底部纵向应变预测死亡率。

在 Koyama 等的研究中，心肌淀粉样变患者左心室基底部纵向应变可以预测死亡率（图 28.16）。运动员左心室壁增厚大于 13mm 的情况并不常见（图 28.17）。运动员的室壁肥厚由于适应而迅速恢复。对于心肌淀粉样变导致左心室壁增厚的患者而言，心尖部室壁功能优于基底部室壁功能（与 B 选项陈述相反）。应变成像可以证明这一点（见视频图 28.27 和视频图 28.28，图 28.18 和图 28.19）。运动员患有重度左心房增大或左心室腔容量较小的情况极为罕见（图 28.20）。

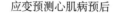

应变预测心肌病预后

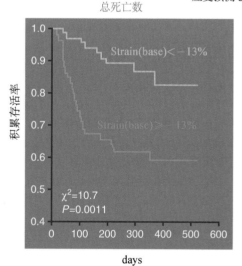
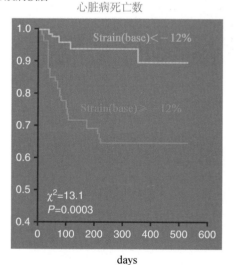

119 例患者活检证实为心肌淀粉样变随访10 个月后，32 例死亡（死亡率为 27%）

图 28.16

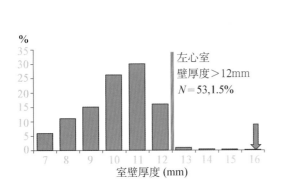

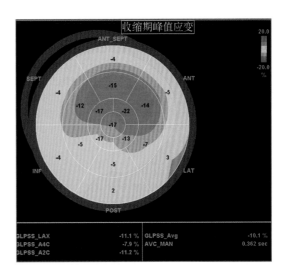

图 28.17　运动员左心室壁厚 (LVWT) 明显增加的情况极为罕见；n = 3500 位精英运动员

图 28.18

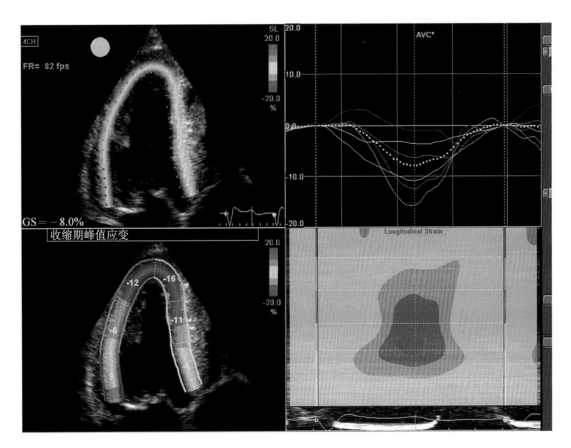

图 28.19

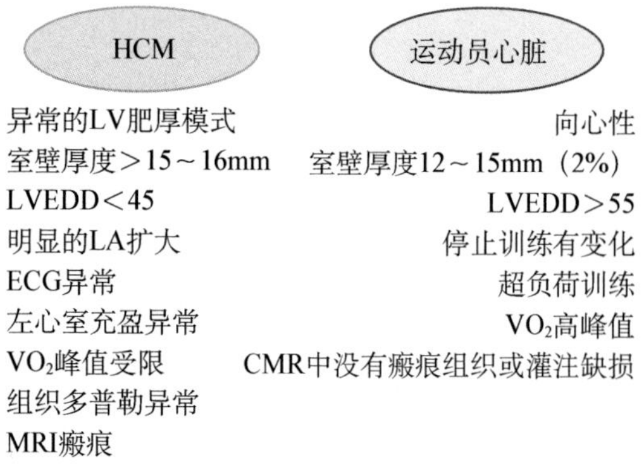

图 28.20 选自 Maron BJ,区分运动员心脏和肥厚型心肌病：重要性和意义与日俱增的临床问题

题10 答案是 B。 因为患者曾接受过化疗，因此必须考虑患扩张型心肌病的可能性。基于蒽环霉素的治疗方案已被普遍认为是扩张型心肌病的潜在病因，并且累积总剂量与患病风险密切相关。一项近期发表的研究，对 607 名儿童进行了长期随访（平均 6.3 年），发现唯一的独立危险因素是累积剂量大于 300mg/m²。现在的推荐剂量是成人终生剂量不超过 450～500g/m²。曲妥珠单抗与蒽环霉素一起使用会进一步增加患病风险。与蒽环霉素类药物不同的是，曲妥珠单抗的累积总剂量与心脏毒性风险无关。最有可能发生曲妥珠单抗诱发心脏毒性的情况是：以前或同时使用蒽环霉素和患者年龄在 50 周岁以上。曲妥珠单抗心脏毒素与蒽环霉素心脏毒性的区别是其出现频率更高但却更易逆转。当曲妥珠单抗和蒽环霉素同时使用时，心脏毒性的发病率会上升。胸部照射病史会增加与阿霉素相关的心脏毒性（但在单独使用曲妥珠单抗的治疗方案中，并不会增加风险）。此外，传统的危险因素，比如高血压、高血脂和糖尿病，会增加蒽环霉素诱导心肌病的可能性（单独使用曲妥珠单抗时风险降低）。

题11 答案是 E。 致心律失常性右室心肌病（ARVC）是一种罕见的遗传性心肌疾病，可导致心律失常引发的心源性猝死。Giovanni Maria Lancisi 在 1736 年第一次描述了这项疾病，病因来源于桥粒蛋白异常。早期工作小组把下列条件作为诊断致心律失常性右室心肌病的主要标准：①右心室严重扩张、右心室射血分数降低，左心室无明显（或仅轻微）损害；②局限性右心室室壁瘤（不运动或运动障碍区，呈舒张期膨隆）；③右心室严重节段性扩张；④心内膜活检心肌被纤维脂肪组织替代；⑤右心区导联（$V_1 \sim V_3$）出现 Epsilon 波或部分 QRS 波群延长（大于 110 ms）；⑥尸检或手术中确诊的家族性疾病；⑦室性心律失常。上述标准后来又修改为患者一级亲属中有罹患致心律失常性右室心肌病的，以及下列条件中的一条：①心电图上右心区导联（$V_2 \sim V_3$）T 波倒置；②晚电位阳性；③心电图、24h 动态心电图或运动试验显示左束支传导阻滞型室性心动过速；④心脏期前收缩 24h 超过 200 次；⑤右心室轻度扩张或射血分数降低，左心室无异常；⑥右心室轻度节段性扩张；⑦右心室局部运动功能减退。

致心律失常性右室心肌病的超声心动图特征描述包括：①右心室（RV）扩张——胸骨旁长轴切面显示右室流出道 ≥ 30mm 或胸骨旁短轴切面显示右室流出道 ≥ 32mm；②右心室心尖部穿孔；③右心室肌小梁突出；④右心室调节束突出。

肥厚型心肌病选项不正确。尽管它很有可能是运动员突发心源性猝死的最常见病因，但是超声心动图排除了这项诊断。右心室调节束突出和右心室肌小梁突出的异常与致心律失常性右室心肌病的症状更为相符。孤立性左心室心肌致密化不全选项也不正确，因为超声心动图显示左心室无异常。尽管右心室也与心肌致密化不全有关，但是鉴于图像呈现的孤立性右心室异常，这项诊断也不太可能正确。扩张型心肌病也不正确，因为左心室并没有扩张且左心室射血分数正常。法布瑞氏症是一种由继发于 α-半乳糖苷酶 A 缺乏病的溶酶体贮积症所导致的 X 连锁隐性遗传病，且会导致糖鞘脂代谢障碍，致使酰基鞘氨酸己三糖在组级内积累。这在超声心动图上显示为左心室浸润性心肌病，却通常被误诊为肥厚型心肌病或淀粉样变性。心肌已经被认为具"双边征"，超声心动图上心内膜和心外膜部位亮度高（中间心肌区域亮度低）。

题12 答案是 B。 该图像显示的是典型的心肌梗死后左心室心尖部室壁瘤。除非同时存在顽固性心绞痛、心力衰竭或室性心律失常，心尖部室壁变薄并扩张，通常采取非手术治疗方法。由于动脉瘤壁由纤维瘢痕构成，破裂风险较小。

左心室假性室壁瘤选项不正确。超声心动图报告左心室心尖部变薄并扩张，这是左心室心尖部室壁瘤的特征。当左心室游离壁破裂，并被包裹在一个粘连性心包膜中时，就会引发心肌梗死后的左心室假性室壁瘤。由于心包膜破裂的危险高，常见的治疗方案是紧急外科手术。心肌梗死后左心室假性室壁瘤的典型案例见视频图 28.29 和视频图 28.30。

左心室室壁瘤一般瘤颈较宽，与最大腔体直径比率高，而左心室假性室壁瘤入口与最大腔体直径比率较低（<0.4～0.5）。

左心室心尖部血栓选项不正确，因为左心室心尖部无肿块。存在心脏破裂危险的选项也不正确，因为在全部三层心肌上的纤维瘢痕引起的室壁瘤破裂的可能性较小。尽管的确存在破裂的可能性，但是危险性较小。

题13 答案是 D。 图像显示是左心室心肌致密化不全的典型表现。心肌致密化不全，或被称为"海绵状心肌"，是由正常心内膜胚胎发育停止引起的。该疾病可单独存在，即孤立性心肌致密化不全，也可与其他先天性心脏病同时存在。其中半数以下会累及右心室。

　　超声心动图是诊断的关键。在二维超声心动图显像中,可见典型深陷的肌小梁隐窝和许多突出的肌小梁错综排列。彩色多普勒和超声心动图造影对于诊断也非常有帮助。使用这几种模式可以更好地证明其典型深陷的肌小梁隐窝与心室腔相通的特征。心脏磁共振通过评估非致密化心肌和致密化心肌的比值,是另外一个有效诊断左心室心肌致密化不全的成像模式。

　　在一个最新系列报道中,0.045%的成人经胸超声心动图报道有孤立性心肌致密化不全。左心室心肌致密化不全的诊断有两组超声心动图标准:Jenni 标准和 Chin 标准。前者强调两层不同心肌的诊断,而后者则关注肌小梁高度与隐窝深度之间的比值(表 28.1)。

　　此外,三维超声心动图对诊断也很有帮助(视频图28.31),并且当存在左心室收缩功能障碍时,也有助于证实令人担忧的并发症之一:左心室血栓(视频图 28.32)。

表 28.1　超声心动图诊断孤立性心肌致密化不全标准

Chin 标准(1990)	Jenni 标准(1999)
无其他心脏结构异常	无其他心脏结构异常
许多突出肌小梁和深陷的肌小梁隐窝	许多突出肌小梁和深陷的肌小梁隐窝
切面:胸骨旁长轴、剑突下和心尖部	切面:胸骨旁短轴切面和心尖部
关注肌小梁隐窝深度	关注两层结构
舒张末期测量	收缩末期测量
心外膜面至肌小梁隐窝底部的间距与心外膜至肌小梁顶部的间距的比值≤0.5	较厚的非致密化心肌与较薄的致密化心肌厚度比值≥2;彩色多普勒显示陷窝间的血流与心室相通

（译者　刘丽文）

第29章

肥厚型心肌病的超声特点

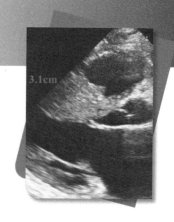

1. 以下关于肥厚型心肌病（HCM）二维超声心动图特点的表述，哪项是最准确的？
   A. 室间隔非对称性肥厚是最常见的类型
   B. 孤立性后壁肥厚应高度怀疑其他病因
   C. 胸骨旁长轴切面是心尖肥厚的最佳观测切面
   D. 只有 HCM 伴肺动脉高压时会出现右心室肥厚
   E. 弥漫向心性肥厚（＞50％心肌）比散发局部肥厚（＜2个节段）更常见

2. 以下哪种情况与肥厚型心肌病最不相似？
   A. 糖原贮积症Ⅱ型
   B. 运动员的心脏
   C. Friedreich 共济失调
   D. 马方综合征
   E. 努南综合征

3. 根据视频图 29.1 显示的基础图像，及视频图 29.2 显示的造影增强图像。诊断是什么疾病？
   A. 肥厚型心肌病
   B. 缺血性心脏疾病
   C. Chagas 病
   D. Takotsubo 心肌病
   E. 左心室心尖血栓

4. 对于 HCM 患者没有明显心肌肥厚的家系成员中，以下多普勒超声心动图哪副图像能最好的预测 HCM 基因阳性？
   A. 图 29.1A：在二尖瓣环间隔侧获得组织多普勒信号
   B. 图 29.1B：取样框在二尖瓣尖获得脉冲多普勒信号
   C. 图 29.1C：在二尖瓣环间隔侧获得组织多普勒信号
   D. 图 29.1D：取样框在二尖瓣尖获得的脉冲多普勒信号

5. 在没有其他瓣膜病理时，以下哪项描述最能反应因二尖瓣收缩期前向运动引起二尖瓣反流的彩色多普勒射流？
   A. 左心室流出道收缩期前向运动出现的偏心前向射流
   B. 因二尖瓣错位引起闭合不全而出现的偏心向后外

侧的射流
   C. 全收缩期且与收缩期二尖瓣前向运动无关的偏心后外侧的射流
   D. 慢性舒张功能障碍和左心房扩张引起瓣环扩张而出现的中心射流

6. 肥厚型心肌病中，下列哪项对二尖瓣收缩期前向运动（SAM）的发展贡献最少？
   A. 二尖瓣瓣叶伸长
   B. 乳头肌向前向内侧的位移
   C. 吸力
   D. Venturi 效应：即 SAM 在 LVOT 流速最高时出现
   E. 中部室间隔凸起使血流偏向后方

7. 下列哪项经食管超声心动图视频剪辑将最有可能是图 29.2 所示经胸超声心动图 M 型描记？
   A. 视频图 29.3
   B. 视频图 29.4
   C. 视频图 29.5
   D. 视频图 29.6

8. 48 岁男性因显著头晕和劳力性呼吸困难行超声心动图检查，获得视频图 29.7。经 LVOT 和主动脉瓣连续波多普勒记录血流速度＜1.5m/s。接下来合适的干预是什么？
   A. 在 Valsalva 动作（屏气时）应变期重复记录并获取主动脉/LVOT 的多普勒频谱
   B. 建议进行心导管及心内膜活检
   C. 进行经食管超声心动图检查
   D. 建议患者进行外科心肌切除术
   E. 建议患者进行室间隔射频消融术

9. 下列哪项连续波（CW）多普勒信号与梗阻型 HCM 最相关？
   A. 图 29.3A
   B. 图 29.3B
   C. 图 29.3C
   D. 图 29.3D

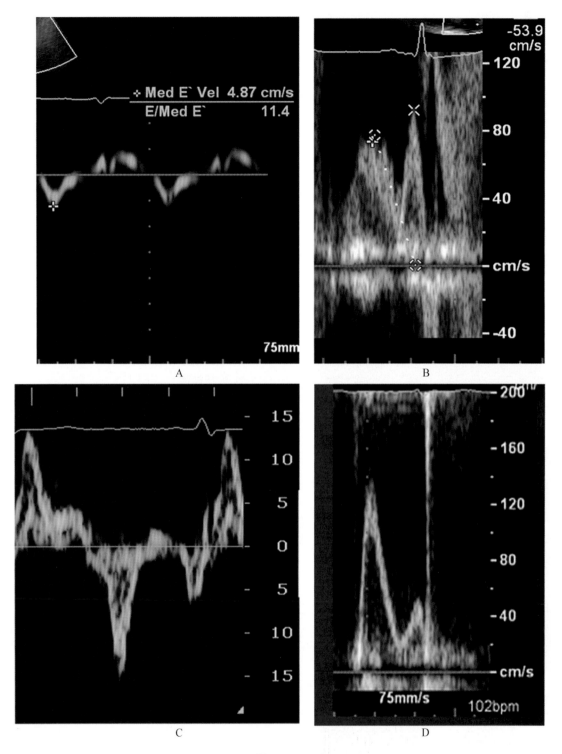

图 29. 1

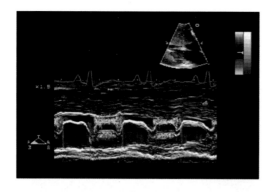

图 29.2

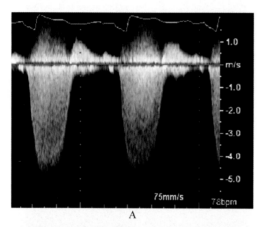

A

B

C

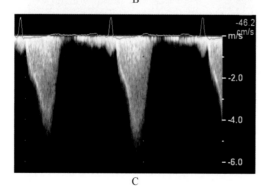

D

图 29.3

10. 以下哪些风险一般与肥厚型心肌病最不相关?
   A. 心源性猝死
   B. 舒张期左心室心力衰竭
   C. 主动脉根部扩张
   D. 收缩期左心室心力衰竭
   E. 心房纤颤

11. 58 岁女性,患 HCM,NYHA 分级Ⅲ级,因劳力性呼吸困难行超声心动图检查,评估左心室充盈压。以下哪个参数表明左心房压力高于 15mmHg?
   A. 二尖瓣 E/A 比值>1 与肺静脉血流 S/D 比值<1
   B. E/Ea>15
   C. 左心房收缩末期内径>5.0cm
   D. 以上均错误

12. 42 岁男性,因劳力性胸痛和呼吸困难诊断为 HCM。其一级亲属,以下建议(单独或组合)哪项是合适的?
   a. 每年筛查超声心动图
   b. 青少年每年筛查超声心动图
   c. 成人每 5 年筛查超声心动图
   d. 如果 HCM 症状出现变化,行超声心动图检查
   A. a
   B. b 和 d
   C. b 和 c
   D. b、c 和 d
   E. d

13. 下列哪一项超声心动图检查结果与 HCM 猝死风险增加的相关性最少?
   A. 图 29.4A:2D 图像测量舒张末期前间壁的厚度
   B. 图 29.4B:连续波多普勒记录跨主动脉瓣和左心室流出道的血流
   C. 图 29.4C:舒张末期和收缩末期左心室相应的射血分数的 2D 图像
   D. 图 29.4D:从心尖四腔切面获得收缩末期 2D 图像和彩色多普勒图像

E. 这些表现均与死亡率增加无关

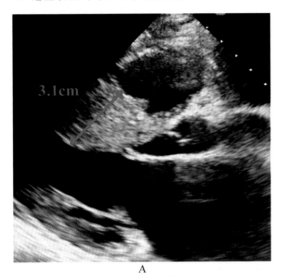

A

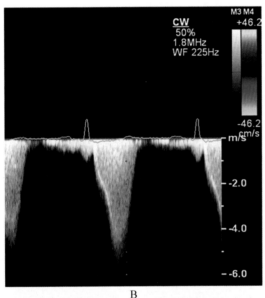

B

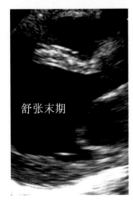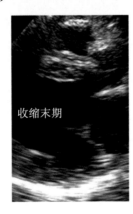

左心室射血分数＝40%

C

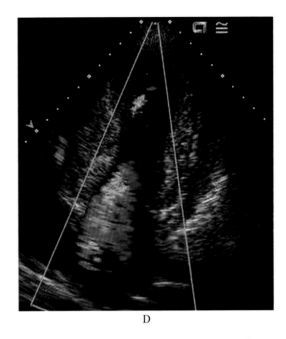

D

图 29.4

14. 有症状的女性,45 岁,梗阻性肥厚型心肌患者,决定行室间隔射频消融术,检查时什么是最恰当的成像方式?
    A. 用三维超声心动图确定室间隔的肥厚程度
    B. 经食管超声心动图更好显示收缩期二尖瓣前向运动
    C. 心肌声学造影引导冠状动脉介入
    D. 多巴酚丁胺药物负荷超声心动图来确定消融后激发的压差

15. 经食管超声心动图检查在室间隔切除术中必不可少,以下哪些原因是最不准确的?
    A. 前外侧乳头肌直接连接二尖瓣可以被识别和手术纠正
    B. 外科医师可以用经食管超声测量室间隔最大厚度和室间隔最厚处与主动脉瓣环的距离来指导切除的位置和程度
    C. 术后并发症,如确定残留的左心室流出道梗阻,二尖瓣反流,医源性室间隔缺损和主动脉反流
    D. TEE 成像可协助麻醉师监控血流状态,但对改善手术结果尚未报道
    E. 心肌切除术是通过逆行主动脉的方法,没有 TEE 的帮助,外科医师很难看清肥厚的室间隔

题 1 答案是 E。左心室肥大在 HCM 中最为常见。但是,右心室也可见肥大。因此,选项 D 错误。左心室肥大最常见于左心室前壁及前室间隔处。弥漫性 LV 肥大(LV >50%)比局部肥厚(≤2 心肌节段)更常见。因此选项 E 正确。尽管孤立性肥厚[包括 LV 后壁或者 LV 心尖(HCM 心尖变异型)]不甚常见,但仍有所报道。选项 B

错误。心尖切面是观测心尖变异型 HCM 的最佳声窗，可能需要使用造影剂来验证这一发现，并且排除其他的心尖病理(如 LV 致密化不全)。选项 A 错误。

题 2 答案是 D。马方综合征是发生在结缔组织的一种常染色体显性遗传病，表现为二尖瓣和(或)主动脉瓣脱垂和主动脉扩张；HCM 中 LV 肥大并不是典型特征。因此，选项 D 描述是不准确的也是存在的最正确的选项。因为除了 HCM，其他的症状和疾病中也可见左心室肥大，所以易于混淆。浸润性肌肉疾病，如糖原贮积症可与 HCM 类似。Friedreich 共济失调与向心性 LV 肥大或非对称性室间隔肥厚有关，类似于 HCM。Fabry 病，是鞘糖脂新陈代谢的 X 连锁隐性遗传病，由溶酶体酶 α-半乳糖苷酶诱发，如果发生突变，可被误认为 HCM。多系统病变，如努南综合征，可发生 LV 肥大，特征为颅面和先天性心脏畸形(肺动脉瓣狭窄和房间隔缺损)。运动员生理性肥大，也与 HCM 类似。

题 3 答案是 A。从常规心尖四腔切面观测，LV 心尖的心内膜清晰度差；造影增强之后，心尖心肌显著肥大，且与心尖 HCM 的诊断明显一致。在经胸超声心动图检查诊断有困难时，造影可增加心尖 HCM 的诊断价值。心尖 HCM 可能会被误诊为心尖血栓或心尖无运动。其他所列选项与 LV 心尖异常有关，但是在这一病例中，不会造成心尖心肌肥大。

　　缺血性心脏疾病表现为心尖室壁运动异常及室壁瘤，但是不会使心尖室壁增厚。对于 Takotsubo 心肌病(心尖球形综合征或应激性心肌病)，心脏收缩期内 LV 心尖呈现球形膨大，但基底部运动正常。此外，在一些病例中，相关室壁运动出现异常与右心室心尖有关。与缺血性心脏病不同，患有 Takotsubo 心肌病的患者，如果观察到心尖室壁运动出现异常，则这种异常不会发生在冠状动脉血流区域。查加斯病在急性和慢性发展阶段均会发生心尖室壁运动异常的情况。在疾病的慢性期，可观测到各种不同大小的心尖室壁瘤。心尖血栓可呈现出附壁或突出状态，典型特征为心肌无运动和运动功能减退。通过观测是否存在心脏收缩期室壁增厚的情况，可将心尖 HCM 心肌厚度增加和大面积血栓区分开来。如果是血栓，则不会出现心脏收缩期室壁增厚的情况。

题 4 答案是 A。为了区分基因型阳性的未发病患者与基因型阴性对照者，有关研究证明经二尖瓣血流参数无效，且心脏收缩期也没有敏感的参数，比如组织多普勒收缩期二尖瓣环运动速度(Sa)或斑点追踪得到的整体纵向应变。然而，组织多普勒发现舒张早期二尖瓣环运动速度(Ea)具有良好的阳性预测值(Ea≤12 时为 86%)，虽然阴性预测值较差(22%)。

题 5 答案是 B。如果不存在其他瓣膜疾病，HCM 中二尖瓣收缩期前移造成二尖瓣反流具有偏心性，并向后外侧方向反流。二尖瓣叶发生病变并且收缩期前移，这会改

变梗阻性 HCM 反流向后外侧的方向。如果在这种状况下发现向前射流，则需要在随后的检查中确定射流的原因。尽管梗阻性 HCM 中连枷后叶伴前向二尖瓣反流的案例很少，但仍有相关报道。

题 6 答案是 D。传统教学中，Venturi 效应是导致二尖瓣收缩期前移的原因。但是，当 LV 流出道流速降低时，二尖瓣开始收缩期前移，说明这种机制不能解释这一现象。病理生理学中，几何因数显得非常重要，包括二尖瓣叶延伸率、乳头肌向前和向内的位移，以及室间隔中部膨出使血流朝更后的方向流动。鉴于这些因素的存在，血流与突出的二尖瓣叶之间的角度增加，产生拖曳力，推动瓣叶进入流出道，从而造成梗阻。

题 7 答案是 B。彩色 M 型曲线显示二尖瓣收缩期前移，引起左心室流出道内的血流流速加快和二尖瓣反流，结果与梗阻性 HCM 一致。在经食管超声心动图视频片段中，(B)是正确选项，因为该选项显示出二尖瓣反流呈后外侧方向流动，且 LV 流出道(显示为马赛克和混淆型彩色多普勒信号)中的血流速度加快。通过对视频进行仔细观看，还可看到收缩期二尖瓣前叶阻塞 LV 流出道。视频(A)错误；因为视频中显示二尖瓣反流高度偏心且向前流动，这是因为二尖瓣后叶中部出现部分连枷。视频(C)显示两处二尖瓣反流束，其中一射流为高度偏心且方向向前，另一射流较为居中；在这一个病例中，二尖瓣后叶赘生物造成反流，排除其他瓣膜疾病，二尖瓣反流也不是梗阻性 HCM 的特征。视频(D)同样错误，因为视频显示为扩张型心肌病，二尖瓣环扩张造成二尖瓣功能性和向心性反流。

题 8 答案是 A。视频显示为非对称性室间隔肥厚，收缩期二尖瓣叶和腱索前移，符合 HCM 诊断。如果静息时 LV 流出道压差不存在，在瓦氏动作应变期，运动负荷实验或亚硝酸戊酯药物实验后以确定是否存在激发性压已显示。LV 流出道梗阻获取图像十分重要，已证明这与 HCM 的心力衰竭症状相关。对耐药且压差高于 50mmHg 的患者，静息或可激发的瞬时压力阶差峰值都可作为进行手术或经皮介入治疗的依据。

题 9 答案是 C。根据连续波(CW)多普勒信号的轮廓，可区分左心室流出道梗阻与其他收缩期高速信号，如二尖瓣反流或主动脉狭窄。选项(C)中 HCM 梗阻的 CW 多普勒信号显示为峰值后移，呈"匕首"形。选项(A)为二尖瓣反流的 CW 多普勒信号，注意对称的全收缩期轮廓及基线上方出现的典型的二尖瓣流入的血流频谱。选项(B)，主动脉狭窄的 CW 多普勒信号显示为峰值波形提前。选项(D)为三尖瓣反流的 CW 多普勒信号，尽管不存在肺动脉高压时，血流速度较低，且基线上方 E-波速度较低，该信号与二尖瓣反流显示相似。

题 10 答案是 C。主动脉根部扩张不是所有 HCM 的特征。然而，对于难以控制的高血压 LVH 患者，主动脉根

部扩张并不罕见。心源性猝死由不可预测的室性快速性心律失常所致,常发生于年龄小于 35 岁的患者和参与竞技的体育运动员。对于收缩功能正常和舒张功能紊乱的 HCM 患者,心力衰竭症状也很常见。但是,心力衰竭可能会进展到心脏瘢痕和收缩功能不全的终末期阶段。房颤与 HCM 相关且可预测由于过高的心力衰竭死亡率、功能障碍和卒中造成的不良预后。因此,心尖变异型的 HCM 个体患者,最好进行 LAVI 系列测量。

题 11 答案是 D。HCM 患者二尖瓣血流速度谱与 LV 充盈压无关。显然,E/Ea 比率与有创测得的 LA 压力整体相关。对于有症状 HCM 的个体患者,不能准确确定 LV 充盈压。左心房压力上升会导致左心房扩大,但是左心房扩大还有其他诱因,比如二尖瓣反流或心房颤动,与 LV 充盈压无关。因此,正确选项是 D。计算 LV 充盈压时,推荐选择综合方案,要考虑组织多普勒的瓣环运动速、E/Ea 比率,以及肺动脉压和 LA 容积,尤其是未出现明显的二尖瓣反流和心房颤动时。

题 12 答案是 D。对于 HCM,肥厚常在青春期出现,但 50 岁和 60 岁也可出现肥厚。因此推荐患者的父母、同胞兄弟姐妹和子女进行超声心动图筛查,青春期应当每年进行超声心动图筛查,成年人应当每 5 年进行超声心动图筛查。超声心动图检查可以看出 HCM 症状是否进一步发展。

题 13 答案是 D。最大室壁厚度≥3.0cm,可作为心脏猝死的独立预测性指标,也是预防性置入心脏复律除颤器(ICD)的Ⅱa 级指征。已表明 LV 流出道梗阻的严重程度,与心源性猝死呈正相关。静息压差≥30mmHg,与心源性猝死风险增加有关。当 LVEF<50% 时,HCM 进展为心肌病的终末期,此时收缩功能减弱,且心脏猝死风险增加。心尖室壁瘤出现室壁变薄和瘢痕时,也会导致心脏猝死风险增加。选项(D)中的图像显示中部 LV 腔出现梗阻;然而,未见心尖室壁变薄,因此,不符合心尖室壁

瘤。但是,随时间推移,可能会发展为室壁瘤。其他重要的临床风险因素还包括患者的一级亲属(父母、同胞兄弟姐妹和子女)猝死的家族病史、不明原因的昏厥、非持续性室速,以及运动时收缩压异常反应(压力下降或者未能适量增加)。

题 14 答案是 C。对于 HCM,超声心肌声学造影在经导管室间隔心肌消融术中非常有用,具有较高的成功率和较小的心肌梗死面积。超声造影剂通过一个球囊导管注射进穿隔支冠状动脉。通过心肌超声造影可识别与 LV 流出道压差变化相关的间隔区域。侧支循环或造影剂外渗会造成其他心肌区域(如前外侧壁或乳头肌)的心肌超声造影增强,而这些区域超声造影增强表明风险增加。应注意,这种使用心肌超声造影的方法是在药品说明书标识外的。两类商用超声造影剂(Definity 和 Optison)的生产商包装内标明禁忌动脉内注射。一些实验室在超声心动图成像过程中成功使用了碘血管造影剂,用以观测穿隔支的心肌。但根据我们的经验,使用超声造影剂可以更好观测到心肌灌注的全部范围。这个题目中所列酒精室间隔消融术中使用的其他影像模式所起的作用目前还不明确。

题 15 答案是 D。经食管超声心动图可改善梗阻 HCM 切除术的手术疗效。二尖瓣异常包括瓣叶延伸/冗长或乳头肌直接连接二尖瓣,观测到的这些结果可指导手术治疗。通过采用主动脉逆行方法实施心肌切除,主动脉逆行方法限定了外科医师对室间隔肥大全范围的观测。室间隔厚度和最大厚度位置可通过经食管超声方法进行测量,通过测量可对心肌切除术的程度进行指导。体外循环建立后,通过术中经食管超声可确定心肌切除的结果,并确定选项(C)中所列的潜在并发症是否发生,如果出现这些并发症则需要在离开手术室之前进行手术干预。

(译者 刘丽文)

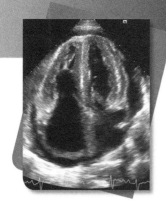

第30章

限制型心肌病的超声特点

1. 关于限制型心肌病以下哪项表述是正确的?
   - A. 在疾病的早期,常见左心室扩大、室壁增厚和收缩功能减低
   - B. 经常可见Ⅲ级(限制型)舒张功能障碍
   - C. 当舒张功能障碍时,用组织多普勒超声测得 e′ 速率(舒张早期的峰值速度)是正常或增加的
   - D. 肺动脉压力通常是正常的
   - E. 两个心房都扩大

2. 如 M 型超声心动图(图 30.1)和心电图(图 30.2)所示,以下哪个表述更为准确?

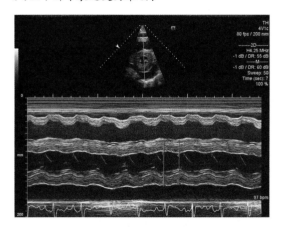

图 30.1

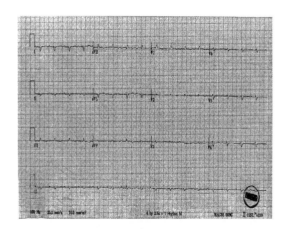

图 30.2

   - A. 患者可能有肌小节基因的突变
   - B. 心脏组织活检,用刚果红染色,在偏振光下会出现典型的"苹果绿"
   - C. 出现了明显的间隔反向运动考虑为心包受限
   - D. 有显著的右心室肥大从而进一步证明肺动脉高压的诊断
   - E. 当右心室舒张严重受限时,说明急性心包积液,此时应当考虑心脏压塞的可能

3. 以下关于心脏血色素沉着症哪个表述更准确?
   - A. 肝硬化,糖尿病和皮肤色素沉着是三个最常见的表现
   - B. 该疾病是常染色体显性遗传疾病,表现为铁超载
   - C. 超声心动图可见左心室大小正常,室壁增厚,收缩功能正常
   - D. 静脉放血和铁螯合治疗能够改善异常的心动图表现和逆转心肌病

4. 选出与下列疾病相匹配的最佳描述或评论
   - (1)法布里病
   - (2)心内膜心肌纤维化
   - (3)放射性心脏病
   - (4)特发性限制型心肌病
   - (5)结节性心脏病
   - A. 左心室和(或)右心室心尖纤维化时常有血栓形成
   - B. 可能表现为限制型心肌病或缩窄性心包炎
   - C. 诊断必须进行心内膜心肌活检
   - D. 超声心动图可见心内膜"双边"表现,容易与肥厚型心肌病相混淆
   - E. 常出现与正常冠状动脉分布不相关的局部室壁运动异常

5. 与图 30.3 和视频图 30.1 经胸超声心动图相匹配的一个最有可能的病理类型是什么?
   - A. 法布里病
   - B. 心内膜心肌纤维化
   - C. 放射性心脏病
   - D. 特发性限制型心肌病
   - E. 结节性心脏病

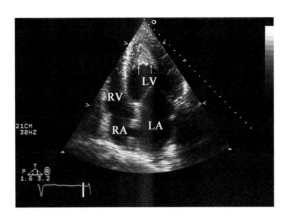

图 30.3

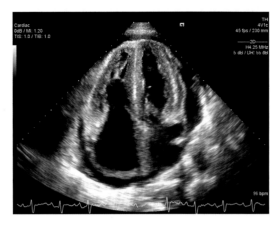

图 30.4

6. 一位患者由血液科的同事诊断有嗜酸性粒细胞增多症和心力衰竭的症状。随后的调查表示为限制型心肌病,关于最有可能的诊断以下哪个选项是正确的?
   A. 诊断要求至少有一次嗜酸性粒细胞数升高高于标准参考人群正常值的上限
   B. 超声心动图发现其与限制型心肌病的典型特征一致,没有独特和可区别的特征
   C. 嗜酸性粒细胞与限制型心肌病有关,而不是引起这种疾病的病因
   D. 寄生虫感染或过敏可能是这种疾病的病因
   E. 识别特定染色体的突变可帮助选择治疗的方法及预测治疗的反应

7. 关于限制型心肌病与缩窄性心包炎的不同点,表述更为准确的是以下哪项?
   A. 在呼吸期间右心室与左心室收缩面积的比值,是心导管室的一种特殊但不敏感的血流动力学测量,用于区别限制型心肌病与缩窄性心包炎
   B. 区分两者最精确的血流动力学测量值为右心室和左心室舒张末期压力的均等化(和不均等化)
   C. 限制型心肌病患者由脉冲组织多普勒测得纵向二尖瓣环运动和纵向舒张早期速率(e')是减小的,而缩窄性心包炎是增加或正常的
   D. 两者的脉冲多普勒表明在舒张早期,二尖瓣流入的速度(E 波)出现随呼吸的改变
   E. 心包增厚和(或)钙化都可以确诊为缩窄性心包炎,没有出现则可以排除诊断

第 8、9 题共用题干

男性,64 岁,多发性骨髓瘤病史,经万珂和阿霉素治疗,出现不断增强的呼吸急促,端坐呼吸,阵发性夜间呼吸困难和外周性水肿。对其进行经胸超声心动图检查,见图 30.4。

8. 为了正确的诊断和治疗这个病例,接下来一步应该怎么做?
   A. 心内膜心肌活检可以进行确诊
   B. 化学疗法引起了这种表现,应该停止化疗
   C. 非心脏组织的活检可以诊断
   D. 应该立即进行心包穿刺
   E. 心肌病可能是一个偶然的发现,与患者已有的疾病和管理策略无关

9. 根据超声心动图诊断及视频所提供的,以下哪项是正确的?
   A. 应变和多普勒成像有助于疾病的早期诊断
   B. 心肌颗粒状强回声表现是一个高度特异性的表现
   C. 房间隔的增厚是敏感的表现但不具特异性
   D. 发现有不寻常心包积液
   E. 左心房内强回声的团块可能是血栓,这种疾病经胸超声心动图可以经常见到血栓

题 1 答案是 E。1995 年世界卫生组织/国际心脏病学联合会工作小组对心肌病定义和分类做出规定。心肌病的定义是"伴有心功能障碍的心肌疾病"。可分为"扩张型心肌病,肥厚型心肌病,限制型心肌病和致心律失常性右室心肌病"。限制型心肌病较少见,它的特征是限制性充盈和一个或两个心室的舒张容积减小,收缩功能正常或接近正常以及室壁增厚。值得注意的是,一般心肌病是按形态学标准分类,而限制型心肌病按生理和功能学分类。分类包含多种疾病且都有一定程度解剖变异,均对心室舒张充盈有损害。

限制型心肌病可有多种形式的亚分类。一种最常见或最典型的亚分类方法是非浸润性心肌病(特发性限制型心肌病),浸润性心肌病(淀粉样变,结节病),贮积性疾病(血色素沉着症,法布里病,糖原贮积症)和心内膜心肌病(心内膜心肌纤维化,嗜酸性粒或 Loeffler 心内膜心肌纤维化)。

没有特定的单一的超声心动图特征能够诊断限制型心肌病,而是需结合许多特征综合进行诊断。典型的超

声心动图包括正常大小的心室,双房扩大,收缩功能正常以及室壁厚度正常或增厚。多普勒超声发现舒张功能障碍和中度到重度的肺动脉高压。因此 D 选项是错误的。

当然,典型的超声心动图会有变化,在疾病的晚期,左心室的功能可能轻度降低,但是很难与扩张型心肌病相区分,因此,A 是错误的。按照定义,舒张功能的受损是诊断限制型心肌病的要求所需的。通常一个患者出现症状最后被诊断为此病时,通常存在Ⅲ级(限制性)舒张功能障碍。但是,舒张功能不全并不是必需的,并且在疾病的早期阶段,可以发现轻度舒张功能障碍,如Ⅰ级(异常松弛)或Ⅱ级(假性正常)舒张功能障碍,因此,B 错。

近几年,随着新型组织多普勒的发展,已经完善了对限制型心肌病的诊断。随着疾病的不断进展,更严重的舒张功能障碍不可避免,左心房压力的增加是左心室舒张顺应性降低和舒张期压力增高的表现。在舒张期纵轴二尖瓣环水平测量左心室的舒张能力降低。组织多普勒测量 e' 速率显著性下降<8cm/s(经常<5cm/s),这一点支持诊断限制型心肌病。因此 C 选项错误。如果 e' 速率等于或高于 8cm/s,这可能是辨别限制型心肌病和缩窄性心包炎的一个线索。

题 2 答案是 B。

A. 错。出现左心室向心性肥厚和室间隔非对称性肥厚可能认为是典型的肥厚型心肌病,通常是因为肌小节的突变。不能排除心尖或整体变异的 HCM,但是心电图的典型表现应该为高电压而不是低电压。

B. 正确。见讨论,这是诊断淀粉样变一经典的方法。

C. 错误。缩窄性心包炎在 ECG 可见低电压,但其出现率是小于 50%。缩窄性心包炎患者可见心包钙化或增厚,可用二维超声检测 M 型超声却无法显示。左心室舒张充盈功能异常引起的间隔特征性的运动不一定是心包疾病引起的,可能其他原因造成室壁的增厚也会出现间隔异常运动。

D. 错。肥厚型心肌病的 ECG 应该是高电压。浸润型 CM 可能会出现右心室肥厚,而且这一例显示的是左心室肥厚。单独的右心室肥厚最有可能是严重肺动脉高压的特征。

E. 错。心脏压塞 ECG 会表现为低电压甚至在某一时刻会出现电交替,但在这一例中并没有。超声显示有心包积液,但在 M 型超声上没有显示右心室舒张功能严重受损。

对于这个案例浸润性心肌病是最好的答案。浸润性心肌病被普遍认为是限制型心肌病广大分类的一个子集,然而浸润性心肌病的表现有很大差异,最常见且最典型的是淀粉样变。

在这个案例中 M 型超声表现为左心室和右心室游离壁的增厚。右心室游离壁的增厚提示可能为浸润性心肌病,该病最常出现心包积液,然而只有这些发现还不足

以做出诊断。此外,ECG 低电压(定义为肢体导联 QRS <5mm 和胸导联<10mm)在浸润性心肌病、缩窄性心包炎或心脏压塞都可以见到。当有 ECG 低电压和室壁增厚诊断为浸润性心肌病的灵敏度>70%,特异度>90%。但需要排除的心脏病有 Friedrich's 共济失调和黏多糖症,这两种病相对不常见且比起淀粉样变可能性小。另外值得注意的是一些浸润性心肌病例如心脏结节病,不一定表现为心室的肥厚和 ECG 低电压。尽管如此,当室壁厚度和 ECG 电压的表现不一致时也应该谨慎考虑这种诊断的可能性。

题 3 答案是 D。 血色素沉着症是一种铁储存异常疾病,主要表现为两种形式:后天性或遗传性血色素沉着病。它是一种影响铁吸收的常染色体隐性遗传病,也可以是继发性的血色素沉着症。主要原因是慢性血液疾病,例如地中海贫血,溶血性贫血,镰状细胞性贫血。铁超载造成过量的铁以不同程度沉积在肝、心脏、胰腺和睾丸导致肝硬化、心肌病、糖尿病和性腺功能减退。19 世纪第一次描述了血色素沉着症经典的三联症:肝硬化、糖尿病和皮肤色素沉着,但典型的三联症现在较少见,主要是因为可以通过血清学和基因检测进行早期诊断。该疾病最常见的症状是疲劳、关节痛和肝大(转氨酶轻度升高)。

先天性血色素沉着症主要是由于位于 6 号染色体的 282 位点,编码 HFE 蛋白的 HFE 基因突变引起的。纯合性突变在原始北欧人中仅占到 0.5%,然而,因为铁代谢的复杂性、其他有关铁代谢基因的突变及其他一些相关变异,使得该疾病的表型表达或外显率范围非常广泛。另外还有一些已知的基因型突变与血色素沉着症相关,比如 Juvenile-onset 型血色素沉着症。

血色素沉着症对心脏的损害可能高达 15%。当出现心力衰竭时,右心衰竭会比左心衰竭更多见,主要表现为腹水和外周性水肿。心电图改变最常见但缺乏特异性,可出现低电压。超声心动图最常见的特征是左心室扩大、收缩功能减低,但室壁厚度正常。后一点与该病是一种储存病一致而不是浸润性疾病。血色素沉着症不太常见,很容易与限制型心肌病混淆,但是有一点特别重要即它是少数可以通过治疗逆转的限制型心肌病之一。

怀疑有血色素沉着症时,需要进行的血清学检查包括转铁蛋白饱和度和血清铁蛋白。指南对于截断值有不同标准,由美国医师协会提出的转铁蛋白饱和度>55% 女性血清铁蛋白>200μg/L 男性>300μg/L,仍然需要进一步调查。目前基因检测是较有效的并且可用于检测 HFE 基因的突变。另外,心脏 MRI(CMR)能用来评估肝和心脏的铁浓度。目前 CMR 被认为是最重要的非侵袭性诊断工具且可用来预测患者的预后。这些新型诊断方法是有效的,但肝组织活检仍然是评价铁超载程度和肝损害的金标准。心内膜活检通常是不必要的,除非结合临床、血清学和基因检测都无法确定。如果必须进行心内膜活检,应该特别注意沉积于心脏的铁主要集中在

心外膜下,结果出现假阴性是极有可能的。

　　静脉放血和铁螯合治疗能够改善异常超声心动图和左心室功能。肝硬化的患者尽管接受治疗但是大多预后不良,而无肝硬化的患者预期寿命与静脉放血的正常人群相同。

题 4 答案是 1＝D,2＝A,3＝B,4＝C,5＝E
　　法布里病＝心内膜具有两层回声(图 30.5)

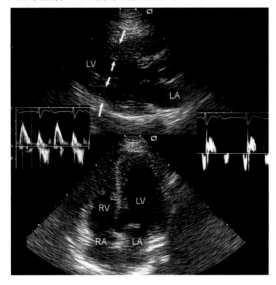

图 30.5

　　法布里病是一种罕见的 X 染色体异常性隐性遗传病,该疾病会引起 α-半乳糖苷酶 A 的缺乏,而这种酶是参与糖脂代谢,缺乏会导致各器官中鞘糖脂沉积。症状通常开始于儿童时期,表现为疼痛、肢体麻木,包括毛细血管扩张和血管扩张性疣。随着患者年龄增长,大多数患者肾发展为终末期肾病,需要进行透析治疗。青少年脑部受累易导致短暂性脑缺血发作和卒中。中年人心脏受累频繁和常见心脏检查发现左心室肥厚最突出,且常为向心性肥厚心脏表现为充血性心力衰竭,心脏瓣膜异常和传导系统疾病。疾病后期可表现为非典型的心血管症状。研究表明,诊断为肥厚型心肌病的男性患者在后期的生活中发现 6％ 为 Fabry 病。另一项研究表明不明原因的左心室肥厚男性有 10％ 为 Fabry 病。因此,法布里病可能比以往的发病率更高。

　　超声心动图显示左心室心内膜表现为双层结构,这是由于鞘糖脂存在于心内膜。这一发现已可以认为是法布里病比较敏感、特异的指标,尽管有部分人认为其并不是敏感和特异指标,且难以区分法布里病与肥厚型心肌病。心脏 MRI 显示下侧壁基底部钆延迟增强是其特征性表现。一旦做出正确诊断,进行酶替代疗法可延缓左心室肥厚和改善心脏功能。如若 Fabry 病进展为心肌广泛纤维化,这种疗法的治愈效果是不好的,但对于治疗反应的预测因子尚未公认。

　　心内膜心肌纤维化＝左心室或右心室纤维化常伴血栓形成

　　在图 30.3 和视频图 30.1 显示(参见问题 5)。虽然其他的选项都很难将其与这些病区分(法布里病和肥厚型心肌病;辐射性心肌病和浸润性心肌病)或是进行排除性诊断(特发性心肌病),但是通过其特异性的二维图像可以进行诊断。

　　心内膜心肌纤维化是限制型心肌病的特殊类型,尤其是在左和(或)右心室的心内膜发生纤维化。心室充盈功能会发生损害,最后进展为充血性心力衰竭。它首次在乌干达被确诊,流行于热带地区,其他包括中部的非洲国家如尼日利亚及印度和巴西的部分区域。它被认为是全球最常见的限制型心肌病。虽然它类似于嗜酸性粒细胞增多相关的 Loeffler 心内膜炎(嗜酸性心肌炎),但其病因仍然不确定。传染病和环境因素也应被考虑。发病通常是从童年到成年早期。常见表现为充血性心力衰竭,渗出性腹水而无外周水肿的特点,渗出性心包积液也是常见的。超声心动图检查是一个典型的限制型心肌病,但也有其特征性表现,即左和(或)右心室的心内膜纤维化和潜在血栓的形成。与心脏运动功能减退而引起心尖部血栓不同,心内膜心肌纤维化中心尖部心肌保存了收缩功能。心内膜心肌纤维化导致乳头肌功能不全,最常见的是不同程度的二尖瓣、三尖瓣反流。由于临床症状通常在疾病终末阶段出现,因此其预后较差。对症治疗是大多数限制型心肌病最常见的治疗方法。如有指征进行手术治疗,如心肌切除术和瓣膜置换术,可以提高患者生存率。

　　放射性心脏病＝可以表现为限制型心肌病或缩窄性心包炎(图 30.6)

　　放射治疗是一个长期而有效治疗胸部恶性肿瘤的方法,尤其是乳腺癌,霍奇金淋巴瘤。这些恶性肿瘤最常位于心脏放射视野内。心脏辐射可导致冠状动脉疾病,心脏瓣膜病,心脏传导异常,心肌病,心力衰竭和心包疾病。研究已经证实患有恶性肿瘤并接受放疗患者所引起的心脏损伤导致的死亡率在不断增加。现代放射治疗技术注重限制辐射剂量,减小辐射视野从而可以降低心脏毒性发病率,但并不可能完全消除。心脏毒性的危险因素不仅包括辐射剂量和范围,也包括对心肌有毒性的药物如蒽环类。经纵隔放射治疗霍奇金病患者,即使无症状也已被发现对心脏的舒张功能有损害。最终,通过心肌不断纤维化可能会进展为限制型心肌病。此外,相对于左心室,右心室心肌纤维化可能更广泛和频繁,可能跟这部分心脏接受更大剂量辐射有关。辐射是限制型心肌病的病因之一,它可能会通过心包膜纤维化导致缩窄性心包炎。心包积液更容易发生在照射后早期,而心包缩窄是辐射晚期的表现。限制型心肌病通常很难与缩窄性心包炎区分开来,特别在辐射心脏毒性的案例中,因为任何一个患者都有可能同时存在这两个情况。

　　特发性限制型心肌病＝心内膜心肌活检是必不可少的诊断方法。

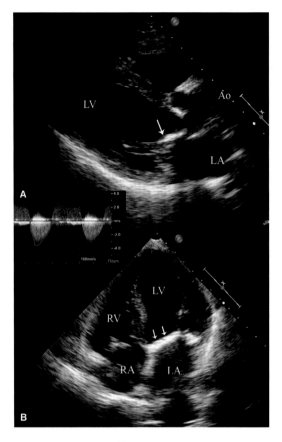

图 30.6

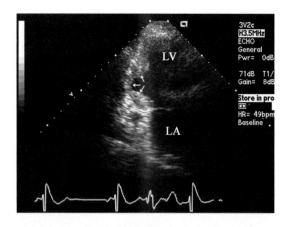

图 30.7

特发性限制型心肌病是一种心肌疾病,具有所有限制型心肌病的特征,包括左心室大小正常、收缩功能正常、舒张功能受损、双心房扩大。它没有明显的潜在病因,诊断主要依据排除诊断,因此,需要调查和排除已知病因,如淀粉样变性,结节病,血色素沉着症,家族性心肌病,心内膜心肌纤维化,Loefflr 心内膜炎(嗜酸性心肌炎),辐射诱导的心脏病。缩窄性心包炎也有类似的临床表现,也需要排除。作为病情检查的一部分,进行心内膜心肌活检能有效地进行排除。一项队列研究显示患者 5 年生存率为 64%。男性,年龄>70 岁,NYHA 分级较差,且左心房直径>60 mm 提示该疾病预后不良。针对特发性限制型心肌病没有有效的治疗。当前治疗的重点主要是对症治疗。心脏移植对于合适的患者也是一种选择。

心脏结节病＝局灶性室壁运动异常但缺乏经典心肌冠状动脉灌注解剖分布(图 30.7)

美国胸外科协会在 1999 年声明结节病被定义为"一种不明原因的多系统疾病"。它通常会出现在年轻人和中年人,导致双侧肺门淋巴结肿大,肺浸润,眼和皮肤损伤。肝、脾、淋巴结肿大、唾液腺、心脏、神经系统、肌肉、骨骼和其他器官均可累及。组织学特征是非干酪性上皮样细胞肉芽肿。

目前临床上有明显的心脏结节病案例只有 5%,但尸检研究表明,其发病率可能更高。该病的临床过程变化很大。肉芽肿的浸润导致心肌发生炎性和瘢痕,舒张功能不全,在晚期病例中会导致整体收缩功能障碍,累及房室结会导致心脏传导阻滞。最常见的表现是完全性心脏传导阻滞。心肌瘢痕可能会引起自律性异常,导致室性心律失常,因此,心源性猝死是心脏结节病患者常见的死亡原因。二尖瓣关闭不全可能是因为心肌病发生环形扩张或乳头肌浸润导致。有时发现冠状动脉受累,并可能导致症状。心电图和超声心动图,提示心肌梗死,但是与经典的冠状动脉解剖灌注模式引起的运动异常不符合。这可能是由于肉芽肿累及心肌,导致局部室壁运动异常。左心室壁增厚可能是由于肉芽肿浸润,后期由于纤维化和瘢痕会导致室壁变薄。因此,超声心动图有时表现为向心性左心室肥厚或非对称性室间隔肥厚,容易与肥厚型心肌病混淆。

当青壮年有不明原因的心脏传导阻滞,不明原因的心律失常,或存在心外结节病时应该考虑心脏结节病。首选的检查方法应包括超声心动图和动态心电图。如果动态心电图和(或)超声心动图异常,则应进行心脏磁共振(CMR)检查,CMR 比放射性核素更敏感,且具有预测的重要性。心内膜心肌活检对诊断心脏结节病是有一定的帮助,尤其当心外组织无法证明非干酪肉芽肿时。但由于其 20% 的低敏感性而受到限制,这可能与心肌肉芽肿的斑片状分布有关。

题 5 答案是 B。参考答案 4 关于心肌纤维化的论述。

题 6 答案是 E。嗜酸性粒细胞增多综合征是由于嗜酸性粒细胞增多,造成多个器官损害的一种疾病。根据定义,嗜酸性粒细胞必须>1500 个/μl 至少在两个不同部位以上并且排除其他病因如寄生虫或过敏。心内膜心肌纤维化是典型的嗜酸性粒细胞增多导致心脏损伤的最终结果。这首先是由 Loeffler 于 1936 年描述,因此被称为 Loeffler 心内膜炎(也称嗜酸性心内膜心肌病,嗜酸性心肌炎,嗜酸性粒细胞心肌病)。嗜酸性粒细胞颗粒蛋白是在心内膜区域的坏死组织和损伤的血管中发现的,由此推测可能参与心脏损伤,导致心内膜心肌纤维化。这种类型的心内膜心肌纤维化与出现在赤道热带国家,如非洲的心内膜心肌纤维化具有相似的症状,如左和(或)右心室心尖部的纤维化,心尖部血栓形成心内膜增厚,二尖瓣瓣叶或后壁增厚否则,超声心动图检查结果是限制型心肌病典型的表现。心脏 MRI 是一种检测并量化心肌纤维化和炎症的有效手段。参与心脏损伤的原因有些是不可预测的,并不一定都与嗜酸性粒细胞增多相关。在最近的多年来,已经发现有几个嗜酸性粒细胞增多症的变体,其中一个是骨髓增生变体,其心脏损伤发病率很高。此变体与 FIP1L1 和 PDGFRA 染色体突变有关。导致两种基因融合具有此特定染色体改变的患者可能较少对糖皮质激素治疗产生反应,而更容易对伊马替尼产生反应,这是一种酪氨酸激酶抑制剂可以导致临床症状,嗜酸性粒细胞增多以及心肌病的消退。

题 7 答案是 C。限制型心肌病和缩窄性心包炎都表现为心室大小正常收缩功能正常,舒张功能受损。具有相似的临床表现,通过超声检查和心导管实验室很难将两者区分。

尽管临床表现相似,但超声心动图为诊断提供有效价值。限制型心肌病是心室壁增厚和心房扩大,而缩窄性心包炎通常的特征为在舒张早期异常室间隔运动（"室间隔弹跳征"）和心包增厚和（或）心包钙化。缩窄性心包炎手术确诊 82% 的病例存在心包增厚,此表现为诊断提供依据,但对于缺乏其他临床症状、血流动力学、超声心动图特征的情况下,其诊断也是有限的。另外,高达 20% 的案例没有心包增厚,但是切除术后临床症状明显改善。因此,心包增厚和（或）钙化的存在不是缩窄性心包炎特征性的诊断。且缺乏时也不能排除诊断。约 82% 有心包增厚,只有 42% 被经胸超声心动图确定 86% 可被 CT 确定。因此,经胸超声心动图不是检测心包增厚最敏感的方法。然而经食管超声和 CT MRI 一样的可以很好地识别心包增厚,一般正常心包厚度 2mm 或更小,异常心包增厚是 >4mm。

多普勒超声心动图在区分限制型心肌病和缩窄性心包炎很有帮助。缩窄性心包炎二尖瓣舒张早期的流入速度（E 波）随呼吸的变化率 >25%,而限制型心肌病 <10%。这也可以发生在慢性阻塞性肺病的患者中,但可以通过吸气时上腔静脉血流量显著增加区分,从而证明不是缩窄性心包炎。肝静脉、三尖瓣和肺静脉血流频谱随着呼吸变化也可以区分限制型心肌病和缩窄性心包炎。

伴有舒张功能减低和左心房压力增高的限制型心肌病,组织多普勒测量其二尖瓣环舒张早期速度（é）是减低的。缩窄性心包炎,其二尖瓣环的纵向运动和速度（é）是正常的。研究表明以 8cm/s 作为截点值可以区分限制型心肌病和缩窄性心包炎。在二尖瓣环严重钙化、二尖瓣置换或伴随整个左心室或局部心肌功能障碍时要仔细诊断,因为存在心包缩窄但心肌环向速度可能会更低。

在心导管实验中,血流动力学测量已使用了几十年试图区分限制型心肌病与缩窄性心包炎。限制型心肌病典型的表现为肺动脉收缩压中度升高（可能 >55mmHg）,右心室舒张压低于右心室收缩压的 1/3,左心室舒张末期压力比右心室舒张末期压力 >5mmHg。相反,缩窄性心包炎表现为肺动脉收缩压轻度升高（可能 <55mmHg）,右心室舒张压大于右心室收缩压 1/3,左心室舒张末期压力几乎等于右心室舒张末期压力或差值 <5mmHg。这些方法对诊断虽然有帮助,但在临床实践中的应用并不理想。最近,一种在呼吸期间测量右心室与左心室收缩面积的比值（收缩面积指数）技术已被证明在预测缩窄性心包炎方面具有 97% 的灵敏度和 100% 的准确性。呼气时右心室压力曲线面积增加,呼气时左心室压力曲线面积下降,证实了缩窄性心包炎心室间相互影响增强。这种情况在限制型心肌病病例中未见。

题 8 答案是 C。图 30.4 显示经胸超声心动图的心尖四腔心切面。左心室大小正常,向心性肥厚,视频显示收缩功能正常。心肌内有颗粒状回声,右心室大小正常高限,右心室游离壁显著肥厚。心房扩大,房间隔增厚。有少量心包积液。

这个患者有多发性骨髓瘤病史,导致淀粉样变并累及心脏。淀粉样变有四个主要的亚型:原发性（AL）淀粉样变,继发性（AA）淀粉样变,家族性淀粉样变和老年淀粉样变。在这些亚型中原发性（AL）淀粉样变是最常见的,临床该型累及心脏的比例高达 50%。它可以单独发生或合并浆细胞异常。多发性骨髓瘤是浆细胞功能异常导致,产生一种单克隆免疫球蛋白。约 10% 的单克隆免疫球蛋白由轻链组成,当轻链产生时,沉积在细胞外组织导致器官粘连和系统性淀粉样变。非心血管组织的活检如腹部脂肪垫、直肠或皮肤活检可确诊。当临床出现充血性心力衰竭,原发性（AL）淀粉样变预后较差,平均 6 个月的生存时间。继发性（AA）淀粉样变发生在慢性炎性疾病之后,在这期间临床上累及心脏的不到 5%。家族性淀粉样变是由产生转运甲状腺素蛋白的基因突变导致的。虽然在家族性淀粉样变中累及心脏较多,但突变位点不同可导致临床症状差异很大。老年性淀粉样变经常发现在 80 岁以上的患者,但通常临床意义不大。当淀粉样变沉积严重,充血性心力衰竭可能发生,相比较在原发性（AL）淀粉样变病程缓慢。

在美国心肌淀粉样变是最常见的限制型心肌病,可能占非缺血性心肌病的 10%。当超声心动图显示典型的表现,在这种情况下系统性淀粉样变的诊断是成立的。然而,当超声心动图显示非典型或不明确,或如果系统性淀粉样变的诊断并不成立,那么心内膜心肌活检是下一个诊断步骤,并且在心肌淀粉样变诊断中具有高敏感度（在一些研究中达到 100%）。一旦发生充血性心力衰竭,相对于其他类型的淀粉样变,原发性（AL）淀粉样变预后很差。根据患者的治疗方案,可以考虑阿霉素心脏毒性,但结合超声心动图的表现,诊断阿霉素毒性不太合适。如果要鉴别阿霉素毒性和心脏淀粉样变,心内膜心肌活检将有助于区分。心包积液在淀粉样变比较常见,但很少引起心脏压塞。心包穿刺术在诊断淀粉样变中没有价值,当没有超声心动图心脏压塞生理学的证据时,心包穿刺术对治疗没有帮助。有一点必须注意,在限制型特别是浸润性的心肌病导致心室壁增厚变硬,超声心动图不容易出现填塞生理学如右室舒张功能衰竭。

题9答案是A。心肌淀粉样变性的超声心动图诊断包括所有先前描述的限制型心肌病的一般特征。对于浸润性心肌病和心脏淀粉样变超声检查有一些典型特征:即心肌内可见颗粒强回声。在1981年被 Siqueira-Filho 等描述,有研究表明这种典型改变具有高特异性,谐波成像技术和现代处理技术已使此发现不具特殊性且用处不大。因此,选项B不正确。高血压性心脏病,尤其是与终末期肾病相关的,往往有这样的表现。如果怀疑心肌回声增强,关闭谐波成像可能会有帮助。房间隔增厚对于心肌淀粉样变性的敏感度为60%,而特异度则高达100%,超声心动图检查者须仔细判断有无房间隔增厚。因此,选项C是不正确的。>50%的心脏淀粉样变可发现心包积液,但通常不会引起心脏压塞。因此,选项D是错误的。

研究结果说明,舒张功能障碍Ⅲ级、心室壁和房间隔明显肥厚是典型的晚期病例。经诊断后往往预后较差。尽管二维超声表现正常,应变率已经成为一种检测心肌受累的方法。研究表明,即使心肌淀粉样变患者超声和组织多普勒检查结果正常,但是收缩应变和应变率的异常已表明其有纵向心肌功能降低或受损。至少有一项研究表明,这可能对总死亡率的预后有重要意义。

左心房强回声位于左心耳和左上肺静脉的交界处。这种团块状强回声在经食管超声心动图(TEE)检查更常见。在经胸超声心动图由于左心房位于远场,所以不常发现血栓。但 TEE 检查有利于发现血栓。因此,选项E是不正确的。

（译者　刘丽文）

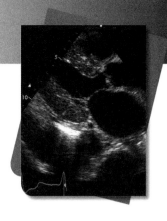

第31章

其他心肌病的超声特点

1. 一位40岁的女性被称诊断为劳力性呼吸困难。下面是经胸超声心动图。选择的图像如图31.1和视频图31.1。下面表述哪个更加符合图像所显示的情况？

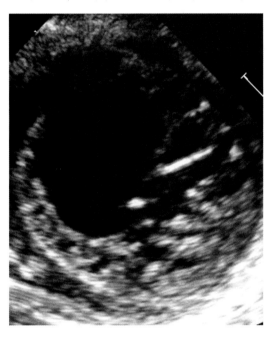

图 31.1

A. 致密和非致密心肌的比例大于3∶1是典型的诊断标准二维超声心动图的敏感性和特异性相同

B. 因为家族发生罕见,不推荐一级亲属筛查超声心动图

C. 典型的小梁网主要出现在前壁

D. 随着年龄的增长左心室收缩功能仍正常

E. 这种情况有时可能与扩张型心肌病和心尖肥厚性心肌病相混淆

2. 一位33岁的男性主诉头晕和发生晕厥。远程监测到明显的反复发作的非持续性室型心动过速。行经胸超声心动图检查。选择图的图像如图31.2和图31.3和视频图31.2和视频图31.3。基于以上信息,在确定初级诊断时该进行下列哪项检查？

A. 左心导管插入

B. 心内膜心肌的活检

C. 电生理学的研究

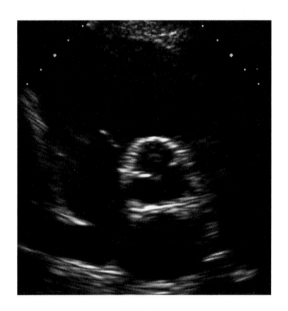

图 31.2

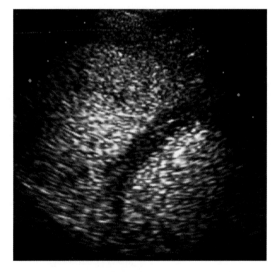

图 31.3

D. 心肌核素灌注研究

E. 心脏磁共振成像

3. 急诊的一位51岁的女性。她自诉有几个小时中等强度的持续性胸前区压榨感。既往病史有高血压,但服用氯

噻酮和赖诺普利控制良好。最近离婚,与她16岁的女儿生活,和她前配偶正在进行子女监护权的争取。既往病史是经常吸烟和在过去几年偶尔使用大麻;她否认有任何非法药物的使用。心电图检查显示,心前区(V₁~V₄)ST段显著升高,且患者被紧急带到心导管实验室做冠状动脉造影。冠状动脉造影结果显示冠状动脉正常。冠状动脉内注射乙酰胆碱行激发实验为阴性。行心脏导管插入术经胸超声心动图如(图31.4和图31.5,视频图31.4和视频图31.5)。

下列哪个陈述能准确地给出最可能的诊断?

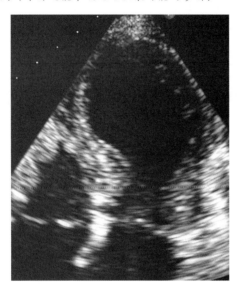

图31.4

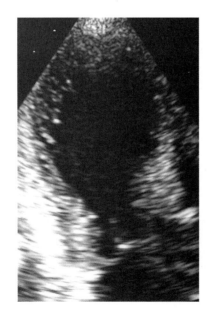

图31.5

A. 冠状动脉造影正常诊断为变异型心绞痛
B. 本病女性较男性多见
C. 运动超声心动图在该患者的早期诊断中是有价值

的
D. 24h动态心电图监测对于确认疑似诊断是必要的
E. 获取尿检药物筛查对于可能的致病源是必要的

4. 关于蒽环类相关的药物性心肌病下列哪个陈述是正确的?
A. 蒽环类抗生素治疗剂量的累积是心脏毒性最高的危险因素
B. 阿霉素的累积剂量为900mg/m² 被认为是安全的
C. 目前的指南建议只评价基线时的左心室射血分数,不需要后续的评价
D. 整体纵向应变为−5%的患者接受蒽环类药物治疗后出现心脏毒性的风险低
E. 在蒽环类药物相关的心脏毒性中,90%的患者随着停止使用蒽环类药物及心力衰竭治疗的开始,左心室射血分数得到改善

5. 鉴别肥厚型心肌病与运动员的心肌病很具有挑战性。下列陈述哪个是最不正确的?
A. 运动员的心脏,随着适应作用左心室壁厚度将变小
B. 左心室舒张末期内径(LVEDD)通常不同:肥厚心肌病左心室舒张末期内径<45mm 而运动员的心脏左心室舒张末期内径>55mm
C. 肥厚心肌病患者的一级亲属应接受筛查评价
D. 力量训练与耐力训练比较,导致心肌壁厚而左心室不扩张
E. LV 质量和壁厚的正常值的变化与性别和运动类型有关,但男性室间隔厚度>13mm 为肥厚型心肌病的特征而不是运动员心肌病的特点

6. 临床评价妇产科的一位30岁的非裔美国女性。她无既往病史,现在怀孕36周(第一次怀孕)。她自述加重的呼吸困难,她认为主要由于初次妊娠。有关检查结果如下:BP 100/55mmHg;HR 110 次/分;RR 18 次/分;体温 36.8℃;颈静脉搏动 12cm,S3急速奔马律,双肺湿啰音、双侧下肢水肿 1＋。行经胸超声心动图检查,左心室收缩功能明显障碍 EF＝35%。鉴于上述的检查结果以下哪项陈述是不准确的?
A. 在妊娠晚期避免使用血管紧张素转化酶抑制剂
B. 围生期心肌病定义为妊娠最后1个月或分娩5个月内发生心力衰竭
C. 围生期心肌病最常见于>30岁的女性
D. 有围生期心肌病病史和持久性心功能不全的妇女不建议反复妊娠
E. 75%的围生期心肌病患者左心室收缩功能恢复到 EF>50%

7. 一位35岁的男性因出现头晕和眩晕数周住急诊。既往疾病史和家族史不明确。大约每周吸一包烟。每周喝4~5次酒,否认使用违禁药物。原本来自美国南

部,且经常去美国南部出差。行经胸超声心动图检查(图 31.6 和图 31.7;视频图 31.6 和视频图 31.7)。根据超声心动图结果和临床病史,下列哪项是最准确的?

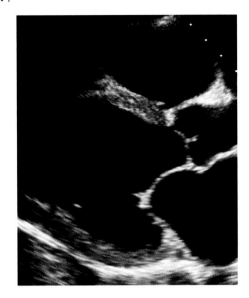

图 31.6

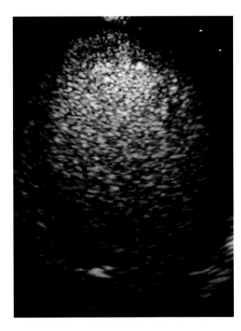

图 31.7

A. 紧急冠状动脉血运重建可能会导致左心室功能完全恢复

B. 一系列评估柯萨奇病毒 B 或 titers 埃可病毒会明确诊断

C. 造影微泡剂静脉注射将显示突出的凹槽和广泛小梁

D. 他可能在旅行中发生寄生虫感染

E. 腹部脂肪活检可诊断

8. 以下对心脏结节病的描述哪项是准确的?

A. 心脏和肺部受累的概率相同

B. 肉芽肿性通常很少累及心脏传导系统

C. 超声心动图显示室壁运动异常发生在非冠状动脉分布区域

D. 肉芽肿性心肌受累导致的结果是舒张功能障碍;收缩功能通常是不受影响

E. 超声造影能增高心肌肉芽肿性浸润区的判断

9. 一位 56 岁的男性被诊断为渐进性呼吸困难和下肢水肿。他有高脂血症病史,服用阿托伐他汀控制良好。患者的初级保健师提供实验室数据显示为肌酐正常临界值并尿蛋白显著增加。生命体征正常。体检颈静脉搏动显著增加,双侧下肢水肿,轻度肝肿大。经胸超声心动图显示(图 31.8 和视频图 31.8)。关于这个患者的情况下面哪个叙述是正确的?

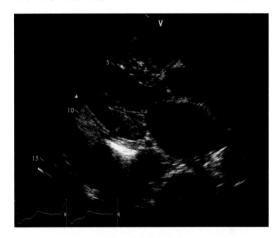

图 31.8

A. 心电图显示左心室肥大

B. 传导系统通常不受影响

C. 二尖瓣下多普勒频谱通常是正常的

D. 心脏瓣膜增厚

E. 室壁增厚只局限于左心室

10. 下面哪项选项准确描述了图 31.9 和图 31.10 及视频图 31.9 显示的情况?

A. 心尖肥厚类型的肥厚型心肌病

B. 淀粉样心肌病

C. 心脏结节病

D. 嗜酸性粒细胞增多综合征

E. 血色病

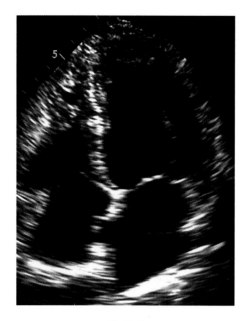

图 31.9

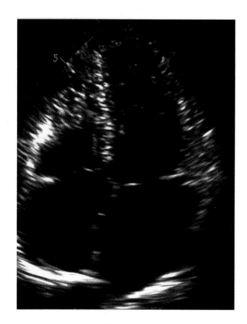

图 31.10

题1答案是 E。超声心动图对于显示深凹槽侧壁小梁、非致密和致密心肌比例增加效果明显。这些发现与左心室心肌致密化不全（LVNC）一致。LVNC 被归类为原发性遗传性心肌病。它的特点是孕早期宫腔内心肌致密的失败。家族性发生频繁（18%～50%不同的程度），且应筛选所有一级亲属的心电图和超声心动图。最常用的超声心动图的标准是由 Jenni 等制定，其描述 LVNC 如下：

A. 没有共存的心脏异常

B. 左心室壁厚度分为两层一层薄致密心外膜和较厚的伴随小梁和深凹槽的非致密心内膜（在胸骨旁短轴切面收缩末期非致密和致密心肌的比例为 2∶1）

C. 突出的"小梁"主要在左心室心尖部或者左心室下壁及侧壁中段

D. 彩色多普勒可显现凹槽小梁间流动的血流

用彩色多普勒超声或造影剂可以帮助识别小梁间隙的存在。虽然 LVNC 的临床特征是多样化的，但是疾病自然史通常包括左心室收缩功能不全和心力衰竭。LVNC 可能会被误解为扩张型心肌病或心尖肥厚型心肌病。血栓栓塞并发症是一个重要的问题；然而，目前的专家共识不建议窦性心律和左心室射血分数正常的 LVNC 患者使用抗凝药。

题2答案是 E。这名患者的表现和图像与致心律失常性右室心肌病/发育不良（ARVC/ARVD）相一致。超声心动图显示有严重的右心室扩张和收缩功能障碍。增强扫描图像出现明显的局部右心室游离壁室壁瘤。ARVC 特征的表现通常为纤维脂肪替代右心室心肌的瘢痕。首先为右心室区域最常见；然而，可发展为右心室弥漫性疾病并向左心室扩展。右心室心肌病是青少年心脏性猝死的一个重要原因，常见于家族遗传。发现地中海居民中 ARVC 发病率在增加。

在临床上，ARVC 临床症状表现为头晕、心悸、晕厥，甚至猝死。没有冠状动脉疾病（通常起源于右心/心电图为左束支传导阻滞）的心室也可发生室性心律失常。ARVC 的超声心动图特征包括 RV 扩张（尤其是右心室流出道），RV 收缩功能紊乱，右心室室壁运动异常，局部的 RV 游离壁室壁瘤，RV 心肌回声异常，RV 小梁错乱，以及高回声的调节束。心脏 MRI 和超声心动图通常是，在评估右心形态和功能是最有用的诊断方法。

如果临床高度怀疑缺血性心肌病，左心导管插入术或心肌核素灌注成像是最有帮助的。虽然缺乏灵敏度和特异性，有经验的中心选择对行 MRI 有禁忌证的患者，做心内膜心肌活检，以协助 ARVC 诊断。虽然电生理检查可能表明室性心律失常起源于右心室，但这些发现并不能诊断 ARVC。

题3答案是 B。该患者表现与应激性心肌病（也称为 Takotsubo 心肌病或心尖球形综合征）最为一致的。超声心动图显示为左心室的中间到远端的无运动/运动障碍伴室壁瘤和基底节段收缩功能减低。这类心肌病女性更为常见，可能是情绪激动或身体的紧张性刺激或急性内科疾病引发该疾病。应激性心肌病的典型特征是心尖和左心室中部瞬间收缩功能不全及基底段室壁运动增强。它的表现类似心肌梗死；然而，通常无冠状动脉阻塞性疾病。临床表现涉及和可能诱因包括胸痛、呼吸困难、甚至心源性休克等症状。常见心电图表现为 ST 段抬高和 T 波倒置，心肌标志物通常轻度升高。临床症状、心电图、超声心动图显示可能类似与前壁心肌梗死。应激性心肌病的诊断通常需排除阻塞性或闭塞性冠状动脉疾病。类似于广泛的前壁和心尖室壁心肌梗死，应激心肌病可能并发左心室流出道梗阻,二尖瓣的收缩期前运动(SAM),二尖瓣反流。出现休克时,超声心动图对评估 LV 收缩功能和评估左心室流出道梗阻很重要。

没有治疗应激性心肌病的最佳方案。药物治疗心力衰竭通常需要一个标准的方案(β 受体阻滞剂,血管紧张素转化酶抑制剂)。大多数患者在数周内 LV 收缩功能完全恢复。

发生变异型心绞痛是不太可能考虑到在心导管实验室给予药物刺激但结果阴性的临床病史,患者的临床介绍和病情检查到目前为止都足以诊断;进一步心脏检查(动态心电图监测,运动超声心动图)是不必要的。尿检应排除可卡因血管痉挛相关的可能性;然而,在目前的情况下,这种诊断不太可能。

题 4 答案是 A。 心脏毒性可能发生在任何剂量水平的蒽环类抗生素治疗。对于心肌毒性不可逆的最重要的危险因素是治疗剂量的累积;使用期阿霉素剂量 $>450\sim500mg/m^2$ 意味着增加了风险。有些患者在这个剂量之前就已出现左心室功能紊乱,因此,连续的筛选监视是必须的。目前推荐规定用超声心动图或者放射性核素血管造影评估基线时左心室射血分数及后续定期的随访。FDA(食品和药品管理局)定义阿霉素造成的心脏功能恶化以 LVEF 减低比正常值的最低值低 10% 或 LVEF 的绝对值低于 45% 或者 LVEF 在任何水平下降 20%。在研究中接受化疗药物的患者潜在心脏毒性,超声心动图技术,如应变,应变组织多普勒速度成像,三维超声心动图测量左心室射血分数有望成为评估早期心肌病改变的方法。在一项研究中用蒽环类药物治疗乳腺癌的患者,LV 整体纵向应变绝对值小于(-19%)的绝对值时比 LVEF 改变可更早的预测随后的心脏毒性。在接受化疗的患者,增强三维超声心动图评价 LVEF 对连续评价左心室功能是重复性很高。[在蒽环类化疗结束和心力衰竭的治疗(β 受体阻滞剂和血管紧张素转化酶抑制剂)开始之间,患者短时间左心室功能恢复发生率很高]在连续的 201 例患者中,约 50% 的患者随着化疗停止和心力衰竭的治疗 LVEF 得到改善和提高。

题 5 答案是 E。 训练有素的运动员心脏形态往往不同于其他的"正常"患者,且可能被误诊为肥厚型心肌病(HCM)。家族病史、心电图、超声心动图评估能帮助区别。

由于运动员引起心脏形态改变通常表现为室壁的均匀性增厚累及所有的左心室,而不是单独室间隔。与肥厚型心肌病相比较,运动员的左心室壁厚度经过一段时间的适应作用后可恢复。训练有素的运动员往往会左心室内径增大,左心房大小指标正常或轻度增加。舒张期血流模式是正常的,舒张早期血流速度显著增加(E 波)及左心室组织多普勒 E 峰速度增加(间隔和侧壁处的速度多达 16cm/s 和 19cm/s,在一系列的耐力性运动员中)。

在 HCM 患者,最大室壁增厚最常为非均匀性的(室间隔),导致非对称形态。与耐力训练相比,力量训练的效果导致室壁厚度增加但左心室不扩张(向心性而不是离心性肥大)。通常与 HCM 相关的室壁肥厚大于运动员心肌病。尽管 13mm 为超声心动图的重要"截止"指标,有助于区分男性中这两种可能,这并非肥厚性心肌病的特征。少数精英运动员可能会表现室间隔厚度在 $13\sim15mm$,有可能与 HCM 患者的室壁厚度相重叠。因此,对于这个问题选项 E 是最恰当的。相比于运动员的心脏,肥厚型心肌病的左心室内径较小,左心房大小增大及异常血流参数(E/A 倒置,E 波减速时间延长,左心室组织多普勒速度降低)。

标准的左心室质量和室壁厚度的值与性别有关。

题 6 答案是 E。 围生期心肌病定义为妊娠最后 1 个月或分娩 5 个月内发展为心力衰竭,左心室射血分数 <45%,同时在妊娠的最后 1 个月之前没有诊断出心脏病和其他可识别的心力衰竭。围生期心肌病在美国是导致心力衰竭的少见原因;然而,在世界范围内发病率是多变的。围生期心肌病相关危险因素包括年龄 >30 岁,经产,多胎妊娠,非洲血统,子痫前期病史,子痫或产后高血压。预后也是多变的。来自南非的病例报告 6 个月和 2 年的死亡率分别为 10% 和 28%。经标准化后的左心室功能也是多变的估计为 $20\%\sim50\%$。因此,选项 E 是一个不正确的选项,是问题的最佳回答。诊断患有围生期心肌病病史合并严重左心室功能障碍(EF<25%)或有持续性左心室功能障碍的妇女不建议反复妊娠。血管紧张素转化酶抑制剂与胎儿畸形的风险增加相关,在所有妊娠的 3 个孕期应禁忌。

题 7 答案是 D。 查加斯病是由克氏锥虫引起的寄生虫感染,在许多南美洲区域流行。在世界范围内,它是主要引起心脏病(心力衰竭、卒中)发病率和高死亡率的常见原因。急性查加斯病通常与心包积液有关。慢性查加斯心脏病可表现为严重的双心室收缩功能障碍,可伴有室壁动脉瘤(主要是心尖)及血栓栓塞。室性心动过速和显著的传导疾病也很常见,且可能是引起此患者症状的原因。超声心动图对于严重的左心室扩张和严重的左心室整体收缩功能不全是很重要的。根据患者的旅行史和临床表现,选项 D 是最可能的答案。

冠状动脉血运重建术对缺血性心肌病患者是最有帮助的。柯萨奇 B 病毒和埃可病毒通常与病毒性心肌炎相关。左心室心肌致密化不全心肌病的特点是显著的左心室凹槽和小梁。腹部脂肪活检在诊断心脏淀粉样变性是有用的。

题 8 答案是 C。 结节病是一种多系统疾病,它的特征是非干酪性肉芽肿的存在。最常累及到肺部,并且通常会导致肝门部胆管癌淋巴结肿大和网状阴影,虽然它的外观在不同阶段可以有很大的不同。心脏结节病较少见,通常临床上表现为传导异常,室性心律失常和心力衰竭。

肉芽肿可累及心脏的任何区域,包括心包和心肌。肉芽肿斑片状分布可引起非冠状动脉分布的局部室壁运动异常。大量的肉芽肿浸润可能导致收缩和舒张功能障碍。钆增强心脏磁共振成像已经被证明有助于评估心脏结节病。目前,没有公认超声造影心动图对心脏结节病判断有用。

题 9 答案是 D。这位患者的表现和超声心动图显示一致诊断为心脏淀粉样变性。超声心动图显示心肌回声显著增加,左心室收缩功能障碍及左心室向心性肥厚。二尖瓣和主动脉瓣轻度增厚,左心房扩大。

有几种不同类型的淀粉样变可以导致心脏疾病,原发性(AL)、继发性、家族性和老年性。心脏淀粉样变性的特征是免疫球蛋白沉积在心肌、心脏瓣膜和心包。超声心动图中,由于淀粉样蛋白沉积通常与室壁增厚有关;然而,心电图通常显示低电压或假性梗死,没有左心室肥大的证据。心肌的典型描述具有颗粒状,斑点状的外观;然而,在当前的谐波成像的时代,这并不是一个非常特殊的发现。淀粉样蛋白沉积,也可以累及传导系统并可能导致需要置入起搏器。心脏瓣膜也通常受累并出现增厚。有症状的个体随着疾病的进展通常表现有二尖瓣的多普勒频谱为限制性充盈障碍:高大的 E 峰,E/A 比值增加,减速时间缩短,等容时间减少。组织多普勒,应变和应变率成像在前射血分数下降之前通常有异常,对诊断

和预后有价值。此外,左心室壁厚度增加,心肌淀粉样蛋白还通常与右心室壁增厚和双心房扩大有关。

题 10 答案是 D。嗜酸性细胞增多综合征(HES)是嗜酸性粒细胞沉积造成的疾病。可能发生心包、心肌、冠状血管炎症。无论病因如何临床和病理变化是相似的;早期诊断和治疗可以改善患者的预后。自然条件的三个阶段的特点是急性坏死期、中期血栓形成阶段和晚期纤维化阶段。在超声心动图中最常见的特征左心室和右心室心尖部血栓和瘢痕。心内膜增厚是常见的,可能导致二尖瓣和三尖瓣开放受限和反流。舒张功能发展为限制性充盈障碍,但收缩功能通常是正常的。

心尖肥厚型心肌病与起端/心尖部左心室的肥厚有关,有肥厚仅局限于左室。左心室造影显示了类似于"黑桃 K"图案。超声造影和心脏 MRI 对这种诊断非常有用。淀粉样心肌病通常与弥漫心肌壁增厚,瓣膜增厚,舒张及收缩功能异常相关。结节病可导致许多非特异性的超声心动图,结果可以累及心包和心肌,并可能导致收缩和舒张功能障碍。心脏的斑片状浸润肉芽肿可能会导致局部室壁运动异常分布在非冠状动脉分布。遗传性血色病与心肌铁沉积和随后收缩期心脏衰竭相关;心脏 MRI 是评估心脏浸润的一种有用的诊断方法来。

(译者　刘丽文)

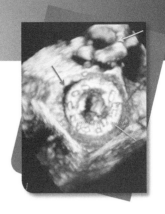

第32章

正常和异常心脏结构

1. 图 32.1,视频图 32.1 超声胸骨旁左心室长轴和心尖四腔观,下列说法中哪些是正确的?

A. 该患者有继发孔型房间隔缺损

B. 该患者有 L 型大动脉转位

C. 患者有心脏起搏器/除颤器在发出肺动脉的心室

D. 肺动脉位于主动脉的左前方

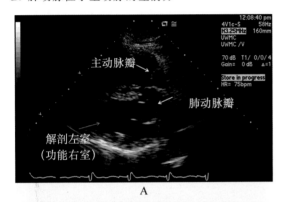

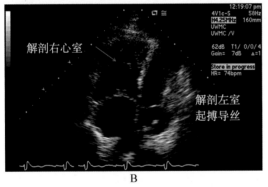

图 32.1 A. 患者的胸骨旁左心室长轴观提示完全性大动脉转位,图像的目的是在同一切面显示主动脉及肺动脉;B. 大动脉转位患者的心尖四腔图,右心室扩大并有着左心室的功能,血液通过主动脉瓣进入体循环

2. 近期行二尖瓣手术的患者 2 周前有呼吸急促,但肺动脉压力正常,MV 跨瓣压力阶差为 15mmHg。经食管超声心动图(TEE)获得图像(图 32.2、视频图 32.2),该患者凝血酶原时间为 2.5,已使用华法林,下一步适当处理是什么?

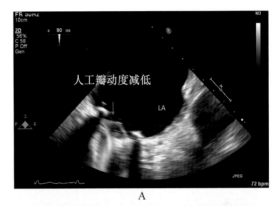

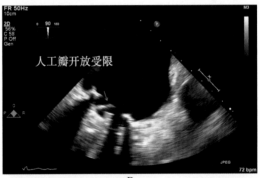

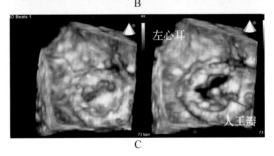

图 32.2 A. 收缩期的经食管超声心动图(TEE),显示二尖瓣位的机械瓣。注意二尖瓣机械瓣的位置。B. 舒张期 TEE,显示二尖瓣位的机械瓣,舒张期内侧瓣叶未完全打开。C. 二尖瓣瓣位机械瓣关闭(左侧)和打开(右侧)的三维 TEE 图像

A. 进行肝素静滴和增加华法林的剂量,使凝血酶原时间恢复至 3.0~3.5

B. 进行血培养,并开始使用抗生素;6 周内复查超声心

动图

C. 心脏行外科会诊

D. 进行运动负荷试验,评估肺动脉压力

3. 主动脉瓣人工瓣膜置换术后的患者,因心动过速和低血压来急诊就诊,在胸骨右缘第二肋间闻及舒张期2/6级杂音。超声图 32.3A、B 和视频图 32.3。连续多普勒血流显示中量的主动脉瓣反流,下一步合适的处理是什么?

A. 带入手术室行瓣膜置换术

B. 进行血培养,并开始使用抗生素

C. 行经食管超声心动图(TEE)

D. 行左心导管插入术

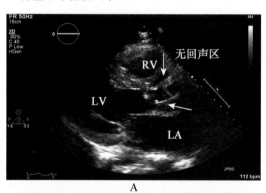

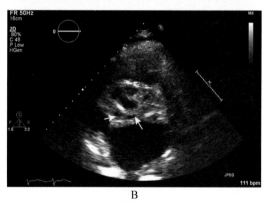

图 32.3 A. 胸骨旁左心室长轴观,主动脉瓣位人工瓣膜周围的回声失落。B. 胸骨旁心底短轴观,显示主动脉瓣位人工瓣膜周围的回声失落

4. 一位先天性主动脉狭窄的患者曾行 Ross 术,目前发热,该患者 1 周前进行牙周清洗。超声心动图声像图 32.4 A、B、C,患者血压为 60/115mmHg 心率 80 次/分,下一步最适宜的处理是什么?

A. 带入手术室行瓣膜置换术

B. 进行血培养,并开始使用抗生素

C. 行经食管超声心动图(TEE)

D. 进行左心导管插入术

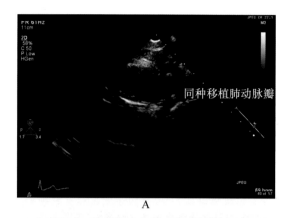

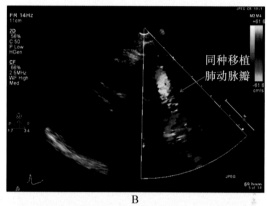

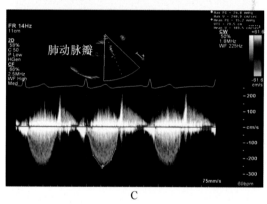

图 32.4 A. 胸骨旁心底短轴肺同种移植瓣膜二维图像(2D)。B. 肺同种移植瓣膜舒张期的彩色多普勒血流。C. 肺同种移植瓣膜的连续多普勒频谱,显示峰值压差为 25mmHg

5. 图 32.5 为单腔起搏器置入术后患者的常规超声心动图,下列哪些情况与该声像图相关?

A. 三尖瓣狭窄

B. 三尖瓣反流

C. 右心衰竭

D. 右心房血栓

E. 上述所有选项

C. 心内膜炎

D. 下腔静脉瓣

E. 上述所有选项

7. 一位 65 岁的男性特发性心肌病患者并安装心脏起搏器,EF 为 30%,出现发热、寒战,2/2 血培养为金黄色葡萄球菌阳性,经 TEE 获得图 32.7 和视频图 32.4,治疗的最佳方案是?

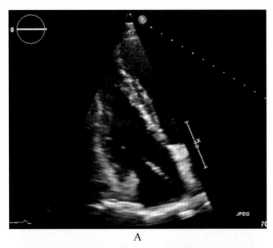

A

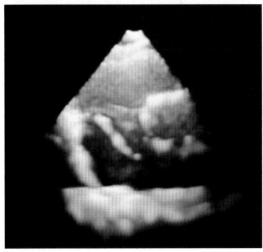

B

图 32.5　右心室单腔起搏器置入的二维图像(A)和三维图像(B)

6. 图 32.6 TEE 双腔图像提示的是?

A. 双腔起搏器

B. 卵圆孔未闭

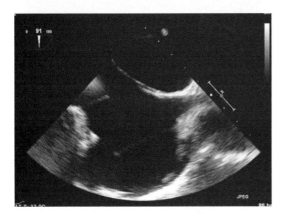

图 32.6　一位起搏器置入术后患者的二维 TEE 图像

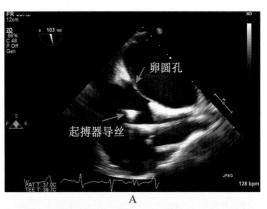

A

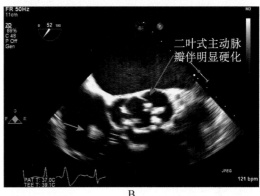

B

图 32.7　A. TEE 两腔切面二维图像观察到的起搏器导丝。B. TEE 短轴切面二维显示二叶主动脉瓣有明显硬化和赘生物,起搏器导丝见可疑团块

A. 完成 6 周静脉注射抗生素治疗后,复查 TEE

B. 取出起搏器/ICD导丝,置入临时起搏器

C. 进行肝素治疗

D. 取出起搏器/ICD导丝,置入皮下起搏器

8. 基于图像(图 32.8,视频图 32.5),患者有以下哪种情况?

A. 单腔 ICD

B. 双腔起搏器/ICD

C. 双心室起搏器/ICD

D. 具有双心室起搏的双腔 ICD

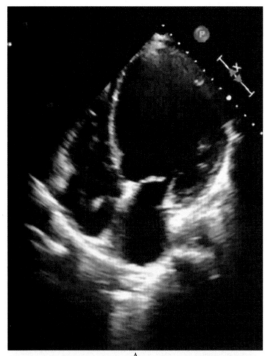

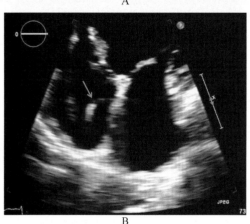

图 32.8　心尖四腔心切面(A)和 Zoom 放大图像
　　　　(B)显示该患者两条起搏器导丝位置
　　　　正常,起搏器导丝的方向由箭头标示

9. 图 32.9 患者具有下列哪种情况?

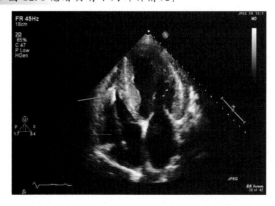

图 32.9　单腔起搏器,箭头所示为心尖部导丝

A. 单腔 ICD
B. 双腔起搏器/ICD
C. 双心室起搏器/ICD
D. 具有双心室起搏的双腔 ICD

10. 一位放置 BiV-ICD 的患者超声图像如图 32.10 A、B
和视频图 32.6;一根导丝被移除后,经 TEE 显示图
32.10 C,D,患者可能患有哪种疾病?
A. 完全性大动脉转位
B. 继发孔型房间隔缺损

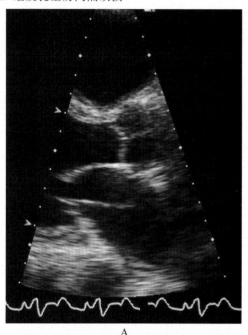

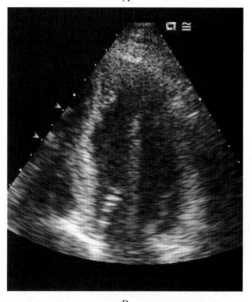

图 32.10　胸骨旁左心室长轴切面。(A)和心尖四
　　　　　腔切面(B)可见通过二尖瓣的起搏器或
　　　　　置入式心律转复除颤器(ICD)导丝 B

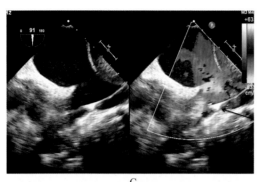

C

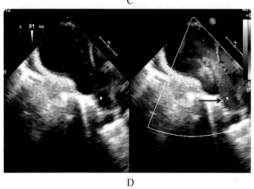

D

图 32.10　(续)C. 经食管超声心动图(二维 TEE)显示
　　　　　二维及彩色多普勒两腔切面和由 SVC 进入
　　　　　其他结构的导丝(黑色箭头);D. 标记先前
　　　　　的该结构的彩色多普勒图像(黑色箭头)

C. 肺静脉异常

D. 肌部室间隔缺损

11. 图 32.11 和视频图 32.7,右心室起搏器应易导致三
　　尖瓣反流,下列均能引起三尖瓣反流,但最常见的是?

A. 干扰瓣膜完全闭合

B. 瓣膜穿孔

C. 单腔起搏造成房室不同步

D. 右心室不同步导致右心室扩大

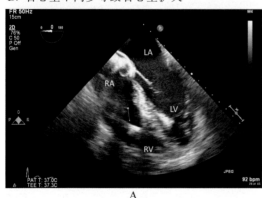

A

图 32.11　A. 一例正常的起搏器导丝的二维 TEE
　　　　　图像,二维 TEE 四腔心切面图像显示在
　　　　　右心室有一个起搏器导丝,是一个单腔
　　　　　起搏器

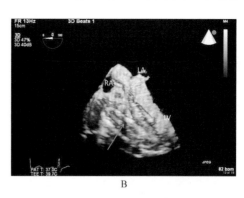

B

图 32.11　B. 一例正常起搏器导丝的三维
　　　　　TEE 图像。三维 TEE 视图显示在
　　　　　右心室一根正常起搏器导丝,是
　　　　　一个单腔起搏器

第 12－16 题共用题干

如图 32.12 和视频图 32.8。

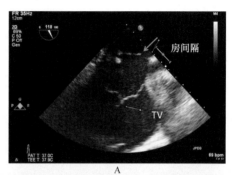

A

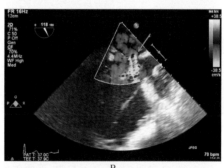

B

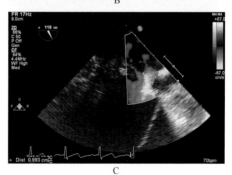

C

图 32.12　A. 两腔心切面,图像显示房间隔缺损
　　　　　和三尖瓣;B. 两腔心切面显示房间隔
　　　　　缺损的彩色多普勒图像,箭头指出了
　　　　　房间隔缺损的区域;C. 两腔心切面显
　　　　　示房间隔缺损的彩色多普勒图像

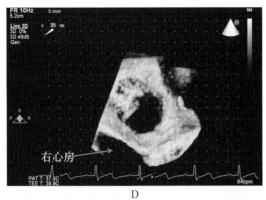

右心房

D

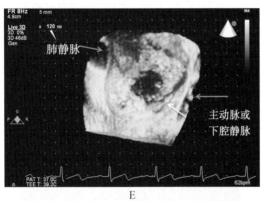

肺静脉

主动脉或
下腔静脉

E

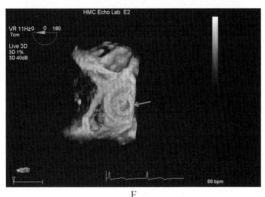

F

图 32.12　（续）D. 三维 TEE 显示的房间隔缺损的
左心房观，上面位于右侧，下面位于左
侧；E. 三维 TEE 房间隔缺损位于介入手
术的中央部（白箭头）；F. 三维 TEE. 介
入手术后：箭头为封堵器的位置

12. 图 32.12 显示的是先天性心脏缺陷的患者，其心电图
有何表现？
A. 电轴左偏
B. 电轴正常
C. 电轴右偏
D. 左束支传导阻滞

13. 三维超声心动图对经导管介入封堵房间隔缺损评估
没有帮助的是？

A. 圆形
B. 椭圆形
C. 孔状形
D. 静脉窦型
E. 以上都不是

14. 可以经导管介入封堵的缺损的最大的直径是多少？
A. 25mm
B. 38mm
C. 15mm
D. 45mm

15. 除了缺损大小以外，决定是否可以行导管介入封堵缺
损的另一最重要的因素是什么？
A. 存在希阿里氏网
B. 右心室收缩功能
C. 主动脉大小
D. 周围边缘组织大小
E. 肺动脉压

16. 图 32.12E 中，白色箭头所示的结构是什么？
A. Gandalf staff
B. 导线
C. 导管
D. 部分镍钛记忆合金封堵器

17. 图 32.13 和视频图 32.9 关于侧倾碟瓣在二维和三维
彩色多普勒的描述正确的是哪项？
A. 该类型人工心脏瓣膜一半为生理性"反流"
B. 异常

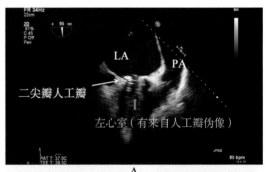

LA　PA

二尖瓣人工瓣

左心室（有来自人工瓣伪像）

A

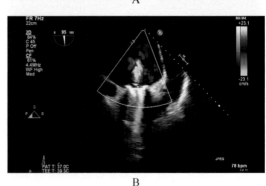

B

图 32.13

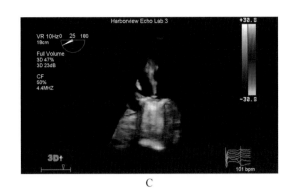

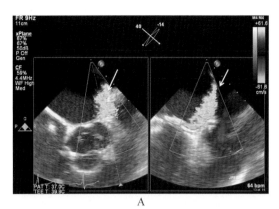

C

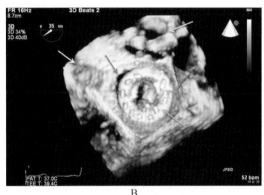

图 32.13　(续)A. 显示二尖瓣位的倾斜碟瓣(白色
箭头)。蓝色箭头为机械瓣的反射回声;
B. 倾斜碟瓣的 2 维彩色多普勒图像显
示轻度二尖瓣反流;C. 倾斜碟瓣的三维
彩色多普勒图像也显示轻度二尖瓣反流

C. 正常的生理性反流射流,旨在防止瓣膜的血栓形
　成
D. A 和 C

第 18－22 题共用题干

　　如图 32.14 和视频图 32.10。

18. 这组图像描绘的是机械瓣周反流,这一问题会导致心
力衰竭或溶血?
A. 前部
B. 外侧
C. 后部
D. 内侧

19. 图 32.14E 中,左心耳内黄色箭头所指的结构?
A. 小梁
B. 肿瘤
C. 血栓
D. 梳状肌
E. Marshall 韧带

20. 图 32.14E 中,蓝色箭头所指结构?
A. BiV ICD(置入型心律转复除颤器)导丝
B. 冠状动脉介入术的导管/导丝
C. 起搏器
D. 瓣膜介入术的导管/导丝
E. Marshall 韧带

21. 图 32.14F 中,蓝色箭头所指结构?
A. 血栓
B. 血管阻塞装置
C. 起搏器导线
D. 瓣膜介入术的导管
E. Marshall 韧带

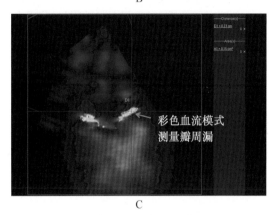

C

彩色血流模式
测量瓣周漏

图 32.14　A. 二维 TEE 彩色多普勒,双平面(X 平
面)图像显示患者二尖瓣位 St. Jude 机
械瓣严重的二尖瓣瓣周反流。B 至 F 为
同一患者图像。箭头指出二尖瓣反流,
B. St. Jude 机械瓣的三维 TEE 图像显示
9 点至 11 点区域(蓝色箭头)回声失落。
左心耳(白色箭头所指)和主动脉瓣(黄
色箭头所指)。橙色箭头所示为二尖瓣
机械瓣瓣环周围可见多条缝合线。
C. 3D TEE 图像所示:二尖瓣位 St. Jude
机械瓣患者的可能有严重的二尖瓣周反
流;图中所示为测量瓣周漏的直径。射
流紧缩面法可定量评价测量瓣周反流的
方法

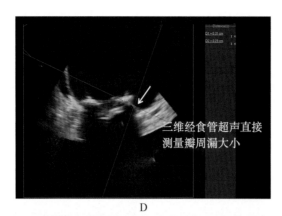

D

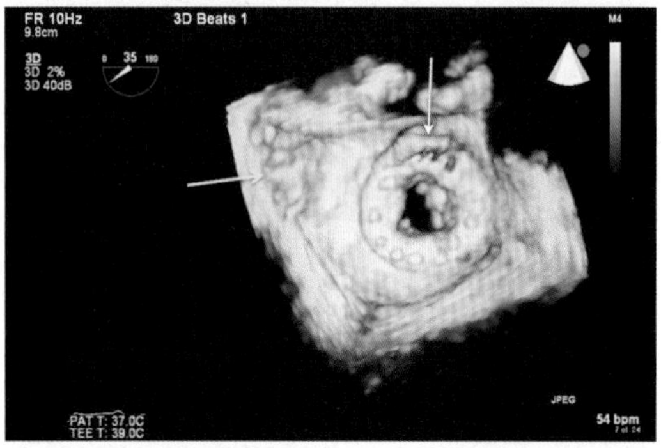

E

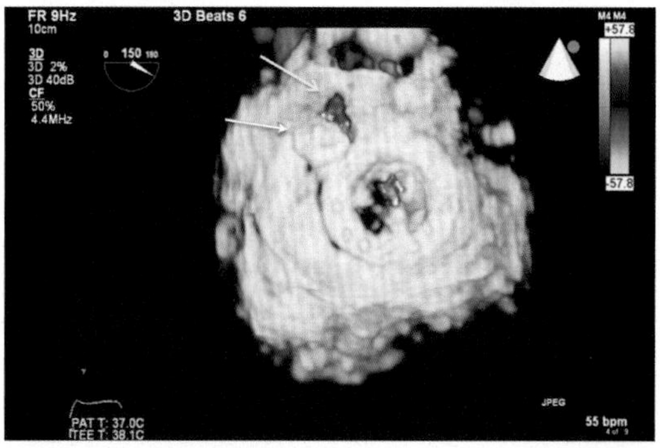

F

图 32.14 (续)D. 二尖瓣位 St. Jude 机械瓣患者的严重二尖瓣瓣周反流的三维 TEE 图像：图像显示应用三维 TEE Q-lab 脱机分析软件测量缺损的距离（白色箭头所指）。E. 二尖瓣位 St. Jude 机械瓣患者的严重的二尖瓣瓣周反流的三维 TEE 图像：黄色箭头指示左心耳，蓝色箭头所指为一个有问题的结构。F. 三维 TEE 彩色多普勒图像显示：St. Jude 二尖瓣机械瓣患者的严重的二尖瓣瓣周反流

22. 图 32.14F 中，黄色箭头表示残余反流，修复瓣周反流后，关闭前异常血流应从目前需要治疗的 56% 减少至_____%？
　　A. 20

　　B. 80
　　C. 50
　　D. 70
　　E. 5

23. 在心房颤动防护试验中，左心耳封堵组与对照组相比，发现在不良事件上具有较高的安全性（7.4% 对 4.4%），可信区间为 1.1～3.19，优势比为 1.69，这些不良事件大多发生较早，其中 50% 是？
　　A. 二尖瓣关闭不全
　　B. 脑卒中
　　C. 封堵器移位
　　D. 心包积液

24. 视频图 32.11 显示的是最新型左心耳封堵装置，此处所使用的设备是？
　　A. WATCHMAN
　　B. Amplatz
　　C. PLAATO
　　D. LARIAT

第 25－27 题共用题干
　　图 21.15 和视频图 32.12 显示的是某介入操作过程的开始、中间和结束时刻，以下问题与此相关。

25. 关于测量 LVOT、主动脉瓣环、主动脉窦和升主动脉的过程中，哪一个结构是最近椭圆形的而不是圆形？
　　A. 左心室流出道
　　B. 主动脉瓣环
　　C. 主动脉窦
　　D. 升主动脉
　　E. 主动脉窦和主动脉瓣环

26. 关于测量 LVOT、主动脉瓣环、主动脉窦和升主动脉，在此过程中，形态最接近椭圆形的顺序依次是哪项？
　　A. 主动脉窦、主动脉瓣环、左心室流出道、升主动脉
　　B. 升主动脉、主动脉瓣环、左心室流出道、主动脉窦
　　C. 主动脉瓣环、左心室流出道、主动脉窦、升主动脉
　　D. 左心室流出道、主动脉瓣环、主动脉窦、升主动脉

27. 图 32.15E、图 32.15F 所示关于并发症和局限性，哪一项影响因素不重要？
　　A. 主动脉瓣环内径
　　B. 椭圆形的主动脉瓣环
　　C. 瓣叶开放间距与瓣环内径差
　　D. 主动脉瓣叶和瓣环的钙化
　　E. 主动脉瓣生理性反流

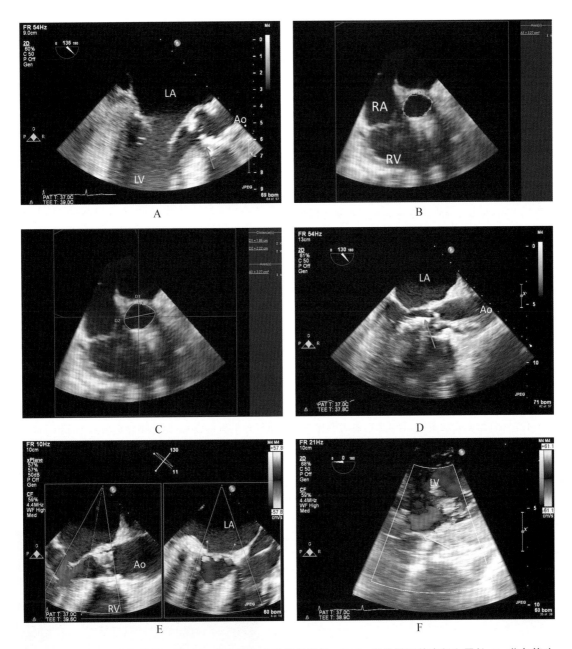

图 32.15　介入手术之前的二维 TEE,蓝色箭头主动脉瓣钙化。B,C. 测量瓣环的直径和周长;D. 蓝色箭头
　　　　　为导管/导丝通过主动脉瓣中部的过程;E. 介入术后,二维 TEE,双平面(X 平面),图片显示介入
　　　　　术的常见并发症及局限性;F. 胃底切面观察主动脉瓣彩色多普勒,黄色箭头为主动脉瓣

题 1 答案是 C。该患者是 D 型大动脉转位,关键点是胸骨旁长轴中显示主动脉瓣和肺动脉瓣位于同一个水平。没有证据证明,选项 A 的房间隔缺损,患者有 D-型而非 L-型大动脉转位。选项 D 是错误的因为肺动脉位于主动脉右前方,而不是左前方。形态学上左心室是发出肺动脉的心室,因为它泵血入肺循环系统;形态学上右心室是体循环心室。

题 2 答案是 C。人工瓣膜血栓形成需要积极治疗(手术或溶栓),抗凝剂治疗通常是不够的。由于缺乏随机对照研究,关于 PVT 处理(有 2 级文献证据支持),文献中几乎

没有建议。根据美国心脏病/心脏协会的指南,手术是左侧 PVT 首选治疗方案。心功能分级较差的患者有较高的手术风险和是手术的禁忌证,应考虑溶栓治疗(NYHA 分级Ⅲ级或Ⅳ级)。溶栓治疗也考虑用在经肝素治疗失败后的心功能好(NYHA 分级Ⅰ级或Ⅱ级)的小血栓。

手术咨询至少是换瓣的可能或是减轻梗阻问题,虽然选项 A 可能被考虑,但最正确的答案是外科手术咨询。选项 B 不正确因为没有任何提示感染的证据。选项 D 不正确,因为瓣叶问题是明确的不需要其他进一步的检查。因为瓣叶上可能有血栓或赘生物,过度运动是有害的且可能导致栓塞。

题 3 答案是 A。因为患者有一个很大的瓣周脓肿。普遍观点认为当患者瓣膜有以下一种或多种并发症是需要手术治疗的。

(1)心力衰竭(HF),特别是中度至重度,与瓣膜功能障碍直接相关。

(2)重度主动脉瓣或二尖瓣反流伴血流动力学异常,如主动脉关闭不全导致二尖瓣提前闭合的患者。

(3)由真菌或其他高度耐药菌导致的感染性心内膜炎。

(4)瓣周感染脓肿或漏形成。

其他所有的选择都是合理的,但手术是在这种情况下的最佳选择,当然血培养和抗生素应同时进行,手术中可行经食管超声心动图检查(TEE);但是左心导管介入术可能会存在心内膜炎栓子脱落导致栓塞的风险。

题 4 答案是 B。关于怀疑感染性心内膜炎的患者的初步评估,应进行以下的检查。

(1)根据疾病的严重程度和治疗的紧急性,几个小时或 1~2d 的时间,至少进行 3 次血培养分离。

(2)进行心电图评估,以便发现有无存在心肌缺血或梗死、心脏传导阻滞或传导延迟。

(3)超声心动图。

答案 A 不是一开始就必须做的,虽然最后患者会做一个经食管超声造影检查(TEE)并进行置换瓣膜,因为患者血流动力学稳定,没有心力衰竭,血培养和抗生素治疗是应该做的第一步。

题 5 答案是 E。尽管三尖瓣反流是最常见的问题,但是所有选项均为右心室内起搏器引起并发症。

题 6 答案是 D。答案 A 不正确,因为右心室没有显示,所以不能确定是否有 RV 心脏起搏器。答案 B 不正确,因为没有进行彩色多普勒或生理盐水增强显影检查。C 不正确,因为起搏器导丝上未见到团块,即使有也不能断定被感染。D 为正确答案。

题 7 答案是 B。其他选项都不正确。D 不正确是因为皮下起搏器在理论上具有极高的感染风险。推荐去除置入心脏内受感染的电子设备(CIED)

Ⅰ类适应证(建议将设备和导线完全去除)

(1)所有明确 CIED 感染的患者,例如累积瓣膜和(或)导丝的感染性心内膜炎或败血症等。(A)

(2)所有 CIED 周围感染证据的患者,如脓肿形成、电子设备的侵蚀、皮肤粘连、慢性窦道形成而临床上没有导丝系统受累的证据。(B)

(3)所有累及瓣膜的心内膜炎患者,即使没有明确导丝或设备受累的证据。(B)

(4)隐匿性(葡萄球菌革兰阳性菌)菌血症患者。(B)

Ⅱa 类适应证(完全去除整个设备与导丝是合理选择)

尽管应用普通的抗生素治疗的但持续存在隐匿性革兰阴性菌血症患者。(B)

Ⅲ类适应证(不建议去除 CIED 系统)

(1)浅表或切口感染,未累及设备和(或)导丝时(C)。

(2)复发的 CIED 外的其他原因导致的且需要长期抗生素治疗的菌血症。(C)

建议移除感染的 CIED,置入新的 CIED。

Ⅰ类

(1)任何患者应该仔细评估确定是否需要更换新的CIED。(C)

(2)置入新设备时不能位于旧设备取出的同侧,首选的置入位置包括对侧、髂静脉、心外膜等。(C)

Ⅱa 类

(1)在取出设备之后和置入新设备之前 72h 内应积极抽血进行血培养。(C)

(2)当证明有瓣膜感染时,经静脉置入的新设备需至少推迟至移除旧设备 14d 后。(C)

题 8 答案是 C。C 为最佳答案,因为双心室起搏器发出冠状静脉窦导丝。A 不正确,因为不止有一条导丝。B 不正确因为有冠状静脉窦导丝。因为没有双心室 ICD,D 是不可能的,所以 D 是不正确的。

题 9 答案是 A。由于只看到一个导丝,可得出这是一个单导丝装置的设想,因此排除选项 B、C 和 D;此外导线的前端较厚,所以更符合 ICD 而不是起搏器。

题 10 答案是 C。肺静脉异常是彩色多普勒与肺静脉血流是一致的。同时,左心室的起搏导丝进入肺静脉,异常肺静脉与左心室之间异常连接(图 32.16)。

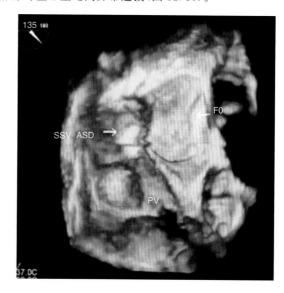

图 32.16

题 11 答案是 A。在 Lin et al. 的一系列超声心动图/手术中,最常见的机制是干扰瓣膜闭合;起搏不同步就本身而论可能是互补机制也可能有干扰的作用,瓣下结构的干扰包括腱索、乳头肌可能也是一个没有列出来的原因;三尖瓣穿孔则极少见。

题 12 答案是 C。继发孔型房间隔缺损是先天性缺陷；房间隔缺损的心电图发现包括原发孔型房间隔缺损电轴左偏，静脉窦型房间隔缺损却没有特定轴偏，继发孔型缺损电轴右偏；继发孔型房间隔缺也与不完全性右束支传导阻滞相关。房间隔缺损与左束支传导阻滞无关选项（D）。静脉窦型房间隔缺损在下壁导联 QRS 波群中呈现 R 波切迹。

题 13 答案是 D。静脉窦型房间隔缺损占房间隔缺损的 5%～10%。缺损后方是右心房游离壁，上缘因为宽大的上腔静脉常常缺失；右侧的肺静脉异常连接于上腔静脉或右心房也是很常见的。静脉窦型房间隔缺损的诊断通常比其他形式的房间隔缺损更加困难，且有时可能需要特殊检查，如食管超声心动图，磁共振成像（MRI）和 CT 断层扫描；如果患者存在不明原因的右心房和右心室扩大，应考虑到是否存在静脉窦型房间隔缺损。缺损不能经导管介入治疗，只能进行手术。

　　三维超声心动图有助于所有的可经导管穿刺介入封堵的房间隔缺损。都知道静脉窦型房间隔缺损不能经皮介入封堵是因为异位肺静脉发生概率大和实际缺损与肺静脉的关系紧密。同时，值得注意的是三维超声在判断缺损在不同心动周期的大小变化也是有帮助的。

题 14 答案是 B。经导管介入封堵继发孔型房间隔缺损是现在公认的替代手术的方法。我们报道一个大的继发孔型房间隔缺损，缺损经食管超声测量为 40mm，使用 46mm 封堵器（Lifetech Scientific Inc. China）进行封堵，据我们所知，这是至今用于 ASD 封堵器的最大的尺寸。

　　这是可供使用的最大尺寸的封堵器，在一些病例中，用的最大的封堵器多为 40mm，而不是 45mm。

题 15 答案是 D。房间隔缺损边缘组织必须大于 5mm 以确保封堵器不会脱落造成栓塞和引起主动脉穿孔。主动脉被侵犯穿孔与主动脉根组织边缘较小有关，可能是因为手术操作者调整封堵器的大小以便将其强固定于主动脉根部。希阿里网是静脉窦吸收不完全而形成的网状或条索状残余结构，临床尸检发现 1.3%～4%，且没有什么临床意义。

题 16 答案是 B。选项 A：无意义选项；选项 B：正确答案是一个 Amplatz 装置的定位导丝；选项 C：此导丝是通过导管放置的；选项 D：Amplatz 装置是由镍钛诺记忆合金材料制成；这种材料特别适合因为它有形态记忆功能，所以导管内呈收缩状态，当到达放置位置时则会恢复到原来的形状。

题 17 答案是 C。这是美敦力公司生产的倾斜碟瓣，这种类型的瓣膜具有中心反流和多个较小的外围射流。应注意的是，尚不清楚中央反流束是不是为了防止血栓形成。

题 18 答案是 C。二尖瓣瓣周反流是外科治疗的致命缺点，特别是在后侧瓣环，因后侧瓣环常常特别厚和瘢痕增生，所以很难达到良好的缝合（a 到 b）。

题 19 答案是 D。尽管很多人称左心耳内不光滑区域为小梁，但该组织更准确的应叫作梳状肌。此区域没有肿瘤和血栓。Marshall 韧带是左心耳和左上肺静脉之间的结构，它被俗称为"warfarin"脊。

题 20 答案是 D。选项 A，左心房内应该没有 BiV 起搏 ICD（置入型心律转复除颤器）导丝，同样左心房应无起搏器，虽然这条导线对于冠状动脉介入治疗可能有帮助，但在此病例它是传送封堵器的装置。

题 21 答案是 B。该装置为 Amplatz 封堵器，该装置在此病例用于瓣周漏封堵。

题 22 答案是 E。这反映了溶血程度减低。

题 23 答案是 D。大部分心血管不良事件为心包积液；其他不良事件发生率都大体相似，特别是卒中。

题 24 答案是 D。使用的装置是 LARIAT（左心耳封堵术）。其他三个选择不正确是因为都是术后使用的。在 LARIAT 术中，左心耳是用器械从外部到心内进行的缝合结扎，术后并无装置留于心腔。

题 25 答案是 A。LVOT 最接近椭圆形，其次是环，再次是主动脉窦，随后升主动脉；TAVR（经导管主动脉瓣置换术）术中放置位置的选择是重点考虑的，将圆形的人工瓣膜置入椭圆形的 LOVT 中，这就可能会导致严重的主动脉反流，A 和 B 实验的合作者证实患者生存质量明显的提高，但是，卒中和瓣周漏需要进一步的改善。

题 26 答案是 D。最接近椭圆形顺序是左心室流出道、主动脉瓣环、主动脉窦、升主动脉。

题 27 答案是 E。主动脉瓣生理性反流不是重要决定因素。手术前主动脉瓣生理性反流是独立于手术后反流的，因为手术前反流是源自身瓣体，手术后的反流是典型的瓣周漏，是机械瓣在主动脉瓣环的放置位置未达到最佳标准。

（译者　刘丽文　左　蕾）

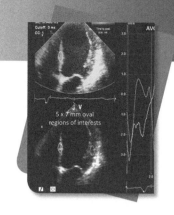

第33章

左心室不同步和再同步化治疗

根据指南心电图为心脏机械不同步的代替指标,超声心动图为辅助选择。而目前有数据支持在某些情况下,如 QRS 波群中度增宽或非-左束支阻滞,超声心动图不同步,则有助于在临界情况下患者的选择。

1. 重度射血分数减低的慢性心力衰竭患者,下列哪一项是心脏再同步化治疗(CRT)应答的最有力证据?
   A. QRS≥150ms 与 QRS 形态无关
   B. QRS≥120ms 和左束支传导阻滞
   C. QRS≥150ms 和右束支传导阻滞
   D. QRS≥150ms 和左束支传导阻滞

2. 使用超声心动图技术来确定心脏不同步,应用最广泛和重复性最好的方法是什么?
   A. 组织多普勒"不同步指数"
   B. 组织多普勒纵向应变延迟
   C. 斑点追踪径向应变延迟
   D. 心室机械延迟

3. 室内不同步可以通过组织多普勒纵向速度达峰时间曲线进行评估。下列哪种方法可以得到重复性最好的速度信号?
   A. 中间隔和侧壁中部的脉冲组织多普勒
   B. 彩色组织多普勒的基底段和中间段 3mm 圆形区域
   C. 彩色组织多普勒的基底段和中间段 5mm×7mm 区域
   D. 彩色组织多普勒的心尖段水平 5mm 的圆形区域

4. 如图 33.1 所示组织多普勒测定 12 节段速度达峰时间标准差,又称"不同步指数",已被证明是心脏再同步化治疗的重要指标,下列哪项是正确的?
   A. 速度不能区分主动收缩和被动运动
   B. 组织多普勒比斑点追踪具有更强的信噪比
   C. 使用"不同步指数"峰值速度需要训练和经验
   D. 在 PROSPECT 研究中发现使用"不同步指数"有效率较低
   E. 上述所有

5. 下列哪种"不同步指数"检查方法与心脏再同步治疗后长期生存相关?
   A. 组织多普勒纵向应变
   B. 组织多普勒纵向组织追踪
   C. 斑点追踪纵向应变率

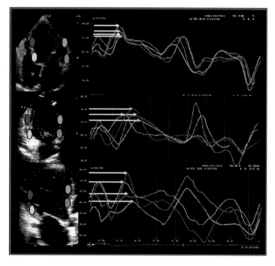

图 33.1

   D. 斑点追踪径向应变

6. 下列与斑点追踪径向应变采集和分析相关的技术中,不正确的选项是哪项?
   A. 应设置图像增益和对比度,以优化室壁运动的可视化
   B. 帧频至少为 120Hz
   C. 对感兴趣区域心内膜需要进行调整跟踪
   D. 由于心脏搏动的变异性,至少应该分析三个心动周期

7. 一位 63 岁的男性接受心脏再同步化治疗,3 个月后因为持续呼吸困难返回超声心动图室复诊行房室(AV)间期优化。置入起搏器时房室间期设置为 120ms,基线二尖瓣血流脉冲多普勒模式如图 33.2A,使用迭代技术,使房室间期从 120ms 增加到 160ms,然后到 200ms,如图 33.2B 所示。这些显示结果的最佳解释是哪项?
   A. 心房内传导阻滞
   B. 右心房起搏导线脱落
   C. 双心室起搏捕获失败
   D. 持续性心房颤动

8. 除了心脏再同步化无反应患者,下列哪些患者在房室优化中最大受益?
   A. 超声引导导线定位的患者

B. 非缺血性心肌病的女性患者

C. 缺血性心肌病的男性患者

D. β 受体阻滞剂治疗患者

9. 58 岁心力衰竭的女性患者，再同步化治疗（CRT）后心力衰竭症状明显改善。除了射血分数显著改善，二尖瓣反流也显著减少（图 33.3）。下列那个机制与其二尖瓣反流减少有关？

A. 增加二尖瓣幕状区角度

B. 减轻二尖瓣脱垂的程度

C. 乳头肌瘢痕逆重构增加

D. 乳头肌收缩时间缩短

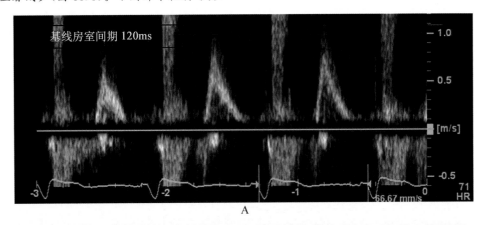

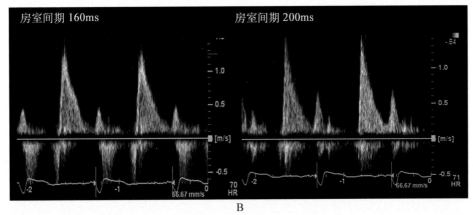

图 33.2

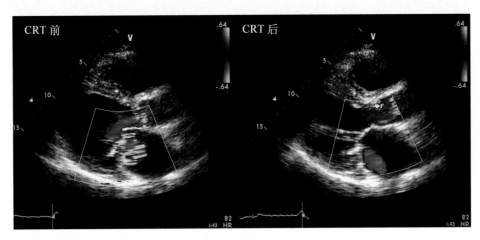

图 33.3

10. 当不考虑机械不同步的因素,其他因素可能影响心脏再同步治疗(CRT)患者应答,下列哪个已被证明是与宽 QRS 和低射血分数心力衰竭患者 CRT 良好应答相关?
    A. 双心室起搏治疗大面积瘢痕的缺血性心肌病患者
    B. 起搏电极位于左心室机械激活最延迟部位
    C. 起搏器电极仅位于右心室心尖位置
    D. 将左心室起搏器电极小心地位于心大静脉

题 1 答案是 D。心脏再同步化治疗(CRT)也被称为双心室起搏,主要治疗射血分数降低的心力衰竭患者。目前选择 CRT 的患者主要是以心电图 QRS 波群的宽度和形态为主。选项 A 不完全正确,因为 QRS 波群的宽度和形态都很重要。选项 B 也不完全正确,2012 年指南将 QRS 波宽度为 120～149ms 作为 Ⅱ 类适应征,因为 QRS>150ms 应答率最高。选项 C 不正确,因为右束支传导阻滞患者 CRT 术后有一半以上无应答。许多研究表明,CRT 可以改善区域收缩不协调,QRS 波群的宽度和形态可以替代机械活动不同步。而使用超声心动图评价不同步运动,可以满足那些处于诊断标准边缘的患者选择 CRT。

题 2 答案是 D。选项 D 室间机械延迟(IVMD)为正确答案,因为在上述所列指标中它是最简单的不同步指标。IVMD 获取是通过记录右心室流出道和左心室流出道脉冲多普勒信息,计算两者 QRS 波群起点到血流开始的时间差(图 33.4)。脉冲多普勒血流具有很强的信噪比,现有的超声多普勒系统均可用,而且高效。IVMD≥40ms 时通常被认为是显著室间不同步,值得注意的是,在记录右心室和左心室流出道脉冲多普勒信息时,需要在相同的心率放置取样容积和滤波器,只有这样才能够准确测量。IVMD 的一个主要局限是它只能反映整体的不同步,对室内不同步却不敏感。IVMD 已被证明可以预测非左束支传导阻滞患者 CRT 术后的存活率。答案 A,B 和 C 都不正确。组织多普勒"不同步指数",组织多普勒纵向应变延迟和斑点追踪径向应变延迟,都需要特殊的设备和软件进行分析,以及更高水平的培训和经验。

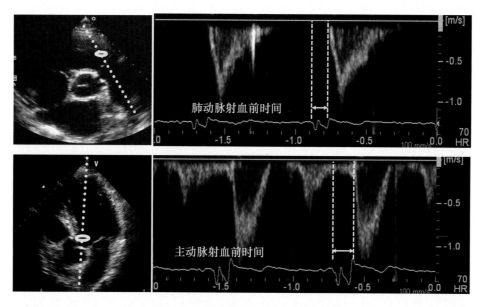

图 33.4

题 3 答案是 C。选项 C 为最佳答案,大多数文献支持使用彩色组织多普勒,因为它可以在左心室不同节段同一心动周期取样,以及一个更大的感兴趣区域获得更多的空间均值,从而提高重复性(图 33.5A)。选项 A 不完全正确,因此不是最佳答案,因为一项研究发现可以从心尖进行脉冲组织多普勒来评估室内不同步。选项 B 不正确,因为组织多普勒时间速度曲线存在变异性且 3mm 的圆形区域很小,通常是无意义的(图 33.5B)。选项 D 不正确,因为多普勒入射角度的影响和近场噪声,所以应该避免心尖区域。

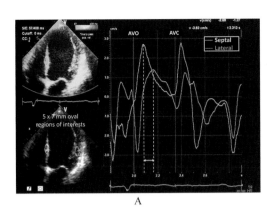
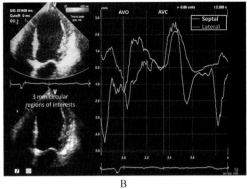

图 33.5

题 4 答案是 E。A 到 D 都是正确的。C. M Yu 是最早利用超声多普勒评估心脏收缩不同步，用来评价心脏再同步化治疗应答的人之一，并提出了采集心尖四腔心、心尖两腔心及心尖左心室长轴 3 个切面，分别测量左心室基底段、中段共 12 节段达峰时间标准差（图 33.1），并把它作为左心室的"不同步指数"，当大于 32.6ms 时认为存在室内不同步，通常采用的截点值是≥32ms。A 正确，因为组织多普勒一个缺点是，它不能区分瘢痕区域的主动收缩和被动运动。另一个缺点是需要计算标准差。

B 正确，"不同步指数"优点是组织多普勒具有良好信噪比（超过斑点追踪）。C 和 D 也是正确的，在多中心

PROSPECT 研究中发现，没有适当的训练和经验，使用"不同步指数"的有效率普遍较低。

题 5 答案是 D。超声心动图基线机械不同步与 CRT 反应有关，那些宽 QRS 波而没有机械不同步患者，CRT 反应不佳。各种方法测量的节段收缩时间与 CRT 反应相关（CRT 反应通过临床指标的改善和心室逆重塑定义）。答案 A，B 和 C，部分正确，因为组织多普勒纵向应变、组织多普勒纵向组织追踪、斑点追踪纵向应变率与 CRT 反应相关。答案 D，斑点追踪径向应变（间隔至后壁延迟≥130ms）（图 33.6），是最好的选择，因为通过几项长期研究结果表明患者生存率与其相关。

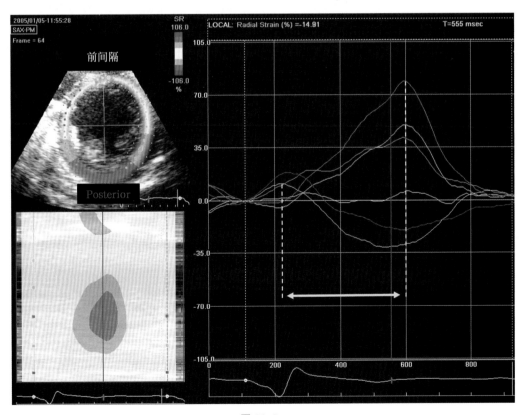

图 33.6

题 6 答案是 B。斑点追踪是超声心动图一项重要的新进展,它可以从二维灰阶图像获得应变数据用于不同步分析。目前的斑点追踪最理想帧频在 30～90Hz。答案 B 是最佳选项,但确是一个错误观点,因为帧频超过 120Hz 会出现高水平的斑点追踪噪声比。答案 A 虽然是正确观点,但是错误选项,斑点追踪分析采用原始数据,只有当常规图像得到优化才能对室壁运动准确跟踪。答案 C 是正确观点,但是错误选项,感兴趣区域需要仔细调整,以固定于运动的左心室。选项 D 是正确观点,但是错误选项,因为即使为正常窦性心律,心跳之间的变异是存在的,因此径向应变分析时推荐至少要分析三个或以上的心动周期。

题 7 答案是 A。该患者 AV 间期设置为 120ms 时间过短,使得二尖瓣血流 A 峰在基线时无法看到。而 A 峰出现于 AV 间期为 160ms 和 200ms 时,故该患者最大可能是心房内传导阻滞,需要较长的 AV 间期以刺激心房收缩获得左心室充盈。如果患者 AV 间期设置过短,左心房的收缩就会对抗关闭的二尖瓣从而增加左心房压。选项 B 不正确,因为所有多普勒对脱离的心房导线监测都不敏感。选项 C 不正确,是因为正常的窦性心律,在基线时二尖瓣下血流会出现 E 峰和 A 峰。选项 D 不正确,当房室间期为 160ms 和 200ms 时 A 峰出现。这种情况不会出现在持续性心房颤动。而且一部分并未从 CRT 中获益的心房内传导阻滞患者也将从房室间期优化中获益。

题 8 答案是 B。虽然房室(AV)和室间(VV)的优化无法在常规 CRT 患者中发挥至关重要的作用,但通过 SMART-AV 随机实验发现,非缺血性心肌病的女性患者可以从房室(AV)优化中获益。选项 C 不正确,因为 SMART-AV 随机实验发现,随机接受常规 AV 间期 120ms 和 VV 间期 0ms 与接受 AV 和 VV 优化的患者,对 CRT 的应答相似。选项 A 不正确,因为到目前为止,关于房室(AV)优化和超声引导导线定位数据很少。选项 D 不正确,当缺少 β 受体阻滞剂治疗,可能会导致心动过速,这会使得二尖瓣 E、A 波融合从而使房室(AV)优化非常困难。

题 9 答案是 D。二尖瓣反流(MR)得到改善是 CRT 术后有利的结果。其改善原因是复杂的,如再同步中乳头肌收缩力与二尖瓣反流降低有关。选项 A 不正确,因为 MR 减少与左心室逆重构中二尖瓣幕状区角度的减小有关。选项 B 不正确,因为 CRT 不能改善结构性病变如二尖瓣脱垂或连枷状瓣叶。选项 C 不正确,因为虽然有心室逆重塑,但心肌梗死和累及乳头肌的瘢痕,通常认为不是由 CRT 直接改善的。

题 10 答案是 B。最近的两个随机独立临床试验表明,采用斑点追踪测量径向应变指导起搏电极置入到机械激活最延迟部位,在心脏再同步治疗(CRT)中是获益的。TARGET 试验表明较大的改善其一级终点(左心室逆重塑)和二级终点(心力衰竭住院或死亡),STARTER 研究表明采用超声指导起搏电极置入可显著降低心力衰竭住院或死亡的一级终点。选项 A 不正确,因为缺血性心肌病的患者,尤其是有大面积瘢痕,CRT 术后获益很少。选项 C 不正确,右心室起搏的患者 CRT 术后很少获益,此外,右心室起搏还可能加剧左心室不同步。答案选项 D 不正确,现已证实最理想的左心室起搏电极是位于后壁或侧壁静脉,位于前室间沟的心大静脉被证明效果并不理想。

(译者 刘丽文 左 蕾)

第34章

心脏异常分流的超声表现

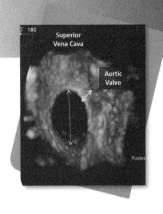

1. 下列哪一种说法是最准确的?
   A. 继发孔型房间隔缺损是一种上腔静脉缺损
   B. 继发孔型房间隔缺损通常与一个心房的上腔静脉连接相关
   C. 原发孔型房间隔缺损通常与一个心房的上腔静脉连接相关
   D. 上腔型房间隔缺损通常合并右肺静脉异常
   E. 下腔型房间隔缺损比上腔型房间隔缺损更常见

2. 成人经胸超声心动图图像质量差时,下列哪项影像学最能提示有明确分流的房间隔缺损?
   A. 在四腔或剑下切面发现房间隔处有彩色血流多普勒
   B. 在胸骨旁短轴切面二维扫查发现房间隔回声失落
   C. 心尖四腔切面发现右心房和右心室扩大
   D. 在三尖瓣或肺动脉瓣探及高速连续多普勒频谱
   E. 超声造影结果正常可以排除有明确分流的房间隔缺损的可能性

3. 关于运用超声/多普勒技术获取 Qp/Qs 比值的说法,以下哪项是最正确的?
   A. 正常情况下,如果没有分流,Qp/Qs 比值小于或等于 2.0
   B. 胸骨旁短轴二维切面是唯一的扫查切面
   C. 在检测每搏输出量时连续多普勒优于脉冲多普勒,因为它可以最大程度上获得血流的最大速度
   D. 主肺动脉血流可以用来代替右心室流出道血流计算 Qp 值,但用来测量肺输出量必须测量主肺动脉血流
   E. 通过房间隔缺损的血流量可以通过直接测量 PWD VTI(缺损口流速时间积分)而测得,PWD VTI 结合 LVOT VTI(左心室流出道流速时间积分)可确定 Qp/Qs 中的 Qp 值

4. 下列对于继发孔型房间隔缺损的二维超声研究中,哪项是最正确的?
   A. 尽管心尖四腔切面可观察到房间隔回声失落,但如果间隔看上去是完整的即可排除房间隔缺损

   B. 如果右心室无扩大可以排除有血流动力学变化的房间隔缺损
   C. 大多数房间隔缺损是圆的,可以用一个相对简单的几何学方法来测量
   D. 多发的房间隔缺损是很少见的
   E. 应用盐水气泡造影,注入肢体末端静脉,上腔型房间隔缺损可通过观察到右心室充盈缺损的方法,证实("负分流")存在及相邻的右上肺静脉被房间隔完全割到右心房

5. 下列哪项是确定心内缺损血液分流程度最不重要的参数?
   A. 血液黏稠度,血细胞比容
   B. 缺损的大小
   C. 通过缺损的压力阶差
   D. 缺损两侧腔室血流阻力
   E. 心率

6. 一位 24 岁肥胖女性在开始有计划的锻炼减肥前前往初级护理医师办公室例行身体检查,结果发现在心底可闻及收缩期杂音,S_2 固定分裂。患者身体健康状况尚可,已行心电图、超声心动图检查及心脏疾病问诊。虽然经胸超声心动图的声波穿透差,图像质量不理想,但超声医师仍认为患者右心系统扩大。作为正在超声检查室的心脏科医师,下一步哪项是最合适的?
   A. 紧急做一个 TEE(经食管超声心动图)
   B. 计算 Qp/Qs 值,如果值正常,进行对比超声心动图研究提高观察的质量
   C. 行超声造影检查
   D. 如果怀疑有室间隔缺损,应仔细在室间隔右侧行脉冲多普勒检查
   E. 在胸骨上窝切面沿主动脉弓扫查有无动脉导管未闭

7. 在运用脉冲多普勒检测标本 Qp/Qs 之中,指出正确的超声切面及探头位置(图 34.1)?
   A. 胸骨旁切面位置 1 和心尖切面位置 2

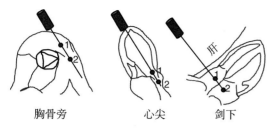

图 34.1

胸骨旁　　心尖　　剑下

B. 胸骨旁切面位置 2 和心尖切面位置 2
C. 胸骨旁切面位置 1 和剑下切面位置 2

D. 胸骨旁切面位置 2 和心尖切面位置 1
E. 胸骨旁切面位置 1 和剑下切面位置 2

8. 运用问题 7 中测量位置及方法所获得的 Qp/Qs 值为多少？
   A. 小 ASD 的 Qp/Qs＝1.7
   B. 小 ASD 的 Qp/Qs＝1.5
   C. 中等大小 ASD 的 Qp/Qs＝2.0
   D. 大 ASD 的 Qp/Qs＞2.5
   E. 大 ASD 伴有发绀及-Qp/Qs＝（－）2.0

LVOT 直径＝20mm	主动脉根部＝34mm	房间隔＝42mm
ROVT 直径＝22mm	主肺动脉＝25mm	下腔静脉＝18mm
LOVT VTI＝24cm	主动脉 VTI＝60cm	ASD 分流 VTI＝10cm
ROVT VTI＝30cm	主肺动脉 VTI＝26cm	LA VTI＝8cm

9. 运用以下提供的数据评估一位 52 岁男性患者伴有先天性肌部室间隔缺损及日渐加重劳力型呼吸困难的肺动脉收缩压力（图 34.2）？
   A. 正常在 32mmHg
   B. 可适度提高到 52mmHg
   C. 可适度升高到 57mmHg
   D. 严重时可升高到 79mmHg
   E. 不能评估并给出上限数值

10. 运用问题 9 的方法，从探头位置 4 获得的 VSD 最大速度为？
    A. 3.5 m/s
    B. 4.0 m/s
    C. 4.5 m/s
    D. 5.0 m/s
    E. 不能给出上限

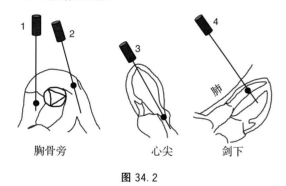

胸骨旁　　心尖　　剑下

图 34.2

血压 138/84mmHg
下腔静脉内径呼气 16mm，吸气 5mm
探头位置 1 连续多普勒＝3.6m/s
探头位置 2 连续多普勒＝2.5m/s
探头位置 3 连续多普勒＝1.2m/s

11. 下列哪一项是超声心动图发现有室间隔缺损的最正确的描述（图 34.3）？

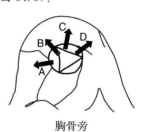

胸骨旁

图 34.3

A. 最常见的 VSD 类型为膜部 VSD，未成年人会自然闭合，残余间隔会形成间隔瘤。这些会在位置 C 被观察到

B. 流入道 VSD 通常合并其他先天性心脏畸形，例如原发孔 ASD，主动脉瓣病变或者完全性的心脏传导阻滞。这种缺损可在 D 位置被观察到

C. 嵴上 VSD 在成年后很少见，这种类型缺损可在心尖四腔心切面被观察到，但不能在图上 3 个位置被观察到

D. 肌部 VSD 可以发生于室间隔任何部位，可以很小，多发，单纯二维超声难以发现。图上位置无法显示，基底部至心尖部的心室短轴切面扫查对诊断该病有帮助

E. 连续性多普勒对于诊断 VSD 是必要的。它可以显示类似二尖瓣反流的收缩期频谱，它只能记录到收缩期频谱，除非出现艾森门格综合征的表现

第 12－14 题共用题干

一位童年时确诊无症状型 ASD 的 50 岁女性，现因为 X 线片显示心脏轮廓扩大和低血压被急诊收住入院。

她的现病史为低度发热,心神不安,感冒类似症状。轻度胸膜炎,非劳力型胸痛且随时间延长逐渐加重,这是她就诊急诊的原因。检查结果显示,氧饱和度89%,血压86/46mmHg,心率120次/分,并且全身湿冷。她的颈静脉压升高,没有明显的奇脉等异常搏动。放置动脉管路监测血压及呼吸变化。心电图提示窦性心动过速和非特异性 ST 段改变。除此之外,超声心动图提示心包积液伴下腔静脉扩张,右心室、右心房扩张。左心室变小,心脏功能减低。应用 RVOT VTI×CSA 的方法,心排血量＞0.0L/min。

12. 休克的可能原因为下列哪项?
    A. 患者有败血症和高输出量的心力衰竭
    B. 患者有心肌炎伴严重左心室收缩功能障碍
    C. 患者患有急性心肌梗死
    D. 患者有心脏压塞,尽管缺乏奇脉表现
    E. 患者很可能患有肺栓塞

13. 下列叙述哪项可以精确地描述患者血氧饱和度低的原因?
    A. 患者没有完全遵从医嘱可能导致艾森门格综合征和心房水平右向左的分流
    B. 心源性休克可以导致严重的外周组织灌注不足和血氧饱和度低
    C. 因为并发症导致房间隔缺损瞬时右向左分流
    D. 严重肺栓塞出现
    E. 急性心肌梗死伴急性室间隔破裂

14. 为什么临床休克状态下心排血量是上升的?
    A. 败血症
    B. 室间隔缺损伴左向右分流
    C. 房间隔缺损伴左向右分流
    D. 房间隔缺损伴右向左分流
    E. 急性心包积液导致右心室功能失常中错误的 CO 评估

题 1 答案是 D。选项 A、B、C 都是错误的,因为这些描述都是上腔型房间隔缺损的特征,而这要比下腔型房间隔缺损更常见(因此 E 也是不正确的)。

房间隔缺损和主动脉瓣二瓣畸形是成年人最常见的两种先天性心脏异常。房间隔缺损占所有心脏畸形的6%～10%,且女性更多见(2∶1)。继发孔型房间隔缺损是一种卵圆窝的缺损,且是最常见的房间隔缺损类型(60%)。原发孔型房间隔缺损占20%,上腔型房间隔缺损占15%,最少见的是冠状窦型缺损。

题 2 答案是 C。选项 A 是错误的,因为在房间隔附近有许多原因可造成彩色多普勒的干扰,腔静脉血流是顺着房间隔走行的,许多患者都会因为欧氏瓣的影响出现血流转向。

选项 B 也是不正确的,因为在此切面中房间隔与声束是平行的,由于房间隔组织非常薄(特别是卵圆窝附近),同时伴有房间隔的移动及时间分辨率的限制,房间隔在二维图像上的回声失落是相当普遍的,而剑下切面房间隔与声束方向垂直时则很少出现这种情况。

选项 D 是错误的,尽管明确的房间隔缺损会增加通过三尖瓣和肺动脉瓣的血流量,但是很多疾病改变均会引起三尖瓣和肺动脉瓣血流速度的增加。

选项 E 是错误的。最明显、单纯的房间隔缺损的左向右分流在左心室收缩早期产生右向左瞬时压力阶差时却是会引起一些微小气泡分流到左侧心房,但不具有100%特异性,并不能排除房间隔缺损的可能。通过准确的 Valsalva 动作,右向左的分流会增加。

产生右向左分流的原因是右心室比左心室更易充盈,肺循环的阻力比体循环的阻力低。然而,肺血流量可能是体循环血流量的2～4倍,这导致右心房、右心室和肺动脉的扩张。因为正常心房向肺动脉传递压力低。对比研究右心系统扩大患者靠彩色多普勒检查出房间隔缺损并不是非常敏感。

很多情况下,右心房和右心室扩大时检测房间隔缺损首选是超声心动图。如果经胸超声心动图不能确诊房间隔缺损,引起右心系统扩大的其他因素也没有被发现(例如三尖瓣反流),这时经食管超声心动图(或心脏MRI)可以被用来排除静脉窦型房间隔缺损或部分肺静脉异常引流(或两种可能)。

题 3 答案是 D。选项 A 是错误,正常 Qp/Qs 为 1.0。即使存在技术上的误差,需要更多的练习来保持精确度,但是正常比率仍在 1.2～1.3,超声中比值大于 1.5 被认为是有临床意义的。

选项 B 错误,因为胸骨旁短轴切面用于获得 Qp,但是心尖五腔或三腔切面对于得到 Qs 也是有必要的。

选项 C 错误,因为最大血流量并不是用来确定 Qp(肺循环每搏量)和 Qs(体循环每搏量)值的。每搏输出量需要在一个确定的位置细致的检测血流量,它只能通过定点多普勒技术例如脉冲型多普勒获得。而最常见的错误是将位置不确定的区域及应用 VTI 多普勒。

选项 D 是正确的。因为右心室流出道在二维上很难测量(形状不规则,经常扩大,很薄和二维图像回声失落),肺动脉可以用来代替测量肺循环血量,因为每搏输出量均通过主肺动脉。对于精确度来说,在肺动脉内脉冲多普勒取样容积和二维测量必须位于相同的位置。

选项 E 是错误的。直接通过房间隔缺损口的血流是可以被测量的,且是心脏收缩及舒张时的血流特点(＜2m/s),但是因为缺损口的面积不能在常规二维超声中获得,因此分流量(或 VTI)的测量意义不大。

对于 Qp/Qs 的比值可以很容易从多普勒超声心动图中获得。尽管每搏输出量可以在每个瓣膜处测量,主动脉半月瓣膜更容易评估心脏输出量。

每搏输出量(SV)=二维横断面积×多普勒速度时间积分(VTI)

左侧 SV 可以从左心室流出道测量,假设一个循环横断面(面积=直径×直径×0.785)。LVOT 直径最好从胸骨旁左心室长轴切面获得。在相同解剖位置的最大多普勒血流测量可以从心尖三腔或五腔切面获得。

右侧 SV 测量在肺动脉分叉前测量。肺动脉的直径在相同平面测量。

分流容积同样可以应用房间隔实际解剖学面积(假设一个几何圆)和多普勒方向平行于分流方向处的速度时间积分来测得。

题 4 答案是 B。选项 A 错误,因为心尖四腔切面是显示房间隔最薄的平面,此处经常产生回声失落。此外,即使是完整的出现房间隔,仅应用一个平面诊断对于微小房间隔缺损也是很容易漏诊的。

答案 B 正确。右心室可以通过输出量增加代偿性扩大。如果右心室大小正常,增加的血流量在血流动力学上也是没有意义的(经常 Qp/Qs>2:1)。

答案 C 错误因为大部分房间隔缺损是长条形或椭圆形。这是通过三维超声首先了解到的重要概念。通过多方向多切面扫查来得到缺损的最大尺寸也是很重要的。

答案 D 错误因为多处 ASD 可同时存在于一个患者身上。

答案 E 错误因为异常血流在激动状态下从 SVC 进入 RA,低速注射造影剂时产生充盈缺损,这是一种很常见的正常现象。上腔型 ASD 需要考虑是否气泡对比分流通过"完整的"房间隔出现在左侧,且右心很有可能是扩大的,通常会伴有部分异常的肺静脉回右心房血流。

题 5 答案是 A。血流速度对心脏分流的程度影响不大。然而,其他的参数都可以直接或间接影响分流的方向及程度。

选项 B 是一个对分流量有重要意义的解剖学特征。然而,仅有大小是不能够预测分流程度的。

选项 C 是一个对分流程度及方向很重要的参数。房间隔缺损通常由左向右分流,因为 LA 的压力明显大于 RA,但是在一部分心脏循环中,这种压力梯度是极小的,短暂的右向左分流也是常见的。

选项 D 是房间隔缺损左向右分流的主要原因。而分流方向的确定主要归因于低肺血管阻力。

选项 E 是分流程度的间接原因,快速 HR 相对于心动过缓产生的分流是不稳定的。

题 6 答案是 C。选项 A 错误因为对于 TEE 来说是没有紧急指征。尽管 TEE 对于诊断房间隔缺损很有诊断价值,但它不是紧急指标也不是最好的答案。

选项 B 错误因为测量 Qp/Qs 是有很多限制的,且没有充分证据证明分流不明显时优先使造影剂是禁忌。

选项 C 正确。当右心扩张,证明明显分流(左心造影)权威诊断性检查时,超声造影(并除外常规造影剂的使用)是最合适的步骤。

选项 D 错误因为 VSD 右心室是不扩张的。

选项 E 错误因为右心在 PDA 中并不表现扩张。

右心室扩张是可以排除心脏分流的。这个患者中,她有固定区域的分裂的 S2 杂音,这是支持 ASD 诊断的。这可以通过 agitated saline bubble 实验更简单而精确的评估。显著的分流可以在休息时或活动后短暂提升右心房压力(Valsalva 试验)后被观察到。一些患者咳嗽或按压腹部时可出现。由于右心扩张还有一些其他的原因,单独出现文中变化不能排除应用超声对比气泡剂来增强 TTE 质量的可能。然而,如果要应用造影剂,这个必须在 UCA 之前完成。收缩期杂音,右心扩张可以诊断 ASD 可能。PDA 血流会导致左心房和左心室的超负荷但不是右心。VSD 通常右心室大小正常,因为右心室可以直接引导多余血流进入肺动脉。因此,看到多余血流出现在扩大的左侧腔室。

题 7 答案是 D。每搏输出量可以通过 VTI×CSA 获得。CSA 必须在样品体积测量处点定。通常情况下,SV 误差的计算来源于 VTI 和 CSA 的不正确匹配。因为 RVOT 直径很难测量,通常用肺动脉测量代替。肺动脉是圆的并且更贴近于精确的 CSA 而不是 RVOT。当 PA 被用来测量 CSA 时,样本容积必须放置于相同位置来测量 Qp,这就是胸骨旁 2 位置。

体循环每搏量(Qs)可以在四室顶端视窗或长轴顶端视窗在 LVOT 中测得。而后面视窗更好的能与多普勒光标对齐。Qp 测量中,CSA 和脉冲多普勒测量输出容积测量在相同的位置获得输出量是必要的。LVOT 直径通常在胸骨旁长轴位点,主动脉瓣三尖瓣附件处测量。是一个大动脉环。如果 LVOT 血流增多,PWD 容积经常减少进入 LV 血流,但是这现象不再 CSA 的位点,并可以诱导出错误的体循环 SV 容积计算(Qs)。最佳位置在演示图的顶端 1 位置。移动样品容积测量到主动脉(2 位置)处,不像肺动脉,它不能精确反应体循环 SV 容积因为这个位置的直径很难测量,它不是圆形。

肋下视窗,PWD 样品容积 1 位置有时候用来测量房间隔缺损血流,但是不能用来计算 Qp/Qs。肋下视窗 2 极少能获得或用来计算 Qp/Qs。

题 8 答案是 A。选项 A 可以在胸骨旁 2 位置和顶端 1 位置获得。

选项 B 错误,它可以应用数据从胸骨旁 1 和顶端位置 1 得到,这两个位置比较常用但在此例中并没有选择其中之一。

选项 C、D、E 错误,答案并没有用任何多普勒提供的测量方法。

LVOT 直径 20mm 提供 SCA3.14cm^2 × VTI24=75ml(Qs)

MPA:CSA=4.9cm^2。面积 × MPA VTI=128ml(Qp)

如果 RVOT 直径(3.8 cm^2)× RVOT VTI,得到 Qp114ml

主动脉根,房间隔,左心房血流不能用来测 Qp/Qs。

题 9 答案是 A。参照题 10 的解释。

题 10 答案是 C。

假设血压 138mmHg,当 3 位置的速度传感不能提高(<5mmHg)时用这个值替代左心室压力。如果速度没有被记录到,那么这个值已经包括压力在内。

应用 TR 速度压差(胸骨旁位置 1)52mmHg 加上从 RA 得到的压力 5mmHg,可估算 RVSP 52 + 5 = 57mmHg。

由于患者有轻度肺动脉狭窄,通过 PS 速度压差(探头位置 2)25mmHg,得到实际的 RVSP 57mmHg,LV 收缩期压力 138mmHg,VSD 压力差为 138 − 57 = 81mmHg,这与最大 CWD 速度 4.1m/s 相符。图解参见图 34.4。

应用多普勒超声心动图测量心室内压力是很重要的。先天性心脏病患者有许多压力变化可以用此种方法测得。由于这类患者有间隔缺损,同时还有反流性及狭窄性影响,因此对心脏来说计算室内压力之前画一个原理图解来确定所有压力阶差的组成是必要的。遗漏任何压力阶差都会导致压力值的误差,这在应用最大 TR 速度来评估肺动脉收缩压但遗漏肺动脉狭窄压力阶差的患者中经常发生。正是因为这个原因,许多实验得到 RV 收缩压而不是 PASP。

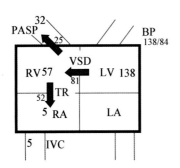

图 34.4　这张图简单地显示了心脏腔室的图解。这种模式图可以在超声心动图阅读分析,患者状况讲解和考核时很容易做出。它能迅速清晰地提供给阅读者关于各种缺损压力阶差的讲解。RV. 右心室,LV. 左心室,RA. 右心房,LA. 左心房,IVC. 下腔静脉,TR. 三尖瓣反流,VSD. 室间隔缺损,BP. 袖带血压,PASP. 肺动脉收缩压

注意:主动脉狭窄时存在压差是可以被检测到的,计算 LV 压力要考虑到这一点。因为最大压差(MIG)可以由 CWD 获得,并且 MIG 一般比实际压力(约占 70% MIG)要大。例如 BP138mmHg,AS 有 4m/s 的压差,这时 LV 压力=(138+64)mmHg×70%=(138+45)mmHg=183mmHg。这种方法可以用来评估其他部位

压力。

题 11 答案是 D。选项 D 是最精确的选项,其他选项部分正确。

选项 A 错误因为模型 VSD 通常可以在 10 点钟方向的视窗被观察到。选项 B 错误因为流入型 VSD 最好在顶端视窗观察,尽管取决于下侧成角的程度(低于主动脉瓣),这些可在位置 A 被观察到。选项 C 错误因为基底部 SAX 视窗通常可用来描绘缺损。位置 D(2 点钟方向)是嵴上 VSD 的通常发生位置。选项 E 错误因为 CW 多普勒可以展示心脏收缩期及舒张期左向右分流。艾森门格综合征在 VSD 比较大且无法修复的成人中发生,可以导致左右心室压力的同等化。最大 CW 多普勒速率在此种情况下是显著降低的。

胸骨旁心底的短轴切面对心脏分流患者来说是一项很重要的 2D 切面。画面在彩色血流图记录时应优先扫视。这个位置的分流有助于了解缺损的类型和病因。

题 12 答案是 D。选项 A 错误因为高心排血量并不是指体循环的心排血量。

选项 B 错误因为假设患者心脏小,超声表现为高动力型 LV 时是不可能有严重的 LV 收缩功能障碍的。考虑心肌炎的话应该有相应临床症状及异常心电图表现。

选项 C 错误。尽管患者女性,有异常心电图表现,有胸痛症状,且有急性心肌梗死可能,但是这并不是休克状态心脏缩小,高动力型 LV 的原因。

选项 D 正确。

选项 E 错误因为这并不是最好的答案。尽管患者有低血压,胸痛,非特异性心电图表现,心动过速,血样饱和度低等急性肺栓塞的可能表现,但是这不能仅仅解释为心包积液及心脏压塞表现。没有理由去调查这个病因因为这些表现完全可以被解释。

题 13 答案是 C。选项 A 错误因为对这个患者似乎进行了充分的随访,直到出现这些表现前患者是无症状的。艾森门格综合征不可能发生这么快。然而右向左心房水平分流已有表现,说明有其他原因。选项 B 错误因为心源性休克会导致严重的组织灌注不足,并不考虑房间隔缺损引起,也不会表现为超声上的心脏缩小,高动力型 LV。

选项 C 正确。这是一种穿过房间隔缺损的瞬时右向左分流血流,因为高动力型心包积液而产生瞬时急性改变。

选项 D 并不是唯一最好的答案,并没有考虑心包积液和心脏压塞的可能。假设一个额外的病因来解释患者的表现是没有必要的。

选项 E 不可能,因为急性室间隔破裂会导致左向右分流,但不会导致血样饱和度降低。

题 14 答案是 C。选项 A 错误因为心排血量是假性提高的。

选项 B 错误,并不是唯一最好的答案,因为其他左向右分流原因对于解释 RVOT 心排血量的提高是没有必要的。

选项 C 是正确答案。

选项 D 错误因为 ASD 伴有右向左分流,不能增加 Qp。

选项 E 错误。急性 PE 引起 RV 功能障碍测量 RVOT 心排血量是可能的。这个信心对临床也是有意义的,可以帮助测定肺血管阻力(PVR = TR 速率/RVOT VTI + 0.16)。

理解心房水平分流的生理学过程和如何影响血流动力学参数是很重要的。这个患者自从儿童时代就开始随诊。尽管许多先天性心脏病患者自青春期后就失随访,但这个患者似乎很好地完成了随访,因此没有理由怀疑她发展为艾森门格综合征和肺动脉高压。

她的现有症状可能与病毒性感染和心包积液的血流动力学发展相关。她的生命体征支持高血压,心动过速,低外周灌注和 JVP 升高的诊断。超声发现也支持巨大心包积液,IVC 扩张和右心舒张期崩解的诊断。

大部分的临床超声表现,血流动力学紊乱导致血氧饱和度的降低;奇脉和高心排血量的表现是因为心脏压塞。这些特征可以被解释为患者有心内血流分流伴心包周围压力的提高。心房水平分流的患者有脉搏的消失并不是不可预测的。ASD 患者呼吸时心房和心室的容积是固定不变的,因为静脉回心血量的提高平衡了左向右的心房血压分流(这也是固定的分裂样 S2 杂音的原因)。

临床上氧饱和度降低的表现是因为右向左的分流发生,因为心包积液心房瞬时失衡时期,分流的反向可以导致血流流向左心房从而进入体循环。引发血氧饱和度下降。

最后,高心脏输出量是 Qp 反应出来的。由于超声医师是应用 RVOT 检测心排血量,每搏输出量并不是真正的体循环心排血量(Qs),它还包括 Qs 和分流量(大部分是左向右分流)。

（译者　朱永胜　徐　鹏）

第35章

先天性瓣膜病

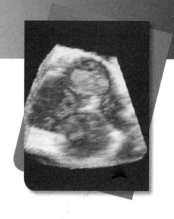

1. 24 岁女性患者,血压 152/84mmHg,根据视频图 35.1 和图 35.1 所见,以下哪项先天性心脏病可能发生?

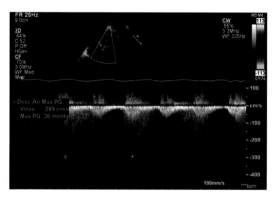

图 35.1

A. 仅能发现二叶主动脉瓣(BAV)
B. BAV 和主动脉瓣下膈膜
C. BAV 和大脑动脉瘤破裂
D. 三尖瓣伞样狭窄
E. BAV、主动脉下膈膜和小动脉瘤破裂

2. 对于无症状,无主动脉瓣狭窄,超声表现如下图 35.2 所示的患者,下列哪项临床建议是最适合他的?(注: 以往的报告提示相似的超声心动图表现)。

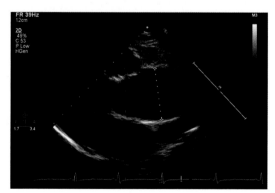

图 35.2

A. 紧急 MRI 检查
B. 建议患者行主动脉根部置换手术
C. 1 年内复查超声心动图

D. 常规 2 年内行进一步的主动脉成像(MR 或 CT)
E. 紧急 CT 扫描

3. 患有先天性心脏病变如图 35.2 所示,建议患者行外科手术治疗的最佳时机?
A. LVOT 多普勒梯度峰值是 40mmHg;患者无症状时
B. 计划怀孕;多普勒梯度 LVOT 平均值<30mmHg
C. 患者计划加入娱乐性溜冰队伍;多普勒梯度 LVOT 平均值<30mmHg
D. 超声提示轻度主动脉反流
E. 心脏收缩前期二尖瓣运动没有记录到二尖瓣反流

4. 下列哪项超声心动图中图像可以最适合诊断 williams 综合征患者如视频图 35.3 所示。
A. 斑点追踪评价 LV 张力
B. 胸骨旁短轴观显示冠状动脉起始部
C. 剑下长轴图像显示房间隔
D. 胸骨上窝切面观察肺动脉分叉
E. 胸骨上窝降主动脉近心段图像

5. 一位 30 岁患者有劳力型呼吸困难,超声表现如下图所示,下面哪项建议是最合适的?如视频图 35.4 和图 35.3 所示。

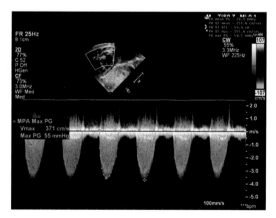

图 35.3

A. 运动负荷试验和 holter
B. 临床随访 1~2 年
C. 进行瓣膜球囊扩张术

D. 监测肺动脉高压

E. 二尖瓣或经皮肺动脉瓣置入术

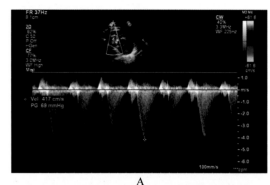

A

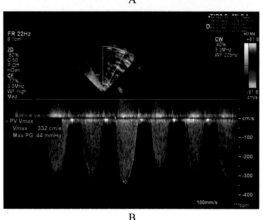

B

图 35.4

6. 下列哪项诊断可建议无症状的法洛四联症患者继续手术治疗,超声心动图如视频图 35.5 所示。

A. 心脏 MRI 中右心室扩大(RVEDVi>170ml/m²)

B. 轻度右心室功能障碍

C. Holter 记录到的无症状性非持续性心律失常

D. 体循环高压

E. 轻度三尖瓣反流预测 RVSP 为 30mmHg+CVP

7. 21 岁已行心外 Fontan 手术患者,可能存在下列哪项先天性心脏病?如视频图 35.6 所示。

A. 埃布斯坦畸形

B. 左心发育不全综合征

C. 三尖瓣闭锁

D. Uhl 畸形(羊皮纸样右心室)

E. 完全性型大血管转位(DTGV)

8. 患者 44 岁,无心脏病史,但现在表现为肺水肿和充血性心力衰竭,可能存在下列哪项心脏畸形?如视频图 35.7 所示。

(注:心脏专家指出超声图像是垂直且颠倒的)

A. 完全性型大血管转位(DTGV)

B. 右心室双出口

C. Shone 综合征

D. 矫正型大血管转位(CCTGA)

E. 三尖瓣闭锁

9. 下列哪项先天性心脏疾病手术不包括右心室经肺动脉到导管的处理?

A. Ross 手术

B. Konno 修复

C. 完全性动脉干修复

D. Rastelli 修复

10. 24 岁男性,童年时曾行大的室间隔分期修复术,现在出现晕厥,超声心动图表现如视频图 35.8 和图像 35.4 所示,对于他来说最合适的建议是什么?(注:图 B 是肋下长轴线视窗得到的右心室流出道/肺动脉倒置图。)

A. 肺动脉高压监测

B. 姑息治疗

C. ACHD 导管插入护理

D. EP 监测

E. Holter/事件记录

题 1 答案是 B。这张图像显示的是主动脉缩窄伴降主脉锯齿样湍流多普勒频谱。心血管病可发生主动脉缩窄伴主动脉瓣及二尖瓣畸形(Shone 综合征),包括 BAV、主动脉下狭窄、二尖瓣畸形例如降落伞状二尖瓣等。主动脉缩窄患者被报道大脑韦氏环动脉瘤的发生率很高。

答案 A 错误,因为 BAV 并不是先天性病变伴主动脉缩窄唯一表现。

答案 C 部分正确,但是并不是最佳答案。在缺乏临床表现的情况下大脑动脉瘤破裂并不常见。大部分大脑动脉瘤破裂的患者表现为剧烈的头痛。

答案 D 错误,因为三尖瓣畸形或狭窄并不常合并主动脉狭窄或更复杂的左心阻塞性疾病。降落伞状二尖瓣在 Shone 综合征中常伴发主动脉缩窄。

答案 E 错误原因见 C。

题 2 答案是 C。所有二叶主动脉瓣的患者都推荐影像学复查评估主动脉根部解剖结构。图像复查频率根据主动脉的内径决定。如果<40mm,可以每 2 年做一次检测;如果>40mm,主动脉根部进行性扩张或临床症状发生改变,则应该每年一次(超声或进一步无创性检查)或多次进行复查。此患者无症状且升主动脉直径 42mm,每年做一次超声检查随访最为合适。

答案 A 错误,因为大动脉的内径并不是手术干预的适应证。

答案 B 错误,当患者主动脉直径大于 50mm 或更大,每年扩张大于 5mm 时,推荐 BAV 患者行手术修复或置换升主动脉手术。

答案 D 不完全正确,因为患者主动脉内径超过 40mm。

答案 E 不正确,原因同答案 A。对于 BAV 患者进一步显示主动脉,CT 检查是可行的,是可以和 CMR 相媲美的。

题 3 答案是 B。超声提示主动脉瓣下膈膜不合并左心室发育不良。主动脉瓣下膈膜切除术可在期望妊娠的轻度主动脉阻塞女性患者中施行。

答案 A 错误,因为峰值＞50mmHg 的无症状患者可推荐应用外科手术切除主动脉瓣下膈膜。

答案 C 错误,因为从事紧张活动的患者主动脉狭窄处压力梯度＜30mmHg 可以考虑手术切除主动脉瓣下膈膜,但溜冰不是一项紧张性活动。

答案 D 错误,因为轻度主动脉反流在主动脉瓣下膈膜畸形患者中很常见,且对于细微或轻度 AR 患者,切除手术对阻止 AR 进展的意义不大。

答案 E 不正确。孤立性的心脏收缩前期不伴二尖瓣反流并不是主动脉瓣下膈膜切除的手术指征。

题 4 答案是 D。威廉斯综合征是一种少见的 7 号染色体连续基因删除综合征,它可以影响弹性蛋白基因。威廉斯综合征接近半数患者还会出现主动脉瓣上狭窄,超过 1/3 会有外周肺动脉狭窄(20% 患者两种疾病都会发生)。因此,肺动脉分支处需要运用 2D,彩色和常规超声多普勒进行系统的检查(因此,答案 D 是最佳答案)。

轻度的主动脉瓣上狭窄不会导致 LVH 伴张力型破坏(答案 A 不是最佳答案)。

然而冠状动脉异常也可发生于威廉斯综合征患者,尽管它们的发生率很低,在成人 TTE 中很难被诊断(答案 B 也不是最佳答案)。

经胸超声心动图检查(TTE)对于房间隔缺损(答案 C)和主动脉缩窄(答案 E)等先天性心脏病诊断方面都很重要,但是这些先天性心脏病并不像肺动脉分叉狭窄一样在威廉斯综合征患者中常见。

其他威廉斯综合征患者的心脏病变包括二尖瓣脱垂、反流(15%),室间隔缺损(13%)和肺动脉瓣狭窄(12%)。

题 5 答案是 C。图像显示肺动脉瓣凸起伴有肺动脉狭窄(峰值梯度＞50mmHg),反流并不明显。对于这种有症状的肺动脉瓣狭窄伴有少量肺动脉反流的患者,建议行瓣膜球囊扩张术。

答案 A 和 B 对于有症状的肺动脉瓣狭窄患者并非最佳建议。

答案 D 不正确,因为孤立性肺动脉瓣狭窄并不导致肺血管阻塞。

答案 E 错误,因为经皮肺动脉瓣置入不只是单纯放置在右心室或肺动脉瓣的解剖位置上;相反,要求存在 PVR,通过 FDA 确诊有严重狭窄伴有反流的患者才可施行,或者存在 RV-PA 管道或肺动脉生物瓣膜的功能障碍。

题 6 答案是 A。超声心动图提示肺动脉瓣狭窄和严重的肺动脉瓣反流。法洛四联症伴严重肺动脉反流患者分期

手术后,肺动脉瓣的置入在下列状况下都是合适的。

    A. 中-重度 RV 功能障碍

    B. 中-重度 RV 扩大($RVEDVi > 150 \sim 170ml/m^2$)

    C. 症状进展或持续的房性或室性心律失常

    D. 中-重度三尖瓣反流

题 7 答案是 C。图像显示三尖瓣闭锁,右心房与发育不良的右心室之间的直接联系消失。典型三尖瓣闭锁的患者一般伴有 VSD 可以导致不同程度的 RV 体积增大。

埃布斯坦畸形一般由三尖瓣瓣叶的不正常异位引起,导致顶端有功能的三尖瓣环移位,从而引起不同程度的三尖瓣反流。埃布斯坦畸形的常规修复并不包括 fontan 手术。

左心发育不全综合征包括二尖瓣、主动脉的狭窄或闭锁,尤其是左心结构性缩小。虽然 Fontan 手术可部分缓解 HLHS 的症状,但题目中的图像提示左心室大小正常。

Uhl 畸形是相当罕见的先天性心脏病,是由右心室肌肉缺乏导致,引起右心室扩大及功能减弱。题目中的图像显示右心室小。

完全性大血管转位是一种发绀性心脏病,伴有心室大血管连接异常。在该病中,两个心室大小基本正常。其心脏修复手术包括心房或主动脉的转位术从而分离肺循环与体循环。

题 8 答案是 D。图像显示左边心室有一个调节素,左侧房室瓣膜附着点移位,这些变化符合右心室和三尖瓣的形态学变化。患者是没有先天性心脏病手术史的成年人,其出现相应症状及超声发现与矫正型大动脉转位一致。术语"矫正"是指心房和心室,心室和大血管"双不一致"所产生的正常血流。年轻患者症状的发展与形态学右心室功能衰竭有关。

完全性大动脉转位是一种发绀性心脏病,仅仅出现心房和心室连接不一致,这就需要外科手术干预(心房或动脉的转位修复),才能使严重心脏病史的患者存活到成年。

右心室双出口包括主动脉瓣和肺动脉瓣发自于右心室;伴有室间隔缺损。大部分右心室双出口患者童年时就进行手术修补,而"完全平衡"的右心室双出口症状轻微,但是显著的肺动脉狭窄所导致的杂音或阻塞性 VSD 患者在心脏医生接诊前就更得注意了。

肖恩综合征是指二尖瓣,主动脉,主动脉弓水平出现狭窄的左心疾病。但题目中肖恩综合征的患者在图像上没有显示心房、心室和动脉的异常。

三尖瓣闭锁是一种只有三个功能心腔的先天性心脏病,它是指右心房和发育不良的右心室之间缺少直接的连接通道。三尖瓣闭锁患者有显著的心脏病史包括成年时的手术干预救命史(甚至 Fontan 手术)。

题 9 答案是 B。Konno 手术是一种心脏修复手术,目的是解决左心室流出道小(典型的长隧道样)和主动脉狭窄等问题。第一次 Konno 描述,包括主动脉心室成形术和主

动脉瓣置换术。Konno 修复并不需要 RV-PA 通道。但是最新进展集中于左心室流出道的瓣膜保守扩大（Konno 瓣膜保守手术）。

Ross 手术是一种解决儿童和青少年动脉瓣膜疾病的手术方法，它运用自身移植物替换已发生病变的动脉瓣膜。这个方法必须要置入一段 RV-PA 导管来取代肺动脉瓣的移位。这种方法将促进大动脉自身置入物的生长，相对的 RV-PA 导管再次降低手术风险。

共同动脉干是一种严重的先天性心脏病，仅有一主干半月瓣骑跨在 VSD。为达到完全的共同动脉干修复，VSD 关闭必须与体循环血管主干瓣膜修复同时进行，这就需要应用 RV-PA 导管提供第二半月瓣连接 RV 到肺动脉。

Rastelli 手术是指制造修复室间隔缺损手术治疗复杂的先天性心脏病，包括复杂的完全性大动脉转位，肺动脉闭锁四联症，右心室双出口。在大多数 Rastelli 型修复中，RV-PA 导管在保证 RV 到肺动脉间的连续性方面是必须的。

题 10 答案是 C。在有宗教信仰的 VSD 病例中（不接受输血），分期修复经常被采用。最初，是在年纪小时行肺动脉环缩术来控制肺动脉血流，之后在青春期修复 VSD（解除肺动脉环缩），并限制使用血制品。

先天性心脏病患者中的 TR 并不是总能提供对肺动脉压的准确评估。A 图显示三尖瓣流速，RVSP > 69mmHg＋CVP；B 图显示肺动脉狭窄处压力梯度为 44mmHg。

在这个病例中，存在肺动脉阻塞，约在 PA 环缩的位置，这将导致右心室压增高。应用多普勒评估 TR 和 PS 提示肺动脉收缩期压力仅有 25mmHg＋CVP，这与显著的肺动脉高压相矛盾（答案 A）。并且现在也没有姑息治疗的指标（答案 B）。尽管患者的晕厥可能是由于心律失常导致，EP 评估（答案 D 和 E）需要在评估和处理肺动脉之前尽早施行。

最合适的建议就是右心施行 ACHD 导管置入，在 PA 阻塞的位置放支架，直接评估肺血管阻力。

（译者　朱永胜　李红玲）

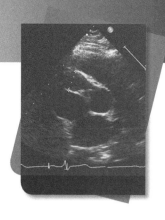

1. 患者,25 岁,完全性大动脉转位,无任何临床症状。在出生后 6 个月行 Mustard 手术修复,通过常规经胸超声心动图检查显示,右心室扩大伴中度三尖瓣反流,峰值速率为 4.5 m/s。下列哪个选项最符合超声检查结果?
   A. 重度肺动脉高压
   B. 重度主动脉狭窄
   C. 估计在这类患者出现的并发症
   D. 先天性三尖瓣异常

2. 下列哪项不是在完全性大动脉转位 Mustard 或者 Senning 修复术的晚期并发症?
   A. 窦房结功能障碍
   B. 心房扑动
   C. 房间隔残余漏
   D. 肺动脉狭窄
   E. 体循环心力衰竭

3. 根据视频图 36.1 和图 36.1 所示的结果,下列哪项是最不可能出现的?
   A. 二叶主动脉瓣
   B. 系统性高血压
   C. 大脑动脉瘤
   D. 室上性心动过速
   E. 肋骨切迹凹陷

4. 既往病史如问题 3 中超声心动图检查所示,患者23 岁,高血压控制不佳,现无任何临床症状。生命体征提示:右上肢血压为 150/90mmHg,心率为 88 次/分,心脏检测发现胸骨左上缘听诊区 2/6 级响亮的喷射样杂音,股动脉搏动可触及。对这位患者来说,最好的诊治措施是?
   A. 开始服用 β 受体阻滞剂降低血压,6 个月后来复查
   B. EP 试验检查进一步确诊
   C. 经皮或外科手术修复
   D. 球囊瓣膜成形术治疗

5. 20 岁女大学生有心脏杂音,从未来过月经,体格检查发现身材矮小,眼距过宽,下肢水肿,颈蹼出现。除了哪一项她都可能存在以下风险?
   A. 主动脉缩窄
   B. 二叶主动脉瓣
   C. 主动脉夹层的高风险
   D. 肺动脉狭窄
   E. 肾畸形

6. 下列哪项疾病与症状相匹配?
   A. 唐氏综合征   1. 房室瓣膜缺损
   B. 威廉姆斯综合征   2. 法洛四联症
   C. 乔治综合征   3. 主动脉瓣上狭窄
   D. 努南综合征   4. 肺动脉瓣狭窄

7. 下列选项中,除哪项外都与视频图 36.2 和图 36.3 中图像所给出的诊断相关?

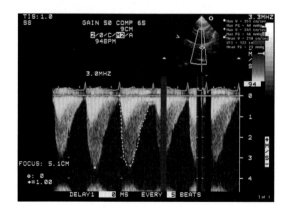

图 36.1

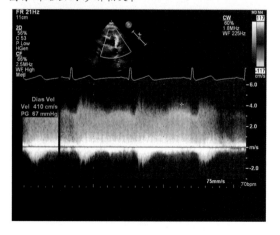

图 36.2

A. 室间隔缺损

B. 肺动脉狭窄

C. 房室连接不一致

D. 心室大动脉连接一致

E. 完全性心脏传导阻滞

8. 患者为 20 岁孕妇,有心脏杂音。超声心动图检查如图 36.2 所示,下列诊断最有可能的是什么?

A. 怀孕时正常的血流杂音

B. 室间隔缺损

C. 肺静脉连接异常

D. 动脉导管未闭

E. 房间隔缺损

9. 22 岁女大学生运动员,无任何临床表现,因心脏杂音前来就诊。超声心动图显示如图 36.3 和图 36.4,视频图 36.4。下列哪项诊断最有可能?

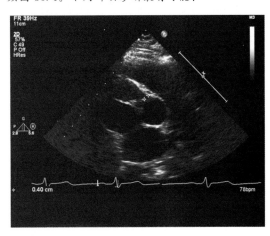

图 36.3

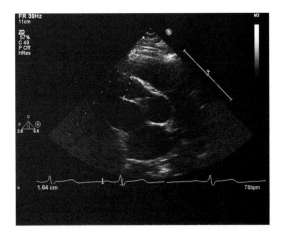

图 36.4

A. 主-肺动脉窗

B. 主动脉窦瘤

C. 川崎病

D. 心腔内囊肿

E. 血栓

10. 题 9 中患者的下一步治疗措施?

A. 不用治疗,不用运动限制,3 年内选择性随诊

B. 压力测试来进行心脏灌注评估,开始长期抗血小板治疗

C. 紧急行冠状动脉造影术,并随后切除动脉瘤

D. 开始针对高血脂的治疗,因为这种情况的患者通常有快速发展动脉粥样硬化的风险

E. 静脉内注射免疫球蛋白

题 1 答案是 C。

A. 错误;没有肺动脉压力增高或肺下心室压(左心室)增加导致肺动脉高压的证据。

B. 错误;根据三尖瓣反流束可以确定体循环右心室压力为 81 mmHg,大于左心房压力,但不能提出主动脉重度狭窄。

C. 正确;详见以下讨论。

D. 错误;单独的完全性大动脉转位与先天性三尖瓣发育异常并不相关。

完全性大动脉转位,心房心室连接一致,但心室与大动脉连接不一致。体循环静脉回流进入右心房,再进入形态学右心室流入到主动脉中。左心房连接形态学左心室,再连接到肺动脉,Mustard 或者 Sennig 修复术包括应用涤纶或心包膜(Mustard 手术)或心房瓣膜(Senning 手术)在心房水平制成挡板重建血液回流。因此,体循环静脉血液回流重新进入到形态学左心室并进入肺动脉,而肺静脉血液则重新进入形态学上右心室进而流入到主动脉。形态学右心室为功能性左心室。功能性左心室功能异常和房室瓣反流是最常见的并发症,约占 40%。因此,中度三尖瓣反流伴右心室扩张在这种类型患者中比较常见。

题 2 答案是 D。

A. 常见并发症;见下面讨论。

B. 常见并发症;见下面讨论。

C. 常见并发症;见下面讨论。

D. 错误。肺动脉狭窄并不是 Mustard 或者 Senning 手术常见并发症。但肺动脉瓣上狭窄是完全性大动脉转位修复术的并发症,至少 5% 患者会发生,因此在修复中肺动脉移向前位,并与形态学右心室相连。

E. 常见并发症;见下面讨论。

Mustard 或 Senning 手术修复完全性大动脉转位包括重建血液回流,使体循环回流入形态学左心室进入肺动脉,肺静脉回流入形态学右心室并进入主动脉。常见并发症包括窦性心动过缓伴交界性心率,窦房结功能障碍,心房扑动和心房纤颤。存在窦性心率可能在心房手术后 10 年只占 50%。48% 的患者在 Mustard 手术后 23 年至少存在室上性心动过速;73% 的患者存在心房扑动。其他并发症包括体循环静脉瓣膜阻塞,瓣膜关闭不全患者高达 10%。肺静脉瓣阻塞较少见,只发生在约 2% 的

患者中。

题3答案是 D。视频图 36.1 和图像 36.1 提示胸骨切迹处邻近左锁骨上动脉末端并接近降主动脉处存在主动脉弓轻度狭窄。彩色超声多普勒提示狭窄处有湍流血流，符合阻塞的表现。图片提示"锯齿状"或"鲨鱼齿样"多普勒表现，伴早期高速收缩期峰值及整个舒张期渐进性减速。瞬时峰值梯度压力为49mmHg。

心律失常在主动脉缩窄的患者中较少见。

A. 主动脉缩窄患者中二叶主动脉瓣发生率高达85%。

B. 高动脉压在主动脉缩窄甚至是成功修复后也是常见的并发症。患者年长时修复承担的风险大于婴儿期或儿童期。一些其他的因素也会导致患者高血压，包括残余狭窄或未修复的主动脉弓狭窄，血管壁结构改变，肾上腺素分泌增加或去甲肾上腺素集中。

C. Willis 环动脉瘤在主动脉缩窄患者中发生率大约5%。

D. 主动脉弓缩窄5年以上患者的胸部 X 线片可显示肋骨下凹陷。这是由于侧支血管扩张逐渐累及肋骨下。

题4答案是 C。

A. 错误：高血压可以被 β 受体阻滞剂和 ACE 阻滞剂类，或者血管紧张素受体抑制剂等控制，然而，需要行明确诊断后修复。

B. 错误：心律失常并不是这种情况的常见并发症。

D. 错误。二叶主动脉瓣通常与主动脉狭窄相关；然而这个患者中没有信息提示他是否有显著的主动脉缩窄。

主动脉狭窄 I 型的手术或介入治疗适应证包括(a)峰值梯度压力>20mmHg 和(b)峰值梯度压力<20mmHg，但解剖学证据显示严重狭窄伴影像学证据显示侧支循环建立(显著侧支循环可以评估阻塞等级)。成人主动脉先天性狭窄的最佳治疗手段，不管是手术还是导管介入治疗，在现阶段都是有争议的。经皮导管介入治疗适用于复发性 discrete 主动脉缩窄，峰值梯度压力至少>20mmHg。

题5答案是 D。Turner 综合征是由于 45XO 染色体核型引起的临床综合征。Turner 综合征的患者最常见的特征为身高矮和卵巢衰竭。伴发的心脏异常包括二叶主动脉瓣(10%~20%)和主动脉狭窄(8%)。该病患者还有主动脉夹层的高风险，需要定期复查。

肺动脉狭窄与努南综合征所伴发的心脏异常有关，其 Turner 综合征中并不典型。肾异常经常在 Turner 综合征的患者中发现，包括马蹄肾和血供异常。患者需要同时行肾超声来确诊这些问题。

题6答案是 A 1;B 3;C 2;D 4。

唐氏综合征(21 三体)与房室间隔缺损相关，包括完全型和不完全型心内膜缺损，所有类型的室间隔缺损、继发孔型房间隔缺损、动脉导管未闭和法洛四联症。

威廉姆斯综合征是一种以先天性心脏疾病、高钙、骨骼、肾畸形，社会人格障碍(鸡尾酒人格)为特征的多系统功能紊乱。通常的心脏异常包括主动脉瓣上狭窄，肺动脉瓣上狭窄。威廉姆斯综合征的患者大都会有 7 号染色体长臂 11,23 的缺失。

迪乔治综合征患者中最常见的心脏缺陷为先天性圆锥动脉干畸形，例如 B 型主动脉弓离断，法洛四联症或永存主动脉干。其他迪乔治综合征的特有表现为胸腺先天发育不良，甲状旁腺发育不良导致低钙血症，T 细胞功能障碍的免疫缺陷及唇腭裂。大部分患者有 22 号染色体长臂 11.2 的缺失。

努南综合征以身高矮、眼距过宽、短颈和先天性心脏病为特征。大部分努南综合征患者的先天性心脏病表现为肺动脉瓣狭窄和肥厚性心肌病。继发型房间隔缺损、室间隔缺损和法洛四联症也有可能会出现。

题7答案是 D。视频图 36.2 中四腔心切面观显示左侧房室瓣顶端分离伴微小的可见赘生物，提示其为三尖瓣可能。因此，左侧心室为形态学右心室，同时可见隔缘肉柱。这些结构在图 36.5 和视频图 36.3(来自老年患者图像)显示为后方的大动脉有分叉，证明其为肺动脉。前方的大动脉，图像上显示圆圈结构，位于肺动脉的左后侧。这些征象都是先天矫正型大动脉转位的特点(即 L 型大动脉移位，心室转位)。体循环静脉回心血液从右侧形态学上右心房进入，经过形态学二尖瓣的结构流入到形态学上位于右侧的左心室，最后进入肺动脉。肺循环回心血液则经过形态学上的左心房(左侧)经过形态学三尖瓣进入形态学右心室(左侧)，最后流出进入左前方的主动脉。形态学上右心室是体循环的动力腔室。一般相关病变包括肺动脉狭窄，室间隔缺损，完全型心脏传导阻滞。运用部分命名法，这种状况应该描述为房室连接不一致和心室大动脉连接不一致。这些患者在四五十年后有罹患右心室衰竭、先天性心力衰竭的可能。

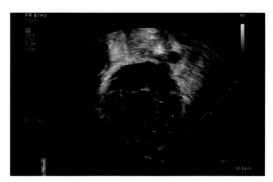

图 36.5

题8答案是 D。静止图像显示的是动脉导管未闭伴左向右分流的连续多普勒频谱信号，其速度高峰值为 4.1 m/s，最高瞬时峰值压力梯度为 67mmHg,介于主动脉和肺动脉流速间。

A. 答案 A 错误,因为妊娠时正常血流杂音不会出现多普勒高速频谱信号。答案 B 错误,因为典型室间隔缺损的多普勒频谱为收缩期信号,并不是一个连续的信号。静脉连接异常的多普勒信号为连续的伴速度范围高达 2 m/s 而不是本例所示的大于 4 m/s。房间隔缺损心房水平分流没有高度血流信号;因此答案 E 错误。

题 9 答案是 C。题目中的录像和图像显示胸骨旁短轴切面观显示在接近右冠状动脉处的巨大冠状动脉瘤。右冠状动脉的起点如图所示,测量约 4mm;巨大冠状动脉瘤测值为 16.4mm。川崎病的更多解析见答案 10。

答案 A 错误,主动脉肺动脉窗显示一缺损,其位于主动脉肺动脉间隔位置,在半月瓣及肺动脉交叉之间。缺损一般较大,位于主肺动脉和邻近主动脉之间。答案 B 错误,因为右冠状动脉起点处有明显的冠状动脉扩张,Valsalva 静脉窦未显现。答案 D 错误,因为动脉瘤位于右冠状动脉处。答案 E 错误,因为血栓在图上应显示为回声密集影而不是透亮影。

题 10 答案是 B。川崎病最初是被日本人川崎富作在 1967 年报道的。它是一种不明原因的急性血管炎。以发热,双侧非渗出性结膜炎,口唇红斑,四肢改变,皮疹,颈部淋巴结病为特征。主要发生于婴幼儿时期。15%~25% 的患者如果没有接受静脉丙种球蛋白治疗(IVIG)会发展为冠状动脉瘤或扩张。晚期心血管并发症包括冠状动脉瘤、缺血性心脏病、充血性心力衰竭、全身动脉瘤、心脏瓣膜疾病(二尖瓣反流)和早发型动脉粥样硬化。冠状动脉瘤表现为异常血流频谱和血栓形成倾向。

患者心脏缺血情况应根据风险分级进行长期控制。患者的巨大冠状动脉瘤,如题目所示,风险分级为四级。该型推荐长期抗血小板治疗。而巨大动脉瘤(>8mm)附加的华法林治疗也是推荐的;患者还必须每年进行压力测试检测心脏灌注,心电图和超声心动图每年随访两次(每 6 个月 1 次)。剧烈冲突及高强度运动都是禁止的,目的是防止出血。

根据现有临床症状患者现在并不能被诊断为缺血。如上所述,患者有巨大冠状动脉瘤,需要上述的治疗措施。答案 C 错误,因为患者于急性症状恢复后的 6~12 个月才推荐行冠状动脉造影术,如果临床上提示该病应该迅速勾画出冠状动脉解剖。如果非创伤性试验提示缺血或为了排除胸痛患者的亚临床型冠状动脉阻塞,这是冠状动脉造影术的适应证。切除或褶皱冠状动脉瘤没有成功的,外科手术还因该进行冠状动脉旁路移植术。

尽管肾疾病患者其动脉粥样硬化的风险是增加的,但是最合适的答案仍是 B,解析如上所述。

答案 E 错误;IVIG 是川崎病患者急性期的推荐治疗手段。当发病 7~10d 行大剂量 IVIG 治疗时,能够有效地使冠状动脉瘤的发病率从 15%~20% 下降至<5%。

(译者　郑敏娟　徐　鹏)

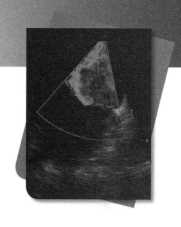

第37章

静脉发育异常

1. 患有法洛四联症病史并体重超重的青少年数年后第一次来医院就诊。他在幼儿期时接受了彻底的手术修补术。他主诉在中等强度劳动时会感到疲倦和劳累。体征包括发绀,杵状指。血氧饱和度为80%。为他进行了经胸超声心动图检查,但检查受到其自身条件的影响。超声心动图显示右心室扩大,无明显分流,轻度三尖瓣反流,压差为23mmHg,轻度肺动脉瓣关闭不全。左上肢静脉注射生理盐水进行经食管超声检查。见视频图37.1至视频图37.3。

   以下最可能的诊断结果是什么?

   A. 严重的肺动脉高压

   B. 继发性房间隔缺损伴永存左上腔与左心房相通

   C. 严重肺动脉瓣关闭不全伴继发性右心室扩大

   D. 肺动静脉畸形

   E. 部分型肺静脉异位引流

2. 患者,女,29岁,因心脏杂音进行超声心动图检查(见视频图37.4至视频图37.6)。下列哪项不可能出现上述声像图?

   A. 左侧贵要静脉的中心静脉置管走行异常

   B. 进行性右心力衰竭

   C. 左心室扩大

   D. 肺动脉高压

   E. 左向右分流的大室间隔缺损

3. 患者,女,37岁,劳力性呼吸困难。血氧饱和度正常。胸部X线结果显示中位心,右肺野模糊,右肺发育不良,心脏右缘到右侧膈肌以下有垂直密度影。接受超声心动图检查,见视频图37.7至视频图37.8。

   最可能的诊断结果是?

   A. 肺动脉高压

   B. 右侧膈肌膨隆

   C. 右肺动静脉畸形

   D. 弯刀综合征

   E. 慢性吸气性气管食管瘘

4. 门诊检查的18岁患者再次因心脏杂音来做超声心动图检查,见视频图37.9至视频图37.11。根据超声图像,患者最可能有以下哪种疾病的风险?

   A. 颅内小动脉瘤

   B. 肺炎链球菌引起的脓毒血症

   C. 肝硬化

   D. 早期动脉粥样硬化

   E. 肺栓塞

题1答案是B。

选项A:错。三尖瓣反流压差23mmHg是正常的。

选项B:对。详见分析。

选项C:错。仅仅轻度的肺动脉瓣关闭不全不太容易导致右心室扩大。

选项D:错。超声显示房间隔缺损和右心室大。在肺动静脉发育畸形患者中,注射的生理盐水对比剂首先进入右心然后快速的回流入左心房。而在这个患者中,左心房首先充盈然后通过房间隔的缺损口出现左向右分流。

选项E:错。部分型肺静脉异位引流可以导致右心室大,但是主要是左向右的分流,所以这种患者通常没有发绀的表现。

法洛四联症是最常见的发绀型先心病。彻底的修复术主要是在婴儿期进行,包括室间隔封堵、右心室流出道肌束的切除、肺动脉瓣狭窄的解除(主要是通过补片)。伴发的其他畸形,例如房间隔缺损,尽管这个时候卵圆孔未闭,可以增加左心室的灌注量从而维持正常的心排血量,尤其是在婴儿期或严重的右心室肥大的患者中,但仍然需要对缺损的房间隔进行修补。而对于已经接受修补术的法洛四联症成人患者最让人担心的后遗症是室性心律失常、猝死,这和肺动脉瓣关闭不全引起的右心室负荷过大有关。成功的法洛四联症手术后,患者血氧饱和度正常,因此不会出现杵状指或发绀。这个患者的经食管超声检查图像显示房间隔下段缺损并左向右分流,从而导致右心室大。房间隔的下段缺损口靠近室间隔,经胸超声检查时诊断较为困难,因为其位置比较靠后,而这个患者在以往超声心动图检查甚至手术时都没有发现。上腔静脉水平的房间隔缺损,即静脉窦型,比较少见且常伴部分型的静脉异常回流。

这个患者还存在法洛四联症不典型的罕见静脉畸形,即左上腔与左心房直接相通。永存左上腔是心血管系统胚胎时残余。一般永存左上腔主要汇入冠状静脉窦,而这个患者的左上腔是直接汇入左心房。

经食管超声检查是安全有效的检查手段,可帮助诊断心内及心外缺损甚至包括静脉系统发育异常。

题2答案是C。超声心动图显示扩大的冠状静脉窦伴永存左上腔及房间隔缺损引起的右心增大。

选项A：错。永存左上腔患者左上肢置入中心静脉导管会走行异常，除非存在一个桥梁静脉将其连接到右侧上腔静脉。

选项B：错。房间隔缺损会导致一个大的左向右分流束，因容量负荷过大引起进行性的右侧心力衰竭症状，偶尔会有肺动脉高压，通常这些表现更多出现在女性患者。

选项C：对。房间隔水平的左向右分流导致右心室扩大而不是左心室扩大。永存左上腔静脉主要是汇入冠状静脉窦因此通常不会引起左心腔的扩大。

选项D：错。分析见B。

选项E：错。分析见B。

永存左上腔是胸部静脉系统最常见的先天发育异常，人群中发生率为0.5%。绝大多数单发，也会伴随其他心脏发育异常，如房间隔缺损、二叶主动脉瓣、主动脉缩窄。正常情况下，在约胚胎第8周时，左侧静脉系统的部分开始逐渐退化为Marshall韧带。如果退化失败，那么就会存在永存左上腔静脉，无血流动力学的影响，主要通过冠状静脉窦流入右心房。超声检查时发现冠状静脉窦扩大应该怀疑是否有永存左上腔。扩大的冠状静脉窦表现为房室沟后方的管状结构，从后向前开口于右心房并靠近下腔静脉处。左上肢的中心静脉导管在左侧纵隔垂直走行会确诊永存左上腔存在。其他引起冠状静脉窦扩张的原因包括右心房压升高，部分发育畸形的肺静脉流入冠状静脉窦及冠状动静脉瘘。左侧贵要静脉注入生理盐水对比剂可以帮助诊断永存左上腔，以及是否存在罕见的无顶冠状静脉窦导致右向左分流进入左房。

题3答案是D。

选项A：错。如果发育异常的静脉阻塞可以考虑弯刀综合征，但是这里并没有看到肺动脉高压。

选项B：错。胸部X线片中异常阴影和先天性心脏病的特征都不典型。

选项C：错。肺动静脉畸形常伴血氧饱和度下降。

选项D：对。详见分析如下。

选项E：错。气管食管瘘患者大多数在新生儿期就出现症状。而该患者已经37岁了。罕见的H型气管食管瘘可能后期才表现出来，但是通常并不伴随弯刀综合征。

弯刀综合征是肺静脉系统部分发育异常的一个类型，部分或偶尔全部的右肺静脉异常流入下腔静脉。该病命名来自胸部X线片的异常表现，即沿着右心边缘的异常汇合的右肺静脉流入下腔静脉的曲线阴影。右肺及右肺动脉通常发育不良。这个患者超声心动图显示右肺动脉严重的发育不良，开口于右心房的下腔静脉内异常的血流频谱，在中位心或右位心（继发于右肺发育不良）情况下应该高度怀疑识别为该病。通常，需要其他影像检查（心脏CT、MRI或心导管检查）来确诊。此外，可能伴发右侧隔离肺，其血流来自降主动脉或腹主动脉。弯刀综合征也有很多临床变异，一些儿童患者在婴儿期就出现了严重的症状和肺动脉高压，而成人患者可能是在做胸部X线片发现异常时才检查出来。

题4答案是B。

选项A：错。主动脉缩窄的患者中5%～10%会出现颅内动脉瘤。

选项B：对。详见分析。

选项C：错。内脏异位患者不常伴发肝硬化。

选项D：错。动脉粥样硬化不是内脏异位的主要并发症。

选项E：错。内脏异位患者常出现肺动脉高压，这是因其复杂先天性心脏病引起，但是肺栓塞并不常见。

多脾综合征的主要表现为下腔静脉离断后奇静脉延续至上腔静脉。多脾常伴内脏异位，心血管系统、呼吸系统和消化系统的位置异常。我们常用左心房异构来描述，指的就是多脾，两个形态学左心房，左右两肺的气管和肺动脉分支相同，主要表现为左肺的特征。在这些患者中，复杂先心病比较常见，但下腔静脉离断也会有正常的心脏结构。患者有下腔静脉离断可能伴发多脾，其可能表现为未发育或没有功能。功能无脾患者在其外周血涂片中会发现染色质小体，提示异常的脾吞噬了有核红细胞。脾脏免疫功能缺陷使患者处于败血症的高风险。功能无脾患者败血症的预防包括对流感嗜血杆菌和肺炎链球菌的免疫力，以及发热时抗生素的使用和长期预防性使用抗生素。下腔静脉在肋骨下的正常图像为主动脉右前方的管状结构。这个患者的超声心动图显示腹主动脉后方右侧的管状结构，伴随奇静脉，血流朝向头侧最终与上腔静脉连接。这些表现都是下腔静脉离断的典型表现，因此应认识到患者是否还有多脾及功能无脾的风险。

（译者　郑敏娟　王　音）

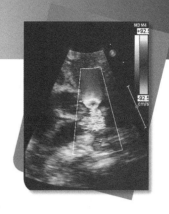

第38章

先天性综合征合并心脏异常

1. 16 岁男孩因其两位叔伯突然死亡的家族史来院接受超声心动图检查。他的体重大于相应年龄的 95%,有漏斗胸和高腭穹。超声图像 38.1 和视频图 38.1 所见,下面的选项中哪一项最可能出现?

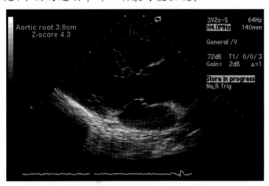

图 38.1

   A. 染色体检查可能显示为 47XX＋21
   B. 蛋白纤维异常
   C. 右手六指畸形
   D. 肺动脉瓣上狭窄伴回声增强
   E. 悬雍垂裂

2. 先天性心脏病合并 21 三体综合征(唐氏综合征)下面选项哪一项正确?
   A. 21 三体综合征的孩子 70% 合并心脏病
   B. 21 三体综合征患儿最常见的心脏病是法洛四联症
   C. 21 三体综合征特性的表现为房室间隔(心内膜垫)的缺损
   D. 21 三体综合征最常见的心脏病是室间隔缺损
   E. 21 三体综合征很少伴发心脏病

3. Noonan 综合征患者在做经胸超声心动图检查时最常伴发什么?
   A. 向心性左心室肥厚和肺动脉瓣变形狭窄
   B. 非肥厚型左室及继发型房间隔缺损
   C. 法洛四联症伴动脉导管未闭
   D. 向心性左心室肥厚和主动脉瓣变形狭窄
   E. 二叶主动脉瓣狭窄和主动脉缩窄

4. 5 岁孩子因生理缺陷来医院接受超声心动图检查,见图 38.2 和视频图 38.2。结合超声图像,从遗传病的

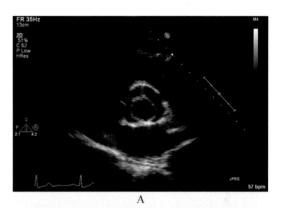

A

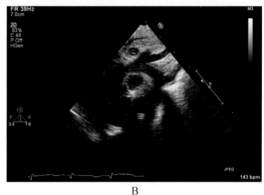

B

图 38.2

角度来看患者最可能的诊断是什么?
   A. 21 三体综合征
   B. Williams 综合征
   C. 13 三体综合征
   D. Turner 综合征
   E. 结合超声图像表现无先天性综合征

5. 一位 4 岁的男孩,性格外向,但是在婴儿期就有严重的肺动脉分支狭窄,随后一直存在心脏杂音。超声心动图检查显示如图 38.3 和视频图 38.3 所见。基于这些表现,最可能的遗传方面的诊断为?
   A. 18 三体综合征
   B. DiGeorge 综合征
   C. Williams 综合征
   D. Noonan 综合征

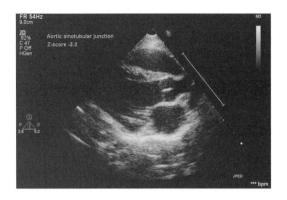

图 38.3

6. 右手拇指缺如的患者超声心动图所见如图 38.4 和视频图 38.4。最可能的遗传病是什么？

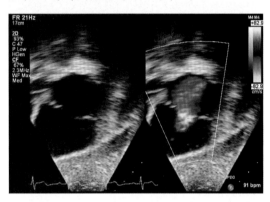

图 38.4

A. DiGeorge 综合征
B. Holt-Oram 综合征
C. Ellis-van Creveld 综合征
D. 21 三体综合征

7. 5 岁患者因先天缺陷来院做超声心动图检查，如图 38.5 和视频图 38.5 所见。基于这些表现，最可能的遗传病是什么？
A. Turner 综合征
B. Williams 综合征

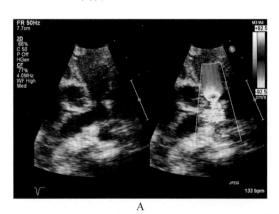

A

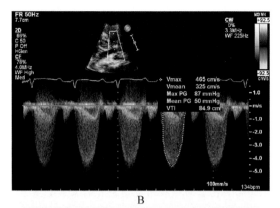

B

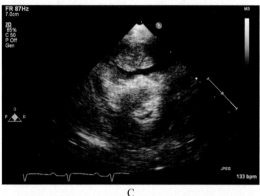

C

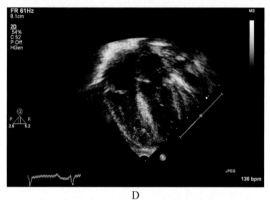

D

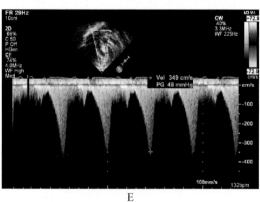

E

图 38.5

C. 13 三体综合征
D. Noonan 综合征

8. 10 岁男孩,中度难以控制性癫痫,最可能出现的心脏
肿瘤是什么?
A. 纤维瘤
B. 畸胎瘤
C. 黏液瘤
D. 血管瘤
E. 横纹肌瘤

9. 以下关于腭心面综合征(VCFS)的说法哪一项是正确
的?
A. VCFS 最常见的先天性心脏病是主动脉弓离断
B. VCFS 中圆锥动脉干畸形并不常见
C. 约 30% 的 VCFS 患者合并先天性心脏病
D. 约 30% 的 VCFS 患者合并 DiGeorge 综合征
E. VCFS 中常见完全性大动脉转位

题 1 答案是 B。图像显示主动脉根部和升部扩张(Z 值为
4.3)。此外,伴有明显的二尖瓣脱垂。这些都是马方综
合征最常见的。该综合征是由于纤维蛋白异常(选项 B
是最佳答案)导致主动脉根部扩张,随后升主动脉扩张。
这些异常表现会向主动脉瘤方向进展。因此,需要密切
的术前监测,因为这种进行性的发展有主动脉夹层的风
险。β 受体阻滞或 β 受体拮抗阻滞治疗可能会延缓病变
进展。常见的有二尖瓣脱垂,随后出现明显的二尖瓣反
流,从而需要二尖瓣置换(图 38.6 和视频图 38.6)。

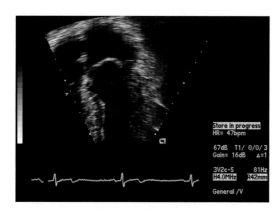

图 38.6

　唐氏综合征是 21 三体综合征最常见的。正常男性
染色体是 46XY,即 46 个常染色体和一个 XY。唐氏综合
征男性中,多了一个染色体(通常是 21q22.1-q22.3 位
置),为 47XY+21。该综合征常伴先天性心脏病,其中最
常见的是室间隔缺损和房室间隔缺损。因此,选项 A 错。
Ellis-van 综合征(也叫软骨外胚层发育不良症)是少见的
综合征合并多趾(指)畸形和其他骨骼异常,例如六指畸
形。最常见的心血管畸形是大的房间隔缺损导致单心
房。因此,选项 C 错。Noonan 综合征的患者常表现为肺
动脉瓣和瓣上的狭窄。此外,Noonan 综合征可出现主动
脉瓣畸形和肥厚型心肌病。所以选项 D 错。Loeys-Dietz

综合征是另外一种结缔组织异常,2005 年首次报道,伴非
典型性悬雍垂裂,主动脉扩张及更多的病变。这些患者
应该进行 MRI 或 CT 检查来确诊。因此,选项 E 不是最
佳答案。

题 2 答案是 D。21 三体最常见的先天性心脏病是室间隔
缺损。
A 错。约 40% 的唐氏综合征患者有先天性心脏病。
B 错。法洛四联症并不常见于 21 三体综合征患者
中,尽管法洛四联症也表现为房室间隔的缺损。
C 错。房室间隔(心内膜垫)缺损是 21 三体患者先心
病中最常见类型,在该综合征人群中的发生率明显高于
非唐氏患儿。然而房室间隔缺损并不是这种遗传病的特
性表现。
D 对。详见下面分析讨论。
E 错。约 40% 的唐氏综合征患者有先天性心脏病。
21 三体综合征,即唐氏综合征,是一种由于 21 号染
色体异常引起的基因病,伴有典型的面部特征,神经发育
迟缓及通贯掌。40%~50% 的唐氏综合征儿童伴有先天
性心脏病,最常见的是室间隔缺损。
房室间隔(心内膜垫)缺损也是 21 三体合并先心病
常见的类型,它的发病率在这综合征人群中明显高于
普通人群,但却不是该基因病的特异性表现。房室间隔
缺损包括心房和心室间隔的完全缺失,房室瓣发育异常,
三尖瓣裂或二瓣裂伴二尖瓣反流。部分房室间隔缺损
(也叫作原发型房间隔缺损)即无室间隔缺损,房室瓣附
着于室间隔上,该型表现为二尖瓣裂。21 三体合并的其
他常见先心病类型包括继发型房间隔缺损和动脉导管
未闭。

题 3 答案是 A。
A 对。详见讨论。
B 错。题中所述表现在 Noonan 综合征中会出现,但
并不是典型的最常见的表现。
C 错。肺动脉流出道的梗阻典型表现是肺动脉瓣或
瓣上,不是瓣下。漏斗腔梗阻常见于法洛四联症患者。
D 错。问题的前半部分是对的,肥厚型心肌病是和
Noonan 综合征有关,但是该综合征典型的表现还是瓣膜
疾病。
E 错。这些表现更支持 Turner 综合征。
Noonan 综合征相对来说是比较常见的染色体异常
疾病,主要是 RAS-MAP 通道上的基因变异引起。接近
80% 的患者有先心病,最常见的是肺动脉瓣狭窄,也可能
发生瓣上的狭窄。该患者中肥厚型心肌病占 15%~
20%。其他的罕见的综合征包括 LEOPARD 综合征,多
发神经纤维瘤,心面皮肤综合征和科斯特洛综合征。
Noonan 综合征中都有先天性心脏病的高风险。

题 4 答案是 D。
A 错。21 三体合并先天性心脏病(绝大多数是室间
隔缺损和房室间隔缺损),但是单纯性主动脉弓问题并不

常见(非均衡型右心室占优势的房室间隔缺损伴左心室流出道梗阻患者除外)。

B错。Williams综合征合并主动脉瓣上狭窄和肺动脉分支狭窄。

C错。13三体常合并多种先天性心脏病,最常见的是间隔缺损。

D对。超声心动图图像显示二叶主动脉瓣和主动脉弓缩窄。就这个病例来说,Turner综合征为最佳答案。

E错。尽管BAV和弓缩窄可能没有任何症状,但是在Turner综合征中应该考虑到。

Turner综合征是X性染色体完全或部分缺失的基因异常,也是染色体异常病中最常见的。心脏病比较常见,包括二叶主动脉瓣,主动脉弓缩窄和左心发育不良综合征。这些患者在成年期有主动脉夹层的风险。

Williams综合征和Turner综合征见其他答案解析。

题5答案是C。Williams综合征常见的表现为主动脉窦部的狭窄导致主动脉瓣上的狭窄。Williams综合征是弹力蛋白基因变异导致的基因病,导致主动脉瓣上的狭窄。肾动脉、冠状动脉和肺动脉分支狭窄,以及主动脉缩窄,二尖瓣的畸形都有可能发生。有趣的是,肺动脉分支的狭窄有可能随着时间而好转,而主动脉瓣上的狭窄会通常进展恶化。Williams综合征典型的表型包括所谓的"小精灵特征"和"鸡尾酒"个性(喜爱社交)。主动脉瓣上狭窄也会发生在父母一方有弹力蛋白异常基因的后代中。

先天性心脏病在18三体中也很常见,超过50%,主要是室间隔缺损和瓣膜的异常。该综合征在婴儿期病死率较高,成年存活不详。选项A并不是最佳答案。

DiGeorge综合征和Noonan综合征都在这幅超声图像中没有典型表现。

题6答案是B。视频显示的是继发性房间隔缺损及右心室容量负荷大。

拇指缺失和继发性房间隔缺损是Holt-Oram综合征的典型表现。

DiGeorge综合征是和圆锥动脉干及主动脉弓发育异常有关的基因综合征,包括室间隔缺损,永存动脉干和主动脉弓离断。该病患者也会有钙代谢异常和免疫功能缺陷。因此,选项A错。

Ellis-van Creveld综合征与单心房有关,不是单纯的继发性房间隔缺损。因此,选项C错。

唐氏综合征合并先天性心脏病占40%~50%,最常见的是室间隔缺损和房室间隔缺损。而不是合并拇指缺如。因此,选项D错。

题7答案是D。视频显示的是肺动脉瓣的发育不良伴轻到中度狭窄及肥厚型心肌病。这些表现集中起来看与Noonan综合征关系更大。超过80%该综合征患者有先天性心脏病,最常见的是肺动脉瓣狭窄,也包括瓣上结构。肥厚型心肌病在该综合征中的发生率占15%~

20%。少见的是主动脉瓣的异常或其他类型先天性心脏病。

选项A错。因为Turner综合征和主动脉发育异常有关,包括二叶主动脉瓣和主动脉弓缩窄。选项B错,因为Williams综合征和主动脉瓣上狭窄及肺动脉分支狭窄有关。选项C错,因为13三体更多的与室间隔缺损有关。

题8答案是E。这个男孩的表现更像是结节性硬化(TS),因为他的大脑发育迟缓及难以控制的癫痫表现。

A错。心脏纤维瘤并不常见于TS患者。作为单发的肿瘤常累及室间隔。

B错。心脏畸胎瘤和TS并不相关。其在宫内的表现主要是从大动脉的根部开始发生,与胎儿心包积液有关。

C错。黏液瘤相对比较常见于成人,发自房间隔或心房壁。

D错。没有报道说和TS有关。

E对。详见下面分析。

结节性硬化是常染色体显性遗传,产生瘤样结节状病灶影响很多器官,包括心脏。横纹肌瘤通常多发,但是也可以单发,是TS最典型的合并症。通常出现早,在产前或新生儿期就可显示出来。有趣的是随着时间的推移可能自发的消退。尽管病理学上是良性的肿瘤,但是横纹肌瘤也是有临床意义的,因为其可能会影响心脏的流入流出道从而造成梗阻或心律失常。题中所述的其他肿瘤并不是TS常见的。因此,选项A到D都不对。

题9答案是A。

A对。详见下面分析。

B错。圆锥动脉干的异常,包括主动脉弓离断都是颚心面综合征(VCFS)最常见的先天性心脏病类型。

C错。70%~75%的VCFS患者有先天性心脏病。

D错。约10%的VCFS患者为DiGeorge综合征。

E错。完全性大动脉转位是VCFS中非常罕见的。

颚心面综合征是由于22q11.2染色体微缺失造成的基因病,典型表现为咽弓的发育异常。它常伴甲状旁腺、胸腺和心脏圆锥动脉干位置的异常。VCFS发生先天性心脏病占70%~75%,最常见的是主动脉弓离断B型(占50%以上),永存动脉干(35%以上)和法洛四联症(16%以上)。

也会合并其他心脏异常,如肺动脉闭锁伴室间隔缺损,室间隔缺损伴主动脉弓发育异常,主动脉狭窄和肺动脉发育异常。完全性大动脉转位并不常见。

约10%的患者会发生DiGeorge综合征,但至少应该包含下面两项异常以上:①圆锥动脉干异常;②胸腺功能异常导致的免疫功能缺陷;③甲状旁腺功能减退和低钙血症。

(译者 朱永胜 王音)

第39章

胎儿超声心动图

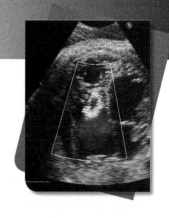

1. 患者,女,22岁,孕产史为 G2P1,现在妊娠 23 周,作为从事母胎医学工作,你首次对她进行接诊。记录下了她当前和既往病史及家族史。如下哪一项提示她应该接受胎儿超声心动图检查的必要性最小?
   A. 患者因躁狂抑郁状态接受锂盐治疗达 5 年时间
   B. 她的家族病史显示其妹妹有妊娠糖尿病
   C. 目前这个胎儿的爸爸在 2 岁的时候接受了室间隔修补手术
   D. 过去 3 周她因头痛每天服用了阿司匹林
   E. 早期羊膜腔穿刺显示胎儿是 21 三体综合征

2. 患者,女,42岁,孕产史为 G3P2,常规接受产前筛查,见以下胎儿超声心动图 39.1 和视频图 39.1。如下哪一项基因诊断最有可能?

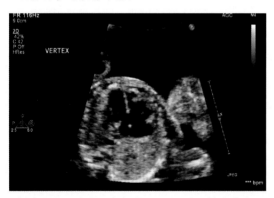

图 39.1

   A. Turner 综合征
   B. 正常染色体核型
   C. Williams-Beuren(或 Williams)综合征
   D. 21 三体综合征
   E. Noonan 综合征

3. 患者,女,23岁,第一次妊娠,预激综合征(WPW)病史,因常规产检发现胎儿心律异常来院就诊。胎儿 M 超显示见图 39.2 和视频图 39.2。提示为?
   A. 胎儿室性心动过速
   B. 良性房性期前收缩
   C. 室上性心动过速
   D. 正常胎儿心律

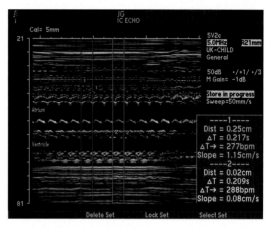

图 39.2

   E. 窦性心动过速

4. 胎儿超声心动图四腔心切面正常可排除以下哪项先天性心脏病?
   A. 完全性大动脉转位
   B. 主动脉缩窄
   C. 部分型肺静脉异位引流
   D. 肺动脉瓣狭窄
   E. 左心发育不良综合征

5. 24 周常规胎儿心动图检查显示,心包少量积液。彩色多普勒显示胎儿心脏结构及脐血管结构正常,心律及心率正常,心室功能正常,无其他血管外异常发现。孕妇无其他并发症。
   根据心包积液的情况,以下哪一项正确?
   A. 胎儿水肿
   B. 应该随访观察是否有心脏纤维瘤
   C. 可能在随访观察中,心包积液会吸收
   D. 尽管心包积液比较少,但是胎儿有死亡的高风险

6. 34 周胎儿在做胎儿心动图检查时显示脐血流频谱如图 39.3。该频谱提示?
   A. 脐动脉异常血流频谱
   B. 脐动脉血流频谱正常
   C. 脐静脉异常血流频谱
   D. 脐静脉血流频谱正常

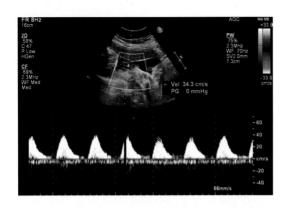

图 39.3

7. 患者接受长期的锂盐治疗,在孕期胎儿心动图检查显示见图 39.4 和视频图 39.3,显示为左心室心肌致密化不全,少量心包积液。此外,房室瓣发育异常的表现为?

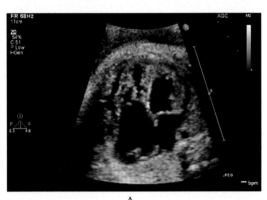

A

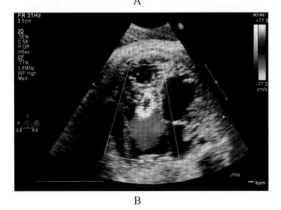

B

图 39.4

A. 三尖瓣闭锁

B. 二尖瓣脱垂

C. 正常房室瓣

D. 三尖瓣下移畸形(Ebstein 畸形)

题 1 答案是 B。家族史提示她的妹妹有妊娠糖尿病。

A. 孕早期接触锂盐会导致胎儿三尖瓣下移畸形(Ebstein 畸形),早期三尖瓣大量反流需要出生后尽早

治疗。

B. 母亲患有糖尿病,而不是母亲的兄弟姐妹有糖尿病,会导致胎儿患先天性心脏病及肥厚型心肌病。糖尿病孕母胎儿先天性心脏病的类型包括室间隔缺损、法洛四联症、D 型大动脉转位。

C. 一级亲属先天性心脏病使胎儿先天性心脏病的风险大概增加 2~5 倍。绝大多数可通过胎儿超声心动图检查出。

D. 服用阿司匹林会导致胎儿动脉导管的收缩或早闭,从而引起一系列的严重后果如右心衰竭和肺动脉高压。二维和彩色多普勒超声心动图都可显示出来。

E. 40%~50% 的 21 三体患儿都有先天性心脏病。绝大多数是房室管(心内膜垫)缺损和室间隔缺损。

胎儿超声心动图的适应证包括胎儿、母亲及家族的因素。

胎儿方面的主要适应证包括以下几方面:

产科超声检查提示胎儿心脏发育异常(结构或功能),胎儿心律不齐,与心脏病相关的心外畸形(脐膨出,膈疝),胎儿染色体核型异常(三体、Turner 综合征),胎儿颈项透明层增厚(增加了染色体异常和先天性心脏病的风险)。

母亲方面主要的适应证如下:

母亲糖尿病(1 型或 2 型),母亲患有先天性心脏病,母亲患有自身免疫病(母亲患系统性红斑狼疮伴抗 Ro 或 La 抗体增加了心脏完全性传导阻滞的风险)。

接触致畸物(胎儿乙醇综合征与室间隔缺损有关,锂盐与 Ebstein 畸形有关,维 A 酸类与圆锥动脉干发育异常有关)。

家族史方面的适应证如下:

父母或兄弟姐妹有先天性心脏病(一般来说,这种风险比母亲有先天性心脏病风险低)。家族有与先天性心脏病相关的遗传相关疾病。

总体的适应证主要是异常的产前超声筛查,强调高质量的筛查对先天性心脏病的产前诊断至关重要。

题 2 答案是 D。胎儿心动图四腔心切面显示完全性房室间隔缺损,它是 21 三体最常发生的心脏畸形,通过心脏超声即可诊断发现。唐氏综合征是完全或部分性的 21 号染色体异常引起的遗传综合征,伴特殊面容改变、大脑发育迟缓及通贯掌。出生的唐氏综合征患儿中 40%~50% 合并先天性心脏病,合并有完全性房室间隔缺损(也称心内膜垫缺损)是最常见的,占 37%~40%。而 1/4 的患者为多发畸形。所以当发现胎儿心内膜垫缺损的时候应该行羊膜腔穿刺术检测胎儿染色体核型。

选项 A 错。Turner 综合征(性腺发育不良)常伴主动脉瓣的狭窄或主动脉缩窄,而不是房室间隔缺损。

选项 B 错。尽管染色体正常的胎儿会出现房室间隔缺损,但是 21 三体的患儿更常见一些。这里选项 D 是最

佳的一个选项。

选项 C 错。Williams-Beuren 或单纯性的 Williams 综合征包括弹性蛋白基因的缺陷和伴随主动脉瓣上狭窄及肺动脉分支的狭窄。

选项 E 错。Noonan 综合征伴肺动脉瓣狭窄和肥厚型心肌病。

题 3 答案是 C。 M 超提示室上性心动过速合并心房率接近 277 次/分,心室率比较接近伴短暂的房室阻滞。胎儿期心动过速最常见为室上性心动过速。持续性心动过速会给心脏带来危害(包括心脏扩大、心功能减低、房室瓣反流)导致胎儿水肿,孕妇就需要药物治疗。药物治疗对 80% 的患者都有效,但是需要多种药物。比较明显的是 WPW 可出现家族模式再发,包括至少一种模式伴常染色体显性遗传。

选项 A 错。胎儿室性心动过速相对来说并不常见,而此处也无明显的房室分流,心房率和心室率也很接近,心房的激动比心室激动占优势一点。

选项 B 错。M 超声提示的一个规律性的心动过速。房性期前收缩是间歇性和不规则的,其在宫内是相当常见的。在绝大多数病例中,房性期前收缩随着孕期进展逐渐缓解或在新生儿期好转。

选项 D 错。正常胎儿心率约在 120 次/分波动,最高可达 180～200 次/分。

选项 E 错。窦性心动过速是正常的,是窦房结的正常反应,但是在胎儿期不应该超过 220～230 次/分。这里胎儿心动过速比正常(生理性心率)要快得多。

题 4 答案是 E。

A 错。胎儿四腔心切面并不能很好地显示左右心室流出道,因此通过这个切面不能确定大动脉的关系。

B 错。标准的四腔心切面不能看见主动脉弓。

C 错。尽管通过四腔心切面二维或彩色多普勒可以显示部分肺静脉回流,但是不能通过这个切面来完全确定肺静脉回流。

D 错。四腔心切面不能很好地观察肺动脉瓣。

E 对。四腔心切面可以很好地显示左心室,通过这个切面可以容易地观察到左心发育不良综合征。

胎儿心动图四腔心切面可清楚地显示心房、心室及二尖瓣、三尖瓣。但是左右心室流出道因其比较靠前和靠后所以不能很好地显示。尽管可以看见一侧的肺静脉,但是通过这个切面不能排除部分性肺静脉异位引流。大动脉和上下腔静脉也不能观察到。心房位置和室间隔可以观察到,但是有些室间隔(或房室间隔)也不能观察到。其他的一些异常可能也不能明显地显示出来,包括三尖瓣的 Ebstein 畸形,右心室双出口,肺动脉闭锁,法洛四联症和永存动脉干。

尽管接近 90% 的先天性心脏病可被诊断及有经验的超声医师可以通过胎儿心动图评估预后,但是这个题强调了仅仅通过二维常规的超声扫查可能会漏掉严重的心脏畸形。

题 5 答案是 C。

A 错。胎儿水肿定义为胎儿血管外至少两个器官的液体积聚(例如腹水、心包或胸膜腔积液及皮肤水肿)。心包积液单独存在不能提示是胎儿水肿。

B 错。胎儿心包畸胎瘤常伴心包渗出液,但是心包纤维瘤却不是。心脏横纹肌瘤伴积液很罕见。超声心动图可以诊断心脏畸胎瘤。

C 对。详见讨论。

D 错。少量的心包积液是最常见的良性病变且可以自愈。详见讨论。

胎儿超声心动图检查发现少量心包积液是很常见的。但是应该排除一些先天性心脏病和心律或心脏功能的异常,以及排除胎儿染色体异常、母体感染、胎儿贫血和非免疫性水肿。单纯性的少量心包积液无其他心脏病理改变发现绝大多数是良性病变,不用治疗和自己吸收(产前或出生后),也无长期后遗症。大量的心包积液常出现在心脏结构异常、染色体异常和心功能异常的胎儿中。在大量心包积液合并心外畸形或水肿时,胎儿病死率的风险很高。

题 6 答案是 A。 图像显示的是脐动脉多普勒频谱,提示异常的舒张末期血流消失,这和胎盘功能不全有关(主要是高阻力指数)。在中孕至晚孕期出现这一异常表现提示胎儿血管的压力,可能与宫内发育迟缓、神经系统损伤或其他并发症如胎儿脑病有关。舒张末期血流反向更是一个危险信号。应该密切观察是否有胎儿宫内缺氧,并早期分娩。

选项 B 错。正常情况下,胎盘的血液循环是低阻的,脐动脉舒张期血流持续存在。

选项 C 错。脐静脉异常频谱包括严重情况下在心房收缩时由于中心静脉压的增高,血流波动性进行性增加的停止。病理机制包括严重的三尖瓣反流和心力衰竭。

选项 D 错。正常的脐静脉血流频谱是低速的持续性的无明显搏动性,孕期胎儿呼吸末可以出现一些变异。

心血管评分已经用于对胎儿心血管情况及病死率进行评估,主要包括 5 个因素,分别是水肿(出现或严重)、脐静脉多普勒、脐动脉多普勒、心脏大小和心功能。

题 7 答案是 D。

A 错。图像显示的是由于缺乏三尖瓣隔瓣造成三尖瓣的移位。彩色多普勒提示明显反流,确定瓣膜明显开放,但没有明确三尖瓣闭锁的证据。见 D 分析。

B 错。冻结的图像显示二尖瓣闭合正常无脱垂。

C 错。可以看见两个单独的房室瓣。

D 对。Ebstein 畸形中三尖瓣隔瓣移位,会有明显的三尖瓣反流。详见下面分析。

三尖瓣 Ebstein 畸形是属于罕见的先心病,由于三尖瓣隔瓣和后瓣的分化异常,因此通常发生于早孕期。该病变与接触锂致畸物有关。典型的表现为明显的三尖瓣反流,从而导致右心房严重扩大。胎儿超声心动图通常比较容易观察心脏扩大和瓣膜反流,因此,Ebstein 畸形在早期诊断的先天性心脏病畸形中占很大的比例,远超过它的发病率。肺动脉狭窄或闭锁,房室间隔缺损,左心室心肌致密化不全或心律不齐是该畸形最常见的合并症。鉴别诊断包括三尖瓣发育不良和三尖瓣功能性反流。

（译者　朱永胜）

第40章

心房包块

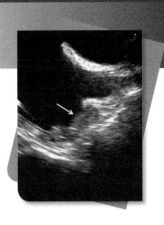

第1、2题共用题干

一位43岁女性患者因言语不清入急诊,头颅磁共振显示患者卒中,针对患者卒中原因行相应检查包括经食管超声,其中具有代表性的切面如图40.1(视频图40.1)所示。

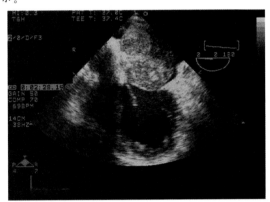

图 40.1

1. 上图所示心腔内发现该包块的概率是多少?
   A. 50%
   B. 75%
   C. 95%
   D. 80%

2. 除上图所示心腔外,该病变第二常发生的心脏部位是?
   A. 右心房
   B. 左心室
   C. 右心室
   D. 二尖瓣

第3-5题共用题干

56岁中老年男性患者自觉心悸来院,心电图提示有心房纤颤,该患者随即开始抗凝治疗,并给予行经食管超声检查评估是否可行心脏电复律,当超声探头经过食管后该患者转为窦性心律,超声切面显示患者左心耳有一明显包块,怀疑为血栓,患者左心耳脉冲多普勒显示如图

40.2。

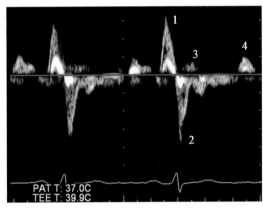

图 40.2

3. 上图哪种波形在确定血栓风险方面最有用?
   A. 波形 1
   B. 波形 2
   C. 波形 3
   D. 波形 4

4. 该波正常速度为多少?
   A. 50 cm/s
   B. 30 cm/s
   C. 20 cm/s
   D. 10 cm/s

5. 当该波速度低于多少时与血栓形成风险增加有关?
   A. 50 cm/s
   B. 40 cm/s
   C. 30 cm/s
   D. 20 cm/s

6. 以下对于希阿里网描述最准确的是?
   A. 与下腔静脉瓣相同
   B. 与冠状静脉窦的瓣膜功能相同
   C. 它通常是固定的

D. 可以造成肺栓塞

第 7、8 题共用题干

51 岁男性患者主诉重度乏力入院,同时伴有运动时心率不加快,心电图显示房室分离,提示患者存在完全性房室传导阻滞,超声心动图提示右心房及右心室有一包块(图 40.3 箭头所指处,视频图 40.2)。

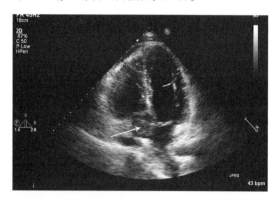

图 40.3

7. 经病理活检证实原发于心脏的淋巴瘤发病率为多少?

   A. 1%～2%

   B. 5%～10%

   C. 10%～20%

   D. 40%～50%

   E. 0.01%

8. 以下哪种肿瘤最不易转移到心脏?

   A. 黑色素瘤

   B. 乳腺肿瘤

   C. 肺部肿瘤

   D. 横纹肌肿瘤

   E. 肾肿瘤

9. 71 岁男性心脏电复律前行经食管超声心动图检查(图 40.4,视频图 40.3),以下哪种情况最少发生如图箭头所示改变?

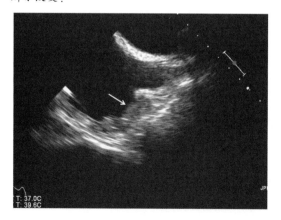

图 40.4

A. 心房纤颤

B. 起搏器

C. 从四肢及骨盆处转移

D. 卵圆孔未闭伴有房间隔瘤

E. 长期深静脉置管

题 1、2 答案是 B、A。黏液瘤是心脏最常见的良性肿瘤,约占心脏原发肿瘤 30%,常发生于左心房(占所见病例的 75%)并附着于卵圆窝,右心房为第二最常发生的地方(约占 15%),左、右心室也可发生(各占 5%)。黏液瘤常单发,也可多发。手术切除黏液瘤后还可复发,因此术后患者需要定期复查。该病例说明经食管超声心动图对于没有动脉粥样硬化危险因素的年轻人早发脑梗死的病因诊断有重要作用。

黏液瘤与可以和 Carney 综合征、LAMB 综合征及 NAME 综合征等遗传性疾病伴发。这些由常染色体显性遗传疾病引起心脏的黏液瘤及皮肤改变,皮肤色素沉着症、内分泌亢进(特别是库欣综合征),约 7% 的心脏黏液瘤均与黏液瘤综合征有关。

题 3、4、5 答案分别是 A、A、D。经食管超声心动图的左心耳脉冲多普勒在确定左心耳血栓形成风险时非常有用,图 40.1 演示了患者正常窦性心律时左心耳的正常频谱,波形 1 代表左心耳收缩(排空流速),该波是确定血栓形成风险最有用的波形,波形 2 代表左心耳充盈,波形 3 代表收缩期反流,波形 4 代表舒张早期左心耳血液流出。正常个体左心耳排空流速 >50cm/s,当排空流速 <20cm/s 时血栓形成及栓塞风险增加,自显影现象同样与左心耳血栓形成相关。

题 6 答案是 B。希阿里网(Chiari network)常出现在下腔静脉开口处的纤维网状结构,与冠状静脉窦瓣的功能一样,它的活动度很高,常与欧式瓣混淆,与欧式瓣相比其更纤细且活动度更高。欧式瓣质地较韧,是沿下腔静脉后缘与卵圆窝交界处走形的凸起结构,在胎儿时期负责使右心房内的血流通过卵圆窝。希阿里网与欧式瓣均非病理性结构,也不会造成肺栓塞。

题 7、8 答案分别是 A、D。心脏原发恶性肿瘤非常少见,主要有血管肉瘤、横纹肌肉瘤及纤维肉瘤。该患者表现为心脏原发淋巴瘤,心脏原发淋巴瘤也很少见,占所有心脏原发肿瘤的 1%～2%。心脏原发淋巴瘤常发生于右心系统(其中右心房最常见),与之相关的心包积液及心脏传导异常很常见。肿瘤可通过直接蔓延、血液转移、淋巴转移等方式转移到心脏。常见转移至心脏的肿瘤包括肺癌、乳腺癌、淋巴瘤、黑色素瘤、胃肠道肿瘤、肾肿瘤(通过肿瘤扩散、通过下腔静脉)及类癌。横纹肌瘤既可以是心脏原发肿瘤也可是非心脏原发肿瘤,在结节性硬化症患者中较常见,但通常不转移至心脏,因此 D 选项为正确答案。

题 9 答案是 D。图片显示了一个右心房的血栓,可能是心房纤颤、心脏起搏器置入、留置线造成的,也可由四肢及盆腔处回流入右心房。对于原发的血栓，例如该病例，常由留置线及起搏器引起。这位特殊的患者装有心脏起搏器(电极未在图片中显示)并有慢性心房纤颤。

卵圆孔未闭(特别是并发房间隔瘤)可能增加右心栓子引起系统性栓塞的风险，但并不与右心耳血栓相关。因此 D 选项是最不准确的说法，为正确选项。

(译者　宋宏萍)

第41章

感染性心内膜炎与瓣膜肿物

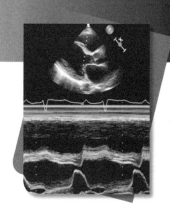

1. 一位 28 岁患者静脉注射药物被金黄色葡萄球菌感染，行经胸超声心动图，哪一项描述最能表示细菌赘生物的特点？
   A. 不规则形态，逆向瓣膜，高位震荡的团块，并且独立摆动
   B. 在瓣叶来回摆动球形团块
   C. 薄如丝条，附着在瓣膜的根部
   D. 移动的无柄的团块，且宽基底，不对称附着在瓣叶的根部

2. 一位 34 岁青年男性，被链球菌感染。他的经胸超声心动图示视频图 41.1，在他用头孢曲松治疗期间，下列哪项是下一步最好的处理？
   A. 推荐用经食管超声心动图鉴别诊断
   B. 感染期间继续使用头孢曲松，进而用敏感抗生素持续 6 周
   C. 继续头孢曲松治疗 6 周，接着推荐经食管超声心动图
   D. 再行经胸超声心动图加以比较
   E. 请外科会诊

3. 一位 68 岁男性，有冠状动脉旁路移植手术、糖尿病、糖尿病肾病病史，最近有脑缺血短暂发作的症状。被及时送到急诊，体征不显著，包括神经查体。先前的检查（颈部血管 CTA，超声心动图）提示左侧颈总动脉轻度粥样硬化斑块，主动脉 II 级斑块，阿司匹林肠溶胶囊增加到每日 325mg，因脑缺血发作，行超声心动图检查，视频图 41.2。
   下列哪一项是最好的处理？
   A. 增加华法林到阿司匹林疗程中
   B. 外科会诊
   C. 血常规和加入广谱抗生素
   D. 保证安全前提下不加其他处理

4. 一位链球菌感染的患者，心脏二尖瓣膜上有约 6mm 的赘生物，在后来的随访中，发现最近被诊断出结肠癌，行部分结肠切除术，正在行化疗治疗，现在开始了萘夫西林和庆大霉素治疗。拟行经食管超声心动图，对诊断的精确性（敏感性），经食管和胸超声心动图，各自探查到瓣膜赘生物（选择最佳答案）？
   A. <40% 和 100%

B. 40%～60% 和 >90%
C. 60%～80% 和 80%～90%
D. <40% 和 90%

5. 执行最新的指南，对下列感染心内膜炎的患者的预防治疗哪种不推荐（每位患者所对应超声心动图）？
   A. 一位 28 岁女性，先天性心脏病室间隔缺损修补术后，处于牙科修复过程中（视频图 41.3 和图 41.1）

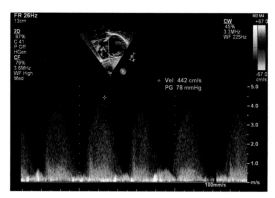

图 41.1

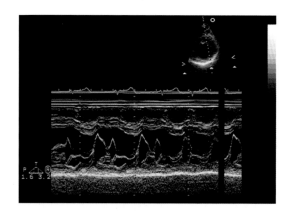

图 41.2

B. 一位 38 岁的男性行法洛四联症矫正术和右心导管行生物肺动脉瓣，处在支气管镜下活检中（视频图 41.4）
C. 一位 45 岁的男性患有主动脉二瓣畸形，处在主动脉瓣机械瓣的置换中（视频图 41.5）
D. 一位患有二尖瓣脱垂的 65 岁老年女性，处在 3 支冠状

动脉病变的旁路移植术中(视频图 41.6 和图 41.2)

E. 一位 57 岁男性,2 年前行心脏移植手术,长期免疫
移植治疗,处于牙根管手术中视频图 41.7

6. 图 41.3 中哪幅 M 型超声心动图符合重度主动脉反流
的表现?

A. 图 41.3A

B. 图 41.3B

C. 图 41.3C

D. 图 41.3D

E. 图 41.3E

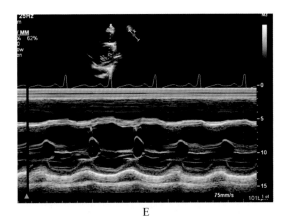

E

图 41.3

7. 图 41.4 中哪幅超声心动图最不可能是重度主动脉反流?

A. 图 41.4A

B. 图 41.4B

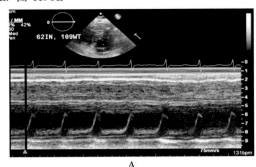

A

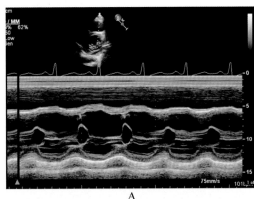

A

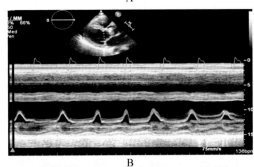

B

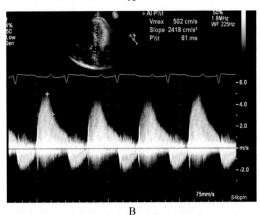

B

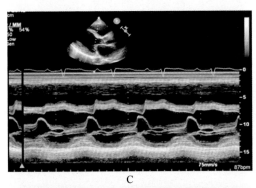

C

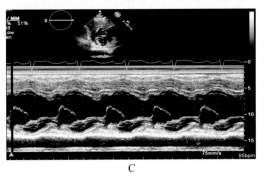

C

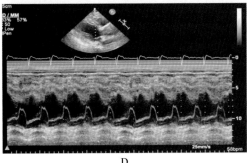

D

图 41.4

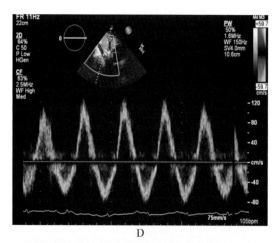

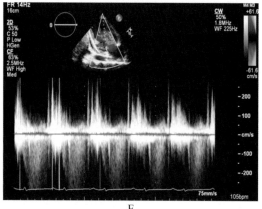

图 41.4 （续）

C. 图 41.4C

D. 图 41.4D

E. 图 41.4E

8. 下列来自菌血症的微生物哪项被认为是主要的感染源？

A. 近期牙脓肿破溃的患者被绿脓菌感染

B. 静脉注射药物感染金黄色葡萄球菌

C. 长期留置心内导管感染金黄色葡萄球菌

D. 近期尿毒症患者感染肠球菌

E. 留置导尿管的患者感染肠球菌

9. 下列哪种说法不包括在修订的感染性心内膜炎的未成年人诊断标准中？

A. 患病倾向的心源性疾病（未纠正的先天性心脏病）

B. 药物滥用

C. 受感染的假性动脉瘤（真菌感染性动脉瘤）

D. 凝固阴性的葡萄球菌感染

E. 新近的瓣膜反流

10. 下列哪项发现不是左侧瓣叶心内膜炎明确的外科手术指征？

A. 二尖瓣赘生物

B. 充血性心力衰竭

C. 新近的动静脉阻塞

D. 白色念珠菌感染性心内膜炎

E. 小叶穿孔

11. 一位 35 岁男性患者,有静脉用药史,最近出现主动脉瓣赘生物。他的超声心动图是视频图 41.8 和图 41.5,下列哪幅图描述最不符合超声报告？

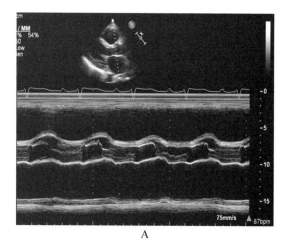

A

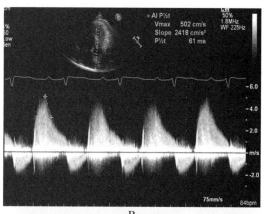

B

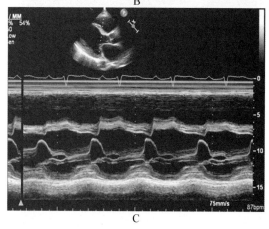

C

图 41.5

A. 二维超声提示主动脉瓣赘生物导致瓣叶连枷样改变,不能除外感染

B. 彩色多普勒伴随着主动脉瓣反流

C. M 型心动图提示主动脉的摆动和不稳定移动,暗示着赘生物或瓣叶连枷样改变

D. CW 提示主动脉陡直的减速,提示主动脉瓣重度反流

E. M 型提示重度主动脉瓣反流导致二尖瓣提早关闭

12. 一位 78 岁老年男性,曾行冠状动脉旁路移植术,外周血管疾病(左侧颈动脉内膜切除术),糖尿病,高血压肾病,现在有心悸和晕厥前期症状,曾经发现有心房颤动,服用华法林和美托洛尔,超声心动图提示射血分数轻度减低。接下来的 2 周,有持续症状,且限制了生活,决定行经食管超声心动图和心脏复律,在此过程中患者逐渐恢复窦性心律。经食管超声没发现左心耳血栓,但是在主动脉瓣上发现一个小的移动的组织(视频图 41.9)。

你作为一个内科医师推荐哪种治疗?

A. 继续服用华法林

B. 外科会诊

C. 血常规和广谱抗生素

D. 抗凝治疗 4 周后重新行经食管超声

E. 停用华法林,不需要长期抗凝

13. 下列哪位患者可以确诊为感染性心内膜炎?

A. 一位 82 岁老年女性,有中度二尖瓣反流病史(视频图 41.10)

B. 一位 34 岁中年女性,药物滥用伴随充血性心力衰竭(视频图 41.11)

C. 一位 54 岁的中年女性,伴发非 ST 段抬高型心肌梗死心力衰竭(视频图 41.12)

D. 65 岁晚期肾病和高血压肾病的老年女性,查体有心脏杂音(视频图 41.13、图 41.6)

E. 一位 78 岁的老年女性,有二尖瓣黏液瘤和撕裂,常规检查(视频图 41.14 和图 41.7)

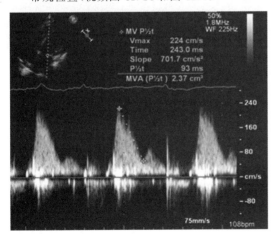
图 41.6

14. 一位 28 岁的男性有静脉注射吸毒病史,右侧身体偏瘫,CT 扫描提示大脑中动脉向中线移动,行颅骨切开

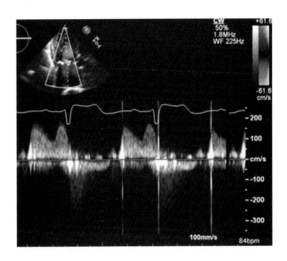
图 41.7

术治疗,行超声心动图检查(视频图 41.15 和图 41.8),7 天后复查超声心动图(视频图 41.16),关于该患者心内膜炎下列哪种说法正确?

A. 随着赘生物大小的增加,栓子的风险明显增加(尤其是>10mm)

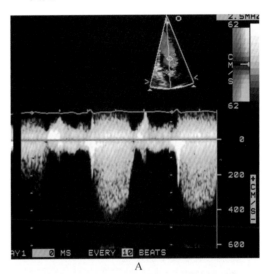
A

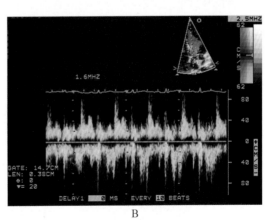
B

图 41.8

B. 赘生物的高速移动预示栓子的风险

C. 栓子的风险保持不变及时延迟抗生素的疗程

D. 二尖瓣发生栓子的风险是主动脉的 3 倍

E. 栓子的存在使病情更容易反复

15. 一位静脉注射吸毒的患者,2 年前曾行主动脉瓣生物瓣置换术,现在出现了发热、寒战,金黄色葡萄球菌感染,经食管超声心动图(视频图 41.17 和图 41.9),下列哪一种说法最接近?

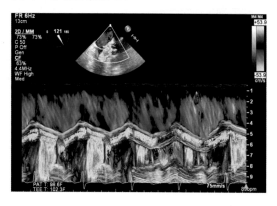

图 41.9

A. 大的移动的二尖瓣赘生物伴随瓣叶穿孔

B. 彩色多普勒显示中空的血流

C. 生物瓣上赘生物伴随着严重的主动脉瓣反流

D. 主动脉瓣膜脓肿伴瓣叶裂

16. 一位患有糖尿病的 64 岁男性,曾行 4 支冠状动脉旁路移植术,最近诊断出结肠癌(腺癌),并出现右侧肢体偏瘫,否认发热、寒战,血常规阴性。头颅 CT 扫描提示左半球梗死,超声心动图提示心源性栓塞,查体发现二尖瓣狭窄杂音,超声心动图(视频图 41.18A～C,图 41.10 和视频图 41.18D～F),根据你的推测,推荐哪些处理?

A. 置换二尖瓣

B. 观察二尖瓣狭窄的症状

C. 华法林治疗

D. 血常规和广谱抗生素

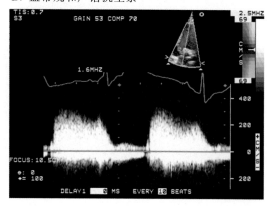

图 41.10

E. 4 周后重复经食管超声心动图

17. 一位 28 岁的静脉注射吸毒的女性,最近出现发热、寒战和金黄色葡萄球菌感染,超声心动图(视频图 41.19),现在开始使用广谱抗生素,根据推测,可能的诊断是什么?

A. 明确的感染性心内膜炎

B. 可能存在感染性心内膜炎

C. 很可能存在感染性心内膜炎

D. 否定感染性心内膜炎

18. 58 岁男性,6 年前行机械瓣主动脉二瓣置换术,现并肺炎且耐甲氧西林金葡菌感染,给予萘夫西林和利福平治疗,他的超声心动图很难评估机械瓣功能,尽管如此显示修补物隆起,行经食管超声心动视频图(视频图 41.20 和图 41.11),根据以上信息,哪一项说法最接近?

A. 瓣膜修复的感染性心内膜炎多于心内膜炎的 1/3,30%～40% 的死亡率

B. 最先抗生素治疗二尖瓣内膜炎,患者可以延长行不复杂的主动脉瓣修复

C. 由于多瓣膜参与,需要行主动脉瓣和二尖瓣置换

D. 诊断自身瓣膜和生物瓣内膜炎的标准同等有效,但是机械瓣膜的敏感性明显下降

E. 内膜炎影响机械瓣和生物瓣的价值是相同的

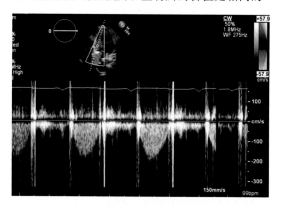

图 41.11

V_{max}	175cm/s
V_{mean}	122cm/s
Ma×PG	12mmHg
Mean PG	7mmHg
VTI	22.9cm

19. 38 岁的男性患者,有 HIV 和肝炎病史,近期患主动脉瓣膜炎,经食管超声心动图视频图 41.21,下列哪种说法最不准确?

A. 病情比较复杂,需要外科手术治疗

B. 可以演变成心脏压塞

C. 全身系统性真性动脉瘤比源于主动脉更罕见

D. 通常主动脉瓣比二尖瓣膜更易受累

E. 可以导致右心房、右心室或是左心房瘘

20. 一位 28 岁静脉滥用药物病史的男性患者,由于肺水肿导致呼吸系统衰竭,超声心动图(视频图 41.22 和视频图 41.23,图 41.12)。血培养提示 MRSA,接着开始广谱抗生素和心力衰竭治疗,经过 3d 的抗生素治疗,菌血症被控制,停止机械通气,下列哪种处理最好?

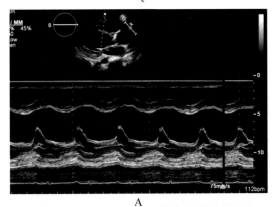

A

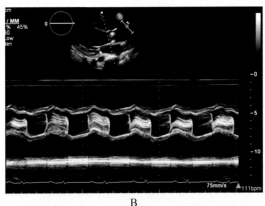

B

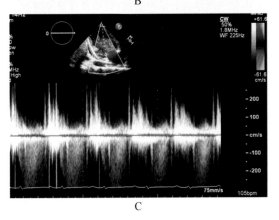

C

图 41.12

A. 继续万古霉素治疗持续 6 周(心力衰竭和菌血症控制)
B. 2 周后复查超声心动图,明确瓣膜和左心室功能
C. 2 周或 4 周后择期手术,感染期手术死亡率较高
D. 适时手术

21. 下列临床表现和超声心动图描述中,哪一项不具有瓣膜外科手术指征?
A. 28 岁静脉滥用药物病史,出现发热和寒战症状(视频图 41.24)
B. 一位 65 岁的老年女性,因风湿性心脏病行主动脉瓣和二尖瓣生物瓣置换术,出现心力衰竭(视频图 41.25)
C. 38 岁静脉注射吸毒的女性患者,经 8 周治疗三尖瓣内膜炎,已成功控制菌血症(视频图 41.26)
D. 45 岁患者,主动脉瓣和二尖瓣葡萄球菌感染(视频图 41.27)
E. 48 岁的 HIV 和丙肝患者,出现全身乏力和体重减轻症状(视频图 41.28)

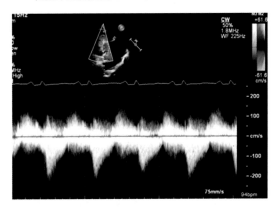

图 41.13

题 1 答案是 A。

选项 A:赘生物的典型特征。

选项 B:乳头肌纤维弹性组织瘤。

选项 C:兰伯赘生物的最好描述(心脏瓣膜上的细小乳头状突起)。

选项 D:血囊肿的最好描述。

典型赘生物的超声心动图特点包括不规则的形态,快速移动的团块,振荡或者扑动,随着瓣叶逆向运动。通常随着本身的瓣叶移动(表 41.1)。

乳头状纤维组织瘤的主要特点是:平稳快速移动的球状组织,直径通常<1cm(但也可能 2~3cm),附着在瓣叶的中段至远心段,或者腱索。在瘤体的中间会影响到瓣膜,乳头状纤维组织瘤是最常见的,85% 与瓣膜相关联。这些瘤体附着在瓣叶的下游,有很小的蒂和不规则的形态和表面相似。它们通常导致栓塞。

兰伯赘生物(条状纤维)可以被描述成条状纤维,由心脏瓣膜的关闭导致,通常发生在二尖瓣,其次是主动脉瓣。

血囊肿是包含血液的囊性结构,通常在二尖瓣中形成。宽基底,无柄,比纤维瘤活动性差,一般出现在有缺陷的二尖瓣上。

表 41.1　超声关于赘生物的诊断标准

阳性特征	阴性特征
低反射率	高回声
附着在瓣膜的上游侧	非瓣膜疾病位置
不规则形态,无定型	表面光滑或纤维状
移动或振荡	固定
伴随组织的改变和瓣膜反流	无反流

题 2 答案是 B。超声心动图示例移动的团块,很可能累及主动脉瓣无冠瓣(视频图 41.1A~C)。给予静脉注射药物,随后被链球菌感染,可能导致心内膜炎。并没有二尖瓣和主动脉瓣反流(视频图 41.1D),也没有明确的三尖瓣或是肺动脉瓣反流(视频图 41.1E,视频图 41.1F),这些超声心动图足以对不复杂的心内膜炎进行诊断。

选项 A:行食管超声检查对于诊断有时是不恰当的,当经胸超声诊断感染性心内膜炎时。胸骨旁切面显示主动脉瓣赘生物且没有明显的功能障碍(视频图 41.1A~C)。因此,没有必要去证实诊断。所以答案 A 错误。

选项 B:感染期间继续使用头孢曲松,且转换成广谱抗生素持续 6 周的疗程是正确答案。

选项 C:继续头孢曲松治疗 6 周是不恰当的,抗生素是要选用敏感的,治疗的后期不需要食管超声检查,经胸超声已经证实了赘生物的存在,答案 C 是错误的。

选项 D:存在高风险的情况下(如此大的赘生物,>1cm,严重的瓣膜功能障碍,脓肿或是假性动脉瘤,瓣膜穿孔或裂开或者心脏失代偿心力衰竭),重复经胸超声去证实赘生物是不必要的。如果怀疑不存在心内膜炎或明显的临床症状,在完成治疗瓣膜功能恢复情况下,可以考虑行经胸超声心动图。

选项 E:外科会诊是不必要的,除非像大的赘生物或脓肿,或者心脏压塞。

超声心动图是诊断感染性心内膜炎的中心部分,同时也可以发现并发症,比如瓣周脓肿,部分裂开的假性瓣膜,瓣膜穿孔和瓣膜反流。

超声心动图可以应用在所有怀疑感染性心内膜炎中(第 1 章,LOE:A)。首先行经胸超声心动图或经食管超声心动图主要依赖于临床方案(图 41.12)。如果临床怀疑比较低或者图像质量很理想,这时行经胸超声检查是比较合理的。当图像质量不理想(COPD,病态肥胖等),可以考虑经食管超声(1)。

如果经胸超声心动图提示赘生物但是并发症的可能性很小,这时经食管超声心动图不大可能转变开始的药物处理。另一方面,如果临床怀疑感染性心内膜炎或并发症(瓣膜修补,葡萄球菌感染或心房颤动),阴性的经胸超声并不能诊断感染性心内膜炎或潜在的并发症,这时应首选经食管超声(更敏感地发现脓肿)。

即使这样,经食管超声在怀疑感染性心内膜炎的特定患者中作为首选,出现这些情况时并不合适(不合作的患者,经食管超声不能 24 小时内使用或不能及时使用,呼吸窘迫)。当经食管超声在临床上不可行或必须延迟,早期的经胸超声应及时实施。

经食管超声和经胸超声都可能出现假阴性,当赘生物很小或已经发生栓塞。经食管超声可能会漏掉瓣周脓肿,尤其是在患者疾病的早期。类似的瓣周瘘管和假性动脉瘤发展比较快,早期的经食管超声并不能预见它的发展。

来自经食管和经胸超声的假阳性可能会发生在先前的瘢痕纤维,严重的黏液瘤改变,正常结构的退行性变,比如兰伯氏赘生物或比较小的瘤体。超声心动图技术在改善(较高的传感器频率,可调图像),更多精细的结构将被认证同时可能加入不确定的范畴。一种降低结构的模糊度的方法是发掘高结构等级是可行的,当前的设备是改善短暂的分辨率,使快速移动的结构显像,例如来自修复瓣膜的微小气泡或使图像混乱的高纤维结构(图 41.14 和表 41.2)。

表 41.2　超声在心内膜炎的诊断和治疗中的作用

早期
尽早的超声心动图检查(初期评估后 12h 内)
经食管超声优先,包括经胸超声的异常发作作为日后比较
如果经食管超声不能及时则行经胸超声
多数情况下儿童行经胸超声即可

超声心动图复查
高风险并发症的病人,经胸超声检查阳性后尽快行经食管超声检查
如果行经胸超声检查后心内膜炎的诊断不成立或早期没有明显的临床症状,7~10d 后行经食管超声检查。

术中
转流前
确定的赘生物,反流机制,脓肿,瘘管和假性动脉瘤
停机后
确定修复成功
评估残余瓣膜的功能障碍
如果想要避免低估提高后负荷
瓣膜缺乏或存在不正常血流

完成治疗
建立新的瓣膜功能、形态、心室大小及功能的基线资料
建立基线资料通常用经胸超声即可,对个别解剖复杂患者采用经食管超声或回顾分析术中经食管超声

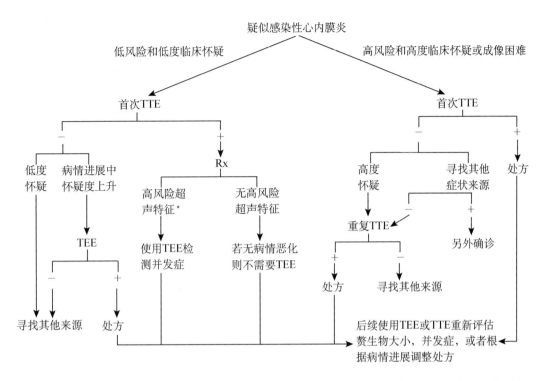

图 41.14　有诊断价值的超声检查程序。高风险超声特征包括大的或移动的赘生物,瓣膜不完整,先前瓣膜延长或心室功能障碍。例如:有位患者有发热和心脏疾病,先前心内膜感染,新出现心脏杂音,心力衰竭或者其他感染性心内膜炎特征。处方提示抗生素治疗心内膜炎

除此之外,并发症出现的较早,其他特征相继出现在病情进展过程中,赘生物尺寸的增加,恶化的反流,房室的扩大,心室功能障碍。充血性压力增强的迹象。这些通常发生在治疗过程中,病情恶化会影响到治疗计划。最终的决定包括重复超声检查明确诊断。下面是明确的数据支持连续的超声检查根据临床过程。

患者经历病情的衰退,重复实验检查治疗有一定价值。同样的患者在抗生素治疗下病情好转,建立在血常规、病史和体格检查之上,通常不会受益于附加的检查上。一些高风险的患者,例如葡萄球菌感染性心内膜炎累及主动脉瓣,可能从内科治疗 7～10d 后超声检查中获益,且可排查并发症例如脓肿形成。

题 3 答案是 B。经食管超声的图像显示典型的主动脉瓣乳头状纤维组织瘤。患者经过成功的外科手术切除。

超声下乳头状纤维组织瘤的典型特点(又称乳头状瘤,乳头状内膜瘤,心脏内膜瘤或乳头状纤维瘤),通常被描述成平稳、快速、移动的球状团块,较小的尺寸(通常<1～1.5cm),通常蒂或柄附着在心脏瓣膜的中段至远心段,有时附着在瓣膜的下游。损害建立在闪烁边缘的折射或是和瓣膜相似的表面(图 41.15)。

乳头状纤维组织瘤比较罕见,占心脏良性肿瘤的7%～8%。这些肿瘤可以产生血小板和纤维蛋白,导致全身系统和神经系统的栓子。发现它们通常发生在左侧瓣膜多于右侧,也可以发生在腱索、乳头状器官或是其他

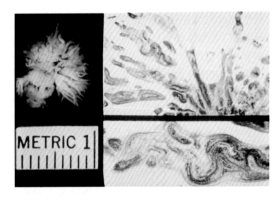

图 41.15　二尖瓣乳头状纤维组织瘤的病理特点,总和的标本(左)复杂的叶状结构(水下拍摄)

心脏组织。极少发生多个肿瘤。

乳头状弹性纤维组织瘤与栓子的联系在患者中占有很高的百分比,但是没有明显的瓣膜功能障碍尽管其位于瓣膜的心内膜上。

梅奥诊所 1980～1995 年的一篇超声心动图的综述,发现了 54 位患者患有乳头状弹性组织纤维瘤,其中 17位是被病理诊断证实的。这代表着 0.019％的患者进行了超声心动图评估。经食管超声心动图在乳头状弹性纤维组织瘤的鉴别诊断中起着更重要的作用。大多数的肿瘤(85％)发现长在左侧瓣叶上。栓子事件是最常见的并

发症。外科切除术可以达到治愈,在随后的随访中并没有发现栓子。

一般来说,有临床症状的患者外科手术是优先的,特别是瓣叶的完整性可以保留的。抗凝治疗在无症状或是没有行外科治疗的 PFE 患者中推荐。这些推荐治疗是没有对照组的并不是临床试验。

题 4 答案是 B。几项临床研究(表 41.3)关注了经胸超声和经食管超声发现心脏受到牵连的感染性心内膜炎及其并发症。

利用超声心动图是一种比较有效的方法,很重要的是它可以预测疾病的可能性,同时也要理解它的局限性,诊断结果会改变患者的临床处置。

表 41.3 关于比较经胸超声和经食管超诊断赘生物的敏感度和特异度

	敏感度(%)			特异度(%)	
	NO	TTE	TOE	TTE	TOE
Shapiro et al 1994	64	60	87	91	91
Erbel et al 1988	96	63	100	98	98
Shively et al 1991	66	44	94	98	100

利用谐波成像增进了图像的质量,并不是赘生物可显像的敏感度

现在已经认识到超声心动图的过度使用却有低的疾病预测率($<2\%\sim3\%$);它的诊断效用下降因此特异性下降,当与临床和血液检查相结合时有所改进(超声心动图扮演着决定性角色,当血检是阴性的时候)。

另一方面,超声的特异性与以下几个因素有关:临床适应证和人口的分类,瓣膜的分型(天生的或修复的),还有区别于非感染性赘生物,比如消耗的心内膜炎或其他易混淆的(例如瓣膜的增厚或钙化,腱索裂开或退变的根部瘤)。

赘生物的尺寸影响经胸超声的诊断,损害 $<5mm$ 时很难诊断出,当大小在 $6\sim10mm$ 时诊断敏感性提高。潜在的瓣膜疾病可能会影响经胸超声的精确性,例如当黏液瘤,硬化或钙化存在时。

此外,赘生物发生在修复的瓣膜上利用经胸超声很难诊断,因此经食管超声利用在怀疑有修复瓣膜的心内膜炎时。尽管如此,这里有几个因素影响经食管超声的精确性,例如环形裂缝,修补支架(强回声),伪影或缝合材料。血栓和血管翳有相同的表象和赘生物很难区分。

诊断的精确性在左侧瓣膜和右侧瓣膜是不同的。经胸超声在诊断三尖瓣赘生物上提供了比较简单和准确的诊断。在诊断经静脉的内膜炎的敏感性和特异性上是相同的,可能因为大多数患三尖瓣心内膜炎的患者是青年人,且有静脉药物滥用史。而且闭合成像结构类似三尖瓣膜结构所以增加了敏感性和特异性。

发生在瓣膜的心内膜炎,经胸超声的敏感度和特异度在 $46\%\sim63\%$,经食管超声在 $90\%\sim100\%$,然而在修复瓣膜心内膜炎,经食管超声的敏感度在 $86\%\sim94\%$,特异性 $88\%\sim100\%$,而经胸超声敏感度 $36\%\sim69\%$。

题 5 答案是 E。

选项 A:经胸超声显示了明亮的回声结构(视频图 41.3)在室间隔的膜周区域,靠近主动脉瓣的斑片状修补室间隔缺损,特别是他的病史。彩色多普勒显示了室间

隔缺损修补残留漏隙,连续多普勒显示了漏隙处比较高的流速(图 41.1)。因为残留的室间隔缺损漏隙,在牙科恢复的过程中预防使用抗生素是必要的。

图像显示室间隔的强回声结构(视频图 41.4A),与患者之前的室间隔缺损修补术病史相符。彩色血流未显示残余漏(视频图 41.4B),并且在胸骨旁短轴切面上进一步得到证实(视频图 41.4C 和 D)。成功的室间隔缺损修补术并不需要预防性使用抗生术,但经右心导管的肺动脉瓣修补术则需要预防性使用抗生素。

选项 C:图像示主动脉二瓣畸形(视频图 41.5A 和 B);显示舒张期偏心血流并有反流,胸骨旁短轴(视频图 41.5C 和 D)。瓣膜修复手术恢复期间抗生素预防性使用是推荐的。

选项 D:超声心动图是二尖瓣脱垂包括后叶(视频图 41.6A 和图 41.2),彩色多普勒(视频图 41.6B)示二尖瓣反流需要预防性抗生素使用在行外科手术前(旁路嫁接手术)。

选项 E:关于一个心脏移植患者的超声心动图。预防性抗生素使用仅在移植后出现瓣膜疾病。胸骨旁长轴(视频图 41.7A 和 B)显示没有明显的瓣膜功能障碍。室间隔运动协调,4 腔示心房大,暗示双房融合。本质上,右心室功能中度减低(视频图 41.7D 和 E)。右心房与右心室的比值提示没有明显的三尖瓣反流。同时没有明显的肺动脉瓣反流(视频图 41.7F 和 G)。同时显示主肺动脉结合处是清晰可见的,所有图像显示没有心脏移植后瓣膜病。因此预防性抗生素是不推荐的。

美国心脏协会指南对于预防感染性心内膜炎已经持续几十年,最新的数据更新推荐预防性抗生素在 2007 年(焦点更新在 2008 年),大大减低了患病人数。

在 2007 年,美国心脏协会总结仅当极少一部分感染性心内膜炎患者在牙科疾病修复中推荐预防性抗生素使用,尽管预防 100% 有效。修订后指南推荐仅有感染心内膜炎患者在处理牙科疾病或是有高风险心内膜炎患者时

预防使用抗生素。

高风险患有心脏心内膜炎患者在牙科疾病处理过程推荐预防抗生素:修复瓣膜,先前患有心内膜炎,先天性心脏病,没有修复的发绀包括分流,彻底修补的先天性心脏病在开始的 6 个月内,修复的先天性心脏病有残留裂隙和心脏移植受体发展成心脏瓣膜疾病。

牙科的规程预防感染性心内膜炎以下是推荐的,包括处理牙龈或牙顶周围或口腔黏膜的齿孔。除了以下:常规麻醉注射感染组织,牙齿 X 线片,口腔修复或牙齿矫正,牙齿脱落或创伤出血或口腔黏膜出血。

在筛选情况下,一些临床医师和患者仍然觉得预防感染心内膜炎更能接受,尤其是主动脉瓣二瓣畸形或主动脉狭窄,二尖瓣脱垂,或肥厚型梗阻性心肌病。在这些病例中,临床医师必须决定抗生素伴随的风险是低的。

指南推荐单剂量的阿莫西林或氨苄西林作为预防,并且这些患者没有青霉素或阿莫西林过敏史。这些对阿莫西林或青霉素过敏患者,可选择使用一代头孢,克林霉素,阿奇霉素或克拉霉素。

抗生素管理并不推荐在泌尿系生殖器或胃肠道疾病处理过程中预防心内膜炎,在支气管镜检查并不推荐抗生素使用除非有支气管黏膜切开。

患者在行心脏外科手术前应对牙科进行评估。行外科假体放置(瓣膜修复或心内材料)有高风险感染。因为这些患者的感染发病率较高,手术期间的预防性抗生素是推荐的(Ⅰ类)。心脏外科手术的预防使用直接针对葡萄球菌感染(凝固酶阴性)同时缩短疗程。术后 48h 内,预防性干预。

题 6 答案是 E。

选项 A:二尖瓣的 M 型提示融合的 E、A 峰,因为窦性心动过速,QRS 波后二尖瓣关闭。

选项 B:M 型显示 A 峰消失心房颤动的缘故,同时变异性比较大。

选项 C:二尖瓣的 M 型显示主动脉的慢性反流,比较圆钝的 A 波,当显示 QRS 时,二尖瓣的关闭延迟与正常的电活动。

选项 D:二尖瓣的 M 型显示 I 级的动静脉封堵,M 型的速度明显缩短(25mm/s)提示比较快的心率。

选项 E:M 型显示二尖瓣叶在 QRS 波前提早关闭,合并重度主动脉瓣反流。

题 7 答案是 C。

选项 A:二尖瓣的 M 型显示由于重度主动脉瓣反流二尖瓣提早关闭。前、后瓣叶的关闭早于心电图的 QRS 波。

选项 B:主动脉瓣的连续多普勒显示重度主动脉瓣反流,并有比较陡的减速,压力减半<150ms)。在急性主动脉重度反流时,这种现象是由于舒张期左心室和主动脉的压差造成的。

选项 C:二尖瓣的 M 型提示由于主动脉瓣的重度反流导致二尖瓣前叶的振动(心室舒张期的花色血流)。这种现象在轻度或中度反流时也会出现并不是只有重度时才会出现,因此答案 C 是正确的。

选项 D:降主动脉全舒张期反流和主动脉瓣重度反流有一定相关性。

选项 E:连续多普勒显示二尖瓣反流,同时并有重度主动脉瓣反流,反流入左心房。

题 8、9 答案分别是 E、E。并不是所有的微生物都会导致心内膜炎,链球菌和葡萄球菌比革兰阴性菌更易导致心内膜炎。

医院的肠球菌感染并不是心内膜炎的主要感染源,尤其是有原发灶的感染(导尿管的感染)。这些类型的感染都是有原发灶转移而来。

其他微生物感染的标准如下。

导致心内膜炎的典型微生物包括:链球菌、灰球菌、HACEK 菌素、金黄色葡萄球菌或获得性肠球菌。微生物所致的心内膜炎血样阳性定义如下:至少两份阳性血样的间隔时间>12h,或者双侧臂 4 份血样样本(至少 3 份)呈阳性(第一份和最后一份血样采取时间间隔至少 1h)。

单独的阳性血检或 IgG 抗体滴度>1:800

次要标准:

1. 易患病体质,易患心脏疾病或静脉用药史。

2. 发热(>38°)。

3. 血管现象:动脉栓子,肺动脉栓塞,真菌性动脉瘤,颅内出血,结膜出血,詹伟斑。

4. 免疫学现象:肾小球肾炎,奥斯勒结点,罗思斑和风湿因素。

5. 微生物证据:血检阳性或感染心内膜炎的血清学证据。

6. 超声心动图的排除。

题 10 答案是 A。不复杂的二尖瓣受累并不作为Ⅰ类手术指征。尽管如此,如果二尖瓣受累且比较大的赘生物(>10mm),抵抗或真菌有机体,或外科血栓并发症。其他选项为Ⅰ类手术指征。

根据 AHA/ACC2006 指南,Ⅰ类外科手术指征适于①严重的心内膜炎感染患者,伴发瓣膜感染和反流并导致心力衰竭;②严重的心内膜炎感染患者,伴发主动脉瓣反流或二尖瓣反流,并有左心室舒张末或左心房压力增高;③真菌或耐药菌感染导致的心内膜炎患者;④自身瓣膜的外科手术感染心内膜炎并发心肌梗死,主动脉脓肿或心脏穿透性损伤。

经食管在诊断高风险心内膜炎或中到高度临床怀疑心内膜炎的青年患者中是优先的,或者是经胸超声显示欠佳或不充分。经食管超声在诊断赘生物或心脏脓肿比经胸超声更敏感,超声心动图提示了外科手术的潜在需要(表 41.4)。

表 41.4　超声特征提示必要的外科干预

1. 赘生物
①全身性的栓子后的永久性赘生物
②较早的二尖瓣叶赘生物,尤其尺寸＞10mm[a]
③在前 2 周抗生素治疗的栓子事件[a]
④尽管适当的抗生素治疗,赘生物的尺寸仍在增加[a,b]
2. 瓣膜的功能障碍
①严重的主动脉瓣和二尖瓣功能障碍导致心室衰竭
②药物难以控制的心力衰竭[b]
③瓣叶穿孔或破裂[b]
3. 病变向瓣周扩散[b]
①瓣叶裂开,断裂,或者瘘[b]
②新发的传导阻滞[b,c]
③尽管适当的抗生素治疗仍出现大的脓肿或脓肿扩大[b]

文中有关于赘生物手术适应证的诊治。
a. 由于栓塞的风险需要手术;b. 由于心力衰竭需要手术;c. 超声心动图不应用于监测心脏传导阻滞

题 11 答案是 E。

选项 A:二维显示主动脉瓣的赘生物导致呈连枷样改变,但是瓣周的感染不能排除。经胸超声探查脓肿的敏感性较低(仅有 28%)。经食管超声探查心肌脓肿有较高的敏感性,特异性,阴性,阳性预测值分别为 87%、95%、91% 和 92%。

选项 B:主动脉瓣彩色多普勒显示左心室舒张期的主动脉瓣反流并伴随重度主动脉瓣关闭不全。

选项 C:主动脉瓣的 M 型心动图显示主动脉瓣叶的抖动和不稳定移动,暗示着赘生物或瓣叶连枷样改变。心脏收缩期的抖动可能是由于重度主动脉瓣反流导致。

选项 D:主动脉瓣的连续多普勒显示比较陡的减速和重度主动脉瓣反流导致左心室和主动脉舒张压同等化相关。

选项 E:二尖瓣的 M 型显示主动脉瓣的重度反流导致二尖瓣提早关闭是不正确的说法。在重度主动脉反流时二尖瓣提早关闭的特征是 A 波的消失,因此高的心室舒张压心房收缩不能重开瓣膜。该图显示可见二尖瓣再开放和小的 A 波。

题 12 答案是 A。以上图像关系到兰伯赘生物。

兰伯赘生物(丝状纤维蛋白,丝条状瓣膜,乳头状心内膜瘤)最好描述是出现在心脏关闭时的丝状的丝条,但是最常见的是二尖瓣其次是主动脉瓣。它们都是无细胞丝条,包含纤维蛋白被单层内皮覆盖。

它们的厚度通常＜1mm,长度＞10mm。特别需要强调"兰伯赘生物"主要是组织学而不是超声心动图描述。近年来,经食管超声发现的自身或修补瓣膜上的线型结构称为瓣膜丝状物。

Lambl 赘生物多见于老年人,特别是年龄大于 60 岁的人。在瓣膜增厚的患者中常见。已经有个案报道描述冠状动脉口阻塞引起的心绞痛与大的 Lambl 赘生物所引起的心绞痛的区别,在这些报道中外科手术治疗是有效的。

Roldan 等研究分析赘生物患病率与心因性栓塞的关系。他们发现除了心因性栓塞之外,在健康人与心血管变异的人中赘生物的患病率没有显著差异,有心因性栓塞的患者(38%、47%、41%,独立的)。只有 1.4% 的健康人及 2% 患者除血栓栓塞事件外心血管疾病的患者在广泛的后续随访中发生了大脑缺血事件。尽管 41% 的有心因性栓塞的患者患有赘生物,但是其中 85% 通过超声心动图被证实有其他的栓子来源。基于这些事实,Roldan 等总结瓣膜赘生物并不代表会引起脑缺血。

题 13 答案是 B。

选项 A:一位 82 岁的女性因其二尖瓣关闭不全的病史进行常规随访。她的超声心动图显示二尖瓣脱垂及连枷样,至少有中度的二尖瓣反流。临床表现不支持感染性心内膜炎。

选项 B:一位 34 岁有药物滥用史的女性患者,表现为充血性心力衰竭是正确答案。她的超声心动图可见一个巨大的二尖瓣赘生物(包括两个瓣叶),合并有瓣叶穿孔,与复杂性感染性心内膜炎一致。总的来说,静脉吸毒的人患感染性心内膜炎,50% 为金黄色葡萄球菌感染。在有静脉吸毒史的患者中,心内膜感染为三尖瓣的占 46%～78%,二尖瓣的占 24%～32%,主动脉瓣占 8%～19%;另有约 16% 患者为多瓣膜受累。大多数病例(75%～93%),在感染前这些瓣膜均是正常的。

选项 C:54 岁中年女性表现为心肌梗死及心力衰竭。常规经胸超声心动图显示大的下壁心肌梗死、腱索断裂,以及呈喷射状的重度二尖瓣反流。瓣叶上没有明显的可移动包块,因而提示没有赘生物。

选项 D:65 岁老年女性患终末期肾病及高血压病,常规随访心脏杂音。该患者有明显的二尖瓣及主动脉瓣环形钙化,回声没有明显的提示有心内膜感染。根据提供的数据,没有诊断感染性心内膜炎的确定性证据。

选项 E:78 岁女性患二尖瓣黏液瘤合并腱索断裂,来院常规随访,她的经胸超声心动图提示一撕裂的腱索,经过一定时间后可钙化而形成陈旧性愈合(钙化赘生物);但该患者临床表现不支持感染性心内膜炎。没有明显的瓣膜反流。根据现有的信息,没有诊断感染性心内膜炎的确定性证据。

该题重在强调根据患者的临床症状结合超声心动图的特征性表现确诊感染性心内膜炎的重要性。没有临床信息,任何病例(选项 A、C、D、E)均可表现为感染性心内膜炎。要有效地利用超声心动图,对疾病的预估、人群研究、了解其局限性,以及临床变量(例如前面讨论的 Duke 诊断标准)都是非常重要的。

最常遇到的异常瓣膜结构包括血栓、疣状赘生物(包括感染性的及非感染性的)、黏液瘤、纤维弹性组织瘤、黏液瘤样退行性变、原发心脏肿瘤及转移瘤。进一步的鉴别诊断分类包括心脏多瓣膜畸形、瓣叶冗长、二尖瓣环钙化。

以下是一些超声心动图鉴别疣状瓣膜赘生物与其他病变的线索。

瓣膜上的血栓表现为界线清楚的环绕的包块(大小、形状差别显著),常没有蒂与瓣膜相连,大多数为均质性(慢性钙化的区域)。通常很难鉴别血栓与心脏肿瘤。发现某些相关的特定的存在及缺失有助于鉴别二者。在低血流状态时,包块常可能为心脏血栓,如自显影或室壁运动异常。但是,在没有低心排血量及缺乏高凝状态的患者中也有瓣膜血栓的报道。

疣状赘生物,外形不规则,活动度大,为贴附在瓣叶上游侧呈摆动或震动的物体。它们通常独立于瓣叶本身运动。但是,感染性心内膜炎的诊断必须结合临床表现来诊断(Duke 诊断标准)。

心脏瓣膜的黏液瘤样变性。黏液瘤样变性影响瓣膜结构本身,如瓣叶增厚、蜷曲,通常影响瓣下器官(subvalvular apparatus)。退行性变是造成腱撕裂的危险因素,发生后会独立于瓣叶运动。

钙化。二尖瓣后叶前端钙化,重度的环形钙化相对不活动。可能存在可活动的贴附于瓣环或瓣叶的钙化组织,呈环形运动。

外科假体的缝合线。纤维性或内皮化的人工瓣膜缝合线可能与上述结构很难鉴别。但是缝合线通常很细,且存在假体周围的统一的位置。如果手术时这些线被切断,可与腱索表现很像。同样的,断裂的缝合线与赘生物类似。

题 14 答案是 C。经胸超声心动图证实二尖瓣叶上有巨大的赘生物。在胸骨旁长轴切面(视频图 41.15A)很难将其与大的心房黏液瘤相鉴别。但从心尖切面(视频图 41.15B;心尖四腔切面,视频图 41.15C;心尖三腔切面),可以观察到其是黏附于瓣叶心房面、活动度好、来回摆动的包块,而不是通过蒂连接于房间隔(黏液瘤的特征),彩色多普勒(视频图 41.15D)证实有重度的二尖瓣反流。图 41.8A(二尖瓣处的脉冲多普勒;显示高密度的三角形尖峰频谱)和图 41.8B(肺静脉处的频谱多普勒;显示收缩期反流)支持重度二尖瓣反流。同一个患者 7d 后复查经胸超声心动图显示该巨大赘生物(视频图 41.16)仍在,提示患者以后发生栓塞事件的风险高,也可解释已经发生的栓塞事件。因此答案 C 是正确的。

40%~50% 的活动性心内膜炎患者合并有并发症,是决定预后的主要因素。合并并发症的患者预后较差,因而确定患者并发症风险是重要目标。一些研究试图根据患者的临床及超声发现对其进行风险分层。大多数决定风险分层高低的数据是通过临床获得的,包括年龄,生

物体类型,以及心力衰竭的发展。另外发生卒中是决定心内膜炎患者预后的重要负面因素。

超声心动图中唯一与并发症发生风险增加相一致的参数是赘生物大小。在一项研究中(Sanfilippo et al. 1991),赘生物大小与并发症发生风险有很强的近线性的关系。例如,赘生物<7mm 在所有并发症的发生中占<10%,但是那些赘生物>11mm 的患者占并发症发生者>50%,特别是栓塞事件(高 3 倍)。这种关联在二尖瓣感染的患者中很强(二尖瓣感染的患者较主动脉瓣感染的患者栓塞事件的发生风险)。相似的,葡萄球菌性感染性心内膜炎患者比链球菌感染的患者发生栓塞的风险大。

较大的活动性同样预示着栓塞风险(62% 比 20% 低活动度),在高活动度及赘生物大的患者中栓塞事件尤其高(83%)。

在开始抗菌治疗后,卒中发生的风险确实有大幅的降低,从一开始的 4.82 个每 1000 个患者日到治疗 1 周后的 1.71 个每 1000 个患者日(降低 65%)($P<0.001$)。但是,超声心动图对栓塞的预测对开始治疗的感染性心内膜炎仍适用。在以上的大型研究中,只观察 24% 的患者在开始抗菌治疗后发生栓塞事件,但是赘生物的大小及活动度仍可预测以后的栓塞事件发生风险。

在对 83 位感染性心内膜炎患者的经胸超声心动图研究中,在经过 4~8 周的治疗后赘生物增大或大小无改变的比缩小的发生栓塞事件的风险高(45% 比 17%),脓肿形成风险增高(13% 比 2%),需瓣膜置换(45% 比 2%),死亡率(10% 比 0)(图 41.16 和图 41.17)。

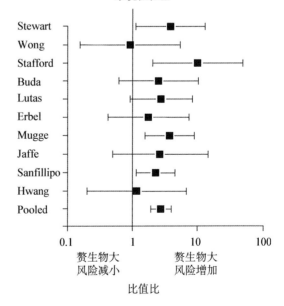

图 41.16 针对赘生物大小能否预测系统栓塞的 meta 分析。增加的风险与大赘生物的关联是 2.80(95% 的可信区间 1.95~4.02,$P<0.01$)

题 15 答案是 A。

选项 A：大而移动的二尖瓣赘生物出现瓣叶穿孔是不正确的。经食管超声心动图的图像显示心内膜炎的迁移包括人造生物主动脉瓣及在脓腔和左心房之间瘘管状的连接，图像的显示中没有看到二尖瓣瓣叶明确的穿孔。

选项 B：彩色 M 型超声对瘘管血流具有诊断性。正确。它显示了在心室收缩期和舒张期之间的震荡波[M 型光标依次通过左心房，左心房和主动脉窦之间的瘘管（脓腔），左心室流出道和前室间隔]。如果存在一个关闭的脓腔，你将会认为仅仅在心室舒张期有血流。

选项 C：人工主动脉瓣上的赘生物具有严重的主动脉反流是显著的。赘生物具有明显的诊断依据，包括人造主动脉瓣的所有瓣叶具有严重主动脉反流的彩色多普勒超声的证据。

选项 D：主动脉瓣瓣膜旁出现裂开的脓肿是正确的。有一种脓肿包括主动脉瓣瓣环，更加明显的在心室舒张期提前的扩张，具有人工瓣膜摇摆的动作（视频图 41.17D，左心室短轴视图）。

几个超声心动图的特征可以识别对于复杂的过程或手术需要具有高风险的患者。这些特征包括大的瓣叶，严重的瓣膜关闭不全，脓腔或者假性动脉瘤，瓣膜穿孔或者裂开，和心力衰竭的证据，见表 41.5 和表 41.6。

经食管超声心动图对于成人感染性心内膜炎的诊断和治疗是首选的影像技术，这些成人对感染性心内膜炎具有高风险或具有中高的临床怀疑性或是在住院患者中那些经胸壁超声心动图得到不佳图像的患者。经食管超声心动图对于检测疣状赘生物和心脏脓肿比经胸壁超声心动图更加敏感。超声心动图的特征显示潜在外科手术的需要可分为以下几点。

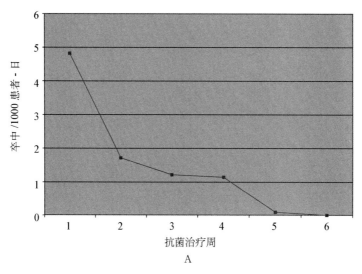

A

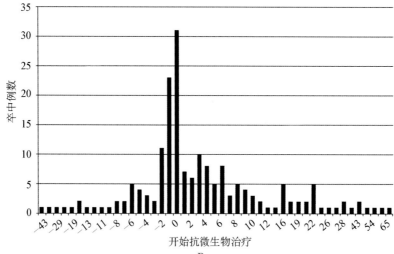

B

图 41.17

- 瓣叶：在全身性的栓塞之后赘生物持续存在，二尖瓣前叶瓣叶的赘生物（特别是＞10mm），栓塞发生在抗生素治疗的前 2 周期间，且尽管给予适当的抗生素治疗，赘生物的大小仍会增大。

- 瓣膜功能失调：严重的主动脉瓣或二尖瓣功能不全可预示心室衰竭，对药物治疗无反应的心力衰竭，以及瓣膜穿孔或者破裂。

- 瓣周的扩大：瓣膜裂开，断裂或成瘘，大的脓肿，或者尽管给予适当的抗生素治疗脓肿仍扩大。

表 41.5	心内膜炎的并发症
结构上的	血流动力学
瓣叶破裂	急性瓣膜反流
连枷瓣叶	瓣叶阻塞
瓣叶穿孔	心脏衰竭
脓肿	心内分流
动脉瘤	心脏压塞
人工瓣膜裂开	瓣周反流
栓塞	
心包积液	
瘘	

表 41.6	感染性病变的具体特征
病变	特征
赘生物	形状不规则，产生不连续振荡回声的包块，黏着于心脏表面并与心脏表面不同的，包括瓣叶，心肌和心脏内的结构
脓肿	增厚区域或局限于心肌内或者瓣环区的包块，伴有以薄层组织分界的非均匀回声或者无回声出现的动脉瘤无回声区
瘘管	心脏收缩的分流被血流多普勒技术鉴别
瓣叶穿孔	瓣叶血流的缺失
瓣裂	人工瓣膜的摇摆动作在至少一个方向上伴有＞15°偏移度

题 16 答案是 C。消耗性的心膜炎，也被称为非细菌性血栓性心内膜炎（NBTE），疣状心内膜炎，赘疣状心内膜炎，通常包括在高凝状态之前瓣膜边缘上的和由内膜损伤导致的血小板凝聚与数条瓣叶上的纤维相互交织形成的（好发于二尖瓣和主动脉瓣）。

疣状物由大量的免疫复合物，单核细胞，苏木素小体和纤维素及血栓组成。治愈常会导致纤维化，瘢痕化，以及在一些情况下出现钙化。如果疣状病变很广泛，治愈过程会导致瓣膜的畸形，导致二尖瓣或主动脉瓣的反流。

大多数例子中高凝状态潜在的风险因素是晚期恶性肿瘤（常见于胰腺，肺，结肠或者前列腺的腺癌），其他原因是抗磷脂抗体综合征（狼疮抗凝剂和抗心磷脂）。赘生物大小多样，从小的（可用显微镜观察的）到大块的和包括典型的位于瓣叶边缘的（"接吻病变"）。当疑似时，诊断检查将包括排除潜在性的恶性肿瘤，高凝状态的标记物（包括狼疮抗体和 IgG 抗心磷脂抗体的血清水平）。

多数临床表现来自全身性的栓塞（中枢神经系统，脾，肾和四肢）而不是瓣膜的功能不全。超声心动图诊断能够辨别一半的没有听诊杂音和小的病变（＜2mm）不能被确定的患者。

治疗：见于 2008 年美国胸内科医生学会的指导方针。没有栓塞现象证据的患者，抗血小板或抗凝的治疗考虑用于这些有疣状赘生物的患者或有严重瓣膜增厚的患者身上及一定要用于有血栓的所有患者。潜在恶性肿瘤的治疗，在非细菌性血栓性心内膜炎的诊断时常转移，将尝试用于适当的患者。如果存在持续的严重瓣膜功能不全，瓣膜手术考虑用于一些潜在性的状况经治疗后可合理的预测其生存性的精选案例。

题 17 答案是 B。疑似感染性心内膜炎的诊断，当其具有一个重要标准（葡萄球菌菌血症）和两个次要标准（静脉注射毒品和发热）。

（视频图 41.19A 和 B）经胸壁超声心动图对包括赘生物、主动脉瓣和二尖瓣没有确诊的依据，以及彩色多普勒说明没有反流。视频图 41.19C～E 证明三尖瓣和肺动脉瓣的正常功能，充足的经胸壁影像不能提供确诊心内膜炎的超声心动图证据。

感染性心内膜炎的临床诊断在不应用超声心动图时常不易确诊。1994 年的感染性心内膜炎 Duke 标准对感染性心内膜炎的诊断发行了新的标准，这一标准十分依赖于超声心动图发现的证据。在最初的研究中，405 例回顾性案例在主要标准和次要标准的存在或缺乏的基础上被评估和分类为确诊，疑诊或否定诊断。与以前用过的标准比较，被提议的 Duke 标准在更多情况下被分类为确诊的感染性心内膜炎。在大多病例明证实了的案例中，Duke 诊断标准（80%）与冯·雷恩诊断标准（51%）比较具有更高敏感性（表 41.7），尽管原来的诊断标准在感染性心内膜炎的诊断上通常被认为是一个重要的进步，在解决随后的出版物上存在局限性（Li et al. 2000）。如前描述，应用主要和次要标准，患者被分为感染性心内膜炎的确诊，疑诊或否定诊断。

表 41.7　冯·雷恩诊断心内膜炎标准和 Duke 诊断心内膜炎标准比较

Duke 诊断标准	冯·雷恩诊断标准			
	可能	疑似	否决	总计(%)
确定的	65	59	11	40
疑似	6	56	87	44
否决	0	0	52	15
总计	21%	34%	45%	100

感染性心内膜炎的诊断有确诊(两个主要标准,或一个主要 + 三个次要标准,或者五个次要标准),疑诊(一个主要标准,或一个主要 + 三个次要标准)和否定诊断(感染性心内膜炎明确的鉴别诊断解释依据,或者经过≤4天抗生素治疗的感染性心内膜炎综合征的决定,在外科手术或者尸检中无病理依据的感染性心内膜炎,经过≤4天抗生素治疗,或不符合感染性心内膜炎早期的疑似诊断)。

对于心脏瓣膜病患者的治疗方式随后得到了美国心脏病学会/美国心脏协会实践指南的认可(Bonow et al. 2006)。

题 18 答案是 C。超声心动图显示主动脉瓣上的赘生物(视频图 41.20A)和没有证据表明的瓣周脓肿,反流或破裂(视频图 41.20A~C)。没有直接扩散或并发症(例如穿孔)的二尖瓣前叶瓣膜有小的赘生物和轻度二尖瓣反流。(图 41.11)脉冲多普勒演示经过人造主动脉瓣无明显受阻的早高峰(12mmHg 的最高梯度和 7mmHg 的平均梯度)。主动脉瓣的加速度时间(<100ms),和典型的人工瓣膜敲击的开放和关闭。

由于以下几点,很难评估人造瓣膜心内膜炎,特别是机械瓣膜:阴影,假体材料的信号流失,混响(二维和彩色多普勒)和缝合材料。假体的类型和位置也影响诊断的准确性。例如,通过经胸壁超声心动图和经食管超声心动图,二尖瓣的假体比主动脉瓣假体相对比较容易评估。右心假体通过经胸壁超声心动图更易评估。

当出现一些假体故障的间接证据时你可以考虑假体瓣膜心内膜炎。

当经胸壁超声心动图评估时,下面几点将用于每一个机械假体。

1. 常与以前的超声心动图比较(当可以得到时)。

2. 脉冲和频谱多普勒评估(评估主动脉和肺动脉假体的轮廓,密度,加速时间,对二尖瓣和三尖瓣修复术加压半倍,开放和关闭敲击)。

3. 血流流经不同的瓣叶和每搏容量与重要的反流的流失有关联。

4. 了解假体瓣膜反流的正常模式(彩色多普勒)(St. Jude 假体,彩色多普勒将显示简洁的,非湍流的反流伴随一个中心和两个外围喷气流,每次收缩有<5ml 反流量)。

5. 假体的 M 型评估(评价开放和关闭及在心动周期内的倾斜)。

6. 利用对比(生理盐水对右心假体和超声造影 LVO)对左心假体)。

人工瓣膜心内膜炎是感染性心内膜炎最严重的形式,经常很难诊断,发生于 1% 到 6% 的假体瓣膜患者中,每年发病率 0.3% 到 1.2%,与预后差关联密切(20%~40%的死亡率)。

占到所有感染性心内膜炎的 10%~30% 和侵袭机械的和生物假体瓣叶相等。早期的 PVE(在 1 年内的外科手术中,常见病原菌是 37% 的凝固酶阴性葡萄球菌和 24%金黄色葡萄球菌),现在的 PVE(>1 年,同样的病原菌,例如感染性心内膜炎)有不同的微生物剖面图,PVE 的后果包括瓣叶穿孔,反流,受阻或者狭窄的瓣周脓肿,裂开,假性动脉瘤和瘘管;因此,经食管超声心动图在诊断中具有十分重要的地位。Duke 诊断标准显示对自体瓣膜心内膜炎的诊断有帮助,具有 70%~80%的敏感度,但是对 PVE 不太有用,因为其在此设置的敏感度较低。对于人工瓣膜心内膜炎,经食管超声心动图对瓣膜诊断可以显示 86%~94% 的敏感度及 88%~100%的特异度,然而经胸壁超声心动图的敏感度只有 36%~69%。

用超声心动图评估时,辨别人工瓣膜的缝合环和支撑结构是很重要的(强回声),瓣膜的线股(常可看到)和血管翳形成(所有都很难与赘生物的生长区别)。因此,对于鉴别可以获得的回顾任何术后前的超声心动图是很重要的,几个与 PVE 预后不良有关的因素:高龄,葡萄球菌感染,早期 PVE,心力衰竭,脑卒中和心脏脓肿。

手术策略(彻底的清创术包括假体的去除,所有异物,任何手术前剩余的钙化)被推荐为 PVE 的高风险亚组(心力衰竭,严重的假体功能障碍,脓肿,或者持续的菌血症)。尽早手术对于葡萄球菌或者真菌或其他强的耐药菌的感染者是频繁需要的。相反的,患有简单的非金黄色葡萄球菌患者及非真菌晚期 PVE 可经非手术治疗。但是,最初用药物治疗过的患者需要密切随访,因为具有迟发事件的风险。

决定进行手术是一件复杂的事情,必须依赖于临床标准也要参考超声心动图的发现(见 2006 AHA/ACC 人工瓣膜心内膜炎患者外科手术指南(表 41.8)。

表 41.8	人工瓣膜心内膜炎患者外科手术

分级 I

1. 咨询心外科医师指导患有人工瓣膜的感染性心内膜炎患者(分级:C)
2. 手术指导患有人工瓣膜的感染性心内膜炎患者,出现心力衰竭者(分级:B)
3. 手术指导患有人工瓣膜的感染性心内膜炎患者,出现瓣膜裂开并有透视检查或超声心动图的患者(分级:B)
4. 手术指导患有人工瓣膜的感染性心内膜炎患者,出现阻力增加或反流恶化的证据的患者(分级:C)
5. 手术指导患有人工瓣膜的感染性心内膜炎患者,出现并发症等(脓肿形成)(分级:C)

分级 Ⅱa

1. 手术对患有人工瓣膜的感染性心内膜炎患者是合理的,尽管给予适当的抗生素治疗仍出现持续菌血症或者复发性栓子的证据(分级:C)
2. 手术对患有人工瓣膜的感染性心内膜炎患者是合理的,出现复发性感染(分级:C)

分级 Ⅲ

常规手术不表明患有简单的人工瓣膜的感染性心内膜炎患者是由于敏感菌的第一次感染造成的(分级:C)

题 19 答案是 C。图中示主动脉脓肿患者主动脉壁增厚及脓肿区显示为无回声,彩色多普勒显示通过脓腔口血流通过。

视频图 41.21A、B 显示主动脉瓣周感染和环形脓肿引起的主动脉壁增厚、无回声区脓肿和瓣叶断裂。彩色多普勒证实脓腔已经破入右心房(视频图 41.21C)。

瓣周感染、脓肿形成及局部感染是感染性心内膜炎最严重的并发症之一。合并感染性心内膜炎的患者,瓣周脓肿手术或尸检的发生率为 30%～40%。主动脉及其相邻组织更易形成脓肿,且瓣周感染的发生率为 41%,远高于二尖瓣发生率 6%。瓣周脓肿的常见危险因素为葡萄球菌感染、肠球菌感染或静脉注射药物者。

得到抗生素治疗但仍长期发热或者心电图有异常表现者,应考虑瓣周脓肿可能性。经食管超声心动图较经胸超声心动图有更好的优势,其敏感度、特异度、阳性、阴性预测值分别为 87%、95%、91% 和 92%,尽管经胸超声心动图的特异度为 99%,但敏感度较低(28%、87%)。所以经胸超声心动图可能会漏诊许多瓣周脓肿的患者。瓣周脓肿的患者发生周围栓塞致命的风险很高,一项研究结果表明,瓣周脓肿患者的栓塞发生率是非瓣周脓肿患者的 2 倍(64%、33%),同时也有较高的死亡率(23%、14%)。

瓣周脓肿可以扩展到周围组织影响传导系统(导致多种心脏传导阻滞),同时可以影响瓣膜功能导致反流。影响传导系统最常见的感染是主动脉瓣,尤其累及右、无冠瓣交界(这个解剖位置覆盖的心包膜包含近端的心脏传导系统)。几乎很少见瓣周感染导致冠状动脉阻塞引起急性冠状动脉综合征。脓肿破裂可能导致与心脏的腔室相通。超声心动图可以发现心脏两个腔室之间的交通(如左、右心室),或者主动脉根部与心腔交通(如主动脉窦部与左、右心房的交通),彩色多普勒可以证明脓腔的血流在管腔中或者流向另一个腔室。这取决于主动脉哪一个窦部受累,瘘管的位置变化多端,都可能影响血流方向。

霉菌动脉瘤为血管壁的一个无回声凸起,常常为感染性心内膜炎导致主动脉滋养血管栓塞或直接侵袭主动脉瓣膜进而感染主动脉窦部,随之向外传播引起血管壁病变。动脉分叉处易受栓子的撞击,也是霉菌动脉瘤最常发生的位置。感染性心内膜炎导致霉菌动脉瘤最常见于颅内血管,其次是内脏动脉,很少见与主动脉根部或窦部,许多方面和脓肿是相似的,它常常通过一个单独的孔与血管相交通,因此,它可以填充感染的物质或充满血流,同时这种动脉瘤破裂产生心脏内分流也可能影响主动脉瓣功能。

题 20 答案是 D。手术是可行的,该病例没有临床预测死亡率的高危因素,如葡萄球菌感染、心力衰竭、瓣周脓肿、大的赘生物和严重的瓣膜反流。

视频图 41.22 示包括主动脉瓣叶和二尖瓣前叶的较大赘生物及彩色多普勒显示的主动脉瓣大量反流,同时由于周围多束反流证实主动脉瓣叶穿孔。由于主动脉瓣严重反流和舒张中晚期血液反流入左心房导致二尖瓣的提前关闭(图 41.12A)和舒张期二尖瓣反流(图 41.12C)。上述表现在视频图 41.22 中也有体现,但是难以通过实时二维(40～60 帧/秒)和彩色多普勒(15～30 帧/秒)来分辨,而 M 型有着较高的实时帧频扫描(1000～2000 帧/秒),可以清晰的证实二尖瓣的提前关闭。经食管超声心动图(视频图 41.23)所示证实上述结果,同时彩色多普勒显示多个起源的主动脉瓣反流证实瓣周感染和主动脉瓣叶穿孔。

由于没有早期的手术干预其预后较差,选择药物治疗或再次经食管超声心动图或姑息手术都是不错的选择。感染性心内膜炎合并心力衰竭和脓肿时手术推荐证据等级为 I 级(2006 AHA/ACC Guidelines)。

死亡的预测因子——许多研究已经证实感染性心内膜炎,葡萄球菌感染、心力衰竭、栓塞、瓣周脓肿、巨大赘生物(大于 10mm)、手术并发症、不符合手术适应证以及持续的菌血症都是死亡的危险因素。

1980 年以来大量研究示,感染性心内膜炎治疗的死亡率为 13%～20%。感染性心内膜炎的死亡率增加与高龄(65～70 岁)、合并其他疾病、主动脉瓣感染、进展性心力衰竭、肾衰竭及神经系统的并发症有关。心力衰竭患者早期的手术治疗导致瓣膜功能障碍也增加了心力衰竭患者的死亡率。因此,脑卒中事件、难以控制的感染及心脏脓肿已经占据近年来报道死亡的主要部分。

人工瓣膜感染性心内膜炎(PVE)比自身瓣膜的感染性心内膜炎(NVE)的预后差。PVE 术后 2 个月以内的死亡率明显增高,术后 2 个月也增高(70%、45%)。PVE 的预后可从手术干预获益,死亡率从 36% 减少到 14%。而长期生存率受中重度心力衰竭的不利影响。

NVE 的患者使用药物或药物手术联合治疗以后,5 年生存率从 71% 提高到 88%,10 年生存率从 61% 提高到 81%。经过手术治疗的 NVE 患者,5 年生存率为 70%～80%。

在这些急需手术的患者中,持续性感染和肾衰竭是预测死亡率的因素,另外有手术禁忌证的患者预测手术风险是不准确的。

题 21 答案是 B。

选项 A 是一个有静脉药物注射史的 28 岁男性患者出现高热、寒战,超声心动图(视频图 41.24)可见由于感染性心内膜炎导致的二尖瓣瘤和瓣膜穿孔,这种情况手术推荐证据级别为Ⅰ级。

选项 B 是一个 65 岁女性由于风湿性心脏病置换主动脉瓣和二尖瓣以后出现心力衰竭的患者。超声心动图(视频图 41.25)示人工瓣膜难以分辨是否穿孔。如前所述人工瓣膜置换后手术缝合线长期作用可能会类似于瓣膜赘。临床表现可用于鉴别是否感染,与术前的超声心动图进行比较也有助于鉴别。

选项 C 是一个有静脉药物注射史的 38 岁女性出现三尖瓣赘生物,经过 8 周药物治疗以后,菌血症得到控制,超声心动图示三尖瓣慢性赘生物(钙化),且瓣叶周围有严重反流。三尖瓣功能障碍合并右心室功能不全时需要行三尖瓣手术。另一例急性感染性心内膜炎累及三尖瓣超声心动图见视频图 41.29。

感染性心内膜炎累及三尖瓣常见静脉药物滥用者或右心室留置导管。一个 121 例静脉药物滥用者的研究中,所有患者均出现三尖瓣膜赘生物,而肺动脉瓣膜病变仅有 4 例。

一般右心系统感染的赘生物相对较大,通常出现不同程度的三尖瓣反流。即使经过抗感染治疗使临床表现不明显时,瓣膜的损害常常不可忽视。

肺动脉瓣赘生物相对少见并且难以发现,经食管超声心动图的优势也不能体现在右心系统,因为经胸超声可很好地观察三尖瓣,且右心系统的赘生物较大,经胸超声易于诊断,同时两种技术都有较高的敏感性。下面是一个 32 岁女性在儿童期患有 ROSS,近期静脉使用药物以后出现肺动脉瓣膜赘生物导致肺动脉瓣狭窄的病例(视频图 41.30 和图 41.18)。

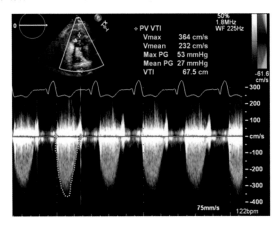

图 41.18

选项 D 是一个 45 岁患者,主动脉瓣和二尖瓣置换人工瓣膜以后感染葡萄球菌,超声心动图显示人工瓣膜赘生物,人工瓣可见一个大的赘生物同时合并瓣膜狭窄。连续多普勒如图 41.19 所示。人工瓣膜合并感染性心内膜炎的患者经胸透或超声心动图发现瓣膜赘生物进行手术的依据是 IB 级。

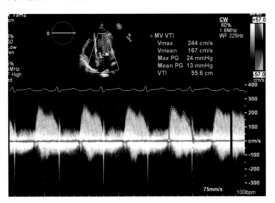

图 41.19

选项 E 是 48 岁的男性合并 HIV 和丙肝出现慢性不适和消瘦,超声心动图示主动脉瓣大的赘生物,合并瓣膜连枷样改变、主动脉瓣脓肿、双瓣纤维化及右心房内导管,这些因素都增加了死亡率。感染性心内膜炎合并心脏传导阻滞、主动脉脓肿或破坏性的穿透损伤(瓦氏窦破入右心房、右心室或左心房;二尖瓣叶穿孔;感染引起的纤维化)均是手术适应证(IB 级)。

(译者 宋宏萍 张 颖)

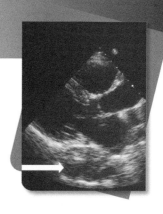

第42章

非心脏病变

1. 在常规经胸超声心动图中心脏以外病变发现的概率是多少?
   A. 非常少见,据记录大概有 0.5%~1.0%
   B. 门诊患者比住院患者更常见
   C. 比较常见,在门诊诊所的发生率大于 10%
   D. 比较常见,据医院的数据报道发生率约 9%
   E. 非常常见,据报道发生率约 15.5%,需要对所有患者的非心脏病变进行严格的评估

2. 如图 42.1 箭头所示结构,最可能是哪项?

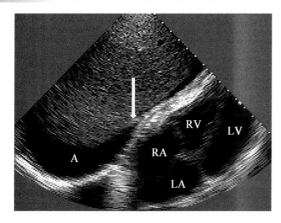

图 42.1

   A. 镰状韧带
   B. 心包膜纤维蛋白组织
   C. 腹水纤维蛋白组织
   D. 心包膜囊肿

3. 68 岁男性患者,既往有糖尿病、高血压、心肌梗死病史,因呼吸困难为主诉入院。体格检查显示患者双肺底呼吸音减弱、心界扩大、下肢水肿。心电图显示陈旧性前壁心肌梗死。胸部 X 线片显示双侧中量胸腔积液及轻度的肺动脉段突出,超声心动图显示左心室轻度扩张,左心室功能中度减低及节段性室壁运动异常。如图 42.2 所示。
   图中显示的大的等回声团块是什么?
   A. 心包肿瘤
   B. 左心室假性室壁瘤
   C. 膨胀不全的肺段

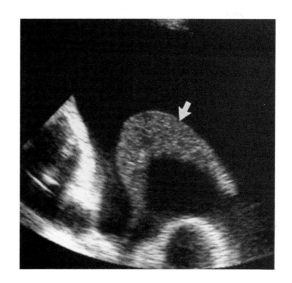

图 42.2

   D. 心脏外壁的肿瘤

4. 以下哪项是经胸超声心动图发现的最严重的心脏外病变?
   A. 剑下切面肝实质中界线清楚的圆形较亮回声
   B. 当患者仰卧位或左侧卧位时位于心脏后的无回声区
   C. 位于胆囊内的强回声团,随患者体位变化而移动,后伴声影
   D. 下腔静脉向右心房内延伸的不规则状密集回声结构
   E. 位于心腔外肝和横膈之间的无回声区

5. 以下哪项可以在一位有大肾肿瘤并侵入下腔静脉并扩散至右心房患者的经食管超声心动中发现?(该患者无肺栓塞的证据)
   A. 右心房内出现彩色多普勒湍流
   B. 房间隔向右心房膨出
   C. 吸气时肝静脉反流
   D. 下腔静脉进入右心房的亮回声团
   E. 三尖瓣反流速度呈喷射样加快

6. 64 岁中年女性,体型肥胖,既往有高血压病史,主因胸骨后疼痛及迅速出现的呼吸困难入院,超声心动图如

下所示(图 42.3,视频图 40.1)。

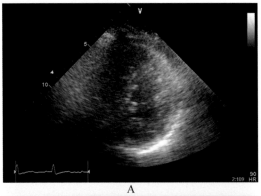

A

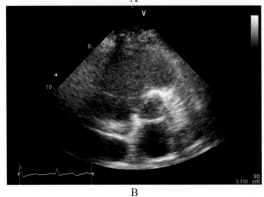

B

图 42.3

该患者胸痛及呼吸困难最可能的病因是什么,最好的即刻处理方案是什么?

A. 急性右心室心肌梗死;紧急冠状动脉造影

B. 左侧心力衰竭;静脉注射利尿剂

C. 骑跨性的肺动脉栓塞;考虑紧急溶栓

D. 骑跨性的肺动脉栓塞;静脉注射肝素钠,防止后续血栓形成

E. 慢性肺动脉高压;紧急左右心导管检查

7. 图 42.4 中箭头所指的结构是什么?

A. 扩张的冠状静脉窦

B. 胸降主动脉

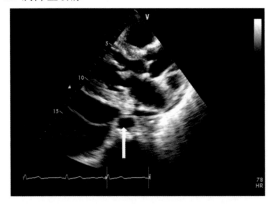

图 42.4

C. 升主动脉

D. 肝囊肿

E. 心包囊肿

8. 如下图 42.5 所示于剑下切面所见下腔静脉内物体最不可能来源于何处?

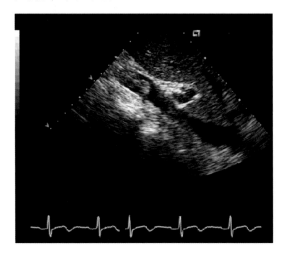

图 42.5

A. 肾上腺瘤

B. 肝细胞癌

C. 结肠癌

D. 平滑肌肉瘤

E. 可能是以上任意一个

9. 一位 82 岁老年女性在心脏电复律之前行经食管超声,在图 42.6 中所见的结构是什么?

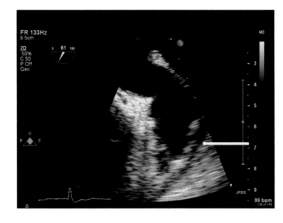

图 42.6

A. 右上肺静脉

B. 横窦

C. 斜窦

D. Coumadin 嵴

E. 肺静脉

10. 72 岁老年女性既往有高血压、高血脂病史,因非典型胸痛而行经胸超声心动图,如图 42.7 箭头所示结构是什么?

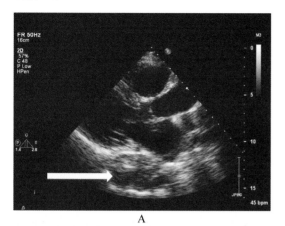

A

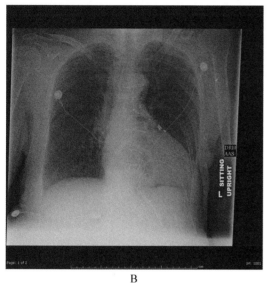

B

图 42.7

A. 降主动脉瘤

B. 扩张的冠状静脉窦

C. 主动脉夹层

D. 食管裂孔疝

E. 心包肿瘤

题 1 答案是 D。常规经胸超声心动图中心脏外病变的患病率很大程度上是通过小样本及个案报道。一项医学中心进行的大样本研究中回顾了一个月内连续超过 1000 人临床完整的经胸超声心动图资料,结果显示 7.5% 患者存在心脏以外病变。研究显示住院患者比门诊患者的心脏外病变患病率高(10.6% vs. 5.3%,$P = 0.003$),且有不断增高的趋势。主要病变包括胸腔积液、腹腔积液、胆石症、转移及静脉血栓等。

题 2 答案是 A。常规经胸超声心动图中发现镰状韧带是确定有无腹水的重要指征。镰状韧带是较薄的做前后摆动的腹膜褶皱,它将肝与前腹壁中线右后方相连起来。在常规经胸超声心动图上常见不到镰状韧带,如果见到常提示有腹水存在。膈下切面是最好的观察切面。心包纤维蛋白组织见于心包腔内,被包含于心包内,因而是不正确的。腹水纤维蛋白组织见于腹腔内,常呈纤细的回声。心包囊肿是呈圆形囊状的结构,与心包毗连,不会呈现线状回声。

题 3 答案是 C。膨胀不全的肺段常见于心脏的横切面但没有在文献中详细描述,常表现为心脏侧面可自由浮动的轮廓清晰的明亮回声,几乎在所有的中-大量的胸腔积液中均可见。区别膨胀不全的肺段与心外的心包肿瘤或囊肿可能是前者不贴附于心包,且外观呈磨玻璃样改变。膨胀不全的肺段在无回声区的胸腔积液中可以非常清楚地显示。该包块可能可以通过胸腔穿刺后消失。CT 成像是理想的鉴别诊断依据。心包囊肿表现为心包旁类圆形的囊状结构,在腹腔内不可见。左心室假性室壁瘤的最佳观察切面是心尖切面,表现为左心室游离壁内膜面的破裂。左心室假性室壁瘤的壁由机化血栓、心外膜的不同部位组成,与真性室壁瘤最好的鉴别方法是前者有"细颈"。心室壁外的心脏肿瘤与心肌层是毗邻的,不会出现在腹腔中。

题 4 答案是 D。答案 A 提示单纯肝囊肿;答案 B 为左侧的胸腔积液;答案 C 是胆石症;答案 D 提示静脉血栓;答案 E 腹腔积液。心脏以外病变在经胸超声心动图中常分为良性、不确定性或严重性。良性的包括简单的肝囊肿、血管瘤、胆石症;这些发现一般不会改变治疗或需进一步的评估。不确定的非心脏病变如胸腔积液、腹腔积液需进一步随访评估。严重的非心脏病变指那些需紧急进行下一步检查或对治疗有很大影响的病变(如转移或静脉血栓)。

题 5 答案是 A。在下腔静脉中可见一个巨大包块,血流流入下腔静脉-右心房连接处时可能有潜在的阻碍。因此彩色多普勒可能显示该处有混杂镶嵌的彩色血流,与狭窄相似。右心房内有梗阻时,右心房内压力可能会升高,因而房间隔会向左膨出。肾细胞肿瘤常呈等回声与囊肿等透亮回声不同。三尖瓣反流束速度没有增快,因而没有肺动脉收缩期峰值压力增高(除非有较大肺栓塞的证据)。该处有肾细胞癌的一般表现。吸气时肝静脉血流反转常见于限制性心肌病,而不见于下腔静脉内肿瘤。

题 6 答案是 C。该图显示了左心室功能加强及右侧肺动脉紧邻主肺动脉分叉处一个可活动的回声密集包块,这是急性肺栓塞。且有右心室扩张,右心功能障碍,以及室间隔向左膨出使右心呈"D"字征提示右心压力过高。该患者的临床征象与右心室压力升高相符,均是由巨大的栓子引起。

编者注:最后决定使用溶栓疗法(包括立即行静脉抗凝),这是在评估个体风险及获益后决定的。在没有禁忌证时,溶栓治疗获益最大的是有以下风险的患者,如卒中、呼吸衰竭、中-重度的右心室张力升高[确定有右心室运动功能减退(如该患者)、右心室收缩压高于40mmHg和(或)心肌生物标记物升高]。因此,答案C是正确的,应考虑溶栓治疗。

题7答案是B。箭头所指的结构是胸降主动脉。胸降主动脉不包含在围心腔内(图42.4所示)。心包位于胸降主动脉前部。在该图中既有心包积液又有胸腔积液。扩张的冠状静脉窦应包含在心包内,与房室分隔处相连。相似的,心包囊肿也在心包腔内。肝在该切面不可见,因此肝囊肿亦不可见。

题8答案是C。常见转移瘤如肾细胞癌、肾上腺肿瘤、肝癌转移至心脏较原发肿瘤多。超声心动图中肾上腺肿瘤、肝癌、平滑肌肉瘤都可表现为下腔静脉内的等回声结构。平滑肌肉瘤是较少见的由平滑组织发生的恶性肉瘤。平滑肌肉瘤可通过形成肿瘤栓子由静脉途径经上、下腔静脉转移至右心房。结肠腺癌通过静脉途径转移至下腔静脉非常少见。结肠癌多由纵隔/胸廓转移侵犯至心包膜及心外膜。有结肠腺癌转移至心室的报道。

题9答案是C。箭头所指的斜窦代表左心房与心腔后方的心包腔区域,当有心包积液时很容易看见。

答案A是错误的,因为该处的小无回声区与左心耳的边界相连,对于肺静脉说太小,且该结构靠近左侧而非右侧,在肺静脉走行的上部。横窦是大动脉后部的空间。Coumadin嵴(之所以这样出题是因为出现过将其误认为心房血栓)是分隔左上肺静脉与左心耳的正常解剖结构。斜窦常见于经食管超声心动图观察左心耳时。

题10答案是D。图42.7A箭头所指心脏左侧后部的无回声区部分挤压了左心房,与食管裂孔疝的好发位置和回声表现一致。胸片也证实为一个巨大的食管裂孔疝。食管裂孔疝可压迫左心房,在经胸超声心动图上常被误认为是左心房内的包块。饮用碳酸饮料可在胃内产生对比效应,有助于诊断食管裂孔疝。短轴切面及剑下切面可帮助显现疝。食管裂孔疝常将降主动脉挤向后方,因此降主动脉在左心室长轴切面上常不能显示。扩张的冠状静脉窦在房室沟内最易见。尽管囊状的主动脉瘤在该位置可见,应该考虑鉴别诊断,但该回声及胸片不是典型的主动脉夹层表现。心包肿瘤常与心包积液相关,且极少如此巨大。

(译者　宋宏萍)

第43章

正常及异常心包

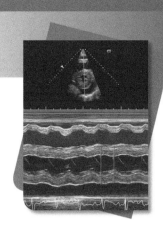

1. 心包结构层次顺序正确的是(由内向外)？

   A. 心包壁层,心外膜脂肪层,心包腔,心包脏层,心包脂肪层

   B. 心外膜脂肪层,心包壁层,心包脏层,心包腔,心包脂肪层

   C. 心外膜脂肪层,心包脏层,心包腔,心包壁层,心包脂肪层

   D. 心包脂肪层,心包脏层,心包腔,心包壁层,心外膜脂肪层

   E. 心包脏层,心包腔,心包壁层,心外膜脂肪层,心包脂肪层

2. 心包厚度的评价？

   A. 经胸超声心动图可以精确地测量正常的及增厚的心包结构

   B. 经食管超声心动图较经胸超声心动图测量增厚的心包结构更为精确

   C. 心包厚度正常即可排除缩窄性心包炎

   D. 心包厚度>2mm可考虑缩窄性心包炎

   E. 经胸超声心动图测量心包厚度时,仅能测量心包脏层厚度

3. 在胸骨旁左心室长轴切面,M型超声所显示的心包积液生理值是？

   A. 在完整心动周期中始终可探及的左心室后壁心包脏层与壁层之间的无回声区

   B. 仅在收缩期可探及的左心室后壁心包脏层与壁层之间的无回声区

   C. 仅在舒张期可探及的左心室后壁心包脏侧与壁层之间的无回声区

   D. 在吸气相可探及右心室前壁心包脏层与壁层之间的无回声区

   E. 正常情况下M型超声无法探及心包腔液性暗区

4. 患者,男,73岁,2天前急性非ST段抬高型心肌梗死后行左心室功能的超声评估。冠脉造影提示,右冠状动脉中段90％阻塞及左前降支和左回旋支血管壁不光滑。药物洗脱支架成功置入右冠状动脉,无并发症发生。当前无明显症状,血压稳定。心电图示:正常窦性心律,电轴正常,未见ST段异常。超声心动图示:左心室心腔大小及收缩功能正常;可见轻度三尖瓣及二尖瓣反流,未见心包积液。三尖瓣反流有20％呼吸变化,而二尖瓣反流则没有。胸骨旁切面可见心包后壁回声增强。(图43.1)对于此声像图表现可能的解释是什么？

   A. 心肌梗死后综合征

   B. 缩窄性心包炎所致的心包钙化

   C. 非ST段抬高型心肌梗死引起的心肌炎症

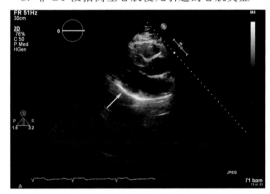

图43.1

   D. 急性心包炎

   E. 正常心包声像图表现,因为心包膜本身是高反射结构

5. 下列哪一项临床案例提示不适合行超声心动图观察心包？

   A. 76岁女性患者,一年前行主动脉瓣置换术,每年监测超声检查提示心包腔少量积液

   B. 48岁女性患者,有乳腺癌病史,行乳腺肿瘤切除术及后续放、化疗,因医源性双下肢难治性水肿就诊

   C. 56岁男性患者,6周前急性前壁ST段抬高型心肌梗死伴有非典型胸痛就诊

   D. 62岁男性患者,司机,车祸伤,经过补液治疗后血

压仍低

E. 68 岁女性患者,不明病因的心包腔中量积液,行诊断性心包穿刺术

6. 50 岁患者因机动车事故就诊,为评估呼吸短促症状行心脏彩超,图中箭头所指是什么(图 43.2)?

A. 非血性心包积液

B. 胸壁

C. 心包肿瘤

D. 心外膜脂肪

E. 右心室壁

7. 55 岁男性患者,非典型胸痛和呼吸困难,行超声心动图检查。患者无外科手术史及内科治疗史,当前没有服用任何药物。查体血压正常,胸骨左下缘可闻及 2/6 级收缩期杂音及横向移动的心尖冲动。心电图示:正常窦性心律,电轴正常,不完全性右束支阻滞及 R 波递增不良。超声心动图示,左心室大小及功能正常。室间隔矛盾运动。右心室略大,功能未见异常。收缩期三尖瓣轻度反流,峰值流速约 2.2m/s。主动脉瓣,二尖瓣及肺动脉瓣未见异常。下腔静脉内径＜2cm,吸气时塌陷。此患者最有可能的诊断是什么?

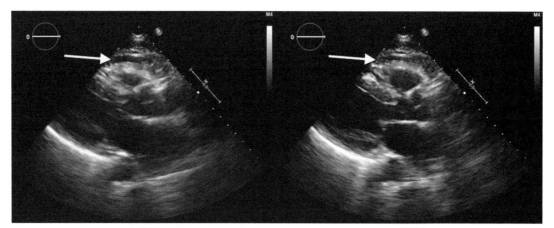

收缩期   舒张期

图 43.2

A. 无症状性心肌梗死

B. 三尖瓣下移(Ebstein)畸形

C. D 型-大动脉转位

D. 先天性心包缺如

E. 右向左分流

8. 38 岁男性患者,因心脏杂音就诊。超声心动图提示:右心房近房室沟旁侧可探及直径约 4cm 的无回声区。彩色多普勒未见明显血流信号。应采取的下一步措施是什么?

A. 声学微泡造影或生理盐水造影

B. 建议 PET

C. 建议心脏 CT

D. 建议心脏 MRI

E. 建议心导管检查术

9. 患者,男,45 岁,过往无重大疾病史,表现为劳力性呼吸困难。行超声心动图检查,患者取左侧卧位。胸骨和胸廓肌肉骨骼未见异常且努力地去获得一个胸骨旁左心室长轴切面,检查者发现仅在探头横向移动至左侧腋中线时方可获得满意的声像图,其余常规声窗位置无法获得。房、室及大动脉连接正常,走行正常,此患者最可能的诊断是?

A. 马方综合征

B. 慢性阻塞性肺疾病

C. 先天性心包缺失

D. 右位心

E. 埃布斯坦畸形

10. 患者,男,63 岁,因劳力性呼吸困难就诊。行超声心动图发现心包壁层有回声致密的包块并心包腔中等量积液,下列选项哪项是最常见的原发性心包恶性肿瘤?

A. 脂肪瘤

B. 纤维肉瘤

C. 血管肉瘤

D. 黑色素瘤

E. 间皮瘤

题 1 答案是 C。心外膜外层为心外膜脂肪层(图 43.3A)。心外膜脂肪层外是心包脏层和心包壁层。脏层和壁层之间的区域是心包腔,心包壁层以外是心包脂肪层。心包层增厚时或心包腔有积液时,超声心动图可以探查到这些层次结构(图 43.3B,视频图 43.1)。

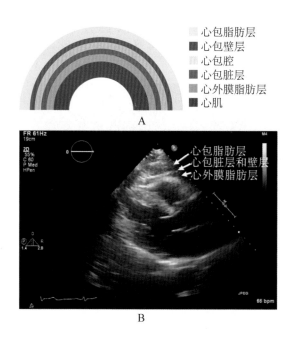

图 43.3　A. 不同颜色图示代表不同的心包结构；
B. 胸骨旁长轴切面 2D 图像，显示心包脂肪、心包、心外膜脂肪。正常情况下，脏层与壁层心包很薄，在没有心包积液的情况下，两者不易区分

题 2 答案是 B。经胸超声心动图评估心包厚度的敏感性较低（46%～63%）(1、2)。Ling LH 等的研究显示，在识别大于 3mm 的心包层厚度时，经食管超声心动图的敏感度为 95%，特异度为 86%（以 CT 结果作为参考标准）。评价缩窄性心包炎的心包层厚度时，约 82% 患者的心包厚度增加，剩下 18% 的患者心包厚度正常。因此，选项 C 和 D 不正确。心包厚度大于 4mm 对诊断缩窄性心包炎有帮助。在无心包积液的情况下，超声心动图无法区分心包脏层和壁层。因此，选项 E 不正确。

题 3 答案是 B。M 型超声下，左心室后方可在收缩期探及生理性心包积液，而舒张期无法探及（图 43.4）。根据 Horowitz 分类，仅在收缩期可探及后壁心外膜和心包之间有无回声区的患者，其心包积液的量少于 16ml。

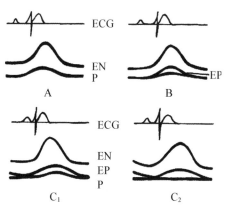

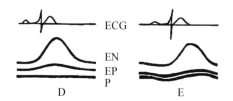

图 43.4　后壁心外膜和心包在有、无心包积液时的运动。图 A,B 和 C₁ 是心包积液少于 16ml 时的情况，图 C₂ 代表少量心包积液，特别是心脏增大的时候，D 代表典型的心包积液，E 是指增厚的心包

题 4 答案是 E。正常的心包壁层是高反射结构，这一发现可见于大多数具有良好声窗的患者。心肌梗死后综合征通常发生在心肌梗死或因心脏搭桥术而做心切开的数周后，而不是几天后。心肌梗死后综合征的患者会有典型的急性心包炎症状，如胸痛或超声探查到心包积液。心包钙化在超声心动图上难以诊断且基本上难以显像。同样，二尖瓣反流时没有呼吸变化率，这在缩窄性心包炎是可以见到的（呼吸变化率＞25%）。超声心动图不能常规诊断心肌炎或心包炎。急性心包炎最常见的异常征象是心包积液；然而，如果没有任何临床症状和体征的急性心包炎是无法靠超声心动图诊断的。

题 5 答案是 A。对于有少量心包积液的患者，或者近期（3 年内）做过心脏瓣膜置换术且临床状态无明显变化的患者，重复的超声心动图一般不适宜。B 选项中的患者，有辐射暴露史和缩窄性心包炎的临床可疑症状，是行超声心动图的适应证。C 选项中的患者，表现疑似心肌梗死后综合征并且伴有心包积液导致的劳力性呼吸困难。D 选项中的患者，心脏挫伤并心包腔血性积液。

　　E 选项中的患者，利用超声引导辅助心包穿刺术是行之有效的方法。

题 6 答案是 D。图 43.2 中箭头所指的是右心室前的混合回声区。这是典型的心外膜脂肪层声像图。心外膜脂肪层一般见于右心室壁和胸壁之间，声像图显示接近无回声区，并且会随着右心室壁运动（视频图 43.2）。心包积液通常是无回声区，尽管心包腔血肿可以显示为混合回声区（选项 A）。胸壁（选项 B）位于箭头所指的结构前方。心包肿瘤（选项 C）一般伴有心包积液。右心室壁（选项 E）在箭头所指结构的后方。心外膜脂肪的出现与冠状动脉疾病的发病率增加有关。

题 7 答案是 D。此患者极有可能患有先天性心包缺如。心尖的横向移位，左心室正常大小，室间隔矛盾运动及右心室增大均是先天性心包缺如的征象。声窗位置一般要随着心脏的移位而变动。无症状性心肌梗死（选项 A）不会引起心尖横向偏离。（选项 B）一般会有三尖瓣异常的证据，如埃布斯坦综合征中的隔瓣、后瓣向心尖移位。在

D 型大动脉转位的患者中,右心室必须支持体循环压力,而这会引起三尖瓣血流的峰值流速远远大于 2.2m/s。右向左分流(选项 E)存在时,不太可能导致右心室增大,而右心室收缩压正常。

题 8 答案是 A。此患者可能患有心包囊肿或冠状动脉瘤。在这个时候,经胸超声心动图可以通过血管内注射人工微泡造影剂(Definity or Optison 均可)或生理盐水造影剂来区分此两者。生理盐水微泡造影剂对于诊断右向左分流的评估有效。生理盐水微泡造影剂一般会局限在肺毛细血管膜且不会出现在左心室,除非有心内右向左分流或肺内分流。如果患者有右向左分流,但没有足够的微泡进入左心用于评估囊性包块,那就应该考虑应用人工微泡造影剂。声学造影剂的结构小于盐水造影剂,且可以透过肺循环直达全身体循环动脉系统。如果患者有冠状动脉瘤,那么病变结构中央就会有造影剂充填。然而如果病变结构内是没有血供的,其中央就会保持无回声。这些造影检查应该在心脏 CT,心脏 MRI 及心导管检查术(选项 C,D 和 E)之前优先使用。PET 扫描在心包囊肿的诊断中没有意义。

题 9 答案是 C。在先天性心包缺如的患者身上,左心室长轴会左移(图 43.5)。随着心室向左转动,检查者须了解到心轴会明显偏移,须从腋中线甚至更偏的位置才能获取图像。有马方综合征(选项 A)和慢性阻塞性肺疾病(选项 B)的患者胸腔的长度会增加,很可能在不显著影响胸骨旁切面的情况下得到更加垂直的心脏切面。明显胸廓畸形的患者(马方综合征患者可能会见到)心脏位置和心轴会偏移,但此患者胸部平片正常。和题中的患者一样,在右位心(选项 D)患者的胸骨左旁声窗很难得到的声像图,但不可能在左腋中线位置获得声像图。埃布斯坦畸形(选项 E)一般只会出现右心室心房化,而不是心轴的整体偏转。

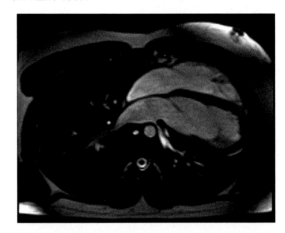

图 43.5 先天性心包缺如患者的心脏 MRI 提示心轴极度左移。这类患者行超声心动图检查需要技师在非常规声窗处获得图像

题 10 答案是 E。

心包原发恶性肿瘤极其罕见,其中间皮瘤最常见。其他的有记载的心包恶性肿瘤不常见。心包最常见的恶性病变是转移瘤。黑色素瘤会以转移灶出现在心包,而不是原发灶。

(译者 于 铭)

第44章

心包积液

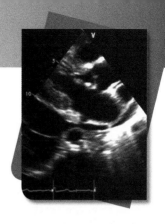

1. 44 岁患者以胸痛和低血压来急诊就诊。胸部平片示：心影增大。肌钙蛋白 3.4 ng/dl。急诊内科医生怀疑血压低是心脏压塞所致,欲行超声心动图,下列选项中最恰当的措施是什么?

    A. 患者目前急需行心包积液穿刺术,行穿刺术时可行超声心动图但不应该耽误心包穿刺,故此时不宜行超声检查

    B. 心包积液量至少 200ml 时,心影才会显示增大。然而急诊超声心动图对于心包积液和血流动力学的异常有积极意义

    C. 应最先静脉给液,若血压回升,超声心动图就不必要做

    D. 心肌酶谱的异常升高基本可以否定心脏压塞的诊断

    E. 床旁心包穿刺术应优先于超声心动图

2. 5 位有不同劳力性呼吸困难的患者来你这里行超声心动图检查,发现每位患者都有少到中量的心包积液。哪一位患者超声心动图最不可能发现心包积液?

    A. 32 岁女性患者,孕 34 周

    B. 55 岁女性患者,肺动脉高压(Ⅲ级)

    C. 72 岁男性患者,重度主动脉瓣狭窄

    D. 21 岁男性患者,行传统癫痫治疗

    E. 45 岁女性患者,患有结节病

3. 下列哪一项因素最不可能与心包炎患者的心肌酶谱(肌钙蛋白)水平升高有关?

    A. 男性

    B. 高龄

    C. 心电图示 ST 段抬高

    D. 消化系统症状

    E. 超声心动图示左心室功能降低

4. 65 岁患者因胸痛行超声心动图检查,下列哪项最不可能是图 44.1 中前方无回声区出现的诱因?

    A. 淋巴瘤

    B. 脂肪

    C. 胸腺瘤

    D. 神经鞘瘤

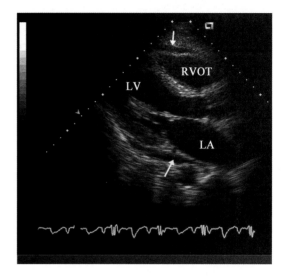

图 44.1

5. 患者,72 岁,患乳腺癌,因四肢无力在急诊就诊。胸部 CT 扫描提示大量的心包积液,行超声心动图检查(图 44.2)。心内科医师通过患者的心脏二维超声诊断为心脏压塞。下列哪项二维声像图表现最支持心内科医师的诊断?

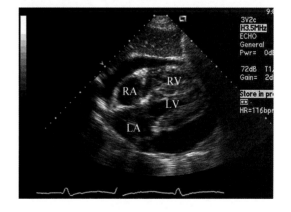

图 44.2

    A. 收缩晚期右心室流出道塌陷并舒张期 1.5cm 的心包积液

    B. 收缩早期右心房塌陷并舒张期 2.0cm 的心包积液

    C. 心室舒张期左心房塌陷并舒张期 2.1cm 的心包积

液

D. 心室收缩期 3.4cm 的心包积液

E. 心室舒张末期右心房塌陷并收缩期 1.8cm 的心包积液

6. 在图 44.3 中，下列选项哪一项最不可能是心包积液的原因？

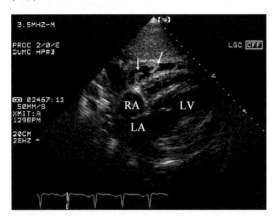

图 44.3

A. 因操作不规范的腹膜透析引起的尿毒症

B. 细菌性心包炎

C. 任何病因导致的慢性积液

D. 转移性黑素瘤

E. 先兆子痫

第 7、8 题共用题干

见图 44.1 和视频图 44.1。

7. 图 44.4 中箭头所指的后方无回声区被诊断为胸腔积液。下列哪一项陈述支持该诊断？

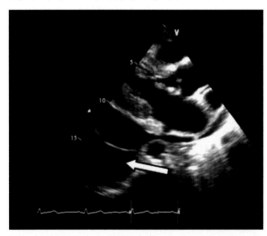

图 44.4

A. 液区仅在左心房后方更可能是心包积液，而非胸腔积液

B. 液区范围延伸至胸主动脉后方是胸腔积液

C. 心外膜可以区分胸腔积液和心包积液，此患者的心外膜厚度正常

D. 纤维分隔光带的出现提示心包积液的可能

E. 与心脏轮廓平行的液性暗区更可能是胸腔积液

8. 图 44.4 和视频图 44.1 可以看到另外两个相对常见的超声心动图表现。下列哪一项最为精确地辨别了图 44.5 中所示的回声密集区（窄箭头所指）和无回声区（宽箭头所指）的各结构？

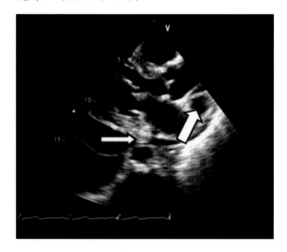

图 44.5

A. 纤维蛋白组织和充满分隔的心包积液

B. 恶性病变的心包转移灶和正常的右肺动脉分支

C. 良性的心包脂肪团和增宽的右肺动脉分支

D. 良性的心包脂肪团和冠状动脉粥样硬化斑块

E. 恶性的心包脂肪团和增宽的肺静脉

9. 下列关于心脏压塞中频谱多普勒的呼吸变化的哪一项陈述最不准确？

A. 二尖瓣和三尖瓣血流量随着呼吸变化时胸内压改变的生理性反应夸大

B. 在持续性哮喘患者中多普勒血流变化会被夸大

C. 通过二尖瓣血流而观察到频谱多普勒的呼吸变化比起通过三尖瓣血流而观察到的更为明显

D. 对于心脏压塞来说，多普勒血流的呼吸变化指标具有一定的敏感性，但不具有特异性

E. 如果呼气相二尖瓣血流 E 峰达到 1.2m/s 而吸气相仅为 0.9m/s，那么变化率就是 33%

10. 患者，女，65 岁，肺癌，表现为呼吸短促和头晕。1 周前就诊于她的初级护理医师，体检发现颈静脉高压以及踝关节水肿，怀疑心力衰竭，开始进行利尿治疗。今日测量心率 92 次/分，血压 87/55mmHg，颈静脉压 6cm，未闻及奇脉。超声心动图示：左心室收缩功能正常，有中量心包积液。下腔静脉内径 1.4cm，吸气时塌陷。下列关于此患者的陈述哪一项最正确？

A. 吸气相下腔静脉塌陷基本上可以排除心脏压塞

B. 心包积液可能是利尿剂的不良反应

C. 扩容治疗可以引起典型的心脏压塞表现

　　D. 心脏压塞时右心二维图像不太可能出现异常

　　E. 心脏压塞时多普勒图像不太可能出现异常

11. 缩窄性心包炎中,下列哪一项是正常肝静脉血流的呼吸模式?

　　A. 收缩期肝静脉血流在吸气相逆转

　　B. 舒张期肝静脉血流在呼气相逆转

　　C. 舒张期肝静脉血流在吸气相逆转

　　D. 收缩期肝静脉血流在呼气相逆转

12. 尽管存在心包积液血流动力学受影响,右心室舒张期间塌陷不可能出现的选项是下列诊断中的哪一项?

　　A. 慢性静脉血栓栓塞症

　　B. 结核性心包炎

　　C. 黑色素瘤

　　D. 黏液水肿

13. 患者,男性,45 岁,糖尿病患者,咳嗽、发热 6 天,胸骨下胸痛,平卧位加剧。大量心包积液和右心房、右心室的塌陷。患者被紧急行超声引导下心包积液穿刺引流术。术后复查超声心动图,室间隔运动异常和下腔静脉扩张伴有剩余心包积液。内侧二尖瓣环测 e′ 峰值 20cm/s,怎样采取下一步治疗?

　　A. 对可能形成包裹的心包积液再次行穿刺术

　　B. 立即行经皮心包切开术

　　C. 适合外科心包切开术

　　D. 加用非甾体抗炎药

　　E. 诊断患者为糖尿病性心肌病

14. 心脏压塞患者中,右心房塌陷最可能在心动周期的哪一阶段出现?

　　A. 心房收缩末期

　　B. 心房舒张末期

　　C. 心房收缩早期

　　D. 心房舒张早期

15. 急性心脏压塞患者中,下列哪一项是心包穿刺术的绝对禁忌证?

　　A. 凝血功能障碍未纠正

　　B. 严重的血小板减低($<50\,000/\mu l$)

　　C. 急性 I 型主动脉夹层

　　D. 包裹性心包积液

　　E. 上述均是

16. 下列哪一种临床情况,使用经食管超声心动图对评估心脏压塞最有效?

　　A. 50 岁患者,慢性复发性(顽固性)心包炎

　　B. 65 岁男性患者,冠状动脉旁路移植术后 4h

　　C. 75 岁女性患者,慢性甲状腺功能减低

　　D. 18 岁男性患者,血管肉瘤

　　E. 60 岁女性患者,食管癌

题 1 答案是 B。胸痛及原因不明的低血压是行超声心动图的合适指征,这两种并症可出现在很多情况包括心脏压塞、心肌梗死、充血性心力衰竭、肺栓塞、急性主动脉夹层。上述每一种情况都会危及生命,且需要不同的抢救措施。胸部平片不能诊断心脏压塞。因此,延迟床旁超声的检查及在尚未明确诊断的情况下做介入性治疗是不正确的,故 A 和 E 选项错误。心包积液量＜200ml 时胸片上心影一般不会明显增大。心脏压塞更常发生于少量的心包积液短期内快速累积引起,从而引起心包内压力迅速增高。大量心包积液时,心包积液的慢性累积可以增加心包壁的延展性及代偿性的延迟血压骤降。然而紧急行超声心动图适合于心脏压塞。B 选项是最正确的。

　　在不明原因的低血压中,输液治疗依旧是合理的。然而,无法解释的低血压,不管静脉补液的反应如何,超声心动图都是适应证,且可以排除其他危及生命的疾病或辅助测定血容量。故选项 C 是错误的。

　　由于心包积液可引起心脏压塞和心肌细胞损伤,心肌酶谱或肌钙蛋白值异常并不能排除心脏压塞。故选项 D 错误。

题 2 答案是 C。妊娠期妇女行超声心动图时可以看到心包积液的存在。肺动脉高压时观察到心包积液,提示预后不良,尽管不常见。肼屈嗪、异烟肼、米诺地尔、苯妥英钠是医源性心包积液的常见原因。结节病常是心包积液和胸腔积液的病因。主动脉瓣狭窄,即使有严重的血流动力学影响,也不会引起心包积液,应该考虑其他引起心包积液的原因。

题 3 答案是 B。除了高龄因素外,上述选项都是心包疾病中心肌扩张的危险因素。至少有一项研究揭示年轻患者更容易罹患心肌心包炎。其他引起心肌损伤的病因包括心律失常、近期发热性病史及心肌酶谱升高。

题 4 答案是 D。神经源性肿瘤在后纵隔常见,一般不会在超声图像的前方结构中看到。淋巴瘤、胸腺瘤、生殖细胞瘤、甲状腺及甲状旁腺疾病同心包脂肪层和心外膜脂肪层一样,可以以无回声(或部分无回声)的状态出现在前纵隔。

题 5 答案是 B。心包积液量应该在舒张期测量。M 型超声无回声区的宽度(最高直径)被用来确定心包积液的量。但必须承认上述测量方式并不是普遍适用的,CT 和 MRI 用来精确测量心包积液量会更加精准。惯例上,二维超声心动图上心包积液绕 1 周厚度大于 2cm 被认为是大量。

　　二维超声和多普勒中有多个标准用来诊断心脏压塞,包括下列声像图。

　　2D:

　　1. 舒张早期的右心室塌陷

　　2. 心房舒张期(或心室收缩期)的右心房塌陷

　　3. 心房舒张期的左心房塌陷

4. 下腔静脉扩张并呼吸塌陷消失

5. 心室间相互依赖

6. 心脏冲动

7. 左心室假性肥厚(左心室壁增厚发生于心包穿刺术后,猜测是由于心包压力增大造成心肌静脉充血)。

多普勒血流频谱的呼吸变化。

1. 吸气时二尖瓣血流的 E 峰速度减少大于 25%。

2. 呼气时三尖瓣血流的 E 峰速度减少大于 40%。

3. 肝静脉:呼气时舒张期血流逆转增加。

4. 上腔静脉血流的前向血流收缩期显著,舒张期减少或消失,呼气相逆向血流增加。

5. 吸气相左心的等容舒张期时间增加。

6. 肺静脉:吸气相流速减低。

因此,从上述系列超声表现可知,符合大量心包积液的描述是 B,C,D。A 和 E 选项不正确是因为这 2 项的心包积液不是经典的考虑为大量的。且选项 A 不正确还因为右心室流出道塌陷不存在于舒张期。E 选项考虑心脏压塞且可能是正确的,但不是最佳答案,除了液区厚度<2.0cm 外,塌陷发生的晚,其血流动力学的意义不如塌陷发生在心动周期的早期。尽管 D 选项提示了大量的心包积液,但没有其他的声像图信息并不能确定患者是心脏压塞。C 选项不正确,因为左心房塌陷出现在心室舒张期的心房收缩期(正常的心房收缩期收缩),因此,需要更谨慎的考虑时间因素而不是误以为出现“血流动力学压缩”。

二维声像图的舒张期右心房塌陷是心脏压塞的表现,因此选项 B 是正确答案。

题 6 答案是 E。图像表现了大量心包积液合并纤维分隔,这一般是炎性或恶性渗出液的特征,通常是表示积液为慢性的。妊娠期可以有少量的心包积液,通常是漏出液,二维超声看不到纤维分隔。妊娠期并症引起心包积液的较为罕见。

题 7 答案是 B。左心房后方的心包腔是潜在性腔隙,由周围紧贴的肺静脉限制。因此,左心房后方的液区更可能是胸腔积液。因此,选项 A 不正确。

在胸骨旁左心室长轴切面,心包额外结构——下行的胸主动脉在胸腔积液前方和心包积液后方。因此,选项 B 正确(图 44.6)。

心包积液在脏层和壁层之间累积。脏层心包紧贴心外膜,而壁层心包是外部膜结构。当胸腔积液和心包积液同时出现时,壁层心包可以区分两者,此时壁层心包的厚度可以测量。此患者壁层心包厚度正常,因此选项 C 错误。

纤维分隔在化脓性心包或胸腔积液可见,且是炎性或恶性积液的特征性表现,通常是慢性的。在所展示的图片中,胸腔积液内的高回声结构是肺组织(可能肺不张),并不表现为分隔,因此选项 D 错误。

无回声区表现的心包积液通常因心包膜的限制而平

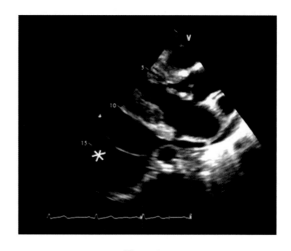

图 44.6

行于心脏轮廓,胸腔积液不受心脏轮廓影响。因此选项 E 错误。

题 8 答案是 C。依附着房室间隔沟的后方强回声团块通常是脂肪组织的位置。当有心包积液时,此脂肪团会更直观地显示,且需加以鉴别诊断。这个组织的声像图特点类似脂肪且没有其他的恶性特征。

腹主动脉后方的环形无回声结构通常是肺动脉分支沿着主动脉弓下行的区域。当其内径正常时,胸骨旁左心室长轴切面一般探查不到,当其扩张时可以清楚地显示。因此,选项 C 正确。

纤维素性粘连通常是液区内线性或厚度不定的条索状强回声结构。这些结构不会单独出现在声像图上。此外,虽然包裹性心包积液可能会出现在此区域,形状也不会呈现环状(血管),并且环状液区的后方范围也不太可能被完整观察到。因此选项 A 错误。

转移性肿瘤可以出现在此区域并且经常伴有心包积液。然而,这些是渗出性液体,经常伴有纤维粘连。此外,这些团块通常是多发的,浸润性,并且形状不规则。因此,选项 B 和 E 不正确。

D 选项不正确,是因为增宽的右肺动脉分支需要区别于冠状动脉瘤,主动脉窦动脉瘤或者其他的病理改变。

题 9 答案是 C。心脏压塞中心脏瓣膜血流多普勒随呼吸的变化是吸气相胸内压降低的正常生理反应的夸大。无病理情况下也会有一定的呼吸变化。因此选项 A 正确。

在持续哮喘,奇脉和多普勒血流变化可以观察到,因为呼吸运动夸大和呼吸时胸内压力变化夸大的结果。因此,选项 B 正确。

三尖瓣血流的变化在正常个体中通常比二尖瓣血流的变化更常见。在心脏压塞的生理改变中,这种变化更明显。尽管不同的研究者用了不同的变化程度作标准,但大家公认的是,三尖瓣下血流 40% 的呼吸变化和二尖瓣下血流 25% 的呼吸变化,前者比后者更为显著,选项 C 最不准确。

心脏压塞病例中,多普勒变化比二维彩超更敏感,但特异性较差。多普勒变化在很多情况下都可以观察到,包括哮喘,慢性阻塞性肺气肿,肥胖症,肺栓塞,心源性休克及张力性气胸。因此选项 D 正确。

多普勒变化的正确测量方法是测算速度差与最低速度百分比。因此在例子中,速度差是 0.3m/s,0.9m/s 是最低速度。因此计算得出 $0.3/0.9\times100\%=33\%$,E 选项正确。

题 10 答案是 C。题中所述的患者可能有低压填塞。这一血流动力学表现出现在血容量减少的患者,如过度利尿、大量失血或者血液透析等原因引起心包积液导致填塞。心脏压塞典型临床体征包括心动过速、颈静脉压升高及奇脉,在低压填塞中是见不到的。然而,扩容治疗可以让这些征象得以显现。因此选项 C 是上述选项中最正确的。

尽管典型的临床征象在低压填塞中不出现,二维超声心动图可以显示右心房或者右心室塌陷、同心脏压塞中典型的呼吸多普勒变化。下腔静脉淤血在此患者未出现,但偶可见到。因此选项 D 和 E 不正确。选项 A 不正确,原因是心脏压塞中出现的下腔静脉淤血在低压填塞中却比较不常见的例外表现。选项 B 不正确是因为利尿剂并不是心包积液的诱因。

心包积液穿刺术对低压填塞的患者改善症状有明显作用。

题 11 答案是 B。心包缩窄时,呼气相右心充盈是受抑制的,这就导致了呼气相舒张期肝静脉血流逆流增加。类似的多普勒模式在心脏压塞、慢性肺疾病,肺栓塞和右心室心肌梗死中也可以见到。在限制性心肌病中,会有舒张期吸气受抑制或血流逆转。

题 12 答案是 A。任何减少右心室压缩率的因素,理论上都可以导致尽管心包内压高但超声心动图中右心室塌陷的特征性改变不出现。慢性静脉血栓经常可以引起慢性肺动脉高压及继发性右心室肥大,这会阻止本应出现的右心室塌陷(因为心室内压力和升高的心包内压力相等)。这种情况下,顺应性增加的左心室可能会最先塌陷,最终导致心排血量减少及血流动力学的衰竭。

结核性心包炎,黑色素瘤和黏液性水肿可引起心包积液,但右心室舒张期塌陷仍然会在心包压力升高时看到,因为这些疾病一般和肺动脉高压无关。

题 13 答案是 D。心包积液的问题看上去已经解决了,在同一患者,同时出现包裹性的心包积液和环绕的心包积液是很少见的。因此选项 A 不正确。

在一些患者中,心包腔的积液被排出后,会出现一生理性的收缩。这被称为引流后紧缩性心包炎。鉴于已出现异室间隔的异常运动,应考虑为"室间隔弹跳运动"。

二尖瓣瓣环组织多普勒 e' 速度加快,在紧缩心包炎患者中可以看到,是因为心脏的纵向收缩可弥补侧壁因邻近心包炎症而受拘束。

在一小部分这种患者中,生理性缩窄是临时的(短暂缩窄性心包炎)。心包炎症是这种现象的病因,非甾体抗炎药(其次是糖皮质激素,如果有必要)可能是扭转病理生理学和临床结果的最好办法。因此答案 D 是正确的。

施行外科心包切除术之前必须要明确诊断且治疗 2～3 个月。选项 C 是不正确的。

引流后紧缩性心包炎患者的案例报告指出,C 反应蛋白水平和红细胞沉降率水平可能不高。除了超声心动图,心脏 MRI 也是有价值的,因为在延迟的增强显像中可显示中等量弥散的心包积液。

如果二尖瓣瓣环组织多普勒 e' 速度减低,它可以提高心肌病的诊断性及是一个区分缩窄性、限制性心包炎的方法。选项 E 是不正确的。

题 14 答案是 B。当右心房容积(和随之的右心房压力)最低时,右心房发生扭曲和塌陷,心包压力最大,造成巨大的压力梯度。这种情况通常发生在心房舒张期末。

题 15 答案是 C。主动脉夹层和相关的心脏压塞是心包介入穿刺术的绝对禁忌证。这是由于心脏压塞后的心排血量减少可防止主动脉内膜继续剥脱。这也可以减少主动脉向心包内出血由于主动脉与心腔内压力阶差变小。因此,心包穿刺术可能造成逆转稳定的血流动力学的后果。对于其他患者心包穿刺术都是相对禁忌证,在操作之前应先权衡利弊。

题 16 答案是 B。经食管超声心动图往往不是诊断心脏压塞的必要方法。然而,当成像质量差或心脏压塞诊断受到怀疑时,经食管超声心动图也许是有价值的。

一位患者接受冠状动脉旁路移植术后 4h,通常由于胸腔内有气体干扰、胸壁切口经胸部超声切面图像质量差,敷料及疼痛的原因影像定位和成像被限制。此外,这些患者容易形成局部心脏压塞使单一室壁受到压迫,这可能使 TTE 可视化低。因此,如果不做 TEE,心脏压塞可能会被漏诊。当此患者行 TEE 时,除外多普勒的评估标准,肺静脉的随呼吸节律的改变也需要研究。因此,TEE 是对于心脏压塞最有效的诊断方式,选项 B 正确。心脏压塞也可能出现于胸部钝挫伤后或包裹性心包积液。

然而 A、C 和 D 选项仅列举出引起心包积液的原因,而没有解释 TEE 的优势,除外由于其他原因造成的图像质量差。

食管癌是 TEE 的禁忌证,因为食管穿孔的风险较高。选项 E 不正确。

(译者 于 铭 马 慧)

第45章

心包限制性疾病

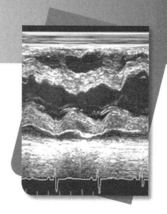

第1-3题共用题干

一位64岁男性,患有进展性劳力性呼吸困难、下肢水肿、神经性厌食症和腹水,来就诊。他是一个曾经患有法布瑞氏症并伴随心脏和肾病变的患者。他早先因为淋巴瘤进行过放疗,且在终末期因慢性心脏病变导致心力衰竭而进行心脏移植,以及在8个月之前进行过肾移植。他报告了规范的服药过程,包含他克莫司、泼尼松(肾上腺皮质激素)及酶酚酸酯(免疫抑制剂)。他的术后疗程比较简单,曾连续进行过右心导管插入术,显示正常充盈压力,心肌活检显示没有抑制的迹象。他的胸部X线检查和心电图检查没有变化。他想要住院可能会被你拒绝。重复右心导管插入术的结果如下。

右心房	19mmHg
右心室	38/20mmHg
肺动脉	35/20mmHg(平均27mmHg)
肺毛细血管楔压	19mmHg
心输出量	4L/min
心脏指数	2.3L/(min·m²)

心内膜心肌活检未知。视频图45.1是当天进行的经胸超声心动图检查。

1. 结合这个视频图45.1做出诊断,下列哪一个因素是治疗后预后最差的?
   A. 男性
   B. 放疗史
   C. 心包积液
   D. 免疫抑制
   E. Fabry病

2. 看图45.1(缩窄性心包炎生存图),下列哪个选项最准确匹配病因与正确的存活率?
   A. A=其他;B=放疗;C=先天因素;D=外科手术
   B. A=先天因素;B=放疗;C=外科手术;D=其他
   C. A=外科手术;B=其他;C=放疗;D=先天因素
   D. A=先天因素;B=其他;C=外科手术;D=放疗
   E. A=先天因素;B=外科手术;C=其他;D=放疗

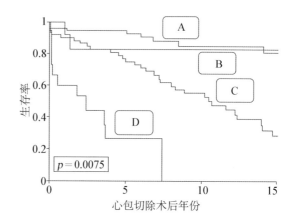

图 45.1

3. 下列哪一项二尖瓣流入多普勒模式是最不可能出现在问题1中描述的患者身上?
   A. E/A值>1.2
   B. E-波减速时间<120ms
   C. E-波波速>60cm/s
   D. 等容变化的弛豫时间
   E. 固定的容积负荷

4. 下列哪个脉冲波多普勒(PW)频谱模式最不可能出现在一位患有慢性生理性缩窄的患者?
   A. 三尖瓣流入(图45.2A)
   B. 二尖瓣流入(图45.2B)
   C. 左心室流出道(图45.2C)
   D. 腹主动脉下段(图45.2D)
   E. 右颈总动脉远端(图45.2E)

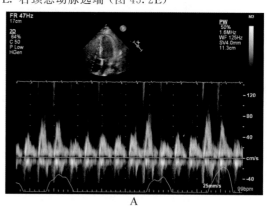

A

图 45.2

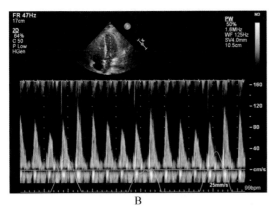

B

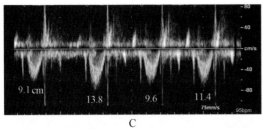

C

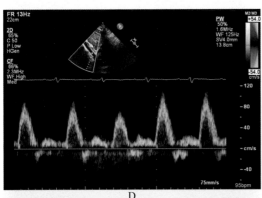

D

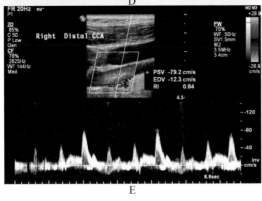

E

图 45.2 （续）

5. 下列哪一个 M 型波形（图 45.3），是最不可能出现在一个患有慢性生理性缩窄的患者身上？
   A. 图 45.3A
   B. 图 45.3B

C. 图 45.3C
D. 图 45.3D
E. 图 45.3E

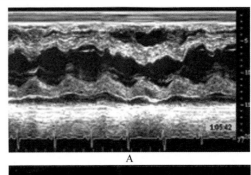

A

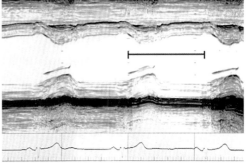

B

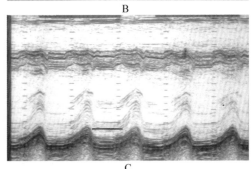

C

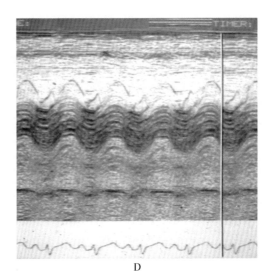

D

图 45.3

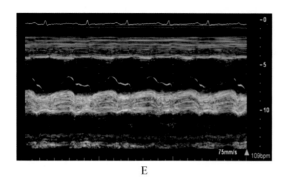

E

图 45.3 （续）

6. 下列哪个彩色 M 型波形（图 45.4）可以最佳地描述最有可能出现在慢性缩窄性心包炎患者身上？
A. Vp＝77 cm/s（图 45.4A）
B. Vp＝35 cm/s（图 45.4B）
C. Vp＝89 cm/s（图 45.4C）
D. Vp＝200 cm/s（图 45.4D）
E. Vp＝95 cm/s（图 45.4E）

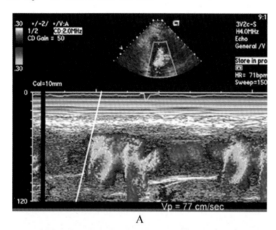

A

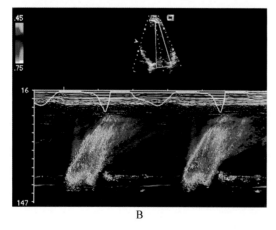

B

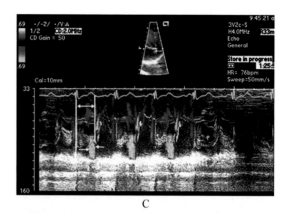

C

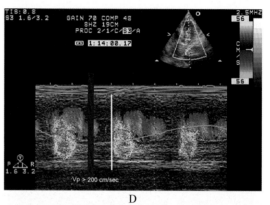

D

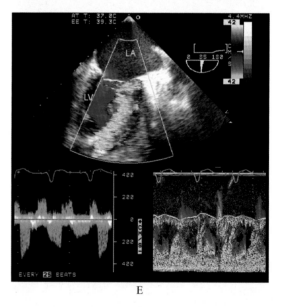

E

图 45.4

7. 下列肝静脉脉冲波多普勒模式(图 45.5)中哪一项是最有可能来自慢性生理性缩窄的患者?

A. 图 45.5A

B. 图 45.5B

C. 图 45.5C

D. 图 45.5D

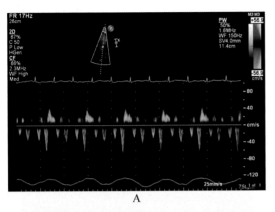

A

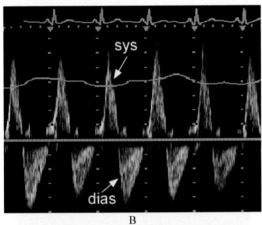

B

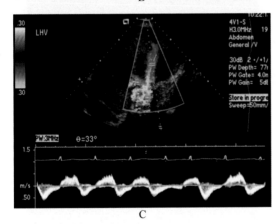

C

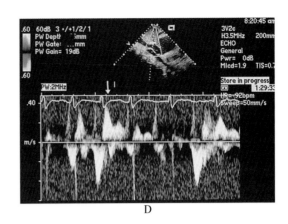

D

图 45.5

第 8、9 题共用题干

一位 33 岁女性持续几周出现心悸、胸痛、疲劳和周身不适。她的体格检查显示颈部静脉扩张,并在吸气相时不能减弱,但没有奇脉。她有双肺底湿啰音。视频图 45.2A~C 和图 45.6A 是她的经胸超声心动图。行心包穿刺术,通过一般的细胞学检查、革兰染色和细胞培养提示为渗出性的心包积液。患者胸痛,呼吸困难和疲劳的临床症状得到明显改善。

再次做超声心动图(48 小时之后)显示在视频图 45.2D~H 和图 45.6B~E。

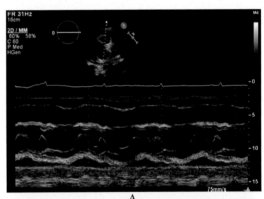

A

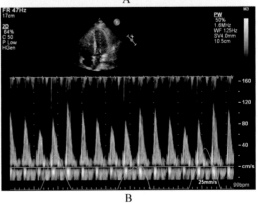

B

图 45.6　A. 二尖瓣水平短轴切面 M 型;B. 二尖瓣脉冲频谱多普勒

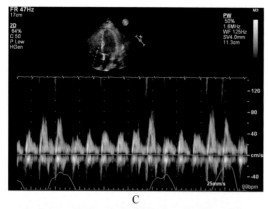

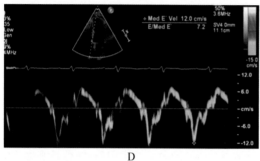

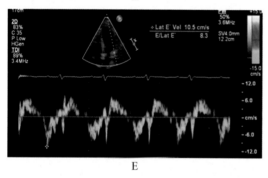

图 45.6　（续）C. 二尖瓣和三尖瓣脉冲频谱多普勒;D. 内侧环组织多普勒;E. 外侧环组织多普勒

8. 根据她的临床表现和连续超声心动图,最可能的诊断是什么?

A. 慢性缩窄型心包炎

B. 渗出性限制型心包炎

C. 渗出性缩窄型心包炎

D. 限制型心肌病

E. 缩窄限制混合型心肌病

9. 下一步最适当的处置是?

A. 继续心包引流 2d,复查超声心动图

B. 如果 2d 内出现积液可行心包开窗术

C. 给予非甾体抗炎药然后出院

D. 如果症状复发,1 个月内可行心包剥离术

E. 静脉注射免疫球蛋白和地塞米松

第 10、11 题共用题干

一位 64 岁女性,有长期高血压、糖尿病、系统性硬化症病史,最近 1 个月又出现了劳力性呼吸困难和胸痛的症状。她现在的药物治疗包括赖诺普利、美托洛尔、二甲双胍。也服用双嘧达莫来减轻雷诺现象。通过身体检查,发现双下肢水肿。主治医师曾要求做了一个核负荷测试,但没有显示出任何严重缺血的证据。然而,这个测试报告了左心室收缩功能轻微的减弱,左心室射血分数 0.47,且在负荷和静息状态下 SPECT 均显示显著右心室高放射性。经胸超声心动图证实左心室收缩功能轻度减低,多普勒表现提示心包缩窄。她的心血管评估和诊断检查在当地的社区医院已经完成。基于这些结果,在考虑外科心包剥离术之前,请你给予另一种治疗意见。超声心动图的图片显示在视频图 45.3 和图 45.7。

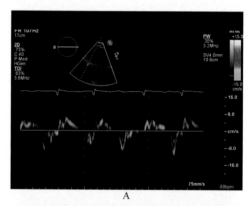

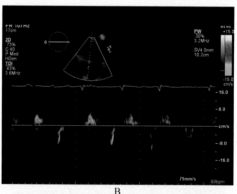

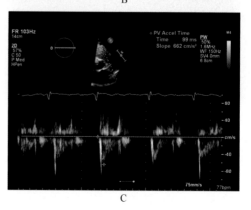

图 45.7

10. 根据你对这些图片的回顾,你应该建议进行下列哪一步?
    A. 行心电图门控心脏 CT 造影,评估冠状动脉和肺实质功能
    B. 在行必要的心包剥离术前完成冠状动脉血管造影
    C. 没有心包缩窄,不需要进一步检查
    D. 行右心导管术和血管扩张

11. 下列关于缩窄与限制的叙述,最为准确的是?
    A. 在限制中,侧壁 e′ 的速度通常被夸大
    B. 在缩窄与限制中二尖瓣膜 E 波减速时间通常较短(<160ms)
    C. 在缩窄中 RV 到 RA 的跨膜压差通常有所增加

D. 在缩窄中肝静脉血流指示收缩减弱

E. 在限制中彩色 M 型 Vp 通常>55cm/s

题 1、2 答案是 B、D。患者患有心包缩窄。因为心包缩窄是许多潜在的感染过程末期侵及心包膜的表现。有很多的病因导致此种症状,不仅限于感染、免疫调节、先天性、术后、肿瘤及外伤。在美国,最常见的致病是原发性病变,但在实施心包切除术后通常预后良好。通常情况下,胸部放疗史与术后引起的缩窄预后最差。一个单中心研究随访了 163 位心包缩窄患者 24 年后的情况,原发性缩窄具有最好的预后,放射治疗具有最差的预后(图 45.8)。

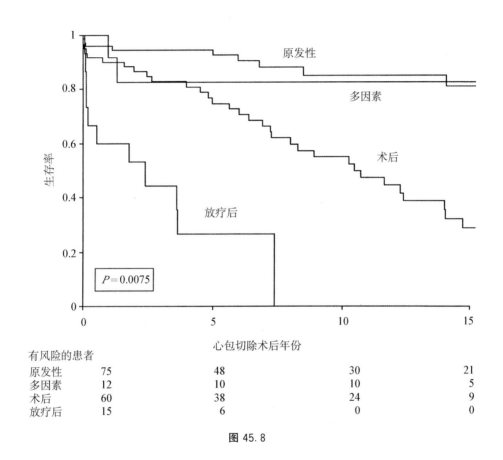

图 45.8

该患者有淋巴瘤病史,并经过胸部放射治疗,很可能造成心包慢性炎症。不应因为患者经历过心脏原位移植,而推断心包受挤压。尽管心包壁层硬化通常是潜在的因素,可以涉及不同程度的心外膜。据报道,尽管心包壁层被完全切除只剩下心外膜,缩窄依然可以发生。

2D 图像显示该患者具有明显的心包膜增厚,吸气相舒张期室间隔反向运动(视频图 45.1A~C),以及下腔静脉失去呼吸变化(视频图 45.1D)。右心插管检测表明,右心室舒张压与左心室充盈压近似相等(低于 5mmHg),虽然未全面诊断,但暗示着缩窄。独特的室间隔不规则运动(不是房室束支传导阻滞或右心室压力

与容量过载的典型症状),以及充血的下腔静脉,都指示为心包缩窄。

题 3 答案是 E。这个患者有心包缩窄,根据病史,右心导管插入术和早期描述讨论的经胸 2D 超声心动图(视频图 45.1)。由于心包被约束,舒张期心脏充盈受限,文献中常用类似于"硬盒"来描述,随着快速舒张早期充盈,其次是突然停止的舒张期充盈伴随着舒张期压力上升。因顺应性减低的心包限制舒张期充盈,二尖瓣产生跨瓣压差,造成快速舒张早期充填阶段(夸大的 E-波速度),由于较高的左心房与左心室压力梯度,二尖瓣血流 E/A 比值被夸大。然而,由于相对较高的左心室压力,这种

舒张早期左心室充盈过早停止（减速时间短）。尽管这些发现非特异性,可以存在于有显著限制性和缩窄性生理学改变的病理状况下,包括原发性肺疾病或严重的舒张功能不全,速度随呼吸变化的夸大的 E-波在缩窄中有很高的特异性,尤其是如果这种变异≥25%。心室相互依赖表现为吸气时增强的右心充盈和减少的左心充盈,这与心包外膜硬度直接相关。因此,评价二尖瓣流入模式也会发现左心室等容舒张时间的呼吸变化,吸气时延长,呼气缩短。普遍认为在正常容量的患者中更容易发现缩窄性心包炎的典型表现,如果临床高度怀疑尽管缺乏超声心动图的证据,刺激性操作包括增加容量负荷或保持直立倾斜试验位也会在低血容量患者中出现典型表现(图 45.9)。

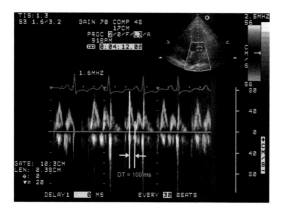

图 45.9　65 岁缩窄性心包炎患者的二尖瓣频谱多普勒血流。标注了不正常的 E/A 比值增高和减速度时间缩短(DT),平均 100ms

题 4 答案是 C。图像 A、B、D 和 E 是来自同一个因淋巴瘤接受过放疗的慢性缩窄性心包炎患者。心脏的血流动力学和多普勒模式在生理性缩窄之间的关联描述于图 45.10。

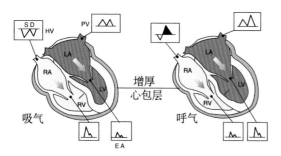

图 45.10　缩窄性心包炎的跨瓣和中央静脉的血流速度。吸气时,左心室充盈减少导致室间隔向左移位,让更多的血流进入右心室。呼气时相反(D. 心脏舒张;EA. 二尖瓣血流;HV. 肝静脉;LA. 左心房;LV. 左心室;PV. 肺静脉血流;RA. 右心房;RV. 右心室;S. 心脏收缩)

图 A 显示的是一个缩窄性心包炎患者的三尖瓣流入血流脉冲多普勒图像,在正常呼吸时三尖瓣血流 E 波有＞50%的变化。在吸气时,有增加的右侧血流,通过三尖瓣 E-波流入的速度增加可以证明。由于坚硬的心包膜,右心室充盈受限,室间隔向左移动。呼气时发生相反的室间隔运动,见图 45.10。

图 B 为同一患者的脉冲多普勒成像,二尖瓣口 E 波最大血流速度在呼气时增高,在吸气时减低。

图 C 来自一严重左心室收缩功能不全及射血能力下降的患者。多普勒显示每次心搏最大血流速度及心搏量都有变化。有缩窄性病变的患者,每搏输出量的变化,由呼吸因素引起的变化更大,且在呼气时每搏输出量通常正常甚至升高。这种随着呼吸运动的交替变化在临床上的体格检查称为奇脉。

图 D 是从图 A、B 同一患者的降主动脉获得的脉冲多普勒成像,显示了一个随着呼吸运动变化的标准高阻三相多普勒波形(呼气时升高)。这种变化在外周的表现既如图 E 所示同一患者的右颈总动脉远端所记录图像。相对于图 D 所示高阻血流,该图提示随着呼吸变化(呼气时升高)的低阻血流(舒张期持续正向血流)。

超声心动图让我们更好地了解缩窄性病变的心内血流病理生理学变化,并提供了诊断依据。经典的多普勒研究发现缩窄性心包炎的二尖瓣口血流频谱 E/A 比值明显增大,减速度时间缩短,这种变化在呼吸尤以明显(二尖瓣口 E 峰改变＞25%,三尖瓣口 E 峰改变＞35%～40%,通常速度变化小于 10%)。在当前的研究中,常见到非典型的可变容量状态,或合并其他情况如限制性心肌病、肺动脉高压。

以下为值得学习和记忆的注意事项。

1. 上述的血流相位改变在正常呼吸缩窄性心包炎患者中亦常见。

2. E/A 比值增大,减速时间缩短可见于任何限制性及缩窄性病理状态。

3. 明显的血流相位改变也见于其他非缩窄性病变(尤其三尖瓣血流)引起的原发性呼吸窘迫。评价二尖瓣流入模式也可能揭示夸大的左心室等容舒张时的呼吸变化。

4. 经典的多普勒研究缩窄性的病理改变在正常血容量的患者尤为突出。如果怀疑患者为低血容量,可在增加容量负荷后或者抬腿后重复多普勒评估。

5. 某些局灶限制性疾病和联合瓣膜疾病患者可不表现上述某些多普勒检查结果。

题 5 答案是 E。图 A 中 M 型超声心动图显示左心室、右心室心腔随着呼吸运动的变化(呼气相由白色长箭头标示,吸气相由白色短箭头标示,图 45.11)。吸气时室间隔推向左心室侧,呼气时推向右心室侧。这些研究结果证实心室相互依赖性,常见于心包缩窄的患者。M 型超声同时显示收缩早期的室间隔向下运动(后壁运动峰值之前),这种表现也可见于心电图为左束支传导阻滞的患者。(图 45.12)图像中缺乏相位变化的室间隔的异常运动可区分左束支传导阻滞和缩窄性病变。

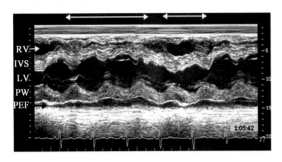

图 45.11

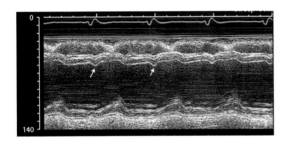

图 45.12

图 B 记录一缩窄性心包炎患者的 M 型超声心动图,后壁心包增厚(黑线,图 45.13)。图右侧由黑色标识显示,无力的心肌运动受到更大地限制,心包的运动未受到限制。同时记录了后壁在心内膜最初快速运动后运动平坦(黑色箭头,图 45.13)且缺失了心房收缩(P 波后)的凹陷。

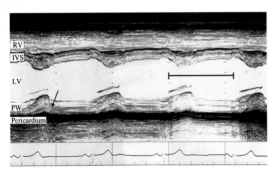

图 45.13

图 C 记录了一位心包增厚的缩窄性心包炎患者的 M 型超声心动图。原先的图 B 中描述过的类似回声特征再次被提及(增厚的后壁心包,运动平坦,凹陷缺失)。另外一个缩窄性心包炎的 M 型超声特征是舒张期左心室充盈受限,显示为后壁舒张期运动范围(只有 2.7mm)。

这张 M 型超声心动图是同一患者心包切除术后的图像,显示了正常的左心室充盈和舒张晚期心房收缩后的凹陷(图 45.14)。记录 4mm 舒张运动范围。

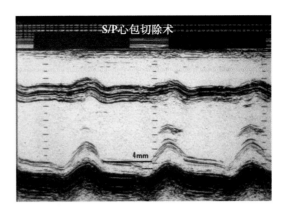

图 45.14

图 D、E 中的 M 型超声心动图来自胸骨旁切面的肺动脉瓣。通常,只有一瓣叶能被 M 型超声波束取样。缩窄性心包炎患者的心脏被僵硬的心包所限制,在舒张期右心室得不到充分充盈。在吸气时,肺动脉瓣先开放(早于右心室收缩)以适应增加的右心血流,且房室间隔被推向左侧。如图 D 及 45.15 垂直竖线所标识。在图 E 中,肺动脉瓣在心室收缩后像正常一样开放,因此,选项 E 不正确。

肺动脉瓣提前开放

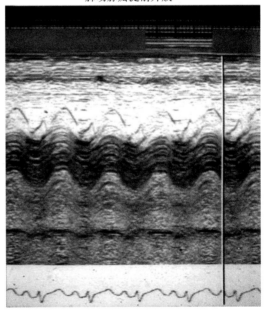

图 45.15

肺动脉瓣运动的特征可提供最早的肺动脉高压的超声线索和其他右心疾病间接证据。正常肺动脉瓣运动(图 45.16)表现为心房收缩(除心房纤颤)前期的 A 波(相对低幅移动,<6mm)。这要求一相对较低的肺动脉舒张期的压力,这样心房收缩才能克服肺动脉瓣不完全开放的压力。在心室收缩期,A 波之后紧随着肺动脉瓣像盒子一样开放。肺动脉瓣在 M 型超声上不完全显像很常见。

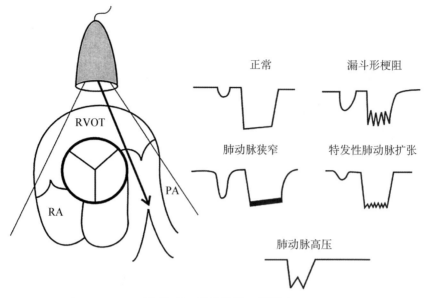

图 45.16　肺动脉瓣 M 型超声

题 6 答案是 D。 图像显示彩色 M 型超声心动图技术。这项技术使用脉冲多普勒沿一条直线探查。不像 M 型超声心动图，多普勒速度变化被记录，并编码为颜色添加在 M 型超声图像上。这个过程产生了关于方向、时相的高分辨率的数据。由于这是脉冲多普勒技术，同彩色血流多普勒图像一样，速度分辨率是有限的。

图像将在任何一个经胸窗口里获得。彩色取样框要窄小，调节增益避免噪声。这项技术的高时间分辨率通常用于观察左心室流入血流速度(Vp)，它是左心室收缩功能的重要指标。但是也有一些医院案例显示，彩色多普勒 M 型可以评估超时的不正常血流信号，例如主动脉瓣关闭不全射流的时间和宽度，二尖瓣反流的持续时间，机械辅助装置的筒状、管状血流(图 45.17)。

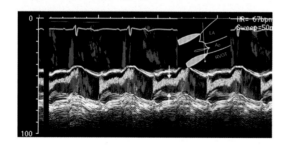

图 45.17　主动脉瓣关闭不全的彩色 M 型

经食管超声心动图彩色多普勒 M 型显示主动脉关闭不全(具体请看摘要概论)。

图片 D 上显示的是关于一个缩窄性心包炎患者的彩色多普勒 M 型超声。运用这项技术，可以看到二尖瓣舒张期峰值流速，被认为是正常的(大于 55cm/s)。同在缩窄性心包炎经常看到的一样，心室流入血流速度加快，且增幅较大(大于 200cm/s)。相比之下，心室流入血流速度在限制性病变中异常减少(小于 50cm/s)。

图片 E 上显示的是一个安装了作为移植桥梁的脉动左心室辅助装置的患者 M 型超声，其图像是在经食管超声心动图记录下的。对于这个设备，血流是单向性的，从顶端插管进入脉动装置，然后泵到升主动脉。生物瓣置入失败导致左心室辅助装置脉动泵反流，这一现象可以轻易地在彩色 M 型超声中被发现，这些流动是连续的，不是阶段性的。请注意一下顶端插管连续的顺行和逆行血流(箭头，图 45.18)。彩色多普勒 M 型和连续多普勒模式都确认为双向持续流动，而不是阶段性的流动，符合急性套管瓣膜置入失败。

彩色多普勒 M 型超声记录了患者二尖瓣反流的图像，这些图像对于掌握患者二尖瓣反流的准确时间有很大的帮助。图 45.19 所有的图像是从左心室顶端记录的。图片 A 记录了一个患有二尖瓣脱垂的患者，收缩期后 40% 都有反流(图片 C)。两条垂直的白线显示的是机械性收缩的持续时间(双头箭头)。图片 B 记录的是一个全收缩期二尖瓣反流的患者。

左心室流入血流速度(Vp)的采集技术：

M 型模式扫查的扫描线位置通过左心室流入血流从二尖瓣到左心室顶端的中心。彩色血流的基线要低于奈奎斯特极限，从而中央最高速度斜率能够很好地显示。血流传播速度(Vp)是测量早期充盈的第一个混叠速度斜率，测量从二尖瓣水平到左心室腔远端 4cm 处。

或者可以说，测量从无颜色到有颜色过渡的斜率，并且 Vp 大于 50cm/s 被视为正常。

与二尖瓣多普勒充盈模式相似，正常左心室腔内充盈由一个早期的波和一个心房引起的充盈波主宰，在心肌缺血和左侧心力衰竭引起舒张功能减低时会明显改变。

早期血流传播速度(Vp)斜率提供了一种半定量的舒张功能指标，下降的斜率和低速血流与心室顺应性减低

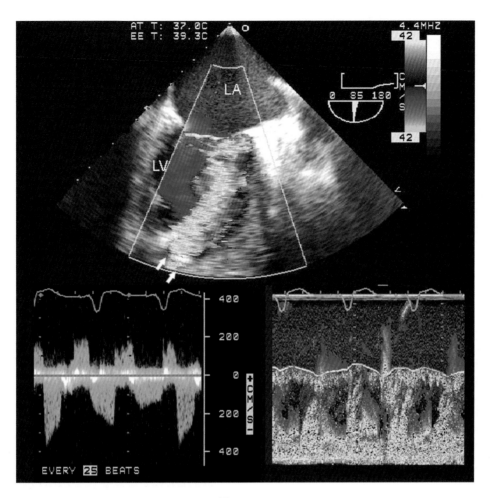

图 45.18

相关(图 4.19B)。Vp 结合二尖瓣口 E 波也能预测左心
室的充血压力。e′峰值流速与 Vp 的比值(≥2.5)与左心
室压(15mmHg)成正比,具有合理的准确性,尤其当其他
多普勒参数不确定时显得更有价值。

题 7 答案是 A。肝静脉血流的多普勒评估除了对右心房
充盈压的估测,还有更多的临床意义。一般情况下,这些
异常血流模式与其他回声的出现是互补的,这不会作为
诊断结果而被单独应用。正常的肝静脉波形有两个:一
个由于心脏收缩期形成的大"S"波和一个由于心脏舒张
期形成的小"D"波 和一个由于心房收缩期使血流逆行反
流而形成的小"A "波(图 45.20 和图 45.21)。肝静脉血
流具有呼吸循环依赖性(吸气时血流通常增加,呼气时减
少并伴有一些反流)。一些疾病可导致典型的肝静脉血
流异常,例如右心房和右心室的舒张障碍和顺应性减退
(右侧心力衰竭,右心室狭窄或限制性心肌病),三尖瓣反
流和心房颤动。患有严重三尖瓣反流的患者,其心室收
缩时血流反流至右心房,然后流入肝静脉,正常收缩时顺
行的血流被一个显著的逆行的 S 波所取代。当右心室的
收缩功能正常时,这种显著的逆行波具有高而提前的波
峰(峰值>50 cm/s)(图 45.22 和图 45.23),万一发生严

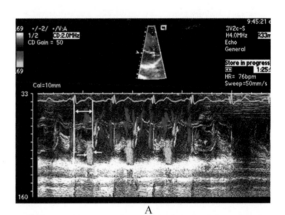

A

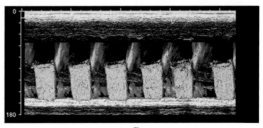

B

图 45.19

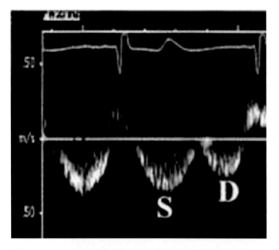

图 45.20 正常肝静脉血流的脉冲多普勒频谱放大图像

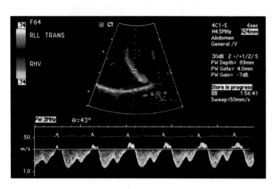

图 45.21 正常的肝静脉血流

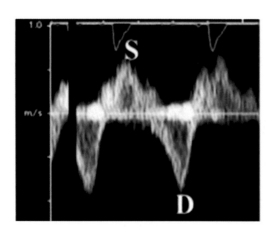

图 45.22 具有正常右心室功能三尖瓣重度反流的肝静脉血流放大图像

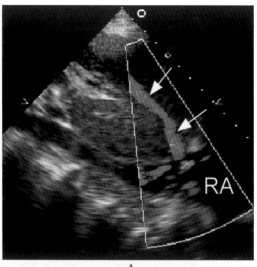

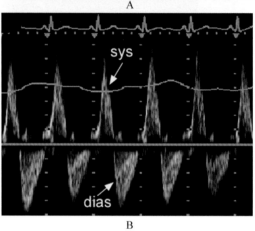

图 45.23 具有正常右心室功能三尖瓣重度反流的肝静脉血流

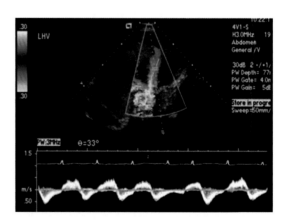

图 45.24 右心室功能减低三尖瓣重度反流的肝静脉血流

重的右心室收缩功能不全时,逆行的血流将有一个延迟而小的波峰(峰值<50 cm/s)(图 45.24)。对于严重三尖瓣反流的敏感度是 80%,然而不具有明显的特异度。

为了与生理性缩窄比较,下图记录的是一例证实为限制性心肌病患者肝静脉血流的脉冲频谱多普勒,用来证明肝静脉流入模式的变异性。可见肝静脉多相血流的消失及明显吸气相血流的反转(向下标记的箭头),这些

与有心房颤动倾向的患者很难鉴别开(图 45.5D)。患有限制性心肌病且窦性心律正常的患者,每个心动周期中收缩期血流减弱至逆转取决于舒张功能不全的严重程度(图 45.25),有显著的吸气或完全丧失的相位变化。应意

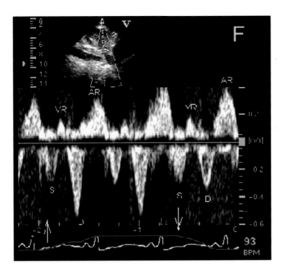

图 45.25　限制性心肌病和正常窦性心律下的肝静脉血流

识到单独心房颤动的存在会导致变异的(不稳定的)肝静脉的频谱多普勒血流信号,这些信号中混杂了其他病症,为了澄清而需要对多个心动周期详细的评估(图 45.26)。生理性缩窄的患者,由于右心室的顺应性变差及左心室充盈血流增加(室间隔右偏),在呼气相时有逆转向上的血流(图 45.5A)。

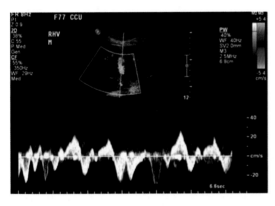

图 45.26　心房颤动患者肝静脉血流

题 8、9 答案分别是 C、C。二维超声图像显示大量心包积液无心脏压塞(视频图 45.2A～C)。同时也显示了二尖瓣水平 RV 和 LV 短轴 M 型超声图(显示右心室游离壁前方和心包后方的无回声区)。在二维和 M 型超声图像,没有提示血流动力学意义(填塞)的 RV 游离壁舒张期塌陷。心包穿刺后重复超声心动图检查显示了吸气时明显室间隔反向运动和心室容量间的相互影响(视频图 45.2D～G)。在这些 2D 图像中,显示了部分无回声区(整个心动周期固定出现,要与心包积液相鉴别),它代表了严重增厚的心包。视频图 45.2H 演示了下腔静脉扩张,吸气相没有坍塌(多血症)。

二尖瓣和三尖瓣流入血流的脉冲多普勒表现为多普

勒速度随时相变化(跨二尖瓣流入变异性＞25％和三尖瓣流入变异＞50％)如图 45.6B 和 C 所示。这些患者在吸气相三尖瓣血流速度增加,呼气相二尖瓣血流速度增加。图 45.6D 和 E 来自同一患者二尖瓣环组织多普勒显示间隔侧 E 波速度较外侧壁 E 波速度高("环逆转"或"环悖论"),常见于缩窄患者的生理学变化。这被认为是由于粘连心包对二尖瓣侧壁瓣环的物理约束和室间隔自由纵向运动补偿共同所致。由于该患者心包穿刺后血流动力学异常未解决和心包液始终是渗出性液体,正确答案为 C(渗出性缩窄型心包炎)。

这名患者的描述为一典型的渗出性缩窄型心包炎的表现,它是一种相对少见心包综合征。它的特点是心脏舒张功能受损,主要是由于心包积液导致的血流动力学显著改变及心包的炎性缩窄。

尽管血流动力学改变和心脏压塞可以出现,增厚心外膜可能阻止右心室(RV)或右心房(RA)的游离壁塌陷。这导致二维超声心动图或多普勒超声对传统血流动力学改变诊断准确度降低。心包穿刺后颈静脉怒张仍然存在,血流动力学(侵入性或多普勒)不能恢复正常时就可以诊断本病。一旦行心包穿刺术后,渗出液消失,其余的血流动力学的改变更类似于生理性缩窄。渗出性缩窄型心包炎的最常见的原因是原发性、恶性肿瘤和放疗后。

基于 Sagrista-Sauleda 一系列报道,连续的行心包穿刺 8％的患者会发生这种疾病。在他们的系列研究中,渗出性缩窄型心包炎的定义为:当心包穿刺术后心包压力减小到接近 0mmHg 时,RA 压力下降至少 50％,达到一个低于 10mmHg 的水平。如今,渗出性缩窄型心包炎可以很容易地通过非侵入性成像方式[超声心动图或心脏磁共振成像(CMR)]来诊断。

心包穿刺后行超声心动图不仅可以确认是否有效去除心包积液,而且还可以筛查是否存在残余缩窄的生理学改变。但是,CMR 是显示异常心包增厚和心室容量相互影响的最佳方法(视频图 45.4A 和图 45.27)。此外,对比增强 CMR 能够确认炎性成分。这在临床上非常重要,因为当存在活动性炎症时候是不能行侵入性心包剥离的。

类似于短暂性缩窄型心包炎(心脏手术后常见的),特发性渗出-缩窄型心包炎抗炎后症状显著改善。因此,所有的患者有短暂性缩窄型心包炎或渗出-缩窄型心包炎的患者最初都应行抗炎药物试验性治疗。对于 NSAID 治疗无效的可能需要类固醇激素治疗,并在数月内逐渐减量治疗。超声心动图随访在记录缩窄生理学的超声心动图特征变化上起着重要作用,另外,CMR 在确认炎症过程的程度上很有帮助。

鉴于这些事实,对于题 9 最好的答案是选项 C[用非甾体类抗炎药,并出院回家治疗]。选项 D[手术方法]的指征为有症状的慢性缩窄型心包炎,如果她继续有症状或炎症消退后她的症状再次出现。选项 A 和 B[继续引流和心包开窗术]都不是正确答案,鉴于心包穿刺后重复

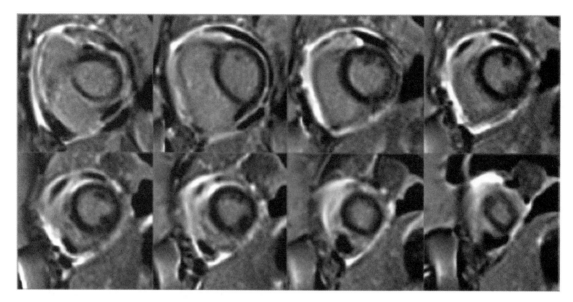

图 45.27　CMR　同一患者钆对比增强晚期图像显示出的残留少量心包积液和由于活动性炎症心包的增强

超声心动图检查提示心包积液消失。

　　3 个月 NSAID 和类固醇治疗后连续超声心动图随访如视频图 45.4B~D 所示。之前心包增厚和生理缩窄已经消失。

题 10、11 答案分别是 D、B。她有系统性硬化症与雷诺现象。已知的是高达 40％弥漫性硬化症患者可以发展成为肺动脉高压,无论是独立的或与其他间质性肺疾病相关。肺动脉高压是系统性硬化症患者死亡的主要原因,它的 2 年存活率为 40％(与 80％无肺动脉高血压患者相比)。因此,在系统性硬化症患者中早期发现和治疗肺动脉高压是非常重要的。

　　超声心动图在左右心室功能的测定及寻找肺动脉高压证据方面起着主要作用。在这个病例中经胸超声图像,显示左心室收缩功能中度降低,右心室收缩功能中度降低,右心室腔中度扩张(视频图 45.3)。肺动脉加速时间降低<100ms 伴有肺高压(图 45.7C)。

　　图 45.7A 和 B 是从二尖瓣环外侧和内侧记录组织多普勒速度曲线,显示了收缩(S')和舒张早期(E')速度减低。

　　选项 D 是正确答案(行右心导管术和血管扩张),因为这可以使操作医师(a)明确诊断并(b)探索肺动脉高压治疗策略。选项 A 是一个以非侵入性评价冠状动脉疾病合理的选择,但是这个选项不提供关于肺血流动力学具体信息。选项 B 和 C 是不正确的,因为此患者没有任何心包缩窄的证据。肺高压的患者也可以表现出每个心动周期室间隔反向运动,且在吸气相最明显。因此,要考虑到所有鉴别诊断,并从缩窄生理学认识到差异,见表 45.1。

表 45.1　缩窄与限制生理学差异

	缩窄	限制
主动脉大小	正常	扩大
心包表现	增厚/回声增强	正常
室间隔运动	不正常	正常
二尖瓣 E/A	增加≥2.0	增加≥2.0
减速度时间	缩短(<150ms)	缩短(<160ms)
E'	正常/增加	减少(<.8cm/s)
肿动脉 HTN	罕见	常见
MR/TR	罕见	常见(TR>MR)
IVRT	随呼吸变化	呼吸变化不明显
E 峰随呼吸变化	增加(≥25％)	正常
二尖瓣彩色 M 型 Vp	增加(>55cm/s)	减小
肝静脉流速	舒张期反向	收缩期钝化
应变	正常	减低
BNP	正常/减低	增加
室壁运动	不协调	协调

(译者　于　铭)

第46章

主动脉疾病

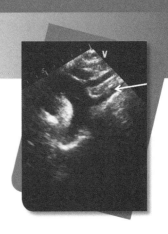

1. 下面哪句描述是正确的?

 A. 轻度主动脉斑块其内膜厚度≤2mm

 B. 重度主动脉斑块其内膜厚度≥5mm

 C. 斑块内形成血块、溃疡或内膜厚度≥4mm 称为混合型斑块

 D. 斑块脱落造成栓塞的危险与斑块是否形成血块、溃疡有关,而与内膜厚度无关

2. 以下哪种情况会造成图 46.1 中 Doppler 信号的表现?

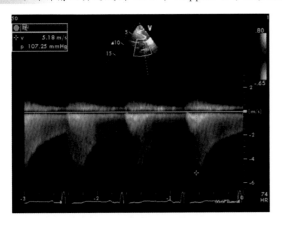

图 46.1

 A. 炎症和继发的内膜增生所造成的主动脉管腔狭窄

 B. 超过 50% 的患者可能有主动脉瓣的先天性畸形

 C. 峰值收缩压差必须≥40mmHg 时才考虑具有血流动力学意义

 D. 出现舒张期的压差提示有严重的疾病

3. 一位患有 TIA 病史的 75 岁男性做 TEE,在食管中段水平的某个切面,看到一处厚度为 3mm 的小的部分型的动脉粥样硬化斑块,其中一小部分有活动性,请将发现的严重程度用修正版 FAP 研究标准进行分级。

 A. 3 级

 B. 4 级

 C. 5 级

 D. 根据所提供的信息不能对粥样斑块进行分级

4. 以下哪个切面是显示主动脉根部及近端升主动脉的最佳切面?

 A. 食管中段至上段 45°～60°

 B. 食管中段 0°

 C. 食管中段至上段 110°～150°

 D. 食管上段 0°

5. 图 46.2 中用白色箭头标注的是哪个结构?

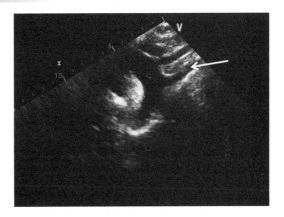

图 46.2

 A. 左颈总动脉

 B. 右颈总动脉

 C. 左锁骨上动脉

 D. 无名动脉

6. 以下说法哪个是最不正确的?

 A. TEE 通常采用食管中段 30°～60°切面显示冠状动脉起源

 B. 左冠状动脉直至其分叉在大部分患者中都可以显示

 C. 右冠状动脉通常可以显示至其中段水平

 D. PW 检测到主要位于舒张期的血流是 TEE 和 TTE 评估冠状动脉的重要组成部分

7. 在评估经导管主动脉瓣置换术（TAVI）的患者入选条件时，以下哪一条是最不重要的入选标准？
 A. 呼气末收缩中期主动脉瓣环直径18~24mm
 B. 没有近端室间隔的增厚和（或）收缩期二尖瓣前向运动
 C. 没有不对称的主动脉瓣环钙化
 D. 重度二尖瓣后瓣瓣环钙化伴有轻到中度的二尖瓣反流

8. 以下哪个关于主动脉窦瘤的描述是正确的？
 A. 主动脉窦瘤可发生于任何一个冠脉窦，最常见于无冠窦
 B. 窦瘤的破裂通常见于小于35岁的患者
 C. 在TTE中能够同时显示破裂和未破裂的窦瘤的最佳切面是胸骨旁左心室长轴切面及胸骨旁左心室短轴切面
 D. 采用振荡生理盐水造影剂的方法不能提高TTE对于主动脉窦瘤破裂诊断的正确性，因为破裂主要造成的是左向右的分流

9. 下列描述哪一项无症状患者最不适宜接受外科主动脉窦修补
 A. 25岁马方综合征患者，主动脉根部直径5.0cm
 B. 75岁患者，慢性升主动脉瘤，内径5.0cm，（一年前内径为4.8cm）
 C. 32岁患者，体检时发现腭垂分叉，TEE测得升主动脉内径4.3cm
 D. 68岁患者，LV功能正常，升主动脉内径4.7cm，由于广泛三支冠状动脉病变（CAD）准备接受CABG

10. 以下哪项在肋骨下切面的腹主动脉用频谱多普勒可以看到
 A. 禁食患者可见低阻血流
 B. 舒张极早期及舒张晚期出现的反向血流通常提示异常
 C. 主动脉搏动的急剧上升和宽度变窄提示高心排血量状态
 D. 收缩期上升波峰变钝和滞后及舒张期逆向血流在整个舒张期持续前向血流均提示主动脉血流动力学上出现显著的狭窄

题1答案是C。
 A错。轻度主动脉斑块其内膜厚度≤3mm
 B错。重度主动脉斑块其内膜厚度≥4mm
 C对。见下面的讨论
 D错。
 斑块内形成血块、溃疡或内膜厚度≥4mm称为混合型斑块。形成栓塞的风险不光与高风险性的特征（如溃疡、栓子）有直接相关性，且与内膜厚度≥4mm有相关性。发生栓塞的相对危险度，主动脉斑块厚度≥4mm时是13.8，而斑块的厚度＜4mm时仅为4.0。斑块在升主

动脉和主动脉弓及大型复杂斑块的存在（具有溃疡或移动部件）的位置是与更高的风险相关联。

题2答案是D。
 A错。
 B错。
 C错。
 D对。见下面的讨论。
 主动脉缩窄是降主动脉的先天性狭窄，最常涉及左锁骨下动脉起源远侧的管腔。本病病因可能与胶原蛋白和弹性蛋白的结构性紊乱及继发内膜发育不全引起的原发性主动脉疾病有关。本病与二叶主动脉瓣的出现有密切的联系（25%~46%的主动脉弓缩窄患者伴发二叶主动脉瓣）。缩窄部位的收缩期峰值压差＞20mmHg被认为是有意义的。频谱多普勒在缩窄部位出现延迟的收缩期上升波和持续的舒张期血流提示缩窄水平的管腔存在严重狭窄。

题3答案是C。
 A错。
 B错。
 C对。见下面的讨论。
 D错。
 早期FAP（法国卒中患者主动脉斑块研究）使用以下的方法对主动脉斑块进行分类。
 1级：无斑块或血管壁厚度＜1mm。
 2级：斑块厚度在1~3.9mm。
 3级：斑块厚度＞4mm。
 修改后的FAP研究考虑到了斑块的活动度的存在，并确定主动脉粥样硬化分级如下。
 0级：没有主动脉粥样硬化或者粥样硬化斑块厚度＜1mm。
 Ⅰ级：斑块厚度在1~3.9mm。
 Ⅱ级：斑块厚度＞4mm。
 Ⅲ级：任何斑块，不论其厚度，只要具有明显的活动性组成部分（主动脉碎片）。
 最近的一些分级（基于早期1996年哈特曼等出版）建议采用以下以TEE围术期所见为基础来对主动脉粥样硬化进行分级。
 1级：正常主动脉。
 2级：广泛的主动脉壁增厚。
 3级：斑块突向主动脉管腔的厚度＜5mm。
 4级：斑块突向主动脉管腔的厚度≥5mm。
 5级：活动性的粥样硬化斑块。
 根据修改后FAP或者Savage分类，动脉粥样硬化一旦出现活动性部分，就将其分类到最高等级（不考虑斑块厚度）。

题4答案是C。
 A错。
 B错。

C 对。

D 错。

E. 所谓食管中段主动脉瓣长轴切面通常用于测量主动脉瓣环、左心室流出道、主动脉根部及近端升主动脉。显示近端或中段升主动脉需要上提 TEE 探头至更高的位置并旋转角度至垂直(近 90°)来获得一个更好的血管图像。留在这个问题中提及的切面将显示以下结构(对大部分正常的患者来说):食管中段至上段 45°～60°切面显示主动脉根部短轴,瓦氏窦,右心室流出道及肺动脉瓣。

食管中段 0°切面:四腔切面。

食管上段 0°切面:主动脉弓(长轴切面);右肺动脉(短轴切面)。

题 5 答案是 C。

　　A 错。

　　B 错。

　　C 对。见下面讨论。

　　D 错。

图像显示胸骨上窝切面,用于评估主动脉弓及弓上分支的结构。人类最常见的是三个血管弓,由不同的开口依次发出无名动脉、左颈总动脉和左锁骨下动脉(从右到左)。所谓的 bovine 弓描述了一种正常的解剖变异,自主动脉弓上发出两根血管,无名动脉和左颈动脉为共同起源。

题 6 答案是 C。

　　A 错。

　　B 错。

　　C 对。见下面的讨论。

　　D 错。

不幸的是,TEE 只能看到 RCA 的近心段。当怀疑先天性冠状动脉异常时,用 TEE 显示冠状动脉的开口是非常重要的。显示舒张期血流为冠状动脉解剖增加重要的生理资料。冠状动脉血流的加速及舒张期血流的缺失同时合并相应心肌节段出现区域性室壁运动异常,可能提示出现了严重的冠脉狭窄,可以用作梗阻性 CAD 的一个重要的诊断标志。

题 7 答案是 D。

　　A 错。

　　B 错。

　　C 错。

　　D 对。见下面的讨论。

选择适当的 TAVI 候选人包含大量的工作,包括初始 TTE,其次是 TEE 在大部分心脏 CTA 和腹主动脉造影(如增强 CTA)。为了选择正确的主动脉瓣膜尺寸,正确地测量主动脉瓣环的大小非常重要。其他注意事项包括评估 TAVI 患者是否存在严重的二尖瓣前瓣环钙化,显著增加的近端室间厚度和(或)SAM,非对称的主动脉环钙化(所有这些因素可能影响最终人工瓣膜的置入

区域,增加瓣膜置入后瓣环并发症的风险),左主干开口到主动脉瓣尖的距离(从左主干到尖的距离<11mm 可能增加人工瓣膜充分扩张后,大块钙化的主动脉瓣叶阻塞左主干开口的风险)。严重的 MAC(二尖瓣后瓣环钙化?)对于经导管主动脉瓣位瓣膜置入术没有太大的影响。

题 8 答案是 B。

　　A 错。

　　B 对。见下面的讨论。

　　C 错。

　　D 错。

主动脉窦瘤确实可能发生在任何冠状窦。然而,最常见于右冠窦。窦瘤的破裂常见于年轻患者。破裂最常造成主动脉与右心室或右心房间交通。TTE 同时显示破裂及未破裂的主动脉窦的最佳切面是胸骨旁做切面及基底部的短轴切面。振荡后的盐水试验可以显著提高测试诊断的准确性,同时在正确的心脏结构里通过"阴性增强"现象可检查主动脉窦瘤破裂。

题 9 答案是 B。

　　A 错。

　　B 对。见下面的讨论。

　　C 错。

　　D 错。

根据最近多社会认可的实践指南,退行性胸主动脉瘤,慢性主动脉夹层,壁内血肿,穿透性粥样硬化性溃疡,真菌性动脉瘤或假性动脉瘤的无症状患者是合适的人选,而对他们来说,升主动脉和主动脉窦直径为 5.5 cm 或更大时应考虑手术修补。马方综合征患者(选项 A 中的患者)或其他遗传介导的病症(如选择 C 中提及的 Loeys-Dietz 综合患者)当血管直径较小(4.0～5.0cm)时,应选择择期手术。根据指南,当经食管超声测得 Loeys-Dietz 综合患者主动脉直径(内径)≥4.2cm 或 CT 和(或)MRI 测得主动脉直径为 4.4～4.6cm 甚至更大时(外径),进行主动脉修复术是必要的(2A 级)。患者主动脉生长速率超过每年 0.5cm,但直径<5.5cm 直径应考外科手术修复。因此,选项 B 中提及的患者不是手术适应证。

冠状动脉旁路移植术和主动脉瓣膜修复或置换的患者如果合并升主动脉或主动脉根部>4.5cm(如选项 D 的患者),应考虑主动脉根部伴随修复或更换升主动脉。

题 10 答案是 D。

　　A 错。

　　B 错。

　　C 错。

　　D 对。见下面的讨论。

正常多普勒模式表现为舒张极早期出现高阻血流逆转及舒张末期血流表现为正常的收缩期上升波峰代表主动脉可以快速弹性回缩[图 46.3,正常的小儿患

者],特别是在空腹患者,此点更为明显。在非空腹的患者,多普勒波形可以显示各种变异的模式(图 46.4 一位正常的成年患者)。全舒张期血流翻转出现在重度主动脉瓣关闭不全的患者(图 46.4B)。主动脉搏动频谱的急剧上升和宽度变窄提示低心排血量状态(图 46.4D 一例三尖瓣闭锁患者 Fontan 手术失败后显示)低心排血量,外周血管收缩增加。变钝和滞后的收缩期上升波峰和舒张期连续的血流逆转均提示主动脉的血流动力学出现显著的缩窄。

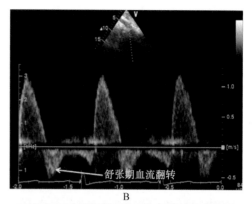

B

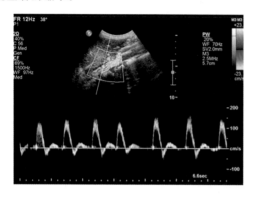

图 46.3

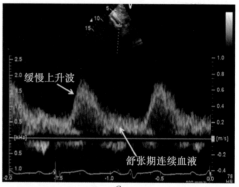

C

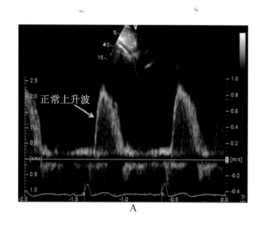

A

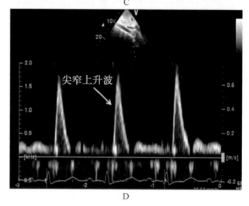

D

图 46.4

(译者　孟　欣)

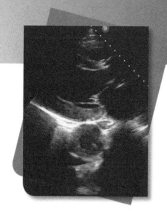

第47章

急性主动脉综合征

1. 一位75岁男性患者,有高血压和冠状动脉粥样硬化性心脏病病史,突发胸背部疼痛及气短。抵达医院时,患者呼之不应,收缩压75mmHg。在急诊室内,心电图显示急性下壁心肌梗死。此后不久,该患者出现呼吸、心搏骤停。在复苏过程中尝试进行超声心动图检查。超声图像见图47.1。以下哪个答案最佳的解释了该场景?

A. 急性下壁心肌梗死合并冠状动脉破裂入心包

B. 急性下壁心肌梗死合并心室游离壁破裂入心包

C. 由于恶性心包积液造成心肌填塞合并低血压相关的心肌缺血

D. 延伸至主动脉根部的急性主动脉夹层与心包内出血

E. 化脓性心包炎及低血压造成的进行性的心肌缺血

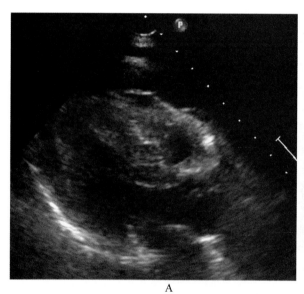

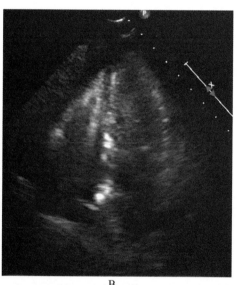

A   B

图47.1 1例75岁男性,胸部疼痛和休克的床旁经胸超声图像

2. 48岁男性,因腹痛来急诊就诊,病史包括高血压、冠状动脉粥样硬化性心脏病及主动脉瓣置换术。近期因大腿疼痛而出现无法长时间行走。在急诊室,患者出现中度窘迫。心率103次/分,血压190/70mmHg,氧饱和度正常。体检发现中度腹部压痛,心脏正常。心电图显示窦性心动过速。胸片显示纵隔轻度增宽及左侧胸腔少量积液。他最初的化验值显示血清肌酐水平为1.1mg/dl。在等待CT检查的时候,患者进行了经胸超声检查。图47.2即为该患者的经胸超声图像。以下哪项是这个场景的正确诊断并提出了合理的下一步处理措施?

A. 考虑B型夹层。应使用β受体阻滞剂进行药物治疗,外科介入可能无益于治疗效果

B. 明显的A型夹层。建议立即请胸心外科医师会诊。转运患者去手术室等待外科修复

C. 主动脉夹层,撕裂范围不明。明显需要进行外科干预。推荐药物治疗后立即送往手术室,术中经食管超声来确定夹层的范围

D. 主动脉夹层。有必要开始使用硝普钠进行药物治疗,接着采用经食管超声心动图以确定撕裂的范围

E. 降主动脉夹层。早期即使用药物治疗,如β受体阻滞剂和硝普钠,其次应使用计算机断层扫描或MRI来确定撕裂的范围

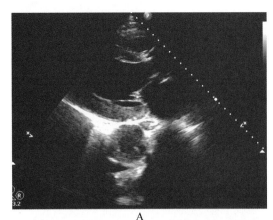

A

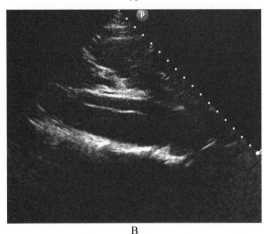

B

图 47.2　经胸超声图像

3. 72 岁老年男性,长期吸烟史,慢性肾功能不全及胸部和背部疼痛。患者心电图显示窦性心动过速,之前的检查提示出现过左束支传导阻滞。血清肌酐为 4.7 mg/dl。患者行经食管超声心动图检查,并获得图 47.3 的图像。下列哪项说法是正确的?

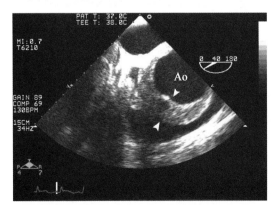

图 47.3　显示主动脉的经食管超声心动图图像

A. 急性升主动脉夹层,伴内膜撕裂
B. 壁内血肿
C. 主动脉脓肿
D. 主动脉假性动脉瘤

E. 外伤性主动脉夹层

4. 45 岁男性患者,因心脏杂音进行检查,超声结果还发现了胸主动脉瘤,获得图 47.4 的图像。以下哪项说法是正确的?

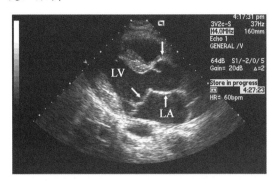

图 47.4　胸骨旁声窗的经胸超声图像

A. 该疾病中有 25% 的患者存在散发突变
B. 该病常伴有二叶主动脉瓣
C. 在不需要对主动脉根部进行图像随访观察时才可以采用 β 受体阻滞剂治疗
D. 当扩大的主动脉根部直径>6.0cm 时,通常需要对它进行手术修复
E. 此类患者典型的发生变异的基因是 45X

5. Loeys-Dietz 综合征与下列哪项异常有关?
A. 主动脉缩窄
B. 卵巢早期衰竭
C. 组织脆弱
D. 消化道出血
E. 主动脉瘤早期破裂

6. 12 岁女孩,巨大舒张期杂音,心脏超声提示主动脉瓣呈二叶瓣。以下哪项是正确的?
A. 主动脉根部及升主动脉通常不受影响
B. 由于主动脉瓣反流而进行主动脉瓣二叶瓣的外科修复手术是不合理的
C. 在主动脉瓣二叶瓣的年轻患者中,主动脉瓣狭窄较主动脉瓣反流更为常见在主动脉夹层修复术中发现二叶主动脉瓣的可能性大于确诊马方综合征的可能性
D. 常见的瓣叶融合区域为无冠瓣及右冠瓣交界处

7. 32 岁女性,Turner 综合征患者,行运动试验以评估其呼吸困难的程度。低运动消耗水平就表现出明显的气短和高血压。图 47.5 是其同一天的超声心动图图像。以下哪句话是正确的?
A. 出生时即发现,但大多数病例通常只进行随访观察而不是治疗
B. 该疾病通常伴发右侧心力衰竭及左向右分流
C. Turner 综合征与Ⅲ型胶原蛋白产生缺陷相关

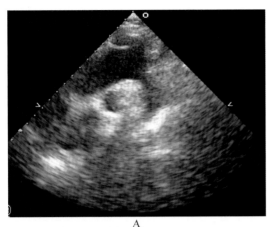

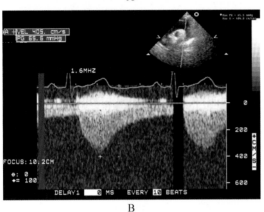

图 47.5

D. 二尖瓣脱垂可能与该缺陷相关

E. Turner 综合征合并主动脉夹层的风险小于合并 Loeys-Dietz 综合征

8. 22 岁女性因疲乏、夜间盗汗、暂时性视力丧失及左臂疼痛和无力来急诊。查体发现桡动脉搏动消失、左侧径肱动脉搏动减少。心脏听诊闻及高音调的收缩期杂音。神经系统检查目前正常。怀疑栓塞性疾病,并行 TEE 检查。得到在图 47.6 的经胸超声图像。下列哪项是正确的?

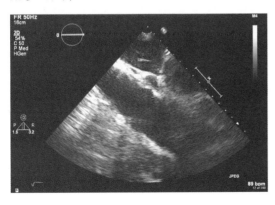

图 47.6　肋下切面获得的经胸超声图像

A. 急性细菌性心内膜炎是最可能的诊断

B. 颞动脉炎,应考虑颞动脉活检计划

C. 可能为风湿性多发性肌肉痛,应给予皮质类固醇治疗

D. 应怀疑大血管肉芽肿性病变

E. 可能有二尖瓣脱垂

9. 45 岁男性,因交通事故被送往急诊室,事故造成其胸口的贯通伤。来时患者无意识、低血压及脉搏减弱。行经胸超声检查。以下哪项叙述正确(图 47.7)?

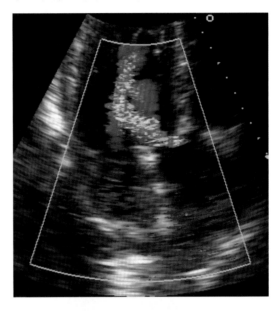

图 47.7　经胸超声心动图彩色多普勒的心尖三腔观

A. 图像显示主动脉峡部的外伤

B. 应立即行 TEE 来判断主动脉瓣关闭不全的程度

C. 钝性胸部创伤常导致主动脉瓣膜的损伤

D. 因外伤性主动脉损伤住院的患者,其出院生存率>50%

E. 主动脉瓣关闭不全在胸部贯通伤中较钝性胸部损伤中更为常见

10. 64 岁男性,高血压、冠心病病史并胸部升主动脉瘤。以下哪项是正确的?

A. 无症状的胸主动脉瘤患者,当扩张的升主动脉内径大于 5.0cm 时应考虑外科干预治疗

B. 马方综合征患者应长期给予钙离子通道阻断药以减缓主动脉疾病的进程

C. 在升主动脉瘤的患者中,如果主动脉的增长率超过每年 1.5cm,应转为手术治疗

D. 接受主动脉瓣置换术的患者,如果主动脉根部直径>4.5cm,应考虑同时修复主动脉

E. 胸主动脉瘤患者应给予他汀类药物进行治疗,确保 LDL 胆固醇水平达到 100mg/dl

题1答案是D。以上提及的男性老年性高血压患者可能已患升主动脉的急性主动脉综合征(AAS)中的升主动脉夹层动脉瘤(AAD)。在图47.1A中，胸骨旁长轴切面显示心脏前方存在由心包积液积聚而成的无回声区域。在图47.1B中，心尖四腔切面显示右心室周围出现无回声区，且心尖部可见心包积液。在主动脉夹层及心脏压塞时，即使是很少量的心包积液也可以造成血流动力学障碍。如答案B中所述，急性心肌梗死伴随心包内破裂更可能发生在经皮介入穿刺术后而非题目中所提。心室游离壁破裂及填塞也是一种可能性，尽管这通常出现在急性心肌梗死的后期。该患者突然发病出现以上症状使得心室游离壁破裂不太可能是造成该患者心包积液的病因？恶性心包积液通常出现缓慢而逐渐出现症状，而急

性心包积液则不是。由于缺乏感染症状所以不考虑化脓性心包炎。最佳答案是D。

根据 Stanford 标准(A 型和 B 型)及 DeBakdy 标准(Ⅰ 型，Ⅱ 型及 Ⅲ 型)对主动脉夹层进行分型。A 型夹层涉及升主动脉，B 型夹层涉及锁骨下动脉远端以下的主动脉。DeBakdy 分型相对用的较少，Ⅰ 型夹层裂口起自升主动脉，向下涉及主动脉弓及降主动脉。Ⅱ 型夹层仅涉及升主动脉。Ⅲ 型夹层位于降主动脉(图 47.8)。大部分表现为急性主动脉综合征(AAS)的患者都是 A 型夹层(62%)。A 型夹层患者经治疗后总死亡率为 27.4%。手术干预似乎与改善预后有关(生存率由 26.6% 提高到 58%)。B 型夹层不常见，通常采取抗高血压治疗。单纯 B 型夹层用药物治疗 90% 患者可以存活。

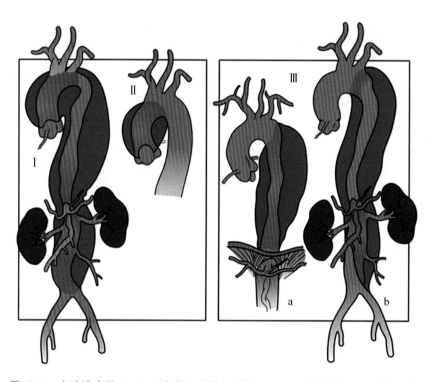

图 47.8 主动脉夹层 Stanford 分类(A 型和 B 型)及 eBakey 分类(I 型，II 型及 III 型)

大部分急性主动脉综合征(AAS)患者有高血压病史。升主动脉夹层(AAD)不经治疗 2 周内死亡率可达 75%。在急诊室，每小时 1%～2% 的死亡率。当夹层内膜撕裂至右侧冠状动脉开口处，心电图提示急性下壁心肌梗死。19% 的 AAD 患者会出现心电图异常。尝试复苏期间，20%～30% 的 AAD 患者超声心动图会发现心包积液，6% 合并降主动脉夹层。

题2答案是E。在图47.2A中，胸骨旁长轴切面显示左心室壁肥厚，左心房增大，像是由于长期高血压因素。图中也有证据表明降主动脉夹层并血栓形成。图47.2 经胸超声肋骨下切面显示降主动脉管腔内可见飘带样回声。正确的治疗措施包括 AAS 的药物治疗及诊断性的评估夹层的范围。图像没有完全显示夹层的特征。涉及

升主动脉的夹层影响治疗的方案。目前下结论说是局限于降主动脉的夹层还为时过早。因此，答案 A 是错误的。出现在降主动脉内的漂动的撕裂内膜证实 B 是错误的。答案 C、D、E 对大的夹层动脉瘤存在不同的处理方法。当患者处于极端情况时将其转入手术室，再行经食管超声可能是必要，但这种做法剥夺了手术团队可以从 CT 或 MRA 获得有价值的信息的权利。所以答案 C 不是最佳答案。关于 AAS 成像的最佳方法，经食管超声心动图(TEE)是最快速的检查方法，且患者不必暴露于造影剂下。距报道，TEE 用于识别升主动脉夹层内膜片的敏感度是 94%～100%，特异度可达 77%～100%。此外，TEE 可以证实存在主动脉瓣反流及心包积液。缺陷包括对主动脉分叉和降主动脉的显示较差。另外的检查方法

包括 MRI 和 CT。这些方式有着和 TEE 相似的诊断能力，但对于主动脉及其分支的完整显像有一些优势。美国心脏病学院（ACC）和美国心脏协会（AHA）对疑似主动脉夹层的紧急评估已经建立了相关的诊断规则（图

47.9）。在上面所述的例子中，患者血流动力学稳定，并会从慎重成像以确定最佳的治疗规则中受益。CT 和 MRA 将会对主动脉夹层的范围提供最佳地评估。因此，答案 E 是正确的。

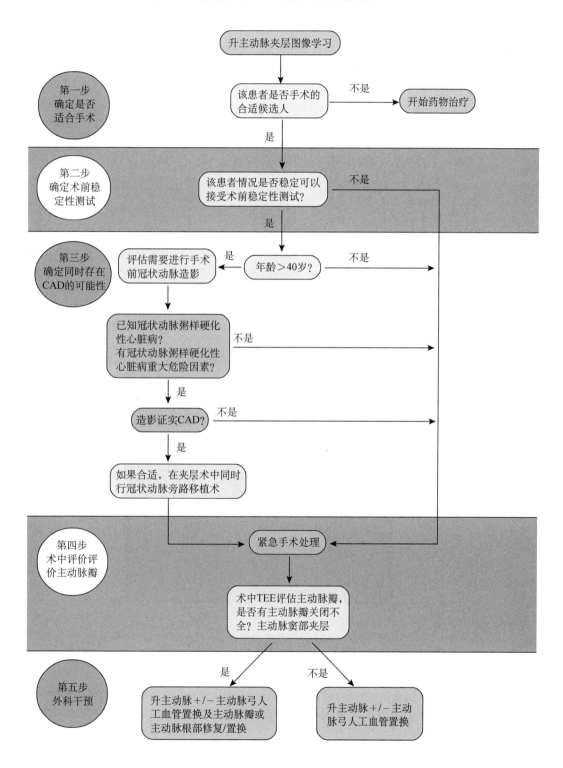

图 47.9　疑似急性主动脉综合征处理的诊断流程

题 3 答案是 B。在图 47.3 中,经食管超声显示主动脉。血栓呈新月形部分围绕于主动脉周围,与壁内血肿一致。AAS 有好几种类型的内膜撕裂形式(图 47.10)。经典理论认为,AAS 患者有 10%～20% 应考虑为壁内血肿(IMH,图 47.10B)。IMH 的定义是发生于内膜下的血肿,但无内膜层的撕裂。这是与穿透性溃疡对比,穿透性溃疡是指动脉粥样硬化斑块侵蚀到血管中层,引起出血(图 47.10C)。最近,一项国际合作的急性主动脉夹层分析报告(IRAD)指出,IMH 出现在 6.3% 的 AAS 患者中。宣传和普及 IMH 的知识可能会使其从症状上与主动脉

夹层区分。大部分 IMH 发生于降主动脉,老年性患者更为常见。在 IMH 位于升主动脉的患者中,IRAD 分析表明,以类似 AAD 的手术方式进行处理最为常见。在小数量的医疗管理中,住院患者的死亡率达到 40%。在 B 型 IMH,预后可能较 B 型夹层稍好,IMH 需要系统的医疗管理。IMH 可见主动脉壁呈新月形或环形增厚,管腔内无内膜撕裂口及飘带样内膜片。ACC/AHA 指南规定,如果 TEE 发现内膜最大厚度为 7mm,且没有证据证实有内膜片或内膜撕裂或假腔内沿长轴方向的血流则可诊断为 IMH。

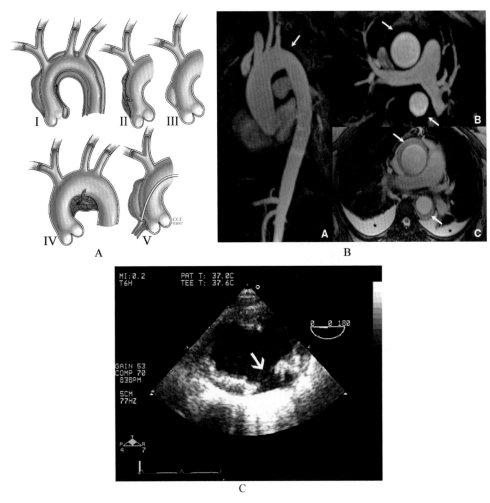

图 47.10　A 内膜撕裂的分类。I. 经典的夹层动脉瘤;II. 壁内血肿;III. 内膜撕裂,无血肿;IV. 穿透性溃疡;V. 医源性(介入导管或外伤导致)夹层动脉瘤

题 4 答案是 A。胸骨旁长轴切面显示轻度左心室肥厚,主动脉根部及主动脉窦部增宽,二尖瓣脱垂。同时出现升主动脉扩张及二尖瓣脱垂考虑马方综合征。马方综合征是 FBN1 基因突变的结果。大约有 25 % 的新发病例是由于散发的突变造成。FBN 基因编码原纤维蛋白-1,一种细胞外基质蛋白。马方综合征主要特征包括心血管、眼、骨骼异常。主动脉疾病非常普遍。最常伴随二尖瓣脱垂。但由于主动脉根部扩张,患者常出现主动脉瓣

反流。用 β 受体阻滞药治疗可以减缓主动脉根部扩张的病程,但不能治愈,所以患者主动脉将继续扩大或发生破裂。很多扩张的主动脉根部或升主动脉都需要外科修复。一般来说,当血管内径＞5.0cm 才考虑外科修复,或者有证据表明主动脉内径迅速增宽(每年 0.5cm),或者尽管内径＜5.0cm,但是有夹层动脉瘤的家族史或明显的主动脉瓣反流。

题 5 答案是 E。Loeys-Dietz 综合征是一种常染色体显性遗传性结缔组织疾病。该综合征通常被认为由动脉纤曲和动脉瘤，颅面畸形如眼距过宽和腭垂分叉和骨骼异常组成。这个综合征是由于基因突变造成，该基因能提供制造转化生长因子 β。扩张的主动脉根部及主动脉根部夹层很常见。98％ 的 Loeys-Dietz 综合征患者合并主动脉根部动脉瘤。其他的心脏异常包括动脉导管未闭、二叶主动脉瓣、二叶肺动脉瓣、二尖瓣脱垂及冠状动脉瘤。在此类患者中主动脉夹层的高发生率使得当主动脉直径＜5.0cm 时即推荐早期进行手术修复。

Turner 综合征是由于一条完整或部分性染色体缺失而造成的。身材矮小和卵巢衰竭是其最常见的特点。组织脆弱和胃肠道出血更常见于 Ehlers-Danlos 综合征。Ehlers-Danlos 综合征是遗传性疾病的异质群体，影响结缔组织导致伸展过度、组织脆弱和瘢痕化。还见于胃肠道破裂的倾向或胸、腹部动脉，包括腹主动脉的破裂。

题 6 答案是 D。二叶主动脉瓣在一般人群中的发病率为 1％～2％。二叶主动脉瓣是常染色体显性遗传性疾病，可能与主动脉根部扩张和胸主动脉瘤的形成有关。在因二叶主动脉瓣做手术的 2000 例患者中，20％ 同时伴随胸主动脉瘤的修复。最常见的瓣叶融合是左、右冠瓣交界处的融合。主动脉瓣反流在年轻的二叶瓣患者中很常见，而老年患者则多见主动脉瓣狭窄。针对主动脉瓣反流的二叶瓣修复术的远期效果很好。二叶主动脉瓣的患者出现主动脉夹层的概率比马方综合征多见。

题 7 答案是 E。在图 47.5A 中，经胸主动脉根部图像显示主动脉弓扩张，左侧锁骨下动脉起始处以下管腔狭窄。在图 47.5B 中，连续多普勒分析表明该处峰值流速 404m/s，峰值压差 65mmHg。这与主动脉该处出现血流加速一致。两者合计，这些结果与特纳综合征主动脉缩窄一致。Turner 综合征是一条 X 染色体部分或完全缺失而造成的疾病。虽然主动脉和心血管疾病造成的早期死亡引人注意，但是身材矮小及卵巢早期衰竭仍是最常观察到的特征。近 8％ 的患者会出现主动脉缩窄，10％～20％ 的患者为二叶主动脉瓣。Turner 综合征患者出现主动脉疾病的危险低于马方综合征患者和 Loeys-Dietz 综合征患者。但是与造成夹层的其他危险因素相关，如系统性高血压。当伴随二叶瓣主动脉瓣或主动脉缩窄时，Turner 综合征发生夹层的危险性会增加。主动脉缩窄在一般人群中也相对常见。大多数病变在出生时即被发现，此后不久即接受治疗。在以后的生活中，这些患者常表现出心力衰竭，运动诱发的高血压及颅内出血。主动脉缩窄未经治疗的患者，由于主动脉夹层、心力衰竭和颅内出血等因素将导致预后很差。手术是传统的治疗方式，血管内球囊扩张及支架置入术也被采用。

题 8 答案是 D。经胸超声肋骨下声窗显示增宽的主动脉与钙化或动脉粥样硬化变化。在这个病例中，应怀疑血管炎，例如大动脉炎。大动脉炎是指弹力动脉的血管炎。诊断标准包括：发病年龄＜40 岁，间歇性跛行，肱动脉减弱，锁骨下动脉或主动脉血管杂音，两臂之间收缩压变化＞10mmHg，以及血管造影证实主动脉及其分支血管狭窄。当满足 3 个条件，即可诊断为大动脉炎（敏感度 90.5％，特异度 97.8％）。主动脉根部、弓部、腹部及胸部节段的动脉瘤常见，而主动脉狭窄较主动脉扩张和动脉瘤形成更为常见（图 47.11）。颞动脉炎，也被称为巨细胞动脉炎，多发生在老年患者中，通常年龄超过 50 岁。与多发性大动脉炎相似，该病女性较男性高发。诊断标准包括：发病年龄＞50 岁，近期发生的局部头痛，颞动脉搏动减弱或压痛，红细胞沉降率＞50mm/h 和活检证实坏死性血管炎。当满足 3 个以上条件，诊断的敏感度和特异度均＞90％。25％ 的患者有颅外血管受累现象，可能为主动脉瘤或主动脉夹层。在上面所述的病例里，由于患者的年龄，不大可能是颞动脉炎及风湿性多肌痛。与马方综合征相关的二尖瓣脱垂与大动脉炎相关的一系列症状无关。

题 9 答案是 E。心尖三腔切面彩色血流提示主动脉瓣关闭不全。从这张图片中很难判断主动脉关闭不全的严重程度。在胸部贯通伤的交通事故的设定下，应考虑严重的主动脉瓣反流。在钝性胸部外伤的患者中，主动脉峡部是升主动脉最易受伤的部位，而主动脉瓣是胸部贯通伤最易累及的部位。总体来说，急性瓣膜病并不常见于创伤性主动脉损伤的患者，在一个欧洲的系列研究中只占到 12％。最有效的判别外伤性主动脉夹层的方法尚不明确，但 CTA 是最好的检查方式，一些推荐的手术探查也是。TEE 具有辨别心脏瓣膜，心肌和心包损伤的潜在优势，但却是以牺牲主动脉完整性和血管外损伤信息为代价。外伤性主动脉破裂患者的预后相当差，只有 9％～14％ 的患者可以活着到达医院，只有 2％ 的患者能住院治疗。

题 10 答案是 D。在无症状的胸主动脉瘤的患者中，应使用抗高血压药物进行治疗，使大部分患者的收缩压＜140mmHg。马方综合征患者可能会受益于 β 受体阻断剂及血管紧张素受体抑制剂的治疗。推荐他汀药物对血脂的积极治疗。目标 LDL 胆固醇水平为＜70mg/dl。当升主动脉或主动脉根部直径≥5.5cm，无症状患者胸动脉瘤应推荐其手术治疗。马方综合征患者主动脉或窦部直径超过 5.0cm 就应该推荐手术。此外，当主动脉瘤的生长速率每年＞0.5 cm 时，也应考虑手术治疗。

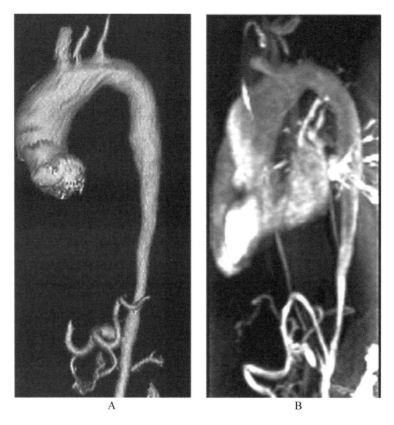

图 47.11 大动脉炎患者主动脉瘤 MRI 和 CT 图像;A. CT 的容积成像。B. 斜矢状位 MRI 图像

（译者 孟 欣）

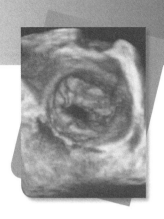

第48章

3D超声心动图在心脏瓣膜疾病中的应用

1. 现代的三维超声心动图系统允许优化的实时成像的金字塔形采集三维数据集的大小约
   - A. 60°×30°
   - B. 90°×90°
   - C. 30°×30°
   - D. 45°×90°

2. 下列实时三维超声心动图的哪些特征比标准的二维超声心动图好？
   - A. 体积图像的直接显示
   - B. 增强的解剖关系的理解
   - C. 降低空间分辨率
   - D. 提高 LVEF 定量精度
   - E. 改进的时间分辨率

3. 除了下列哪项，三维超声心动图已被验证并应用于临床？
   - A. 评价心脏 LV 容积及收缩功能
   - B. 评估右心室体积和功能
   - C. 评估左心房大小
   - D. 对反流及分流的容积评估
   - E. 真实地显示心脏瓣膜病变

4. 男,54 岁,既往患有缺血性心肌病、心房颤动与快速心室反应。心脏复律前需要 TEE 评价。下列哪种 3DE 采集模式出现伪像概率较大？
   - A. 实时 3DE 成像
   - B. 3D 变焦模式
   - C. 3D 广角/全容积
   - D. 心电触发 3DE 成像

5. 此角度的三维成像需要哪些措施减少伪像发生（图 48.1 和视频图 48.1)？
   - A. 门控伪像不可能消除
   - B. 延长呼吸重新获取图像
   - C. 增加线密度增加时间分辨率
   - D. 提高增益,由于主要的伪像是图像缺失
   - E. 在平行于扫描线的不同参考平面中,显示的是图像

伪像而非采样过程中产生的伪像

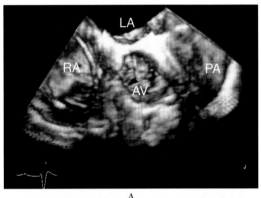

A

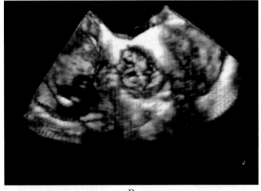

B

图 48.1　A,B. 三维广视角显示主动脉瓣 AV,左心房(LA),右心房(RA)和肺动脉(PA)

6. 下列哪种结构在实时三维超声心动图被研究得最多？
   - A. 右心室
   - B. 左心室
   - C. 右心房
   - D. 左心房
   - E. 主动脉

7. 与心脏 MR 相比,三维超声心动图对于测量左心室容积,射血分数和质量有何影响？
   - A. 3DE 低估左室容积、EF 和质量

B. 3DE 高估左室容积、EF 和质量

C. 3DE 测量与左室容积、EF 和质量高度相关

D. 3DE 低估左心室容积但更准确评估左心室射血分数和质量

E. 3DE 高估左心室容积和 LVEF,但准确测量 LV 质量

8. 男性,73 岁,胸痛,心电图提示下壁导联 ST 段抬高,随后右心室衰竭。哪种成像方式研究右心室收缩功能的重复性较好?

A. 三维超声心动图

B. 二维超声心动图

C. 心脏磁共振成像

D. 心脏 CT

E. 二维超声造影、三维超声心动图和心脏 MRI 有同样的重复性

9. 三维超声心动图准确测定左心室(LV)射血分数和容积最关键的两个解剖标志是什么?

A. 左心室肌小梁和乳头肌

B. 二尖瓣和主动脉瓣环

C. 室间隔及左心室心尖部

D. 二尖瓣环及左心室心尖部

E. 右心室插入点

10. 3D 较之 2D 经食管超声(TEE)在二尖瓣狭窄的评估中下列哪项是正确的?

A. 3D TEE 测量二尖瓣狭窄的最佳时间是心动周期收缩中期

B. 较之 3D TEE,2D TEE 往往高估二尖瓣口面积(MVA)

C. 2D TEE 高估了二尖瓣粘连融合

D. 3D TEE 对于瓣叶粘连钙化提供的信息有限

E. 2DE 测量二尖瓣面积的重复性优于 3DE

11. 下列哪项二尖瓣结构在 3D TEE 不易显示(图 48.2 和视频图 48.2)?

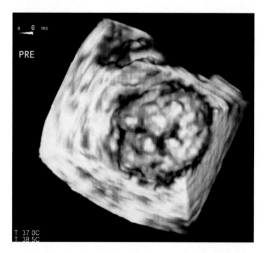

图 48.2

A. 瓣叶冗长和脱垂

B. 瓣环扩大

C. 左心房扩大

D. 重度二尖瓣反流

E. 瓣叶融合平面高

12. 关于运用 PISA 量化二尖瓣反流,下列哪项是正确的?

A. 较之二维 TEE PISA,3D TEE PISA 并没有被证明更优越

B. 大多数患者中量化和可视化是可行的,特别是偏心的反流

C. 三维超声心动图评估二尖瓣反流容积与速度编码心脏 MRI 的相关性很差

D. 3DE 显示大多数功能性二尖瓣反流的患者有圆形的反流间隙

E. 二维短径的测量是准确的,因为大多数二尖瓣反流口面积是圆形的

13. 一名呼吸急促患者并全收缩期杂音,图 48.3 和视频图 48.3 与下列哪项相符?

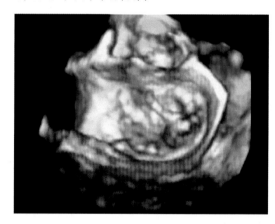

图 48.3

A. 二尖瓣前叶脱垂

B. 从 LV 看二尖瓣后叶 P1 区

C. 从 LV 看二尖瓣后叶 P2 区

D. 从 LV 看二尖瓣后叶 P3 区

E. 从 LV 看二尖瓣前叶 A2 区

14. 图 48.4 和视频图 48.4 中的患者在正常心动周期中符合下列哪种情况?

A. 二尖瓣狭窄

B. 主动脉瓣狭窄

C. 肺动脉瓣狭窄

D. 三尖瓣狭窄

E. 上腔静脉狭窄

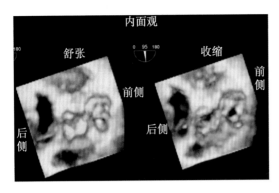

图 48.4

15. 当超声心动图评估主动脉瓣狭窄时,3DE 较之 2DE 更具价值,除了以下哪项?
    - A. 根据 LVOT 直径测算的 LVOT 面积可替代 3DE 测量的 LVOT 面积
    - B. 提高图像的空间结构和空间分辨率
    - C. 3DE 法测量的 LV 每搏量替代与通过左心室流出道测的每搏量(速度-时间积分方法)
    - D. 直接以 3DE 数据评价主动脉瓣面积
    - E. 测定瓣叶形状对压力阶差和有效瓣口面积的影响

16. 关于左心室流出道、主动脉瓣和主动脉根部,以下哪种说法是错误的?
    - A. 3DE 可以有效测量瓣环和瓣叶间距离提示冠状动脉口的最佳位置,这对人工心脏瓣膜的经皮途径是至关重要的
    - B. 2DE 胸骨旁长轴切面和主动脉瓣根经常低估 LV 流出道面积,因为它假定一个圆形
    - C. 3DE 可使主动脉瓣多平面成像(例如,同时显示瓣叶的长、短轴),展示真实的形状的 LV 流出道
    - D. CT 研究发现主动脉瓣环直径更椭圆
    - E. 三维超声心动图较 CT 测量主动脉瓣环尺寸更准确

17. 60 岁,女,右侧心力衰竭。以下哪项陈述关于三尖瓣功能更准确(图 48.5 和视频图 48.5)?
    - A. 3D 较 2D 对三尖瓣环的几何结构变化不够精确是由于高时间分辨率的设置多心动周期全容积采集
    - B. 3D 测量的收缩与二维测量没什么不同
    - C. 三维图像被认为是标准的图像并被用于精确的手术计划
    - D. 三维信号较 2DE 对瓣叶病变部位提供了更加明确的诊断价值
    - E. 通过对 3D 图像叠加彩色多普勒,时间分辨率高于 2DE

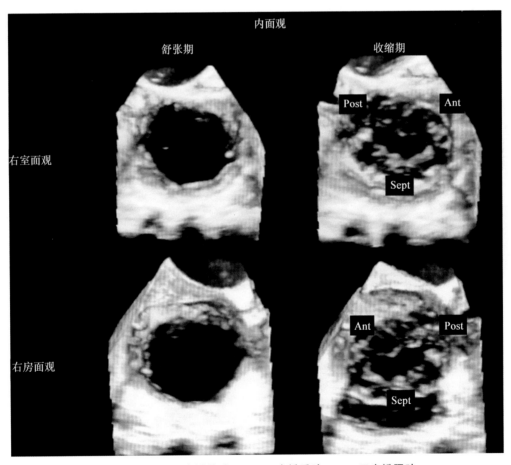

图 48.5　Ant. 三尖瓣前叶;Post. 三尖瓣后叶;Sept. 三尖瓣隔叶

18. 关于推荐的 3D 临床实践,下列哪项陈述是正确的?
　　A. 3DE 研究的最少的是三尖瓣和肺动脉瓣反流
　　B. LV 射血分数不推荐使用于临床
　　C. 在评估经导管主动脉瓣植入方面三维超声没有作用
　　D. 感染性心内膜炎在三维超声可以得到更好地验证

题 1 答案是 A。可靠的和高时间分辨率的实时成像,建议使用一个体积不大于 60°×30°扇形的探测器。任何三维体积可以调整大小或线密度为了最大限度地提高时间和空间分辨率。模式(90°×90°)可以最大化探测,这是对特定的大型结构如左心室成像的理想模式。3D 缩放模式(大小变化取决于生产厂商,通常 30°×30°)允许聚焦、广角度显示心脏的结构如二尖瓣和主动脉瓣。

题 2 答案是 E。RT-3DE 较 2D 具有较低的时间分辨率。时间分辨率是图像采集时单位时间的速度。这也可被认为是帧速率(或容积率,在 3D 的情况下)。实时 3DE 能够实时显示三维数据,可以更容易理解解剖关系,并更大化 LV 容积及收缩功能的定量分析。空间分辨率是依赖于扫描线的单位数量体积(密度)但通常比二维超声心动图标准的。

题 3 答案是 B。
　　三维超声心动图的用处表现在①LV 室体积的评价功能;②左心房大小;③对心脏瓣膜的实时显示;④3DE 彩色多普勒评价反流病变的容积测量和分流,尽管一些研究认为三维超声心动图评价右心室的大小和收缩功能的评价是一种很有前景的技术,但目前没有充分验证是

可以常规应用于临床使用。

题 4 答案是 D。目前,有两种不同的方法用于三维超声心动图数据采集:实时 3DE 成像和心电图触发 3DE 成像。实时 3DE 指获得多个锥体在一次心搏中每秒的数据集。大多数超声系统在以下模式具有实时三维容积成像功能:实时三维窄角体积,实时三维放大,实时三维广角和三维彩色多普勒。虽然这种方法克服了心律失常或呼吸运动限制,3D 仍有许多不足,如较低的时间(帧率)和空间(下图像质量)分辨率。相反,多拍三维超声心动图提供了高时间分辨率的图像。这是通过合并多个窄幅多心搏数据(2~6 个心动周期),随后被连接在一起创建一个单一的数据集。然而,该成像方式容易产生伪像,被称为"拼接伪像",即由患者呼吸运动或心房颤动等不规则的心律造成。

题 5 答案是 D。采集伪像(图 48.6 和视频图 48.6,图中红色箭头所示)图 48.6B 称为门控伪像或拼接伪像,是由于心脏节律不规则引起 R-R 间隔长度变化所致。改善方法是等待半收缩节律(在孤立性期前收缩的情况下)过后采集,并要求患者屏气以减少胸壁运动可能产生伪影。当从垂直于扫描平面得到容积数据时,门控的伪像是最突出的。因此,使用平行的扫描平面是另外一种减少这种伪影的方法。线密度增加能减少容积率和降低时间分辨率,但没有影响门控伪像。该方法最不可能产生无失真的图像变化的整体增益。低增益造成的图像缺失部分无法在此示例中显示。重新采集的无拼接伪像见示图 48.6A。

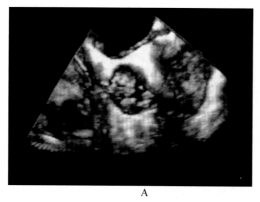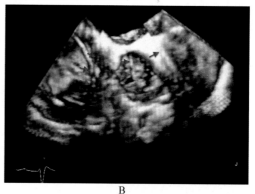

图 48.6

题 6 答案是 B。LV 容积和质量量化已广泛采用三维超声心动图研究。最初的 3DE 采用手动旋转重建的方法来测量 LV 容积,虽然比 2DE 方法更准确且可重复性好,但需要长时间的采集和后处理时间。此外,精确的体积计算高度依赖于图像质量。RT-3DE 系统使用矩阵相控阵与处理单元换能器能显著增加并改进图像质量和减少采集时间。与心脏 MRI 测量相对照,LV 定量软件现在广泛使用且日益精确。随着经导管主动脉瓣膜置换(TAVR)技术的开展,目前已有 3DE 测量主动脉的资料

报道。3DE 评价 RV 容积和射血分数方面,3DE 数据与心脏 MRI 呈高度相关,但仍需要加强对专门的、非商业软件研究。在有限的研究中,三维超声心动图可以准确地测量左心房体积心脏。这些方法已被很好地证明与 MRI 具有同样精度,对左心房容积的测量比 2D 方法更准确。基于三维超声心动图测量右心房容积还有待验证一个独立的参考技术如 CMR。

题 7 答案是 D。与其他金标准技术如心脏 MRI 进行对比研究,认为在 LV 容积,LVEF 和 LV 质量与三维超声心动图有

高度的相关性。由于不同的方法用于识别跟踪的心内膜边界，实时三维超声心动图似乎低估了 LV 容积。相比于心脏 MRI 数据，LV 容积三维超声心动图的计算已显示出显著的一致性（小偏差）、较低的观察者内和观察者间的差异。

题 8 答案是 C。对右心室功能的评估是心血管研究的感兴趣热点，特别是先天性心脏病与肺动脉高压。由于应用广泛，二维超声心动图作为对 RV 大小和右心室功能的评价首选方法。三尖瓣环收缩期位移（TAPSE）通常是作为一种 2DE 测量 RV 性能替代手段。复杂的 RV 解剖一直阻碍定量右心室的容积和功能的评价。研究比较 3DE 与 CMR 在显示右心室容积和 RVEF 评估的一致性很好，且随着软件的进步准确性更高。此外，3DE 测量已被证明对比标准二维超声心动图更准确。超声造影评估右心室的重复性不如 3DE 和心脏磁共振成像。

题 9 答案是 D。左心室的三维超声成像来源于独立的 LV 几何形状假设，可提供体积和射血分数的测量数据。此过程的解剖标志是二尖瓣环和 LV 心尖，通过半自动定量软件用来进行边缘检测计算容积。以二尖瓣环为标记避免低估的 LV 基底面，以 LV 心尖部心内膜为标记避免透视误差测量 LV 腔。其他重要的解剖特征是 LV 的肌小梁和乳头肌，理想情况下应该包括在 LV 腔和容积的计算。其他选项所提到的通常不用于 LV 分析。

题 10 答案是 D。近期研究显示实时三维超声成像可用于评估二尖瓣的形态和瓣口面积。该研究表明，3D TEE 可获得 95% 风湿性二尖瓣狭窄患者二尖瓣口面积（MVA）。实时 3DE 测得的 MVA 数据与 2DE 平面测量一致性的最

好，其次 MVA 的压力降半时间法。2D TEE 发现低估了 19% 例联合处融合的患者。虽然 3D TEE 可以从左心房面观察二尖瓣（图 48.7 和视频 48.7）和左心室，但由于连接处的钙化影响信息的真实性。在 2DE、3DE 心动超声图中测量的最佳时机是舒张中期。

题 11 答案是 D。这是 3D TEE 在退行性二尖瓣病变患者的二尖瓣的图像，也被称为 Barlow 病（二尖瓣脱垂综合征）。图中显示前瓣和后瓣闭合时多处瓣叶有隆起样脱垂，还有圆形的扩大的二尖瓣环及扩大的左心房。没有彩色多普勒时，不能单独从图像中定义二尖瓣关闭不全。

题 12 答案是 A。三维超声心动图用解剖的反流口面积的量化评价二尖瓣反流，避免了血流几何形态的变异误差。反流口面积是复杂的椭圆形或狭缝状的孔而不是圆形的（图 48.8）。复杂的非圆和（或）多个孔，对收缩流束

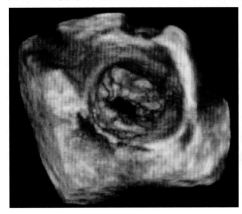

图 48.7

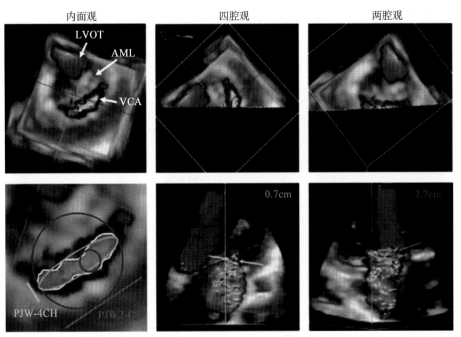

图 48.8　缝合线周围存在反流间隙，在 PISA 计算中可依据四个腔室（0.7cm）或两个腔室（2.7cm）来计算，三维超声可以更准确地评估二尖瓣反流

AML. 二尖瓣前叶；LVOT. 左心室流出道；PJW. 近端反流宽度；VCA. 反流间隙面积

(VC)近端血流等速面积(PISA)具有重要的二维评估意义。3DE 可视化偏心射流的量化比 2DE 的基础近端血流等速面积更可靠。三维超声心动图在测量三维近端血流等速面有效的反流口面积(EROA)和容积比心脏磁共振成像相位编码速度标识更加准确。由于复杂的底层的形状,2D 可能低估反流口面积,这取决于测量平面。

题 13 答案是 D。 3D TE 显示由于腱索断裂(黄色箭头)造成的连枷样运动(红色箭头,图 48.9)。这通常会导致在后内侧连合不能关闭和严重的二尖瓣反流。因此,后叶连枷样运动杂音往往比前叶更大。相比 2D TEE,2D TEE 诊断二尖瓣关闭不全是准确可靠,然而,3D TEE 可以更好地定位病变处或连枷样改变。

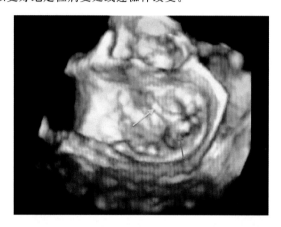

图 48.9

题 14 答案是 C。 图像显示的是一个在主动脉瓣面观和肺动脉瓣面观的大血管成像(分别显示肺动脉和主动脉)。显示肺动脉瓣明显增厚隆起,瓣叶连合部狭窄(红色箭头,图 48.10),系先天性肺动脉瓣狭窄。如图所示,该患者行球囊瓣膜成形术,压力阶差从 45mmHg 降低至 16mmHg,并可见收缩期瓣叶开放有改善(绿色箭头)。采用 3DTEE 实时大容积模式,可显示测量肺动脉瓣的数目、厚度和瓣叶活动度,且 70% 的患者可显示瓣叶关闭线。然而,由于前期研究尚不充分,ASE/EAE 指南目前不支持把经胸或经食管的 3DE 作为评价肺动脉瓣病变的常规方法。

题 15 答案是 B。 3DE 空间分辨率的技术是基于几个系统因素,而并非比标准 2DE 的普遍提高。然而,有证据表明,左心室流出道面积通常不是圆的,因此使用 LVOT 直径可能低估了主动脉瓣区面积。此外,直接使用 3DE 面积法可更准确地评估狭窄程度。同样,3DE 以心内膜检测(收缩末期和舒张末期)获得左心室搏出量,比起用 LVOT 的 VTI 法(连续性方程法)得到的每搏量也提高了主动脉狭窄程度的准确性。根据与微创技术测量结果的比较,3DE 直接测量 AVA 面积法是准确可行的,要优于二维超声心动图。最后,瓣的形状在主动脉瓣狭窄患者是一个决定压差的重要因素(瓣口有效面积越小压力

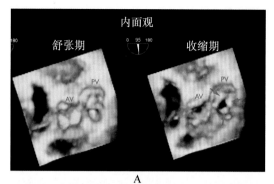

内面观

舒张期　　　　　收缩期

A

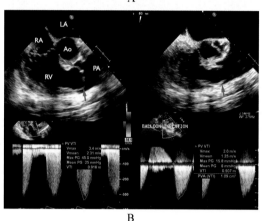

B

图 48.10

阶差越高)。

题 16 答案是 D。 2DE 经胸骨旁长轴切面示主动脉瓣叶和瓣根内径经常低估 LV 流出道面积,因为它被假定是圆形,而三维超声心动图使主动脉瓣多平面成像(例如,在长轴和短轴的同时显示瓣口),可展示 LV 流出道的真实形状。三维超声心动图的优势是当在一个平面上的确定结构正常或异常时,可以通过第二个实时交互平面进行确认。3DE 还可以准确测量瓣环和瓣尖到冠状动脉开口的距离,这在人工瓣膜置换时选择理想的经皮路线非常关键。通过 CT 径线测量显示主动脉瓣环更接近卵圆形而非圆形,3DE 测量的主动脉瓣环直径与 CMR 和 CT 测值高度相关,而二维超声心动图已被证明容易低估主动脉瓣环直径。

题 17 答案是 D。 以上图像显示扩大的三尖瓣环和瓣叶关闭点错位导致瓣口中心在收缩期出现反流口。3DE 使瓣叶形态和瓣环相关的几何形态变化更清晰,可以细微显示瓣叶平面、关闭点位置及腱索等瓣下解剖结构,并准确量化反流量。对三尖瓣而言三维超声心动图并非必需,特别是在 2D 成像满意的情况下。对一组 29 例患者三尖瓣形态的小样本研究提示,3DE 对瓣叶病因及位置异常诊断比 2D 更具有诊断价值。功能性的 TR 常伴有瓣环扩大,如同二尖瓣关闭不全,3DE 也可以用来对 TR 准确定量检测。如果在目前的 3DE 系统叠加彩色多普勒,容积和时间分辨率可能减少甚至低于 2DE。

题 18 答案是 A。 LVEF 是一个常规的临床参数,被用来评估 LV 收缩功能。之前的研究显示,3DE 测值与心脏 MRI 测量的 LVEF 有较好的相关性。在经导管主动脉瓣置换术患者的术前与术中评估中 3DE 具有重要作用。初步研究表明,实时 3DE 诊断瓣叶赘生物的报道不多,认为能够协助确诊但没有得到很好的临床验证。表 48.1 列出了美国超声心动图提供的三维临床应用范围参考。

表 48.1　总结三维超声心动图的指标

	临床实践	临床研究	活跃地区研究	未知
左心室功能的评估				
容积	√			
形状			√	
EF 值	√			
不同步			√	
质量		√		
右心室功能评估				
容积		√		
形状				√
EF 值		√		
左心房评估				
容积			√	
右心房评估				
容积				√
二尖瓣评估				
结构	√			
僵硬度	√			
反流			√	
三尖瓣评估				
结构				√
僵硬度				√
反流				√
肺动脉瓣评估				
结构				√
僵硬度				√
反流				√
主动脉瓣评估				
结构		√		
僵硬度		√		
反流				√
感染性心内膜炎				√
人工瓣膜			√	
经导管检查	√			

（译者　郑敏娟　赵晓妮）

第49章

超声应变

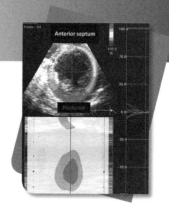

1. 下列有关应变显像的说法哪一项是错误的?
   - A. 应变是指局部心肌的伸长、缩短或增厚
   - B. 应变率描述的是形变产生的距离
   - C. 组织多普勒中心肌速度的方向代表收缩或伸长
   - D. 组织多普勒的速度参数可用于计算应变率
   - E. 应变可以通过应变率值对时间的积分算出

2. 下列有关应变显像的说法哪一项是正确的?
   - A. 应变成像提供了一种与平移运动无关的客观定量局部心肌功能的方法
   - B. 应变成像只能在组织多普勒条件下应用
   - C. 应变以 cm/s 为单位
   - D. 组织多普勒测量纵向、经向、环向及旋转应变的最佳测量面是心尖切面
   - E. 在正常心脏的室间隔上所有点的纵向应变都应是相同的

3. 一位有陈旧心肌梗死病史的患者,评估其为心绞痛及血管重建的可能。要判定出心肌是否缺血、是否存活。下面有关应变分析心肌缺血及存活的说法哪一项是正确的?
   - A. 在检测心肌缺血对多巴酚丁胺的反应时,与传统负荷超声相比较,应变成像的敏感性和特异性更高
   - B. 斑点追踪技术能够准确地预测出心肌梗死的透壁程度
   - C. 在多巴胺负荷超声中,组织多普勒分析应变率对于判断局部心肌的存活较室壁运动指数更有价值
   - D. 斑点追踪技术能够准确地从透壁瘢痕组织中预测出可存活心肌
   - E. 上述选项均正确

4. 下列有关应变成像的说法哪一项是错误的?
   - A. 应变成像能够有助于鉴别肥厚型心脏病与运动员心脏
   - B. 应变成像能够有助于鉴别肥厚型心脏病与高血压相关性左心室肥大
   - C. 应变成像能够有助于鉴别弗立特里希氏共济失调症所致心脏肥大与肥厚型心脏病
   - D. 在轻链淀粉样变性病变中,应变成像有助于在临床症状出现前判断心肌的受累程度

   - E. 相比既有 2D 超声和组织多普勒,应变率显像能为判断轻链淀粉样变性病的预后提供更多的信息

5. 下列有关应变成像在亚临床心脏病中应用的陈述哪一项是错误的?
   - A. 在法布瑞氏症中心肌纤维化出现之前,可以利用应变成像检测到亚临床性的心肌受累
   - B. 较常规超声心动图而言,应变显像能为心脏毒性化疗药物治疗的患者提供额外的临床信息
   - C. 应变显像能为系统性硬化病无症状患者亚临床性心肌受累提供证据
   - D. 应变显像对射血分数正常的糖尿病患者没有更大的临床应用价值
   - E. 上述所有选项

6. 对于心脏瓣膜病,有关应变成像的说法哪一项是正确的?
   - A. 应变显像在评估射血分数正常的严重主动脉瓣狭窄的患者时临床应用价值不如在同龄的左心室肥厚者明显
   - B. 在症状严重程度不同的主动脉瓣狭窄患者中,在运动试验中通过应变显像能判定出运动"正常"的患者,还能判断其亚临床收缩功能的紊乱
   - C. 在常规超声基础上应用 STE 应变显像也不能改变预测非手术治疗主动脉瓣轻到重度反流患者症状的进展或左心室功能的恶化的能力
   - D. 应变显像不能提高对长期的严重二尖瓣反流患者术后射血分数降低的预测能力
   - E. 与普通手术风险评估相比较,应变分析不能提高心脏手术患者术后致死率的风险预测力

7. 关于应变显像和心脏再同步治疗,下面哪一项说法是最不正确的?
   - A. 应变显像能够有助于预测心脏再同步治疗的临床效应
   - B. 在心脏再同步试验中,应变显像预测失同步化者较未失同步化者的长期预后更差
   - C. 在评估射血分数是否因心脏再同步治疗而提高时,径向应变比纵向应变更敏感
   - D. 利用 STE 引导下左心室定位实施心脏再同步治疗的方法较通过常规透视检查的方法效果更好

8. 一位 65 岁男性来心内科复诊。他患有心肌病,射血分数为 25%。心电图提示窦性心律并左束支传导阻滞(QRS>120ms)。他现在服用 β 受体阻滞剂、ACEI 类及螺内酯类药物并达到最大耐受剂量。他目前呼吸短促,纽约心脏功能分级为 Ⅲ 级。用 STE 分析他的心肌纵向应变(图 49.1),下面哪一项说法是正确的?
   A. 基于应变分析,行 CRT 可能对他有益
   B. 基于临床变化,行 CRT 可能对他有益,应变分析并没有提供有意义的临床信息
   C. 基于应变分析,行 CRT 对他没有益
   D. 基于临床变化,进行 CRT 对他没有益,应变分析并没有提供有意义的临床信息

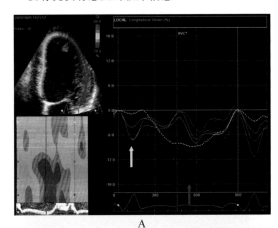

A

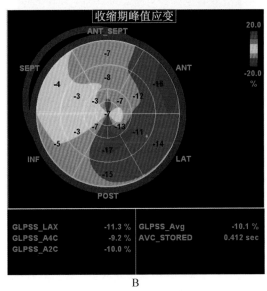

B

图 49.1

9. 如图 49.2 所示关于应变图像,下面哪一项描述与其相符的?
   A. 左心室功能正常
   B. 前壁运动功能减低
   C. 室间隔运动功能减低
   D. 侧壁运动功能减低

E. 下侧壁无运动

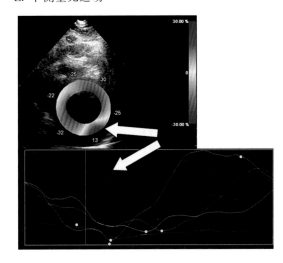

图 49.2　左心室短轴基底部切面的圆周应变

题 1 答案是 B。

A 正确。如果简单的考虑一维平面内,应变(ε)可以表示为 $\varepsilon=(L-L_0)/L_0$,L 为心肌初始长度,L_0 为心肌无应力的长度(图 49.3)。

$$\varepsilon=\frac{L-L_0}{L_0}=\frac{\Delta L}{L_0}$$

图 49.3　简而言之,应变是测量心肌收缩性的特征,当心肌承受到压力或者肌肉无论如何伸长或者缩短。因此,应变表示为心肌变化长度占心肌无应力长度的百分比。这种改变发生的时间并非应变的一部分。在上面的图片,无应力长度伸长到总长度 L,因此,长度的变化(ΔL)除以无应力长度表示为应变

B 错误。应变率描述的是形变发生的速度,单位用 1/s 表示。

C 正确。在 TDI,收缩缩短导致向上的(正向)速度(S),舒张的伸长表示为负向速度(E′)(图 49.5B)。

D 正确。TDI 分析的数据表示心肌速度。SR 通过 $SR=(V_2-V_1)/L$ 来计算并且用 1/单位时间表示。(图 49.4 和图 49.5)。

E 正确。同样的,应变为无单位的测量。

题 2 答案是 A。

A 正确。应变是组织形变的一种衡量方法。在应变显像中,节段心肌的形变以相邻节段为参照来判断,这样可以防止直线运动导致的误差。

B 错误。应变显像可以通过组织多普勒和斑点追踪技术及二维应变来实现。组织多普勒应变显像的研究更加广泛,但主要局限于心肌方面,其超声束要具有

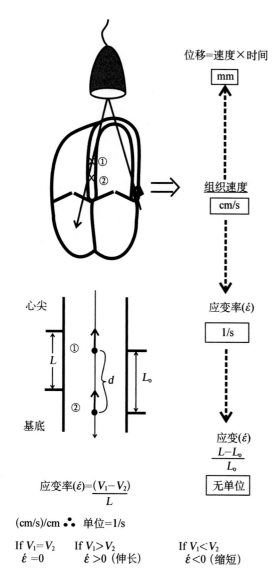

位移=速度×时间

mm

组织速度

cm/s

应变率($\dot{\varepsilon}$)

1/s

应变(ε)

$\dfrac{L-L_o}{L_o}$

无单位

应变率($\dot{\varepsilon}$)$=\dfrac{(V_1-V_2)}{L}$

(cm/s)/cm ∴ 单位=1/s

If $V_1=V_2$　　If $V_1>V_2$　　If $V_1<V_2$
$\dot{\varepsilon}=0$　　$\dot{\varepsilon}>0$ (伸长)　　$\dot{\varepsilon}<0$ (缩短)

图 49.4　应变率是形变或者长度改变的速度,因此包括评估时间。如果在以上图片中,观察心肌和考虑点 1 和点 2,可以测量两者之间的距离(mm),也可以测量每一个点组织的速度(cm/s)。如果进一步测量长度变化的速度,然后便可算出应变率。如果仅测量原始长度变化的百分比(没有时间),那么测量的为应变

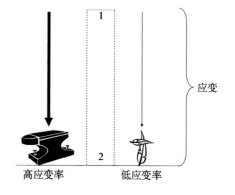

A

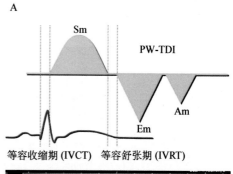

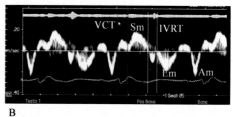

B

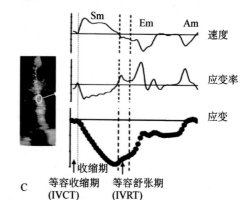

C

图 49.5　A. 另一种考虑应变与应变率的区别是考虑铁砧和羽毛从点 1 到点 2。两者之间的变化距离是一样的且表示应变。然而,两者之间的变化速度是不一样的表示为应变率。B,C. TDI 依据心肌的速度且与应变和应变率相关

低入射角度。它主要聚焦心尖四腔心切面的纵向应变及胸骨旁短轴切面的环向应变。斑点追踪技术在应变显像方面属于一门更新的应用,它不依赖于入射角度,主要要求二维图像的高分辨率及最佳帧频(一般为正常心率下 40～80 帧/秒),这样才能精确追踪感兴趣区。

C 错误。应变是没有单位的。它被描述为从初始长度发生形变的百分数,当变长时,其为正值,当变短时,其为负值(图 49.5)。

D 错误。节段心肌的运动力学可以从四种类型的

应变去分析:径向、纵向、环向及扭转应变。组织多普勒成像主要是受限于多普勒的入射角度,因此,纵向应变应从心尖切面测量,而径向、环向及扭转应变最好从胸骨旁切面测量(图 49.6)。

　　E 错误。在正常成人中,心肌纵向收缩速率从基底段部到心尖部是逐渐降低的,而纵向应变及应变率从基底段部到心尖部却是增加的(－15.78±3.63 比－24.00 ±5.87,$P = 0.0001$;(－0.83±0.21)比(－1.44±0.37),$P = 0.0001$)(图 49.7)。

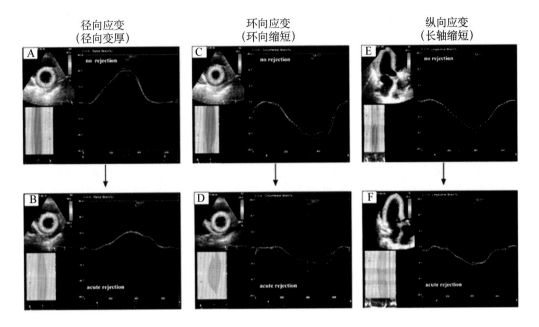

径向应变　　　　　环向应变　　　　　纵向应变
(径向变厚)　　　(环向缩短)　　　(长轴缩短)

图 49.6

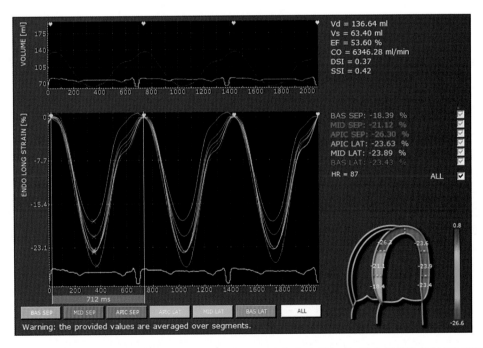

　　图 49.7　在此图中,应变和应变率从室间隔基底部至心尖部都为增加的,图中用颜色标记(室间隔基底段:粉色,室间隔中段:紫色,心尖段:深绿色)

题 3 答案是 E。

A. 正确。心肌的收缩应变率峰值受多巴酚丁胺影响是增加的。在缺血心肌中,收缩应变率及应变峰值的增加是减弱的。应变显像将传统二维应变显像的敏感度、特异度分别从 81%、82% 提高至 86%、90%。

B. 正确。斑点追踪技术在判定节段心肌的心肌梗死程度上与 CRM 显示具有显著的相关性。径向应变在鉴别透壁心肌梗死与非透壁心肌梗死时的敏感度、特异度分别为 70.0%、71.2%。

C. 正确。与传统室壁运动分析相比,多巴酚丁胺应变显像在探测心肌存活力时将敏感度从 73% 提高至 82%,特异度也更高。

D. 正确。以增强磁共振作为诊断标准,斑点追踪应变显像鉴别诊断存活心肌和透壁瘢痕的敏感度、特异度分别为 81.2%、81.6%。

E. 上述陈述均正确。

题 4 答案是 C。

A. 对。与运动员相比,肥厚型心肌病患者心室舒张早期应变率更小。当测得舒张早期的 SR<7/s 时区分肥厚型心肌病患者和运动员心脏阳性预测值为 0.96,阴性预测值为 0.94。该差异在各年龄组均可出现。运动员心脏和 HCM 之间的这种差异在临床上是极为重要的,由于 HCM 与猝死的增加密切相关。而运动员心脏和 HCM 二维超声图像可能相似,其他方法,如舒张功能,应变和应变率都完全不同。这些评估能有效的区分这两者存在完全不同的临床结局。

B. 正确。使用组织多普勒技术分析应变,平均收缩期峰值应变小于 10.6% 时鉴别高血压心室肥厚与肥厚型心肌病的灵敏度为 85.0%,特异度为 100.0%,准确度为 91.2%。

C. 错误。超声可以评估非对称性室间隔肥厚型心肌病的儿童,向心性肥厚型心肌病及与弗立特里希氏共济失调症相关的向心性肥厚型心肌病。对肥厚型心肌病儿童的评价显示,与对照组相比早期舒张和心肌收缩速度和收缩峰值应变率减小。在任何超声心动图的变量中,单纯向心性肥厚型心肌病和弗立特里希氏共济失调相关的肥厚型心肌病患者之间没有差异。应变成像在辨别向心性 HCM 与 FA 儿童毫无意义。在轻链淀粉样变性病变中,应变成像有助于在临床症状出现前判断心肌的受累程度。

D. 正确。心肌淀粉样变时尽管患者短轴缩短率正常且无心力衰竭的临床症状但此时心肌收缩功能已经受损。在确诊为淀粉样变的无心脏受累(−19%±4%),心脏受累但没有心力衰竭(HF)(−15%±4.5%),心脏受累并 HF(−8.0%±5%),几组患者中基底部收缩期 SR 有显著统计学差异。

E. 正确。当研究中的患者已知 AL 淀粉样变性病,平均基底部张力是临床预测强有力的指标,并优于已制定的二维超声心动图标准,多普勒血流测量及简单的组织速度指标的方法。

题 5 答案是 D。

A. 正确。在法布瑞氏症患者中,心室侧壁纵向应变率降低是心肌损害的最早表现之一。这发生在设定测量左心室整体功能和舒张末期室壁厚度正常。因此,使用应变率成像,在 Fabry 病患者的早期左心室肥厚之前可以检测到功能的改变,并改变疾病治疗的过程。

B. 正确。在老年患者接受聚乙二醇脂质体多柔比星治疗乳腺癌的前瞻性研究中,患者左心室大小,射血分数和心肌收缩速度在整个过程中未发生变化。然而,化疗后的 6 个周期后,纵向和径向应变和 SR 都显著减少。另一研究,患者接受曲妥珠单抗治疗乳腺癌的前瞻性研究中,6 个月,近 25% 发展为曲妥珠单抗介导的心肌病。曲妥单抗辅助治疗 3 个月后,心肌纵向和径向峰值应变显著下降。

C. 正确。在无症状的系统性硬化症患者中,尽管左心室射血分数正常,但左心室外侧壁和室间隔的基底部及中段收缩期峰值应变率和峰值收缩力均较对照组显著降低。

D. 错误。值得注意的是,糖尿病患者亚临床左心室功能紊乱已高达 27%。已证明心肌峰值应变评估收缩力障碍与糖基化血红蛋白水平和缺乏血管紧张素转化酶抑制剂治疗呈独立相关,以便制订更多潜在的治疗方案。

E. A、B 和 C 选项均是正确。

题 6 答案是 B。

A. 错误。用二维斑点追踪技术评价中度至重度主动脉瓣狭窄但 EF 正常的患者,与同年龄的健康对照组和左心室肥厚的患者相比较,发现前者纵向应变和 SR 减小。主动脉瓣置换术后,除了 EF 保持不变,其他参数均增大。因此,亚临床收缩功能不全可以用 EF 变化之前的任何一种应变参数来评价。

B. 正确。采用 2D-STE,与对照组相比,主动脉瓣狭窄患者在休息和运动高峰期纵向心肌功能都已降低了。运动过程中 AS 患者即使未见明显异常,但其 LV 整体纵向应变的变化均低于对照组(−17.4±3.9 与 −25±3.7;P<0.05)。因此,无症状的 AS 患者的亚临床收缩功能不全可以通过应变显像来识别。

C. 错误。在中度至重度 AR 患者的非手术治疗中,基于斑点追踪技术测量应变和 SR 能预测症状的发展和 LV 功能的恶化。非手术治疗中,心肌收缩期应变和收缩期 SR 显著降低可用于预测疾病的进程,然而,LV 功能和大小的常规参数则无法预测。

D. 错误。当室间隔中段且临界值<0.80/s 时,使用斑点追踪技术测得术前纵向 SR 更能预测>10% 术后 EF 的降低。SR 的预测能力较术前左心室容积、EF 及 dP/dt 更可靠。纵向 SR 预测 EF 的改变的灵敏度为 60%,特异度为 96.5%。

E. 错误。冠状动脉旁路移植术,主动脉瓣手术或二尖瓣手术的患者中,与欧洲心脏手术危险评估系统评分治疗相对应,STE 分析应变能改善患者的危险分级。在与欧洲心脏手术危险评估的评分相同且 EF 正常的患者中,当心肌纵向应变减低时,术后死亡率较术前高 2.4 倍(术后 11.8%,术前 4.9%,$P = 0.04$)。

题 7 答案是 B。

A. 正确。用 4 种 STE 应变方法评估不同步性(指相对对侧壁延迟≥130ms):径向、圆周、横向和纵向。短轴径向应变和心尖横向应变能够准确的估测 EF 对 CRT(心脏在同步化治疗)的反应和预测死亡、移植或使用左心室辅助设备的远期发生率($P < 0.01$)。

B. 错误。在接受心脏在同步化治疗的患者中,斑点追踪技术测量径向应变不同步与死亡风险增加和心力衰竭住院相关联。CRT 3 年后,左心室径向失同步性的患者存活率是 82%,而未失同步化的患者存活率是 65%($P < 0.001$)。

C. 正确。径向应变对于预测 EF 值敏感度最高(86%),特异度 67%。对 CRT 的随访中,圆周和纵向应变与总体 EF 值不相关。

D. 正确。超声引导下,当左心室放置 CRT 时应置于用 STE 评估的径向应变达峰时间最短的位置,临床结果能得到改善。患者随机使用超声引导的方法生存率更长($HR = 0.48$;95%$CI = 0.28 - 0.82$,$P = 0.006$)。患者在 STE 引导放置组 85% 的放置位置良好,而透视引导组则为 66%。这与生存率改善相关($HR = 0.40$;95%$CI = 0.22 - 0.71$,$P = 0.002$)。

题 8 答案是 A。

A:应变成像有助于预测心脏同步化治疗结果。在这个例子中,应用 STE 应变分析显示室间隔收缩期峰值与侧壁收缩期峰值相比显著延迟(425ms)。最近的一篇论文使用的纵向应变延迟指数预测 CRT。在缺血性($r = -0.68$,$P < 0.0001$)和非缺血性($r = -0.68$,$P < 0.0001$)的人群中,应变延迟指数与心肌重塑呈负相关。在预期有效者从室间隔应变峰值到侧壁应变峰值均改善,正如例子中 CRT 治疗后的患者(图 49.8)。延迟为 −60ms,且射血分数也得到改善。

B:在当前的研究中,约 1/3 的 CRT 治疗患者无明显效应。目前 CRT 治疗的标准基于临床参数(症状、功能、状态),心功能和 QRS 间期。因此,为了早期预测 CRT 治疗效果,我们必须改变预测因子。应变分析显示,应用 STE 分析应变显示室间隔应变峰值较侧壁应变峰值显著延迟(425ms)。这表明 CRT 临床效应较好,然而,目前对于 CRT 治疗的合适患者并没有一个公认的方法。

C:仅基于临床指标,该患者有行 CRT 治疗所有标准。他具备 CRT 治疗的所有临床指标:QRS>120ms,射血分数减小,尽管药物治疗但症状未能缓解。然而,应变的分析显示显著延迟者治疗效果更佳。

D:另外,根据临床、超声、心动图标准这个患者符合标准,而应变分析表明该患者 CRT 治疗有效。

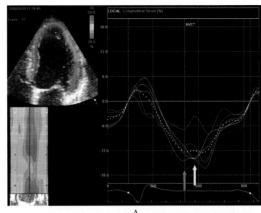

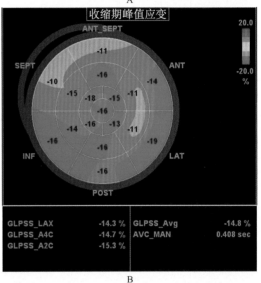

图 49.8

题 9 答案是 E。

A:在整个心室收缩中,心肌纤维在纵向和圆周方向缩短,径向方向变厚或延长。在图中,心肌层按照圆周应变的比例用颜色标记。如果是负向应变(缩短),心肌层为红色(−30% 红),如果是正向应变(延长),心肌层为蓝色(30% 蓝)。在颜色标记的心肌节段中差别很明显;因此左心室壁的运动正常并非正确。

B:运动最佳的是前壁基底部,室间隔和侧壁,图中该部位的颜色为暗红色,且图中该部位收缩期运动曲线为负向应变百分比。因此这个答案是错的。

C:运动最佳的是前壁基底部,室间隔和侧壁,图中该部位的颜色为暗红色,且图中该部位收缩期运动曲线为负向应变百分比。因此这个答案是错的。

D:运动最佳的是前壁基底部,室间隔和侧壁,图中该部位的颜色为暗红色,且图中该部位收缩期运动曲线为负向应变百分比。因此这个答案是错的。

E:下侧壁为蓝色表示无运动,且应变曲线相对平坦。这提示心脏不能收缩。

（译者　郑敏娟　赵晓妮）

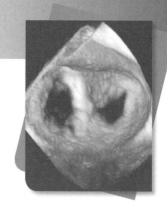

第50章
超声心动图在介入手术中的应用

1. 下列哪一项不是风湿性二尖瓣狭窄经皮二尖瓣球囊成形术(PMBV)禁忌证?
   A. 左心耳血栓
   B. 鲁登巴赫综合征
   C. 左心房内血栓
   D. 二尖瓣评分为14分
   E. 中度二尖瓣反流

2. 图50.1和视频图50.1显示的是一位72岁的女性从右心房面观察到的房间隔缺损(ASD),并评估其经皮封堵的可能性。黄色虚线测得ASD最大直径为30mm,而黄色实线代表ASD主动脉侧缘为7mm。对其余ASD的缘也进行了测量,并认为足够进行ASD封堵。此外,超声心动图显示右心增大且并没有明显的肺动脉高压。下列哪个是正确答案?

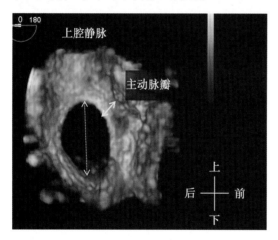

图50.1

   A. ASD太大不适合封堵
   B. ASD解剖位置适合封堵
   C. 这名患者年龄过大不适合封堵
   D. ASD的主动脉侧缘太小不适合封堵
   E. 患者无继发孔型房间隔缺损

3. 图50.2和视频图50.2是一位23岁男性患者,拟行经皮房间隔缺损(ASD)封堵术。图A显示左心房面的ASD(星号);测量其直径约18mm×12mm。图B和视频50.2显示了患者二尖瓣的左心室面观。

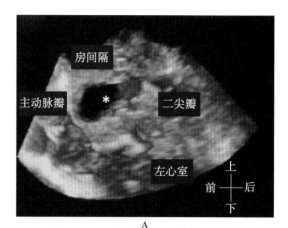

A

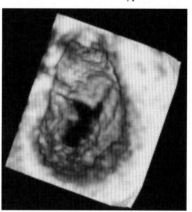

B

图50.2

超声心动图还显示中度二尖瓣反流,右心增大,无肺动脉狭窄,收缩期三尖瓣反流峰值压差为25mmHg,估测右心房压力为3mmHg。不推荐经皮房间隔缺损封堵术的原因是什么?
   A. ASD太小
   B. 患者有肺动脉高压
   C. 继发孔型ASD不经皮封堵
   D. 右心增大
   E. 有二尖瓣病理学改变

4. 由三维经食管超声心动图获取的图50.3显示了二尖瓣左心房面的所谓手术视野。箭头所示的结构是什么?

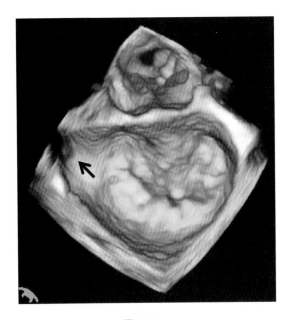

图 50.3

A. 左心耳
B. 房间隔缺损
C. 右肺动脉
D. 主动脉根部
E. 左上肺静脉

5. 由经食管超声心动图(TEE)获取的图 50.4 显示的是一位 67 岁的心房颤动男性患者,两次栓塞性卒中史,并行左心耳封堵术。图 A 中黑色箭头和图 B 中的黄色箭头所指即为左心耳封堵器。

图 A 显示 3D TEE 时左心房侧左心耳封堵器(黑色箭头)的外观。图 B 是从 45°获得彩色多普勒二维 TEE 图像;黄色箭头指向左心耳封堵器的位置。图 B 所示的射流的宽度是 6mm。下列哪项是正确的说法?

A. 封堵器放置左心耳位置太深
B. 在预防栓塞性卒中方面,左心耳封堵器疗效不差于抗凝治疗
C. 这名患者可能会在经皮 LAA 封堵术后立即停止抗凝治疗
D. 左心耳血栓是行左心耳封堵器置入的指征
E. 封堵器周围有大量残余漏

6. 采用三维经食管超声心动图得到图 50.5,显示了二尖瓣左心房面所谓的手术视野。由箭头标示的结构是什么?

A. A1 区
B. 侧连合
C. P1 区
D. A2 区
E. 副瓣区

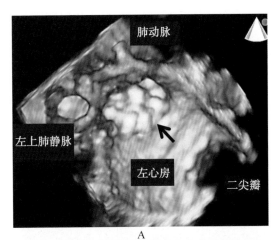

A

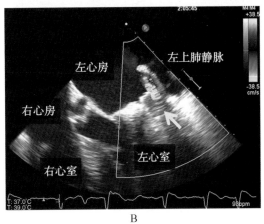

B

图 50.4

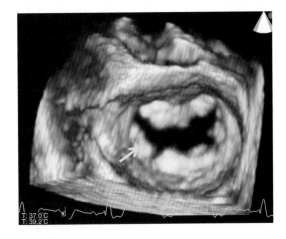

图 50.5

7. 由三维经食管彩色多普勒超声得到图 50.6,显示所谓手术视野下左心房面观的二尖瓣位生物瓣伴瓣周漏。瓣周漏的位置在哪里?

A. 12 点钟位
B. 4 点钟位
C. 10 点钟位

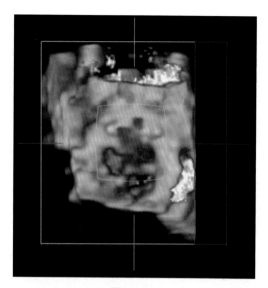

图 50.6

D. 2 点钟位

E. 7 点钟位

8. 图 50.7 的两幅图中显示了介入术前(图 A,收缩期峰值)和术后(图 B,舒张期)同样的解剖结构。请问是下列哪种介入手术?

A. 主动脉瓣球囊成形术

B. 外科主动脉瓣修复术

C. 经皮主动脉瓣置换术

D. 瓣中瓣植入治疗生物瓣反流

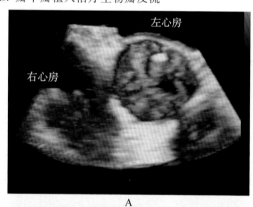

A

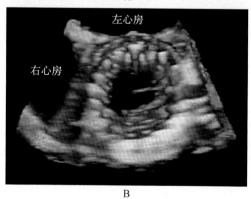

B

图 50.7

E. A 型主动脉夹层动脉瘤腔内隔绝术

9. 图 50.8 的两幅图显示了同一解剖结构频谱在一个成功的介入手术之前(图 A)和之后(图 B)的多普勒曲线。请问这是哪种经皮介入手术?

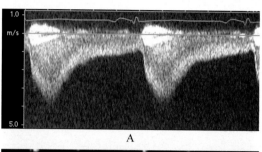

A

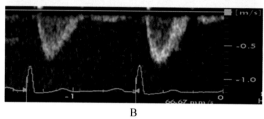

B

图 50.8

A. 动脉导管未闭封堵术

B. B 型主动脉夹层腔内隔绝术

C. 房间隔缺损封堵术

D. 主动脉缩窄修复术

E. 主动脉横断损伤的修复

10. 图 50.9 中图 A 和图 B 分别显示了介入治疗术前和术后由图 C 中血管结构内获取的频谱多普勒图像。请问实施了什么术式?

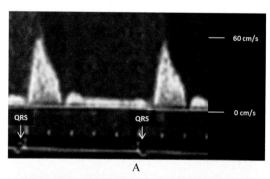

A

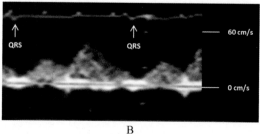

B

图 50.9

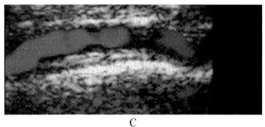

C

图 50.9 （续）

A. 股动脉假性动脉瘤的闭合术

B. 颈内动脉支架置入术

C. 透析通路房室分流结扎术

D. 冠状动脉旁路移植术

E. 肾动脉球囊血管成形术

11. 图 50.10 的两幅图显示外科手术视野下介入术前（图 A）和术后（图 B）二尖瓣视图。请问进行了哪种术式？

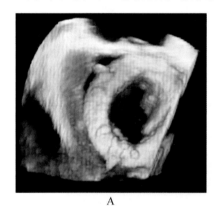

A

图 50.10

A. 二尖瓣球囊成形术

B. 二尖瓣钳夹

C. 机械瓣代替人工生物瓣膜

D. 左心耳封堵术

E. 二尖瓣瓣周漏封堵术

12. 图 50.11 中的两幅图显示的介入治疗术前（左侧的图 A1 和 A2）和术后（右侧的图 B1 和 B2）的同一解剖结构。视频图 50.3 是介入术前，视频图 50.4 是介入术后。请问是什么介入手术？

A. 室间隔缺损封堵术

B. 左心室假性动脉瘤的封闭术

C. 插入左心室辅助装置套管

D. 经心尖二尖瓣联合部切开术

E. 室间隔消融

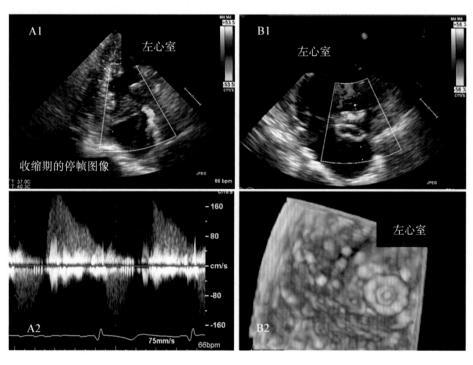

图 50.11

13. 图 50.12 中两幅图显示了介入治疗前(图 50.12A)和后(图 50.12B)的同一解剖结构。视频图 50.5 显示介入治疗之前的病变。请问进行了哪种手术?

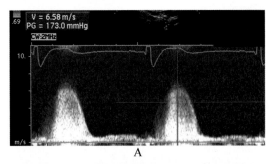

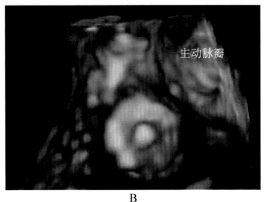

图 50.12

A. 室间隔消融
B. 左心室辅助装置的套管插入
C. 左心室假性动脉瘤的闭合术
D. 室间隔缺损封堵术
E. 经皮主动脉瓣置换术

14. 图 50.13 中两幅图像显示了介入术前(图 50.13A)和术后(图 50.13B)的同一解剖结构。两幅图均为舒张期停帧后获取。请问进行了哪种介入手术?
A. 二尖瓣钳夹术
B. 二尖瓣球囊扩张术
C. 房间隔缺损封堵术
D. 机械瓣膜替换生物瓣
E. 二尖瓣瓣周漏封堵术

15. 图 50.14 的系列图像分别显示了介入术前(图 50.14A),术中(图 50.14B)和术后(图 50.14C)的改变。视频 50.6 与图 50.14A 和视频 50.7 相符合。下列哪个解释最有可能是由介入手术造成的?
A. 新的房间隔缺损
B. 右心房游离壁穿孔
C. 冠状窦瘘
D. 房间隔穿刺
E. 上腔静脉型静脉窦型房间隔缺损

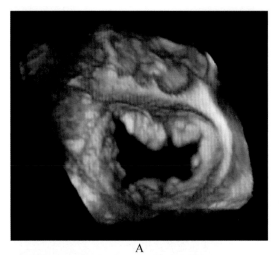

A

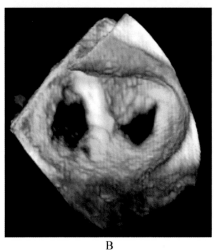

B

图 50.13

16. 图 50.15 中的两幅图显示的介入治疗术之前(图 A)和之后(图 B)的同一解剖结构。在每张图中,网格中点与点之间的距离是 5mm。此介入治疗手术应该是以下哪个?
A. 二尖瓣钳夹术
B. 二尖瓣反流缘对缘介入修复术
C. 二尖瓣球囊成形术
D. 房间隔造口术
E. 二尖瓣瓣周漏封堵术

17. 图 50.16 的系列图像显示介入治疗术前(图 A 和视频图 50.8)及术后(图 B)同一解剖结构。介入手术修复了以下哪个病变?
A. 静脉窦型房间隔缺损
B. 卵圆孔未闭
C. 原发孔型房间隔缺损
D. 继发孔型房间隔缺损
E. 无顶冠状静脉窦

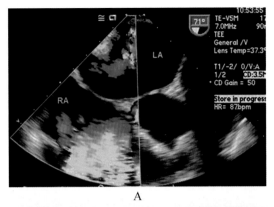

A

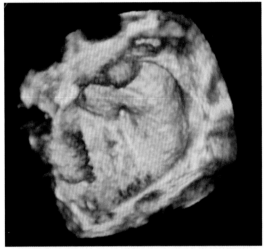

B

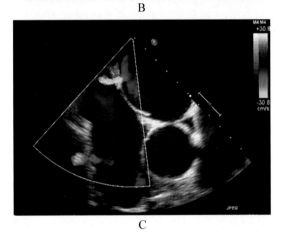

C

图 50.14

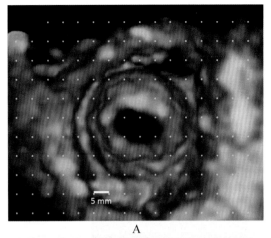

A

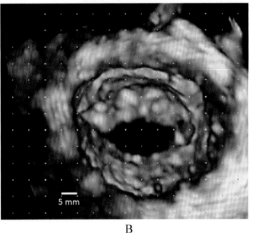

B

图 50.15

题 1 答案是 B。在无禁忌证的前提下,PMBV 被推荐用于有症状的中度或重度二尖瓣狭窄的患者。在无症状中度或重度二尖瓣狭窄患者中,当肺动脉收缩压在静息条件下>50mmHg,负荷条件下>60mmHg,或出现新发心房颤动时,应推荐使用 PMBV。

有症状的轻度二尖瓣狭窄(瓣口面积大于 1.5 cm²)患者,当肺动脉收缩压>60mmHg,肺动脉楔压>25mmHg,或运动时二尖瓣平均跨瓣压差>15mmHg 时也应考虑行 PMBV。

PMBV 禁忌证包括:二尖瓣评分较差(在 0~16 分的范围内,评分>10),左心血栓,中至重度二尖瓣反流。因此,答案 A,C,D 和 E 是不正确的。

二尖瓣评分是基于对二尖瓣厚度、钙化及二尖瓣瓣下装置的厚度及活动度进行评估得出的。这四个类别均是按 0(正常)到 4 分(严重异常)进行分级。一个正常的二尖瓣,评为 0 分。最差的是 16 分。当二尖瓣评分>10,是 PMBV 的禁忌证。二尖瓣瓣叶显著增厚、钙化,瓣叶活动显著受限及二尖瓣瓣下结构的显著增粗是造成二尖瓣瓣叶撕裂的因素,已知的 PMBV 的并发症为可能导致新发的二尖瓣反流。

左心房或左心耳血栓是 PMB 的禁忌证。因为 PMBV 导管和其硬件的使用,可以造成血栓的破裂而导致卒中或其他形式的全身性血栓栓塞。

由于新发的二尖瓣反流是 PMBV 可能的并发症,因此术前即存在的中度或重度二尖瓣关闭不全是 PMBV 的禁忌证。当存在二尖瓣反流的基础上又出现由于 PMBV 造成新发二尖瓣反流将可能导致严重急性二尖瓣反流和心源性休克,将需要紧急行二尖瓣手术。

鲁登巴赫综合征,以法国医师 René Lutembacher

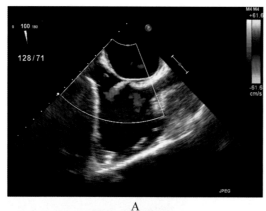

A

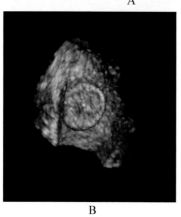

B

图 50.16

(1884～1968)命名,是指房室间隔缺损合并二尖瓣狭窄。早期,鲁登巴赫综合征是指先天性二尖瓣狭窄伴房间隔缺损;然而,长期以来也已经将房间隔缺损伴获得性(风湿性)二尖瓣狭窄的病例称为鲁登巴赫。房间隔缺损(ASD)本身不是 PMBV 禁忌证。相反,对于合适的患者,经皮房间隔缺损封堵术可以与 PMBV 同时进行。因此,正确答案是 B。

然而,存在房间隔缺损时,使用压力减半法可能会造成二尖瓣口面积的高估,关于这一点,在之前二尖瓣狭窄的处理章节已有相关讨论。

题 2 答案是 B。在美国,ASD 封堵器目前仅被批准用于继发孔型 ASD。患者有相关检查结果证实其为典型的继发孔型 ASD。

对继发孔型 ASD 封堵的禁忌证包括 ASD 直径＞38mm,没有有效的房间隔残缘,如主动脉侧残缘＜3mm 或其他 ASD 残缘＜5mm。此外,以下情况不应行房间隔缺损封堵术。

已患心内血栓的患者(由于经皮房间隔缺损封堵术的导管及其他硬件会造成血栓的脱落)。

抗凝治疗是患者的禁忌证(由于封堵器置入后的数周内需要进行抗凝治疗)。

患者的年龄不作为房间隔缺损封堵的禁忌证。

题中患者有一个直径为 30mm 的继发孔型 ASD 和

足够的主动脉侧残缘,她的 ASD 适合行经皮房间隔缺损封堵术。因此,正确答案是 B。

题 3 答案是 E。在美国,ASD 经皮封堵术目前仅被批准用于治疗继发孔型 ASD。

该患者有证据表明其为典型的原发孔型房缺,如图 A 所示房缺位于房间隔下段近房室瓣(三尖瓣和二尖瓣)的部分。原发孔型 ASD 是典型的心内膜垫缺损的一部分,可能与二尖瓣裂和部分或完全性房室管缺损有关。如图 B 所示,该患者有二尖瓣裂。

因为它们的位置和相关的二尖瓣病理学,原发孔 ASD 不适合经皮封堵,发生此类畸形的患者可能更适合 ASD 外科手术治疗(同时可以修复相关的异常结构)。鉴于题中患者为原发孔型 ASD 合并二尖瓣裂,正确的答案是 E。

患者肺动脉收缩压正常。对这位患者来说,可以通过计算三尖瓣反流峰值收缩压(25mmHg)和右心房压力(3mmHg)的总和来计算右心室收缩压。由于患者没有肺动脉瓣狭窄,肺动脉收缩压与右心室收缩压力相同,即 28mmHg。

右心扩张是所有具有左向右分流的房间隔缺损的标志;对于房间隔缺损来说,右心扩张是一个迹象而不是封堵术的禁忌证。

题 4 答案是 A。所谓的二尖瓣手术视野即外科医师在术中看到的二尖瓣的方式(图 50.17)。在这个视图中,使用钟面做类比,主动脉瓣位于 12 点钟位,左心耳位于 9 点钟位,房间隔位于 3 点钟位。

这个患者三维图像箭头标志的结构是左心耳。因此,正确答案是 A。

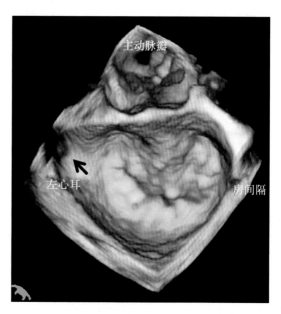

图 50.17

题 5 答案是 E。图 A 显示 Watchman 装置在左心耳适当的深度;相对于左心耳开口,该装置既不太深或太浅。因此,答案 A 是不正确的。

在心房颤动患者系统性血栓栓塞防治中,使用所谓 Watchman 装置封堵左心耳(LAA)的效果已由一个随机的临床试验证实是不劣于慢性华法林治疗的。因此,经皮左心耳封堵可作为非瓣膜性心房颤动患者卒中预防长期华法林治疗的一种替代疗法。故而,B 是正确答案。

成人非瓣膜性心房颤动患者如果符合下述至少一项,均可入选这项多中心的随机非劣效性试验:既往脑卒中或短暂性脑缺血发作病史,充血性心力衰竭、糖尿病、高血压、年龄≥75 岁。

Watchman 封堵器置入后,所有患者预计需要接受华法林治疗 6 周,氯吡格雷 6 个月并终身服用阿司匹林。因此,C 是错误的答案。

左心耳血栓是左心耳封堵术的禁忌证,血栓可能会在操作过程中发生脱落而引发急性血栓栓塞事件。因此,答案 D 是错误的。

Watchman 封堵器置入其他的排除标准包括:华法林治疗的禁忌证,除外心房颤动的合并症需要长期使用华法林治疗,左心耳血栓,合并右向左分流和房间隔瘤的卵圆孔未闭,活动性主动脉粥样硬化,有症状的颈动脉疾病。

不幸的是,图 B 显示封堵器旁残存大的(>5mm)的残余漏,因此正确答案是 E。由于左心耳封堵不完全,这个患者预计将继续使用华法林治疗。

题 6 答案是 C。所谓的二尖瓣手术视野(图 50.18)显示了外科医师手术视野下看到二尖瓣瓣叶位置。以钟面类比,主动脉瓣在 12 点钟位,左心耳在 9 点钟位,房间隔在 3 点钟位。

二尖瓣与主动脉瓣相邻的为二尖瓣前叶,另外一个则是二尖瓣后叶。外侧连合位于约 10 点钟方向,内侧联合在约 2 点钟方向。

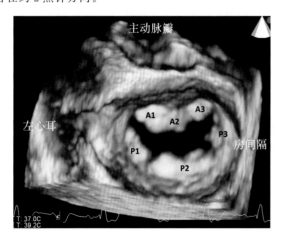

图 50.18

每个瓣叶通常包括三个分区,在图中从左到右分别编号为 1、2 和 3。因此,1 区对于二尖瓣瓣叶来说位于靠近外侧(与左心耳相邻),而 3 区位于内侧(靠近房间隔)。

箭头指向的二尖瓣后叶 P1 区。因此,正确答案是 C。

题 7 答案是 B。所谓的二尖瓣手术的视野显示了外科医师看到二尖瓣的方式。利用钟面类比,主动脉瓣位于 12 点钟位,左心耳位于 9 点钟位,房间隔位于 3 点钟位。

这位患者的瓣周漏位于约 4 点钟位。因此,正确答案是 B。

题 8 答案是 C。图 A 显示的是严重的老年性主动脉三叶瓣钙化并狭窄。图 B 显示的是 3D TEE 经皮主动脉瓣 CoreValve 瓣膜置换术。两幅图显示的都是从升主动脉侧观察到的主动脉瓣。

在美国已批准使用的两种人工主动脉瓣为:美敦力 CoreValve 与爱德华 Sapien 瓣膜。CoreValve 由镍钛合金网和生物主动脉瓣叶构成。图 B 可见 CoreValve 瓣膜沿着升主动脉内侧壁的镍钛合金丝冠;管腔内的细线结构为生物瓣。因此,正确答案是 C。

经皮主动脉瓣置换术前,先行主动脉瓣球囊扩张术。随后,再置入经皮人工主动脉瓣膜。因此,答案 A 是不正确的。

B 图没有任何手术置换生物或机械瓣的迹象。因此,答案 B 是错误的。

外科手术置入的主动脉生物瓣膜通常有三个瓣架结构。图 A 没有看到任何瓣架结构,这表明是一个原始瓣膜。此外,瓣中瓣置入术目前没有批准用于经皮主动脉瓣置换术。因此,答案 D 是错误的。

图 B 可能与一些升主动脉内支架的图像相似。然而,图 A 显示术前无主动脉夹层;仅有严重的主动脉瓣狭窄。因此,答案 E 是不正确的。

题 9 答案是 D。图 A 为一个严重主动脉缩窄患者典型的主动脉频谱多普勒,显示了非常高速的收缩期峰值流速(接近 4m/s)及舒张期持久的异常前向血流信号。主动脉缩窄经皮球囊扩张术后,降胸主动脉内频谱多普勒图像趋于正常。显示为正常的收缩期峰值速度(在此患者 <1m/s)及正常的全舒张期前向血流缺失。因此,正确的答案是 D。

图 A 可能与动脉导管未闭时充满全心动周期的前向血流相似。然而,PDA 经皮封堵成功后将无通过 PDA 的血流,而非图 B 中的病例,因此,答案 A 是不正确的。

介入治疗前,无论是 B 型主动脉夹层还是房间隔缺损都不会出现如图 A 中收缩和舒张期的高速血流,因此,答案 B 和 D 都是不正确的。

主动脉横断通常由减速伤造成,是一种医学急症。它需要立即手术而不是经皮介入。因此,答案 E 是不正确的。

题 10 答案是 D。图 C 显示彩色多普勒显示的左乳内动脉（LIMA）图像。图 A 显示原位（非移植后）LIMA 血流速度模式。原位（非移植后）LIMA 呈现一个典型的供应骨骼肌动脉的高阻血流模式；特点是前向血流主要发生在收缩期，舒张期很少。

图 B 显示的是在冠状动脉旁路移植术中将 LIMA 移植到左冠状动脉前降支后血流速度模式发生了变化。现在 LIMA 的血流速度模式应符合通常左冠状动脉的血流模式：①发生在心脏收缩和舒张期显著的前向血流，及②舒张期血流比收缩期的更为显著。因此，正确答案是 D。

股动脉假性动脉瘤具有特征性的往返血流（收缩期前向，舒张期反向）。而图 A 中未显示此特征，因此答案 A 是错误的。

支架置入成功后，颈内动脉血流速度模式将正常化，即呈现以收缩期前向血流为主和舒张期显著的前向血流消失为特征的低阻血流速度模式。由于在图 B 未显示该血流速度模式，因此 B 是不正确的。

透析通路分流，作为一个房室间的分流，应该会显示为收缩和舒张期基线以上的高速血流。而这在图中并未显示，因此答案 C 是不正确的。

球囊血管成形术成功后，肾动脉血流速度模式会趋于正常，即它会表现为低阻血流速度模式的特点，即以收缩期前向血流为主和舒张期前向血流明显消失。这在图 B 没有显示，所以 E 是不正确的。

题 11 答案是 E。图 A 和图 B 显示了从左心房面观察到的所谓手术视野下的二尖瓣生物瓣膜。以钟面类比，主动脉瓣位于 12 点钟位，左心耳位于 9 点钟位，房间隔位于 3 点钟位。

图 A 显示约 11 点方向的瓣周裂隙（彩色多普勒表现为二尖瓣瓣周的反流），该裂隙位于生物瓣瓣环外侧近 11 点钟方向，由图 B 中的血管封堵器由经皮的方式进行了封堵治疗。图 B 显示了用于输送封堵器的导管仍未拔出，随后拔除导管，手术结束。因此，本题正确的答案是 E。

经皮二尖瓣球囊瓣膜成形术用于生物瓣狭窄的治疗非常少见。如果是这个手术，图 B 将显示成形术所用的球囊位于生物瓣膜的瓣环内。因此，答案 A 是不正确的。

经皮二尖瓣夹闭术用于治疗自然瓣（而非人工瓣）的二尖瓣关闭不全。它类似于外科的 Alfieri 手术；夹子通常是放置在二尖瓣 A2 和 P2 区之间。因此，答案 B 是错误的。

图 A 和图 B 都显示了典型的二尖瓣生物瓣的瓣环。由于二尖瓣人工瓣的外观从图 A 到图 B 没有发生变化，因此，答案 C 是不正确的。

左心耳装置封堵术是通过经皮在左心耳的开口处放置封堵器完成的。在图 A 和 B，9 点钟方向的位置没有显示左心耳封堵器。因此，答案 E 是不正确的。

题 12 答案是 B。图 A1 显示收缩期的彩色血流离开左心室。图 A2 进一步显示了假性动脉瘤往返血流模式特征（收缩期由左心室流向假性动脉瘤，舒张期由假性动脉瘤返回入左心室）。视频 50.1 演示了彩色多普勒条件下的往返血流。

基于图 A1 和 A2，以及视频 50.3，可以建立该患者左心室假性动脉瘤与近期前壁心肌梗死的诊断。图 B1 和 B2，以及视频图 50.4，表明左心室假性动脉瘤已行经皮封堵治疗。因此，正确答案是 B。

室间隔缺损（VSD）会有不同于图 A2 的血流速度模式。典型的 VSD 不显示往返血流模式。相反，在一个简单的 VSD，尽管仍有少量会于舒张期流入右心室，但几乎所有的血流都于收缩期从左心室流入右心室。因此，答案 A 是不正确的。

图 B2 显示了一个闭合装置。一个左心室辅助装置的流入套管通常是放置在左心室心尖部，且可能显示如图 B2 中的中央管腔。因此，C 是正确的答案。

没有在任何静态图片或视频中看到二尖瓣，因此，答案 D 是错误的。

室间隔消融治疗是在间隔冠状动脉支内注入乙醇。图 A2 与冠状动脉血流模式不一致（冠状动脉于心脏的收缩和舒张期均可见前向血流）。因此，答案 E 是不正确的。

题 13 答案是 D。图 A 显示了典型的单纯 VSD 频谱多普勒血流速度模式。特点是大部分血流都于收缩期从左心室流入右心室，仅少量于舒张期流入右心室。室间隔缺损后行经皮封堵治疗。如图 B 显示了左心室面看到的室间隔缺损封堵器。因此，答案 D 是错误的。

室间隔消融治疗是将酒精注入冠状动脉间隔支。图 A2 与冠状动脉血流模式不一致（冠状动脉于心脏的收缩和舒张期均可见前向血流）。因此，答案 A 是不正确的。

左心室辅助装置的流入套管①通常放置在左心室心尖部；②图 B 应显示套管的中央管腔。两者都未在该病例中显示，因此答案 B 是错误的。

图 A 的血流速度模式与左心室假性动脉瘤不一致。假性动脉瘤有特征性的往返的血流模式（收缩期血流自左心室进入假性动脉瘤，舒张期返回左心室）。因此，答案 C 是不正确的。

主动脉瓣狭窄的特点是增高的收缩期压差。然而，主动脉瓣狭窄收缩期前向血流通常只发生在心室射血期而非全收缩期。而图 A 显示的血流频谱为全收缩期。换句话说，主动脉瓣狭窄血流出现在心电图 QRS 波群之后；室间隔缺损的血流出在心电图上 QRS 波开始之时。此外，图 B 显示的封堵器邻近而不是在主动脉瓣内。因此，答案 E 是不正确的。

题 14 答案是 A。图 A 和图 B 显示了所谓的手术视野下二尖瓣左心房面观。以钟面类比，主动脉瓣位于 12 点钟位，左心耳位于 9 点钟位，房间隔位于 3 点钟位。

图 B 显示了位于二尖瓣 A2 和 P2 区之间二尖瓣夹的一个特征性表现。这种经皮介入治疗的方法相当于外科缘对缘缝合术,用来治疗严重退行性或功能性二尖瓣反流。因此,正确答案是 A。

经皮二尖瓣球囊瓣膜成形术是治疗风湿性二尖瓣狭窄的一种选择。图 A 未显示二尖瓣狭窄。此外,球囊成形术后舒张期二尖瓣仍为一个开口。而图 B 显示舒张期二尖瓣为两个独立的开口;这是二尖瓣钳夹术后的一个典型的特征。因此,B 是不正确答案。

图 B 中 3 点钟方向显示房间隔,没有看到与房间隔相关的装置。因此,答案 C 是不正确的。

图 A 和图 B 都显示的是自然二尖瓣而非人工瓣。因此,答案 D 和 E 都是错误的。

题 15 答案是 D。图 A 和视频图 50.6 是 2D TEE 彩色多普勒显示的完整房间隔。图 B 是 3D TEE 显示的房间隔穿刺术时房间隔的左心房面观。图 C 和视频图 50.7 显示了房间隔穿刺术后,房间隔后部残存的医源性小房间隔缺损(ASD)。

房间隔穿刺是许多累及左心的经皮介入治疗术的必须步骤(如经皮二尖瓣球囊瓣膜成形术,左心耳封堵,二尖瓣钳夹及瓣周漏封堵)。在这个患者,二尖瓣成形术所用的未充盈的球囊先经腔静脉进入右心房,然后经先前房间隔穿刺所建立的路径进入左心房并跨越二尖瓣。撤除所有穿刺房间隔的导管后,这是常见的残余的一个小医源性房间隔缺损。因此,正确答案是 D。

图 B 显示的 ASD 位于房间隔后部,与原发孔型 ASD 不一致。原发孔型 ASD 位于邻近房室(二尖瓣和三尖瓣)瓣处。因此,答案 A 是不正确的。

图 B 显示的是房间隔穿刺不是右心房游离壁的穿刺。因此,B 不是正确答案。

图 B 显示 ASD 位于房间隔后部的位置,与冠状窦或上腔静脉的解剖位置不一致。因此,无论答案 C 和 E 都不是正确答案。

题 16 答案是 C。两副图均是经食管三维超声心动图由左心室面观察到的风湿性二尖瓣的外观。图 A 为严重的风湿二尖瓣狭窄,瓣口面积约 0.6cm²。二尖瓣球囊瓣膜成形术后,图 B 显示的二尖瓣口面积翻倍,约 1.2 cm²。因此,正确答案是 C。

二尖瓣钳夹术或缘对缘缝合术后,二尖瓣口被通常位于 A2 和 P2 区的夹子或缝线分为两个或两个以上的孔。图 A 和 B 均显示单孔二尖瓣,所以 A 和 B 均是错误的。

房间隔造口术是针对如完全型大动脉转位等发绀型先天性心脏病建立一个大的新发房间隔缺损的治疗方式。从历史上看,房间隔造口术是第一例经皮介入治疗结构性心脏病。1966 年由美国费城儿童医院的医生威廉Rashkind(1922~1986)报道。而无论图 A 图 B 均未显示房间隔缺损。因此,答案 D 是不正确的。

图 A 和图 B 显示的均为二尖自然瓣。二尖瓣瓣周漏发生在人工瓣。因此,答案 E 是不正确的。

题 17 答案是 B。图 A 为二维经食管超声心动图的双腔心切面,上腔静脉在右,下腔静脉左,左心房在上,右心房在下。彩色多普勒显示了卵圆孔未闭(PFO)在该患者的一个小的左向右分流。在一般情况下,血流通过 PFO 主要是单向的(从左到右或从右到左),双向分流主要依赖于两个心房间的压力差。图 B 显示了从右心房面观的PFO 封堵器。因此,正确答案是 B。

所有剩余的答案都无关 PFO 而与房间隔缺损的类型相关。图 A 显示了典型的卵圆孔未闭的外观:为两层房间隔之间的小缺损。因此,其他的答案都不正确。

(译者　孟　欣　陈　曦)

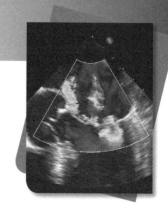

第51章

手术中超声心动图的应用

第1-4题共用题干

60岁,女性,肥厚型心肌病(HCM)病史,拟行心脏手术。体外循环转机前术中经食管超声心动图(TEE)(图51.1、图51.2、图51.3、图51.4和视频图51.1)显示高动力性左心室(LV),未见节段性室壁运动异常。

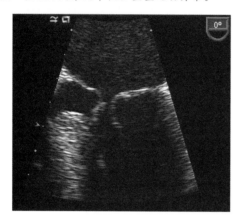

图 51.1

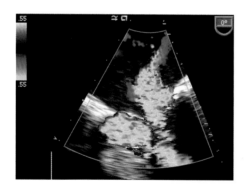

图 51.2

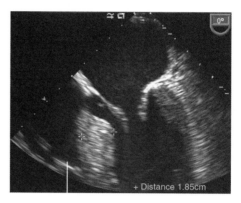

图 51.3

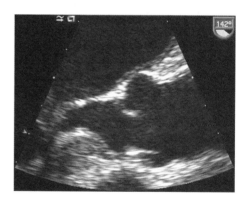

图 51.4

行二尖瓣修复/置换

D. HCM心腔中部梗阻,二尖瓣反流。建议进行二尖瓣修复/置换和乳头肌松解术

E. 室间隔缺损(VSD),重度二尖瓣反流。建议进行二尖瓣修复/置换和室间隔缺损修补术

2. 建议 HCM 什么时候手术?

A. 流出道平均压差值>40mmHg

B. 收缩期前向运动征(SAM征)导致二尖瓣反流

C. 流出道峰值压差>50mmHg

D. 应用β受体阻滞剂治疗后静息状态心率 52 次/分,中等强度运动时发生昏厥

E. HCM 伴乳头肌位置异常

3. 在进行术中即时 TEE 评估时,哪种干预可能诱发SAM 征和 LVOT 梗阻?

1. 请根据图像给出诊断,并可以给外科医师什么建议?

A. HCM,左心室流出道(LVOT)梗阻并中度以上二尖瓣反流(MR)。建议心室间隔心肌切除术,患者可能需要二尖瓣修复/置换

B. HCM,左心室流出道(LVOT)梗阻并中度以上二尖瓣反流(MR)。建议心室间隔心肌切除术,患者可能不需要二尖瓣修复/置换

C. HCM 不伴有 LVOT 梗阻,二尖瓣异常。建议只进

A. 异丙肾上腺素

B. 亚硝酸戊酯

C. 去氧肾上腺素

D. 培哚普利

E. 普萘洛尔

4. 以下关于室间隔心肌切除术的陈述正确的是哪项？

A. 即使在有经验的医疗机构,其术后死亡率仍可＞5%

B. 室间隔心肌切除术后常见心肌内血管与左心室心腔发生分流

C. 术后发生心脏传导阻滞而需要置入心脏起搏器的概率比室间隔消融治疗高

D. 从增强 MRI 图像上显示术后心肌内瘢痕邻近切除处

E. 随机控制试验(RCT)数据证明室间隔心肌切除术有助于患者的症状缓解和生存质量的提高

第 5－8 题共用题干

55 岁,男性,二尖瓣术后出现呼吸急促。图 51.5 和图 51.6 显示了该患者术中的 TEE 图像。

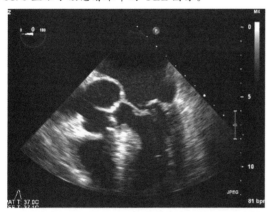

图 51.5

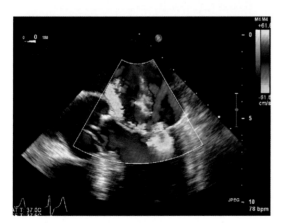

图 51.6

5. 基于在视频图 51.2 中的静态图像和 3D 重建,二尖瓣病理表现是什么？A1 区(前叶的外侧部分),A2 区(前

叶的中间部分),P1 区(后叶的外侧部分),P2 区(后叶中间部分)和 P3 区(后叶内侧部分)

A. P1/P2 连枷样改变

B. P2/P3 连枷样改变

C. A1/A2 连枷样改变

D. P2/P3 脱垂

E. 二尖瓣前叶运动受限

6. 据 Carpentier 功能性分类对二尖瓣疾病进行分类,此病例中属于哪一类？

A. Ⅰ类

B. Ⅱ类

C. Ⅲa 类

D. Ⅲb 类

E. Ⅳ类

7. 在手术室里,下面哪个结果最支持你怀疑重度二尖瓣反流？

A. 奈奎斯特极限 40cm/s 时,近端反流束半径为 0.8cm

B. 估计反流量 55ml

C. 反流束宽度 0.6cm

D. 中度扩张的左心房和左心室

E. 肺静脉收缩期波峰倒置

8. 在什么情况下可以建议无症状的重度二尖瓣反流患者进行手术？

A. 静息状态肺下动脉压力＞40mmHg

B. 左心房重度扩张

C. 射血分数 25%,不大可能保留瓣下结构

D. 左心室收缩末期直径 45cm

E. 右心室功能障碍

第 9－11 题共用题干

72 岁,男性,拟行升主动脉瘤置换术。常规术前 TEE 检查提示许多意想不到的结果(视频图 51.3 至视频图 51.5 和图 51.7 至图 51.8)

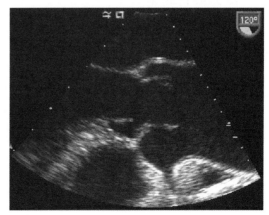

图 51.7

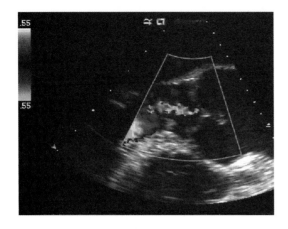

图 51.8

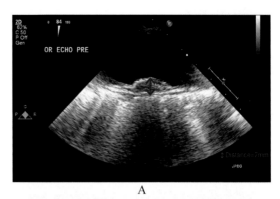

A

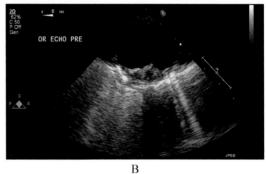

B

图 51.9

9. 该患者最可能的诊断是什么?
  A. Carney 综合征
  B. Shone 综合征
  C. 心房黏液瘤和部分型主动脉瓣下膈膜
  D. 心房血栓和部分型主动脉瓣下膈膜
  E. 左心房和 LVOT 乳头样纤维瘤

10. 在这个病例中,如果这些以前未确诊的因素没有消除,最有可能出现的并发症是什么?
  A. 严重的主动脉瓣关闭不全
  B. 严重主动脉瓣狭窄
  C. 感染性心内膜炎
  D. 心源性猝死
  E. 栓塞

11. 这些发现会如何改变手术方式?
  A. 改成左后外侧的胸廓切开术
  B. 使用双腔插管代替右心房插管的体外循环(CPB)
  C. 使用心脏逆行灌注
  D. 避免术后使用鱼精蛋白

第 12、13 题共用题干

58 岁,女性,正在行二次开胸冠状动脉旁路移植手术。视频图 51.6 与图 51.7 和图 51.9 是她转机前降主动脉术中 TEE 图像。

12. 从这个术前 TEE 图像不能得到以下哪项诊断?
  A. 中度降主动脉粥样化
  B. 重度降主动脉粥样化
  C. 主动脉血肿
  D. 降主动脉的恶性肿瘤
  E. 主动脉夹层

13. 关于这个患者,下列哪个陈述是正确的?
  A. 卒中的发生率、死亡率和住院的时间没有增加
  B. 建议行动脉内膜切除术以减少术中卒中的风险
  C. 建议避免使用微创闭式循环技术

  D. 使用他汀类药物治疗有 A 级证据支持
  E. 使用抗凝治疗有 A 级证据支持

第 14、15 题共用题干

55 岁,男性,冠状动脉旁路移植和二尖瓣修复术体外循环转机前术中 TEE 检查。术前未做 TEE 检查。术中 TEE 指出冠状窦扩张(直径 1.8cm)。声学造影证示无卵圆孔未闭,但是微泡进入冠状窦早于进入右心房。

14. 基于这一发现有什么建议?
  A. 使用顺行性心灌注
  B. 使用逆行性心灌注
  C. 使用顺行和逆行性心灌注
  D. 术前在左锁骨下静脉内安置 Swan-Ganz 导管
  E. 患者无症状,因此这一发现不改变处理措施

15. 由食管中段的四腔心切面如何最好地显示冠状窦?
  A. 回撤探头,在 0°前屈探头
  B. 逆时针转动探头,调整角度到 90°,回撤探头
  C. 推进探头到深胃底切面,在 0°尽力前屈探头
  D. 逆时针旋转探头,调整角度至 45°
  E. 推进探头至胃食管交界处,在 0°轻微前屈探头

16. 85 岁,男性,体虚,病史为感染性心内膜炎后充血性心力衰竭并出现反复跌倒,心力衰竭影响其二尖瓣功能。回顾他体外循环停机后的图像(视频图 51.8 和视频图 51.9),你会怎样建议外科医师?
  A. 持续的轻度二尖瓣反流:需要大剂量的异丙肾上腺素充分评估真正的严重性

B. 持续的中度以上二尖瓣反流:建议几天内在病情稳定后行 TTE 随访检查

C. 二尖瓣修复术后,反流程度达到期望的程度:建议几天内在病情稳定后 TTE 随访检查

D. 建议继续转机,如果进一步的修复不可能,用生物瓣置换二尖瓣

E. 建议继续转机,如果进一步的修复不可能,用机械瓣置换二尖瓣

题 1 答案是 B。

选项 A,错误,见下文。

选项 B,正确,严重的室间隔肥厚伴严重收缩期二尖瓣的前向运动(SAM),导致静息状态下 LVOT 梗阻,如图所示 LVOT 内显著的血流加速。SAM 征导致二尖瓣反流偏向后方是梗阻型 HCM 的特征性表现。推测其是由二尖瓣前向张力造成。值得注意的是,没有迹象表明存在二尖瓣黏液样变性(二尖瓣脱垂、连枷或冗长),且患者 LV 功能正常。相对正常的二尖瓣形态学使 SAM 征成为造成二尖瓣反流最可能原因,排除导致二尖瓣反流的其他原因是 HCM 手术中使用术中 TEE 的 Ib 类的指征。切除术后,大多数情况下二尖瓣反流和该病例一样可自行改善,二尖瓣修复/置换术不是必需的。

C. 错误,二尖瓣正常。

D. 错误,图中未显示心腔中部的梗阻。

E. 错误,图中未显示 VSD。

题 2 答案是 D。为室间隔心肌切除术选择合适的患者是至关重要的并能影响预后。在静息状态下或是诱发后左心室流出道峰值压差为 50mmHg 是行室间隔心肌切除术的指征,手术通常是针对梗阻和症状严重的药物难治型患者。切除术应由有经验的外科医师在大规模的医疗中心进行(Ic 类指示)。HCM 的阻塞是动态的;因此,鉴别指标是峰值压差而非平均压差;因此,选项 A 是不正确的。

如果患者已接受最大剂量的药物治疗并仍出现症状,选项 B 是正确的;然而,题中并未提及。HCM 伴乳头肌位置异常导致梗阻,更适合手术治疗,也是选择外科手术治疗而非室间隔消融治疗的原因。在这些情况下,乳头状肌手术是这项手术一个重要的组成部分,但患者还必须满足上述压差和症状的需求。因此,选项 E 只是部分正确,答案没有提及压差且满足相应的症状。

题 3 答案是 A。

选项 A:正确。异丙肾上腺素是一种有效的非选择性 β 肾上腺素能受体激动剂,对心肌具有较强的正性肌力和正性变时作用,通常会加剧剩余流出道的梗阻程度,SAM 征及 MR。评估是否存在可诱发压差对排除显著的可诱导的梗阻很有用,通常会导致切除术后症状持续存在和临床事件。

选项 B:错。亚硝酸戊酯是一种有效的血管舒张药可导致后负荷下降,导致加剧 SAM 和阻塞。然而,其给药

途径为吸入,因此不能用于气管插管的患者。

选项 C:错。苯甲肾上腺素是一种血管收缩剂,因此将改善流出道梗阻。

选择 D:错。培哚普利不适合,它为缓作用,降低后负荷,且在口服给药。

选择 E:错。普萘洛尔是一种非选择性 β 受体阻滞药,作为外周血管收缩剂,理论上会减少 SAM 和动态梗阻。

题 4 答案是 B。

选项 A,错误。虽然从 1980 年起一系列早期的报告称手术死亡率可高达 5%,但现在大规模的机构的一般死亡率罕见(<1%)。

选项 B:正确。彩色多普勒常可显示发生于切除位置小的舒张期分流,这是由于横断室间隔上小血管造成的,因为分流的数量很小,它们通常无临床意义。它们可能在术后持续数周到数年。

选择 C:错误。室间隔消融术后发生传导阻滞并需要置入起搏器的比率达到 10%~25%,这大大高于切除术后。最近的一项荟萃分析描述了室间隔消融术后起搏器置入率要比室间隔切除术后多几乎 3 倍。

选择 D:错误。室间隔酒精消融所导致的心肌内瘢痕在钆增强心脏磁共振延迟相上可显示。而室间隔心肌切除术不会。

选择 E:错误。虽然这种疗法有很好的观察性研究,但没有随机临床试验评估室间心膈肌切除术对患者生存的影响。

题 5 答案是 B。从二维静态图像可见二尖瓣后叶连枷的部分出现严重的前向 MR。因为瓣叶的活动性增加,相较于脱垂,被称为连枷样运动更合适。因此,答案 D 不太正确,因为不伴连枷样运动单纯的脱垂,不会看到活动部分。

考虑到看到的 2D 图像是主动脉瓣长轴切面,很可能为二尖瓣 P2 区脱垂,因为通常主动脉瓣长轴切面显示的是二尖瓣 A2~P2 区。受累的瓣叶分区在 3D 图像显示的更为清晰(图 51.10),如图所示,连枷位于 P2 和 P3 交界处。三维图像能以"外科医师的视角"显示二尖瓣,即主动脉瓣位于图像上方,二尖瓣前外连合位于屏幕的左侧。P3 是在瓣叶分区的内侧(图像的右侧),而 P1 是瓣叶分区的外侧(图像左侧)。因此,答案 B 和 C 是不正确的,因为病例中未涉及二尖瓣 A1、A2、P1 区。

二尖瓣前叶运动受限也会导致前向 MR;然而,这些图像未显示二尖瓣前叶运动受限。因此,答案 E 是错误的。

题 6 答案是 B。Carpentier 功能性二尖瓣疾病的分类是基于二尖瓣启闭运动,并用于描述瓣膜功能障碍机制的一种分类方法。

Ⅰ-正常的瓣叶运动。例如:瓣叶穿孔。

Ⅱ-过度的瓣叶运动。例如:下垂或连枷,通常由黏液

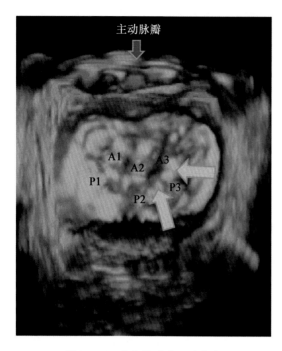

图 51.10　黄色箭头表示连枷段

样变性造成。

Ⅲ-限制性的瓣叶运动。

Ⅲa-舒张和收缩期均为限制性瓣叶运动。例如:风湿性心脏病或放疗后。

Ⅲb-正常的瓣叶出现相对性的运动受限。例如:缺血性心脏病由于左心室扩大二尖瓣的瓣叶向心尖部牵拉,也被称为功能 MR。

Ⅳ-Carpentier 系统中不存在。

题 7 答案是 E。 这个问题考查的是对美国超声心动图学会指南中对于 MR 的量化指标和定义重度、中到重度或轻度 MR 相关参数的熟悉程度。

选项 A:错误。当奈奎斯特极限为 40 cm/s,可以使用缩写公式 $r^2/2$,得到有效反流口的面积为 $0.32cm^2$,是中重度狭窄(假设 MR 是全收缩期,重度应 $>0.4cm^2$)。当使用这种简化计算,除了奈奎斯特极限 40 cm/s,其他假设包括收缩期 Vmax 为 500 cm/s,半球状的混叠区。这简化公式只能用作一般的筛选工具。

选项 B:错误。反流容积≥60ml 认为是严重反流。

选择 C:错误。反流束宽度≥0.7cm 及大量的中央型 MR(LA 面积的 40%)——全收缩期无碰壁的喷射形态应为严重反流。

选择 D:错误。虽然严重 MR 会出现 LA 和 LV 的中度扩张,但这不是最支持诊断的表现,因为这是非特异性的,往往会出现在心肌病合并轻重度的 MR 或没有 MR。

选择 E:正确。除了 MR,许多因素(心房颤动,左心房压力升高)可能会导致收缩期肺静脉的回流不畅。然而,在严重的 MR 时会有一个或多个静脉收缩期逆流现象。值得注意的是,这一发现对严重 MR 不是 100% 敏感。

题 8 答案是 D。

选项 A:错误。无症状患者在静息下肺动脉压力≥50mmHg 或在负荷状态达 60mmHg 是二尖瓣手术的 Ⅱa 级指征(C 类支持证据)。

选项 B:错误。严重的 LA 扩大不是外科手术指征。

选择 C:错误。EF≤30% 且不可行保留瓣下结构二尖瓣置换术是进行药物治疗的指征。

选择 D:正确。LV 收缩末直径≥40mm 和(或)30%≤LVEF≤60%,这是 Ib 类二尖瓣手术指征。这些发现与手术后改善长期 LV 功能和寿命相关。

选择 E:错误。在指南上右心室的功能异常不是手术的指征。

题 9 答案是 C。

选项 A:错误。Carney 综合征是一种常染色体显性遗传障碍,包括心脏和皮肤的黏液瘤,皮肤色素沉着和内分泌紊乱。在本例患者,只有一个单发的黏液瘤,并没有涉及心外的其他发现。

选项 B:错误。肖恩综合征包括二尖瓣瓣上环,降落伞二尖瓣,主动脉瓣狭窄及主动脉缩窄。这些表现在这个患者身上都没有。

选择 C:正确。偶然发现左心房肿物和部分型主动脉瓣下膈膜。黏液瘤是常见的一种良性心脏肿瘤。大多数情况下,黏液瘤位于右心房或左心房,有一蒂黏附于房间隔的卵圆窝处。约 80% 的黏液瘤是位于左心房。此外,在体外循环开始前的术中 TEE 偶然发现部分型主动脉下膈膜,这个在手术过程中很容易切除。本例为非典型黏液瘤,因为基底较宽且呈分叶状;然而,考虑它的位置和蒂的存在,黏液瘤仍是最有可能的诊断。值得注意的是,黏液瘤与主动脉下膈膜和主动脉瘤之间没有关联性。这个病例的目的是强调在体外循环开始前 TEE 常可发现偶然疾病。

选择 D:错误。考虑到位置和患者是窦性心律(二维超声可见心房活动)这不可能是一个血栓。

选项 E:左心房肿物可能是乳头状纤维瘤或者其他病理组织。只有通过病理学分析才得到。这个左心房肿物更可能的是黏液瘤(多为良性),理由是它的位置和实性的外观。

乳头状纤维腺瘤倾向于液性及分叶状的,像海葵。左心室流出道肿物也可能是乳头状纤维弹性组织瘤,但是病理学检查发现它是纤维组织,而不是纤维弹性组织瘤。此外,并没有典型的乳头状纤维弹性组织瘤的成分,通常累及瓣膜,并在二维超声中观察到其周边出现闪烁的微光,实为组织学中小的放射状的突出物。

题 10 答案是 E。

A:错误。主动脉瓣关闭不全是瓣下见膜合并流出道湍流的常见并发症。然而,这个病例不存在压差,且瓣下膈膜并没有造成阻塞,因此,为轻度主动脉瓣关闭不全。

B:主动脉瓣的瓣叶没增厚或钙化,并且表现出相对正常的收缩期运动曲线。在此,病例并不应该为进展性重度主动脉瓣狭窄的并发症。

C:瓣膜的感染性心内膜炎累及主动脉瓣下膈膜是少见的并发症,仅见于少量病例报道,而这例患者最可能的并发症是形成栓塞。

D:黏液瘤是猝死的罕见诱因,不太可能为本例的并发症。

E:正确。栓塞是心房黏液瘤最常见(11%~29%)的并发症。因此,常建议外科切除,特别是还合并其他手术适应证时,比如此例。

题 11 答案是 B。

A:错误。根据手术的复杂性,选择正中胸骨切开术。

B:正确。为了进入左心房切除黏液瘤,外科医师更倾向于在术前缩小右心,因此需要行双腔插管。而对于单纯主动脉手术,外科医师仅需在右心耳放置单根静脉插管,但是这个插管会阻碍外科医师进入黏液瘤所在的左心房。

C:错误。这些发现不会改变体外循环的方法。

D:错误。所有心外手术患者术后均需要给予鱼精蛋白,用于逆转肝素作用和恢复正常的凝血功能。

题 12 答案是 B。

A:错误。参见下述。

B:正确。早期的系列病例使用截断值厚度≥5mm来界定严重动脉硬化。法国动脉斑块卒中(FAPS)认为斑块厚度≥4mm即与卒中发生率的增高有显著的相关性。一组病例中,术中经食管超声心动图能够区别93%的复杂动脉硬化患者最小的内膜厚度。

C:错。发现最符合动脉硬化。

D:错。发现最符合动脉硬化。

E:错。这些图中没有显示夹层的内膜片。

题 13 答案是 C。

A:错误。升主动脉、主动脉弓有严重粥样硬化的患者术中发生卒中的危险度是没有硬化的患者的 5~7 倍。与死亡率显著升高相关。

B:错误。一些严重粥样硬化的患者需要行动脉内膜切除术,但是手术也会增加术中卒中发生的风险。

C:正确。主动脉内阻断可能导致动脉粥样硬化栓塞增加,因此应用于此类患者的安全性降低。动脉粥样硬化是一个全身性疾病,因此外科医师不能在降主动脉处进行阻断,会增加动脉粥样硬化栓塞的风险,脱落的斑块碎片可以进入脑和其他周围组织,导致手术的死亡率的增加。非体外循环手术有时是好的选择。当这类患者在行体外循环手术时,术中心表超声有助于引导动脉置管的位置。

D:错误。预防心肌梗死的随机临床试验 meta 分析已证明他汀类药物可以减少卒中发作的危险性。虽然他汀类药物有助于严重粥样硬化的患者,但是它的证据等级并不高。他汀类可能会使斑块稳定、退化,减少血小板凝血酶的产生。

E:错误。抗凝治疗在一部分主动脉粥样硬化的病例中有效,但仍存在争议。

题 14 答案是 A。

A:正确。这例患者存在先天异常-永存性左上腔静脉(SVC),经体循环回流术需要将左侧颈内静脉和左侧锁骨下静脉的静脉血,经心脏回流入冠状静脉窦。这将减弱心脏拟行灌注的效果,由于心脏灌注液会分流入左上肢和左侧大脑的静脉,也会进入心肌。

B:错误。同上。

C:错误。同上。

D:在此类病例,进入右心室非常困难。

E:错误。有永存性左上腔静脉的患者通常无症状,除非合并有其他临床相关的先天性异常。约 40%的患者有其他心脏异常。

题 15 答案是 E。

A:错误。这种方式可以把肺动脉或分支包含到图像内。

B:错误。这种方式可以把左侧肺静脉包含到图像内。

C:错误。这种方式可以把左心室流出道和主动脉瓣包含到图像内,同时是一个经过垂直度调整获得的主动脉瓣图像,可以更为准确地获取左心室流出道和主动脉瓣的压差。

D:错误。这种方式可以把左心耳包含到图像内。

E:正确。这是一种可以获得冠状动脉窦图像的方法,作为一种选择,通过双腔心切面逆时针旋转 100°~140°获得。

题 16 答案是 D。

A:错误。这是一个至少为中度的二尖瓣反流,而事实最后证明为重度。

B:错误。关于建议是否需要第二次转机基于修复后的残余反流量来决定的。

0~1+:不需后续手术。

2+:可能需要修复手术(无禁忌证)。

不拔管继续观察。

合理使用肾上腺素。

3+~4:继续修复或必要时行瓣膜置换。

C:错误。二尖瓣修复术后出现严重的反流,并不期望这样的结果。

D:正确。修复如果有好的疗效应该首先考虑;但是,对于显著的持久的二尖瓣反流,如果不可行,可以进行生物人工瓣膜置换,特别是考虑到患者的年龄和风险(视频图 51.10)。

E:错误。对于年轻患者或者服用抗凝药的患者这个观点更合适,但是考虑年龄和跌倒的风险,如果不可能行进一步修复,生物瓣比机械瓣置换更为推荐。

(译者 孟 欣 陈 曦)

第52章

介入超声应用的探讨

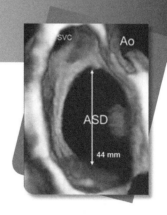

1. 以下有关经食管超声心动图(TEE)和心内超声心动图 (ICE)在引导心脏介入性操作的描述哪一个是错的?
   A. 同 TEE 一样,ICE 需要常规麻醉
   B. ICE 能提供与 TEE 相似或者更佳的近场结构图像
   C. ICE 可以直接观察到心内膜和消融导管,后者通常 在特定的扇形区域的超声图像中通过大的消融电 极图像而被确定
   D. ICE 的风险较小(小于 1‰~2‰),但会引起血管损 伤、血肿、腹膜后出血、心脏穿孔和心律失常

2. 超声引导下的心包穿刺术,如图 52.1 和视频图 52.1 所示,心包穿刺针的位置?

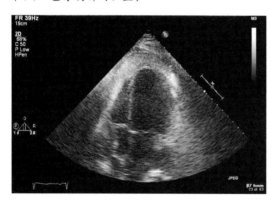

图 52.1

   A. 在右心房
   B. 在右心室
   C. 在心包腔中
   D. 在胸膜腔中

3. 一位 89 岁,患有主动脉瓣狭窄的男性,通过经导管主 动脉瓣植入术植入 Edwards SAPIEN 心脏瓣膜。图 52.2 和视频图 52.2 是在放置了主动脉瓣后通过 TEE 立刻获取的,下面说法中正确的是?
   A. 主动脉瓣已经成功放置,效果很好
   B. 必须用扩张辅助球囊的方式来治疗主动脉瓣瓣周 反流
   C. 患者需行紧急外科主动脉瓣置换术
   D. 人工瓣膜过大

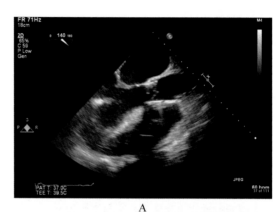

A

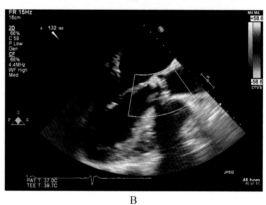

B

图 52.2

4. 一位 56 岁,患有梗阻性肥厚型心肌病的男性患者,正在 通过 TEE 引导来进行室间隔乙醇消融术。在气囊到达 正确的位置并阻塞血流后,通过膨胀的气囊导管先用 1~2ml 生理盐水冲洗后再注射 1~2ml 稀释的超声造 影剂,获取到的超声影像见图 52.3。下面的说法中哪 一个是正确的?
   A. 选择的间隔穿刺位置是最佳的
   B. 选择的间隔穿刺太靠顶端
   C. 因为选择的冠状动脉分支为后内侧乳头肌供血,所 以不是最佳的
   D. 注射造影剂后,心肌显影不充分

5. 下面哪一种介入过程可以只使用经胸超声心动图 (TTE)指导,而无需配合使用经食管超声心动图 (TEE)或心内超声心动图(ICE)
   A. 经导管主动脉瓣植入

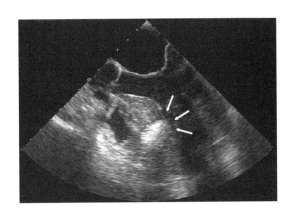

图 52.3

B. 经皮左心室辅助装置的放置

C. 经皮二尖瓣修复

D. 室间隔乙醇消融

6. 一位 56 岁,有阵发性心房颤动症状,药物治疗效果不佳的女性患者,通过 ICE 引导进行肺静脉射频消融。当射频能量发射时,通过 ICE 可以看到一堆密集的微小气泡,这说明了什么?

A. 被消融的左心房组织发生了穿孔

B. 消融导管与组织的接触不够

C. 对组织的加热温度升高到了危险程度

D. 射频消融过程中的正常现象

7. 一位 88 岁的男性患者,严重主动脉狭窄,通过经导管主动脉瓣植入术植入 Edwards SAPIEN 经导管心脏瓣膜。瓣膜放置完成后立即通过 TEE 观察主动脉瓣瓣周反流的情况,见图 52.4 和视频图 52.3。患者的血压突然从 110/60mmHg 下降到 65/34mmHg,心率是 98 次/分。血压下降后立即通过 TEE 深胃底声窗观察,获得图 52.5 和视频图 52.4。下一步的最佳方案是什么?

A. 马上采用辅助气囊扩张术

B. 紧急心包穿刺术

C. 立即切开胸骨进行主动脉瓣更换手术

D. 静脉药物升压

8. 一位 73 岁男性患者,持续性心房颤动合并脑栓塞病史,因反复发作性胃肠道出血不能使用抗凝治疗。患者过度肥胖,有阻塞性睡眠呼吸暂停、失弛缓症和颈椎病。采用左心耳封堵术(LAA)对患者进行针对性治疗,下面哪一项是超声引导 LAA 封堵术的最佳选择?

A. 使用 TEE

B. 使用 ICE,导管在右心房

C. 使用 ICE,房间隔穿刺后导管在左心房

D. 使用 TTE

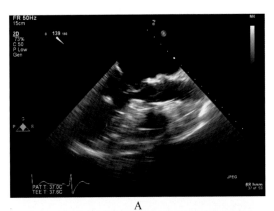

A

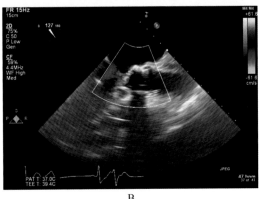

B

图 52.4

9. 在许多介入操作中,实时 3D 超声图像在 2D 超声图像的基础上能提供更多信息。下面哪项经皮介入操作尚未被证明 3D 超声图像优于 2D?

A. 经皮二尖瓣修复

B. 房间隔缺损闭合

C. 肺动脉瓣狭窄气囊扩张

D. 右心室活检

10. 图 52.6 显示的是外科视野下 TEE 观察到的二尖瓣 3D 图像,其中箭头所指的是二尖瓣哪个分区(Carpentier 分类法)?

A. P3 区

B. A1 区

C. P1 区

D. A3 区

11. 一位 91 岁男性患者,1 周前出现运动性呼吸困难和下肢水肿。心率 112 次/分,血压 85/35mmHg,检查表明心音听不到。急诊超声心动图显示大量心包积液,如图 52.7 和视频图 52.5 所示。患者正因心脏压塞而行心包穿刺术,心包穿刺过程中应使用下面哪一个声窗?

A. 心尖声窗

B. 剑突下声窗

C. 胸骨旁声窗

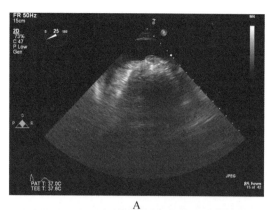

A

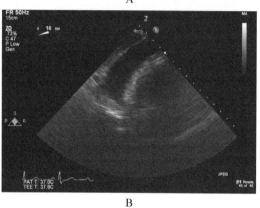

B

图 52.5

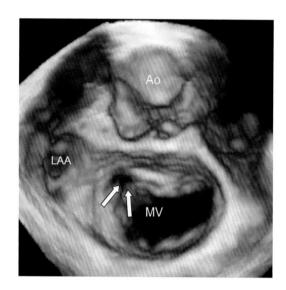

图 52.6

D. 以上任何一个

12. 19 岁男性，ASD 合并右心增大，拟行经皮房间隔闭合手术。术前 3D 图像如图 52.8 所示，对于这个患者，ASD 闭合的最佳选择是什么？

A. 使用 Amplatzer 封堵器经皮封堵

B. 使用 Gore HELEX 封堵器经皮封堵

C. 使用 Amplatzer 多孔封堵器经皮封堵

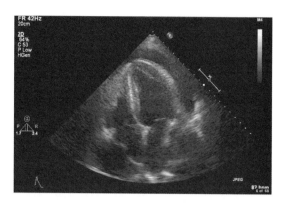

图 52.7

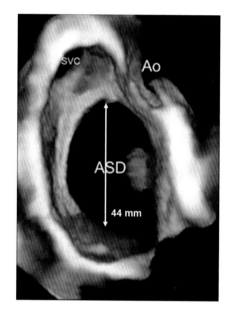

图 52.8

D. 外科补片修补

题 1 答案是 A。考虑到心脏介入的治疗的时间，若使用 TEE 引导，则需要全身麻醉和气管插管。因为 ICE 减少了总体流程的消耗时间，提高了患者的舒适度和耐受性，因此不需要全身麻醉和气管插管。选项 B、C 和 D 都是对的。

题 2 答案是 C。在心包穿刺过程中，用于穿刺的针头（或鞘管）不易在超声图像中显示。抽取少量液体（10ml）后将少量的声振生理盐水作为微泡造影剂注入心包腔内，可在超声图像中确认针头（或鞘管）的位置。图 52.1 和视频图 52.1 中可以看到振动后的生理盐水出现在心包腔中，证实心包穿刺针的位置正确，位于心包腔内。选项 A、B 和 D 是错误的，因为在这些区域观察不到振动后生理盐水微泡。

题 3 答案是 A。图像显示了一个成功释放的经导管的主动脉瓣，伴微量中央和瓣周反流。瓣周反流，在经导管主动脉瓣膜置换术后很常见,常为多发,尽管可伴微量至少量反流,在大部分患者都为良性稳定的过程。另一方面,严重的主动脉瓣关闭不全,可能由瓣膜膨胀不全或位置不正确,瓣叶尖部运动受限,或是人工瓣膜尺寸不合适造成。主动脉瓣周反流一般与人工瓣膜较小有关。相反,人工瓣膜过大可能导致支架扩张不良,瓣尖部运动减低和中心型关闭不全。中量的主动脉瓣瓣周反流可以通过球囊扩张来补充。选项 B,C,D 都不正确,因为患者仅有微量至少量的瓣周反流。

题 4 答案是 B。图 52.3 显示的是注射造影剂(箭头所示)后食管中段四腔切面,造影剂灌注区域证实所选择的室间隔穿刺的位置相对于二尖瓣来说过于靠近心尖部,因此对于室间隔乙醇消融术而言不是最佳位置。所以选项 A 不正确。最佳目标消融区域应该包括彩色多普勒显示最大血流加速区域和 SAM 征时二尖瓣前叶与室间隔接触区域的部分。在乙醇注入前,应用心肌造影(经胸或经食管)确认预设的间隔穿刺部位是室间隔基底部区域且没有涉及其他的心脏结构。选项 C 是错误的,因为造影不透明区域仍在肥厚的室间隔上。选项 D 的错误在于室间隔穿刺区域的心肌在造影后变为不透明。

题 5 答案是 D。在室间隔乙醇消融治疗中,要求超声监测需清楚显示室间隔,这可通过经胸超声心动图(TTE)来实现,且效果和经食管超声心动图(TEE)或心内超声(ICE)一样好。TTE 是许多机构采用的传统方法。一些机构喜欢 TEE。因为与 TTE 相比,它能更精确地显示主动脉瓣下左心室的解剖图像。如果是 TTE,应该使用心尖四腔和三腔(长轴)切面。除这些切面外,还可以补充胸骨旁的长轴和短轴切面。如果是 TEE,应该使用心尖四腔切面(0°)和纵向切面(一般是 120°~130°)。除这些切面外,还可以补充经胃的短轴切面,以帮助确认没有发生酒精弥散至乳头肌的错误。对于其他类似房间隔造口术,心内膜心肌活检和心包穿刺等介入操作,TTE 能提供与 TEE 类似的引导作用。选项 A、B 和 C 是不正确的。因为这些操作过程,通过 TEE 或 ICE 引导,较 TTE 引导有独特的优势。

题 6 答案是 C。在心房颤动的射频消融治疗中,通过 ICE 指导有助于分辨右侧肺静脉的分叉模式,引导介入导管的定位,确认导管尖端与组织的接触,评估潜在的肺静脉生理,帮助气囊式导管在消融介入时的定位,并且监视组织是否因过度加热而产生微小气泡。密集的微小气泡意味着出现了蒸汽且只会在组织温度超过 60℃ 时出现。当看到密集的微小气泡大量出现时,必须立刻终止能量传输。在消融的加热过程中,出现密集的微小气泡可能比监测导管尖端的温度更加准确。通过 ICE 观察到微小气泡直接关系到经颅多普勒检测出的脑微栓塞,组织破坏和炭化。通过使用 ICE 限制射频功率输出以避免微小气泡的生成,在提高肺静脉隔离效果的同时最大限度降低了严重肺静脉狭窄和脑栓塞并发症的风险。

题 7 答案是 B。最初的图像显示了放置成功的人工主动脉瓣伴微量瓣周反流。随后的图像来自深胃底声窗,显示大量的心包积液。患者突然出现低血压可能是由于急性、大量的心包积液导致心脏压塞而间接引起的。接下来的最佳处理方案是行紧急心包穿刺。在经导管主动脉瓣植入过程中,急性严重低血压可能是心脏压塞的结果,引发的原因有左或右心室导线所致的穿孔,左心室功能不全或主动脉瓣严重关闭不全。伴随急性室壁运动异常的左心室功能不全可能继发于冠状动脉口梗死,引起的原因有瓣膜结构组织脱落碎片造成的栓塞,或是本身瓣尖折叠后的遮挡。选项 A 的错误在于人工主动脉瓣放置位置正确且仅有微量的瓣周反流,它不是导致急性、严重低血压的原因。选项 C 也是同样的错误。选项 D 的错误在于急性心脏压塞有效的对策是心包穿刺,而不是提升血压。这个患者需要做紧急心包穿刺并输送 700ml 的含氧血液,同时要立刻改善血液循环。他的情况不需要紧急手术就能稳定下来。引起急性心包积液的病因应该是左心室导线穿孔。

题 8 答案是 C。经皮左心耳封堵,目前首选的超声引导方式是经食管超声心动图(TEE)。但是对该患者而言,TEE 是不适当的,因为患有阻塞性睡眠呼吸暂停,失弛缓症和颈椎病。因此选项 A 是错误的。对于左心耳的显示,经胸超声心动图(TTE)是次优的选择。因此选项 D 也是错误的。心内超声心动图也可以用于经皮左心耳封堵;但是,当 ICE 导管在右心房时,由于深层结构的成像质量较差可能导致远场结构,如左心耳,无法完全显示。因此选项 B 错误、选项 C 正确。左心耳的 ICE 成像只有在左心房中是最佳的,当心房结构接近 ICE 探针时允许使用更高的超声频率,它能在不牺牲组织穿透深度的情况下提供更高的超声图像质量。从近侧肺动脉或右心室出口的 ICE 能对远处左心耳的横截面提供更好的可视化图像。这种方式还能避免二次房间隔穿刺。

题 9 答案是 C。相比二维超声心动图,实时 3D 超声心动图在介入过程中有更高的价值,例如右心室活检,经皮二尖瓣修复,房间隔缺损或卵圆孔未闭的封堵修复。3D 视图比单独的 2D 视图能更好地确定活检钳的位置,且活检钳在多个同步平面的可视化可以精准地定位活检位置。与 2D 图像相比,3D 图像能够更好地研究二尖瓣的结构,因此在经皮二尖瓣修复规划中有显著作用。类似的,实时 3D 超声心动图可以在房间隔缺损或卵圆孔未闭的封堵手术前做精确的解剖评估,还能够在过程中定位封堵设备与其他心脏结构的关系,提高手术成功率,降低并发症的发生率。ASE 的标准和指南中列出的 3D 超声引导的经导管操作有二尖瓣钳夹,二尖瓣成形,TAVI,瓣周漏封堵,ASD 封堵,VSD 封堵,以及"推荐用于临床实践"的左心耳封堵。到目前为止,还没有证据表明在 TV 介入或 PV 介入中 3D 比 2D 更有优势,ASE 将它们列为"未研究"(表 52.1)。

表 52.1　3D 超声心动图的适用汇总

	推荐临床实践	有前景的临床研究	活跃的研究领域	未研究
左心室功能评估				
容积	✓			
形状			✓	
射血分数	✓			
不同步性			✓	
质量		✓		
右心室功能评估				
容积		✓		
形状				✓
射血分数		✓		
左心房评估				
容积			✓	
右心房评估				
容积				✓
二尖瓣评估				
解剖	✓			
狭窄	✓			
反流			✓	
三尖瓣评估				
解剖				✓
狭窄				✓
反流				✓
肺动脉瓣评估				
解剖				✓
狭窄				✓
反流				✓
主动脉瓣评估				
解剖		✓		
狭窄		✓		
反流				✓
感染性心内膜炎				✓
人工心脏瓣膜		✓		
经导管操作* 引导	✓			

* 二尖瓣夹闭,二尖瓣成形,经导管主动脉瓣植入,瓣周漏封堵,房间隔缺损封堵,室间隔缺损封堵和左心耳封堵

题10 答案是 B。二尖瓣的 3D 经食管超声心动图,最吸引人且信息量最大的视图是从心房观察到的图像(也称之为"外科手术视角")。获得该视角的方式是旋转图像使主动脉处于一个假想钟面的约 12 点钟方向,左心耳和外联合在左边,内联合处在观察者的右边(图 52.9)。后叶的三个边缘有两个凹槽,将其分割为三个称为区的部分:外侧的 P1,中间的 P2 及内侧的 P3。按照惯例,前叶对应的区域被命名为 A1、A2 和 A3,即使它的瓣膜边缘根本没有凹槽。这些凹槽是二尖瓣的正常解剖构造,它允许瓣叶在舒张时打开的更大。这种"Carpentier"分类便于分析瓣膜,是最常用的。图 52.6 中,箭头指向的是 A1 区(图 52.9)。因此选项 B 是正确的,A、C 和 D 都是错误的。

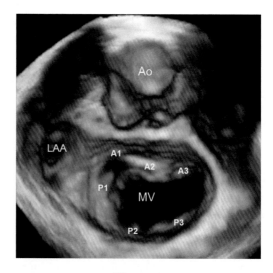

图 52.9

题 11 答案是 D。该患者有大量的环状心包积液。对于心包穿刺,上述任何一个声窗都可用于进入心包腔。声窗的选择应该基于操作者的经验。超声心动图有助于在心包穿刺过程中找出理想的进针位置并辨别穿刺针的轨迹。穿刺针的理想进入位置是胸壁上某点,在该点下液体聚积最多最贴近皮肤且远离重要组织。最常使用的是剑突下方式,一个长针头与皮肤呈 30°直接对着左肩方向穿刺。这条路径在胸膜外,避开了冠状动脉,心包及乳内动脉。其他的方式有心尖,左腋下,左胸骨旁或右胸骨旁。患者曾通过剑突下声窗进行心包穿刺,排出了 550ml 渗出的心包积液。心包积液的病因随后确定为病毒性心包炎。

题 12 答案是 D。图 52.8 中所示的 ASD,大小有 44mm×32mm。经皮 ASD 封堵的限制有:缺损的直径大于 38mm,间隔残余缘不够,以及 LA 的大小无法适应装置。Amplatzer 装置的适用大小是 4～38mm,对应房间隔缺损的直径。Gore HELEX 间隔封堵器适用于 15～35mm 的大小范围,以 5mm 大小递增。对直径大小为 44mm 的 ASD 而言,通过手术使用补片修复是唯一的选择。因此,选项 D 是正确的,A、B 和 C 错误。

（译者 孟 欣 陈 曦）

第53章

与超声心动图相关的多模态影像技术

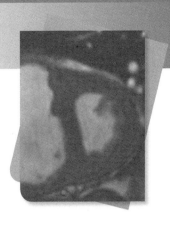

1. 患者,男性,42岁,本诊所检查血压为临界高值,最后一次常规检查显示心电图异常,遂行二维超声心动图评估左心室功能和左心室心肌重量,该检查由于声窗差有所局限。常规超声检查可识别非正常的心内膜及显著的瓣膜异常,患者行心脏MRI进一步评估(图53.1)。基于以上发现下一步最应该怎么做?

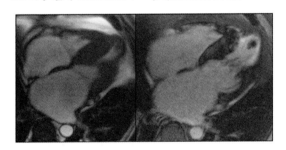

图 53.1

A. 长期抗凝治疗

B. 应用β受体阻滞剂或ACEI类药物恢复左心室功能

C. 考虑患者置入心律转复除颤器

D. 安排患者行心内膜活检

E. 安排患者行室间隔乙醇消融术

2. 患者,男性,41岁,无明显既往史,最近诊断为心房颤动。经胸超声心动图显示不明原因的右心室扩张及三尖瓣明显分流。患者行心脏MRI结果如图53.2。下列哪些选项能最好的解释这些结果?

A. 无房间隔缺损的部分型肺静脉异位引流

B. 伴房间隔缺损的部分型肺静脉异位引流

C. 埃布斯坦畸形

D. 先天性矫正型大动脉转位

3. 患者,男性,44岁,既往有明显的血脂异常,由于胸科医师为他做了CT冠状动脉血管造影。然而他的冠脉造影显示左前降支有微小病变,如图53.3显示,基于这种情况,下列哪一项心脏超声多普勒会出现异常?

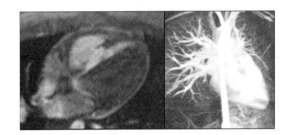

图 53.2

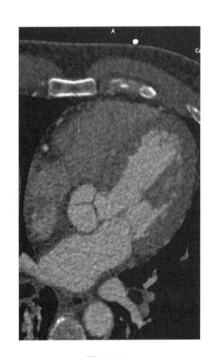

图 53.3

A. 连续波记录在收缩末期左心室流出道峰值流速加快

B. 连续多普勒显示降主动脉舒张期持续湍流的血流

C. 连续波记录在心脏收缩中期左心室流出道峰值流速加快

D. 肝静脉收缩期倒流

E. 连续多普勒记录在等容收缩期和等容舒张期出现收缩期喷射样血流

4. 患者,男性,64 岁,既往有明显的高血压及高血脂病史,非典型胸痛行冠脉 CT 造影(图 53.4),患者行多巴酚丁胺负荷超声心动图,哪一项应除外?

A. 前壁运动异常

B. 下壁运功异常

C. 下侧壁运动异常

D. 多发的左心室壁运动异常

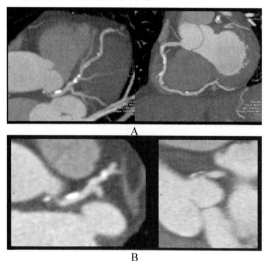

图 53.4

5. 患者,女性,29 岁,心脏 MRI 及二维超声心动图诊断为肥厚型心肌病。心脏 MRI 的图像为图 53.5。除了心脏 MRI 外,下列哪一项能够得出最相近的诊断结果?

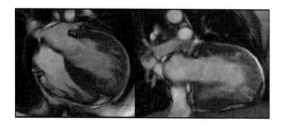

图 53.5

A. 侵入性脑室造影

B. 计算机断层扫描

C. 三维超声心动图

D. 超声造影

E. 盐水发泡超声造影

6. 患者,男性,32 岁,既往有高血压病史,健康体检时经胸超声心动图提示主动脉瓣二瓣畸形并轻度主动脉瓣关闭不全可能,行心脏 MRI。如图 53.6。脉冲多普勒

频谱从胸骨上窝处降主动脉远端 3cm 左锁骨下动脉起源处取样。下列哪项正确。

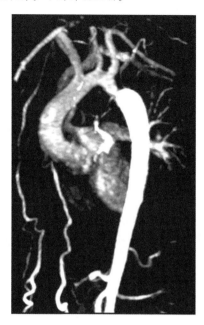

图 53.6

A. 整个心动周期的高收缩期流速(舒张末)

B. 明显舒张期反流

C. 心动周期无收缩期高速血流

D. 收缩期血流减少,峰值流速明显减低,加速减速时间延长

7. 患者,男性,51 岁,既往高血压及高血脂病史,由于胸痛行冠状动脉 CT 检查。CT 异常发现如图 53.7 提示。要通过超声心动图确诊,下一步应该是?

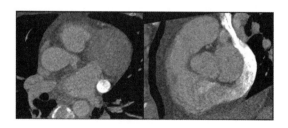

图 53.7

A. 通过外周静脉注射发泡盐水评估房间隔

B. 获取二尖瓣流入的多普勒血流速度得到诊断

C. 用连续多普勒获得三尖瓣最大血流速度

D. 左侧外周静脉注射发泡盐水并通过胸骨旁长轴切面得到图像

8. 患者,男性,60 岁,有高血压病史,由于气短行超声心动图检查,发现异常进一步行心脏 MRI 评估。获得舒张期图像(图 53.8 左)和收缩期图像(图 53.8 右)。在这些基础上,出现的异常超声心动图可能是下列哪项?

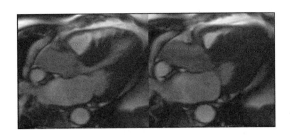

图 53.8

A. 连续多普勒记录在心脏收缩中晚期左心室流出道的峰值血流速度加快

B. 连续多普勒记录降主动脉在心脏舒张期持续的湍流

C. 血流束严重的偏心性可能因为二尖瓣反流

D. 肝静脉收缩期倒流

E. 连续多普勒显示二尖瓣压力减半时间延长且平均压差升高

9. 患者,女性,29 岁,无明显既往史,最初由于心悸和运动耐量减低就诊。超声心动图检查显示右心室轻度扩张后行心脏 MRI 检查。心脏检查结果如图 53.9。下列哪一项能够明确诊断结果?

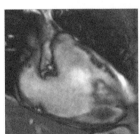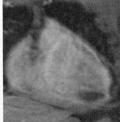
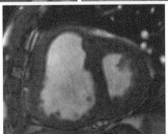

图 53.9

A. 右心室游离壁运动异常

B. 轻度的三尖瓣反流

C. 右心室压力过高

D. 三尖瓣关闭不全压力≤60mmHg 时右心室加速时间≤60ms

E. 以上都不对

10. 患者,60 岁,有高血压病史,由于呼吸困难和晕厥就诊。经胸超声心动图显示右心房大。随后行心脏 MRI(图 53.10)。超声心动图中这个患者最可能出

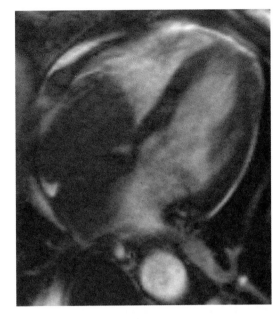

图 53.10

现的是?

A. 二尖瓣的开放间距为 0.75cm

B. 三尖瓣下的峰值流速为 2.1cm/s

C. 非正常呼吸时下腔静脉内径 1.3cm

D. 彩色多普勒示心房右向左分流

11. 患者,男性,41 岁,无明显既往史,过去几周有低热、厌食及不适。血培养显示只有链球菌增长。经胸超声心动图显示左向右分流。手术之前行冠状动脉 CT 造影(图 53.11)。主动脉瓣水平的胸骨旁短轴切面的哪个地方能发现缺损?

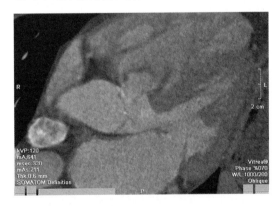

图 53.11

A. 房间隔的中部

B. 主动脉瓣 2 点钟位置

C. 主动脉瓣 10 点钟位置

D. 主动脉瓣 6 点钟位置

12. 患者,男性,59 岁,既往高血压、高血脂病史,射频消融治疗难治性心房颤动前行心脏 CT 检查。图像如

图 53.12。基于这些图像,患者经食管超声心动图会有哪些表现?

A. 左上肺静脉流速增加

B. 频谱多普勒显示左心耳最大流空速度可能<20cm/s

C. 在一个心动周期里超过 80% 的血流量至左心耳

D. 左心房血流收缩期倒流入左上肺静脉

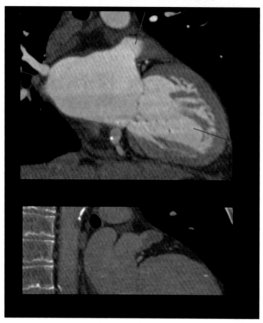

图 53.12

13. 患者,男性,55 岁,由于 ST 段明显抬高急性前壁心肌梗死行经皮冠状动脉介入术。手术 10d 后行心脏 MRI 检查,如图 53.13。超声心动图会有何表现类似于 MRI 结果?

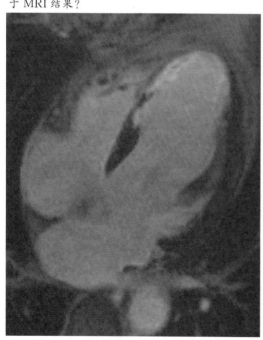

图 53.13

A. 超声造影的附壁血栓

B. 二尖瓣反流彩色充填大于左心房面积的 40%

C. 舒张末期左心室室壁厚度<0.6cm

D. 多巴酚丁胺注射后的双相反应

14. 患者,男性,51 岁,既往高血压病史,由于呼吸困难和下肢水肿行心脏 MRI 检查。得到呼气和吸气的短轴实时成像。此外,收缩期 MRI 的影像也标记出,图 53.14。最可能的超声心动图表现是?

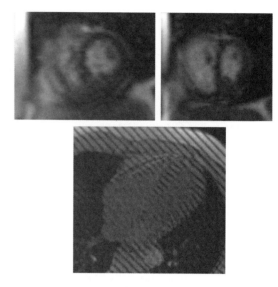

图 53.14

A. E/e′ 的比率明显升高

B. e′ 明显减少

C. 侧面 e′>间隔 e′

D. 间隔 e′>侧面 e′

15. 患者,女性,53 岁,高血压及高血脂病史,由于不典型胸痛行心肌断层显像。负荷像(顶行)和静息像(底行)如图 53.15。那么该患者最可能的超声心动图是?

A. 舒张末期左心室壁厚度<0.6cm

B. 应力峰值期间多室壁运动异常和(或)心腔扩大

C. 三尖瓣反流速度 4m/s

D. 静息下下壁运动消失

题 1 答案是 A。图像与具有广泛心尖瘢痕的心尖肥厚型心肌病(AHCM)一致。左侧的图像表明在收缩时(图 53.16,小箭头)中空闭塞。右侧的图像显示心尖显著延迟增强及心尖血栓(图 53.16,大箭头)。该患者冠状动脉 CT 血管造影仅表现为小管腔不规则变窄。

AHCM 可分为两组,单纯心尖肥厚或与室间隔肥厚共存。AHCM 的诊断标准包括非对称左心室(LV)肥厚,主要局限在左心室心尖部,根据超声心动图或磁共振成像(MRI),心尖部壁厚≥15mm 及心尖部室间隔厚度/左心室后壁厚度≥1.5 的比率。

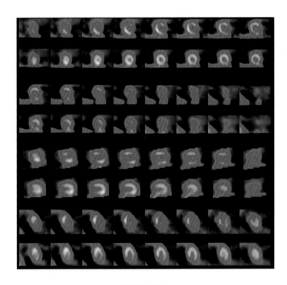

图 53.15

具有 AHCM 表现的平均年龄为(41.4±14.5)岁,最常见于男性。约 50% 的患者有症状,最常见的症状是胸痛,随后心悸,呼吸困难和晕厥。最常见的心电图异常为胸导联负向 T 波(在 93% 的患者发现)。经胸超声心动图通常是 AHCM 首诊检查;然而,在图像不满意的情况下,对比超声心动图支持此病的诊断,展示了"铲状"结构。心脏磁共振(CMR)可以作为超声心动图尚无法定论的情况下的一项诊断工具,左心室心尖随着基底前外侧游离壁是两个区域,CMR 可以在证实肥厚方面优于超声心动图。多数有心肌梗死的心尖肥厚型心肌病患者梗死部位位于心尖,其中一些是有症状的。患者可能有心尖部室壁运动减退甚至室壁瘤等室壁运动异常的超声表现。

与其他肥厚型心肌病不同的是,AHCM 的预后相对较好;然而,患有心搏骤停和非持续性室性心动过速的 AHCM 患者已预先使用 ICD。由于 MRI 显示心尖部血栓的证据,有抗凝治疗的指征,故答案 A 正确。

ACEI 和 β 受体阻滞剂不会引起肥厚型心肌病患者左心室肥厚的消失;因此,答案 B 是不正确的。β 受体阻滞剂推荐用于治疗(心绞痛或呼吸困难)的有梗阻性或非梗阻性肥厚型心肌病的成年患者的症状,但是窦性心动过缓或严重传导阻滞疾病的患者慎用。在 HCM 患者

ACEI 的使用和 LV 的储存功能是不完备的,在静息或动态下 LVOT 梗阻患者应谨慎使用,这是与 LVOT 梗阻加重的患者外周阻力下降有关。ACEI 可用于 EF 值降低的 HCM 患者。

患者没有高风险的特点;因此,没有迹象表明 ICD 置入的指征。因此,答案 C 是不正确的。此外,没有迹象表明长期抗心律失常治疗的必要。此外,这个患者已经没有任何心肌活检的必要;因此,答案 D 是不正确的。

这个 AHCM 患者由于缺乏流出道梗阻并没有室间隔乙醇消融的指征;因此,答案 E 是不正确的。室间隔乙醇消融术可以考虑用于出现严重的药物难治愈性和流出道梗阻(基于患者偏好的[2B 类])成年 HCM 患者的手术切除的替代方式。

题 2 答案是 B。 图 53.17 左侧的 MRI 图像显示病变部在房间隔,与静脉窦 ASD 并存,而右边的 MRA 图像显示部分性肺静脉回流(部分肺静脉异位引流)引流入右心房。静脉窦 ASD 患者常有部分肺静脉异位引流(研究中占 95%)。

该 PAPVR 缺陷大多数情况下是右侧,双侧是最不常见的。使用相位对比成像 MRI 计算 Qp/Qs 比值是可信的,这些值与侵入性的血氧饱和度密切相关。虽然 2D TTE 对继发孔型房缺诊断的灵敏度高(88%~99%),由于分流其敏感性显著降低。静脉窦缺损,与 ASD 的其他类型相比,在纵向平面或者内视图成像最好,充分说明了与上腔静脉的关系及确定肺静脉回流的途径。四腔心的图像清晰地显示了房间隔缺损符合 ASD;因此,答案 A 是不正确的。

Ebstein 畸形是一种罕见的先天性心脏病,活产婴儿中发病率为 1/200 000,在所有先天性心脏病病例中占<1%。Ebstein 畸形是一种三尖瓣畸形,附着在右心房室口的三尖瓣环,室间隔右心室面的三尖瓣隔瓣和后瓣下移(间隔>后>前),扩张的"房化"部分的右心室。四腔图像显示三尖瓣正常位置;因此,答案 C 是不正确的。

先天性矫正型大动脉转位是一种罕见的先天异常,是指大动脉和房室(AV)连接不一致,占<1% 心脏畸形。房室连接的不一致和心室大动脉连接的不一致表现右心室作为体循环行使功能,而左心室作为肺循环行使功能。MRA 图像显示从主动脉起源于左心室。因此,答案 D 是错误的。

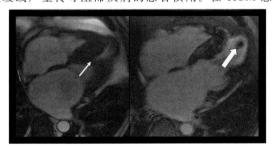

图 53.16

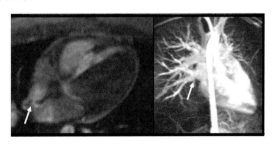

图 53.17

题 3 答案是 C。CT 图像显示左心室流出道隔膜结构（图 53.18，箭头）与主动脉瓣下狭窄一致。彩色多普勒显示与 LVOT 一致的升高的速度和在收缩中连续速度显示峰值速度的混淆显像。

主动脉瓣下狭窄占左心室流出道梗阻的 8%～20%。主动脉的连续波多普勒记录收缩期升高的主动脉射流速度是一种"固定狭窄"。此外，有五彩镶嵌样图像的流出区域指示的是湍流和高主动脉流速。LVOT 收缩晚期高速血流通常是在与动力性梗阻并存的 HOCM/SAM 中常见。降主动脉舒张期持续血流与主动脉缩窄并存，而在重度三尖瓣反流中常出现肝静脉收缩期反流。

目前针对主动脉瓣下狭窄的手术 AHA/ACC 指南如下。

Ⅰ类：

1. 建议主动脉瓣下狭窄和超声心动图-多普勒显示 LOVT 压差为 50mmHg 或平均压差 30mmHg 者行手术干预（证据级别 C）。

2. 建议主动脉瓣下狭窄压差小于 50mmHg 的或平均压差小于 30mmHg、进展的 AR、收缩末期 LV 前后径 ≥50mm 或 LV 射血分数 <55% 者行手术干预（证据级别：C）。

ⅡB类：

1. 平均梯度 30mmHg 的患者应考虑手术切除，但需要随访狭窄进展情况或 AR（证据级别：C）。

2. 压差小于 50mmHg 或平均压差小于 30mmHg 的患者在以下情况下可考虑手术切除。

a. LV 心肌肥厚是存在的（证据级别：C）。

b. 计划好妊娠的（证据级别：C）。

c. 患者计划从事艰苦的/竞技体育运动（证据级别：C）。

Ⅲ类：主动脉瓣下狭窄患者有轻微的流出道梗阻或轻度 AR 预防 AR 时不推荐手术治疗（证据级别：C）。

主动脉升高的速度，CW 记录收缩晚期峰值速度，预计将在动力性梗阻（二尖瓣/肥厚型心肌病的收缩期前向运动）相对于固定的患者出现；因此，答案 A 是不正确的。此外，主动脉瓣狭窄患者连续波多普勒 LVOT 包括 IVCT、IVRT 的时期，以及收缩期射血期；因此，答案 E 是不正确的。

重度主动脉瓣反流的患者可见连续波多普勒显示降主动脉在整个舒张期持续湍流射流。虽然，主动脉瓣下狭窄和主动脉瓣反流相关，但并不是诊断的主要因素；因此，答案 B 是错误的。最后，严重的三尖瓣反流患者可见肝静脉收缩期血流逆流；因此，答案是 E 不正确。

题 4 答案是 D。图像显示左主干狭窄中度病变开口于左前降支和右冠状动脉。随后，患者接受冠状动脉造影，确定左主干开口病变的存在。

之前的研究已经表明，预测在 DSE 多支 CAD 存在的最强的独立变量是峰值应力下收缩期室壁增厚指数

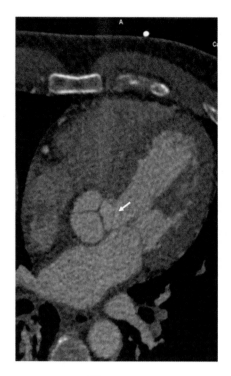

图 53.18

（WMSI）（P<0.0001）和多发血管区域壁增厚异常的存在（P=0.001）。

美国超声心动图学会建议将左心室分成 16 段模型，并在负荷超声心动图时，在应力的各个阶段及恢复阶段，每一个片段在基线水平记录一个数值。每个计分如下：1 ＝正常；2＝轻度至中度运动功能减退；3＝重度运动功能减退；4＝不能运动（无室壁增厚和偏移）和 5＝运动障碍（收缩期远离 LV 中心的自相矛盾的室壁运动）。对压力的正常反应是静息状态下正常的室壁运动，在应力状态下室壁增厚和移位增加。应力状态下的峰值 WMSI 来自于划分的 16 节段的 LV 壁节段的累积分数。

多室壁运动异常和心腔扩张，常见于多血管 CAD 的患者和应力状态下显著的缺血。此外，峰值 WMSI>1.7 已被证明是高风险患者临床预后不良的一个独立的指标。

题 5 答案是 E。图像与心室心肌致密化不全一致。目前有两套用于心肌致密化不全的诊断的标准：

1. Chin 要求胸骨旁左心室长轴，剑突下和心尖切面扫查，并且无其他心脏结构异常的情况，存在大量的和过分突出肌小梁及深的小梁陷凹。这些标准侧重于测量舒张末期隐窝的深度，并且诊断是基于从心外膜表面至小梁隐窝的距离/心外膜表面至的小梁顶端的比值≤0.5。

2. Jenni 要求的胸骨旁短轴和心尖切面扫查。需要无任何其他共存的心脏结构异常，存在大量过于突出的小梁及深的小梁陷凹。这些标准侧重的是两层结构在收缩末期的测量和诊断，如果未致密厚层/未致密薄层≥2，

且彩色多普勒分析显示心室内血液灌注小梁陷凹。虽然二维超声心动图是最常见的诊断程序,但是由于整个心肌和心内膜显影不佳及突出小梁误以为假腱索,仍有一半病例会漏诊。

致密化不全的诊断可以通过左心室造影,建立了三维超声心动图,对比超声心动图,计算机断层扫描和心脏磁共振成像来建立。

答案 E 不是一个诊断工具,可能有助于获得病理性诊断。应用盐水微泡研究来评估虽然可行但却不是最佳诊断方法。然而,在微泡通过 RV 的过程中,由于右心室心内膜形态显像更为清晰,从而怀疑心室心肌致密化不全。

题 6 答案是 D。图像与主动脉缩窄超声表现一致。该病变区域显示高速血流,并持续整个心动周期(图53.19A);然而,该区域的远端就会有延长加速和减速时间小慢波(图 53.19B);降主动脉血流反流多见于严重主动脉瓣关闭不全患者(图 53.19C)。

为临床和随访评价现行的 ACC/AHA 指南如下。

Ⅰ类　每一个患者的全身动脉高血压应该同时检测肱动脉和股动脉脉搏,以评估严重主动脉缩窄时时间和幅度上的"肱股延迟"。测量仰卧位双侧手臂(肱动脉)血压和右侧或左侧卧位下肢(腘动脉)的血压得出压差(证据级别:C)。

初始成像和 TTE 血流动力学评价,包括胸骨上窝声窗,在疑似主动脉缩窄病变时扫查(证据级别:B)。

此外,干预/外科学现行 ACC/AHA 指南如下。

Ⅰ类

在下列情况下推荐干预治疗:

· 峰-峰值缩窄梯度≥20mmHg(证据级别:C)。

· 峰-峰值缩窄梯度<20mmHg 的显著缩窄解剖成像证据与显著侧支血流的放射性证据存在(证据级别:C)。

· 经皮导管介入与缩窄手术修复的选择应该由心脏病医师、介入医师及 ACHD 中心的外科医师组成的一个团队确定(证据级别:C)。

· 经皮导管介入的适应证为复发,单纯缩窄和≥20mmHg 的峰-峰值梯度(证据级别:B)。

外科医师在 CHD 的培训和专业知识,应当履行先前修复缩窄及以下指示操作。

· 再狭窄段(证据级别:B)。

· 伴主动脉弓发育不良(证据级别:B)。

Ⅱb类

· 支架置入术治疗长段缩窄可考虑使用的,但是其疗效还没有充分证明,且长期疗效和安全性是未知的(证据级别:C)。

二叶式主动脉瓣存在>50% 主动脉缩窄的患者。

缩窄的患者(修复或未修复)应该至少有 1 项心血管MRI 或 CT 扫描以完整的评价胸主动脉和颅内血管(证

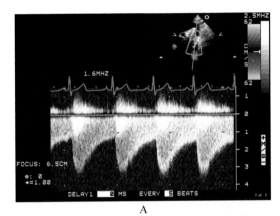

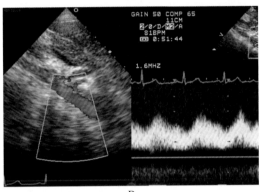

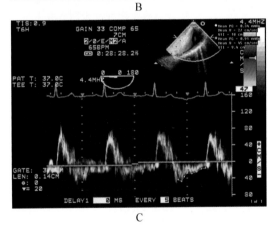

图 53.19　胸骨上窝切面降主动脉缩窄多普勒显示
　　　　病变处的双收缩期高流速,并持续整个
　　　　心动周期。降主动脉的多普勒显示小慢
　　　　波

据级别:B)。

题 7 答案是 D。图像显示扩张的冠状静脉窦(图 53.20,小箭头)和上腔静脉(SVC)引流至冠状静脉窦(图 53.20,大箭头),与永存左上腔静脉一致。通过左肘正中静脉注射生理盐水会导致在得到永存左上腔的诊断之前右心房和右心室间扩张冠状静脉窦显影。

盐水发泡试验对房间隔评价将有益于对心内分流的评价,但这幅图像并不表示心内分流,答案 A 是不正确的。二尖瓣血流可评价舒张功能,而测量三尖瓣下速度对肺动脉收缩压的估测是有用的。因此,答案 B 和 C 是不正确的。

永存左上腔是一种先天性异常的胸静脉系统疾病,由于其左上腔静脉形成 Marshall 韧带失败而发生的,约 0.4% 的一般人群中存在。在 90% 的患者中,双侧 SVC 存在。永存左上腔在冠状静脉窦和右心房引流没有明显的血流动力学后果。

盐水发泡试验用于评价心内分流;因此,答案 A 是不正确的。二尖瓣血流多普勒频谱用于舒张功能的评价,因此答案 B 是不正确的。三尖瓣 CW 最大速度的测量是用来评估右心室收缩压和肺动脉狭窄的情况下肺动脉压力的;因此,答案 C 是不正确的。

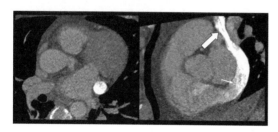

图 53.20

题 8 答案是 A。图像显示收缩期和舒张期心脏五腔 MRI 图像。此外,患者被指出有不对称的室间隔肥厚(小箭头)和收缩期二尖瓣前向运动(图 53.21,大箭头)。

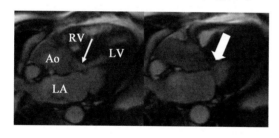

图 53.21

图像与动态性左心室流出道(LVOT)梗阻和收缩期二尖瓣前向运动(SAM)一致。SAM 是由左心室流出道血流对二尖瓣的虹吸作用引起的。二尖瓣前叶的前向运动幅度与左心室流出道速度及左心室流出道的二尖瓣前叶和流动方向之间的夹角成正比,瓣叶靠近间隔,左心室流出道压差的虹吸作用造成瓣叶进一步前移。此外,瓣叶的前移导致收缩期心脏瓣膜瓣叶不能完全闭合,导致二尖瓣关闭不全。

采用二尖瓣前瓣在左心室流出道的异常运动持续时间来确定压力梯度的大小应用于 SAM 分级。

左心室流出道收缩中期的峰值流速被认为是阻碍(如主动脉瓣狭窄);因此,答案 A 正确。答案 C 出现于主动脉缩窄。答案 D 出现于严重的三尖瓣反流,答案 E 出现在二尖瓣狭窄。

题 9 答案是 E。图像表明右心室的血栓(图 53.22,小箭头)沿着一个 D 形膈膜(图 53.22,大箭头)与右心室压力增大一致。患者被指出有大范围的双侧主肺动脉肺栓塞(PE)(未显示)。

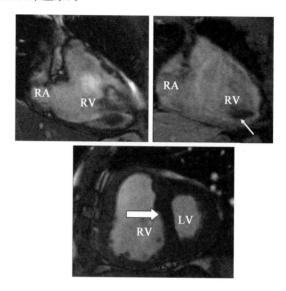

图 53.22

右心室(RV)游离壁无运动伴随着右心室顶点的正常运动,也称之为麦康奈尔现象,先前已经注意到具有非常高的急性肺栓塞的特点。此外,这也标志着不存在慢性肺动脉高压。然而,最近的研究已经表明,RV 区域运动异常表现不能作为急性 PE 和 RV 梗死的区分标志。

轻度三尖瓣关闭不全(TR)可见于各种不同的临床疾病,因此不能用来确立诊断。此外,RV 超负荷的迹象,也见于其他情况,包括慢性肺动脉高压。最后,所谓 60/60 征(RV 加速时间≤60ms 和 TR 压力梯度≤60mmHg)反映增加的动脉血管阻力和出现异常的急性肺栓塞及慢性肺高压。

虽然麦康奈尔现象和 60/60 规则对于急性肺栓塞的确诊有较高特异性,用于临床评估时,却没有一个能明确支持诊断结果。

题 10 答案是 B。MRI 的四腔心图像显示右心房一个大的块状影通过三尖瓣(图 53.23,大箭头)突出(图 53.23,大箭头)。此外,一个较小的块状影(图 53.23,小箭头)出现在左心房。MRI 还显示,该患者有明显肿大的淋巴结(未示出)。活检结果证实为非霍奇金淋巴瘤。

肿块还会导致由右心房流入右心室的血流受阻、导致右心房及右心室的平均压力梯度升高。由于三尖瓣的正常峰值血流速度<1m/s,而已知的峰值速度显著升高,这是与狭窄继发梗阻相一致的。因此,答案 B 是正确的。随后的右心房压力升高,会导致下腔静脉扩张。常规下腔静脉内径约 1.3cm,深吸气末估计右心房压力为 3mmHg,使得答案 C 不正确。这些图像是不符合重度二尖瓣关闭不全(收缩期瓣尖间距>0.7cm)或与房水平右

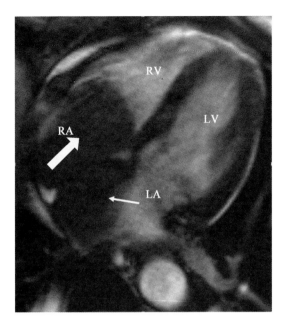

图 53.23

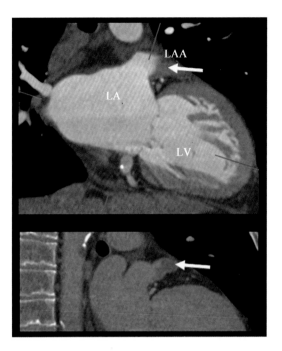

图 53.25

向左分流相一致,然而左心房容积正常。因此,答案 A 和 D 是不正确。磁共振检查发现肿块后,与肿块完全消除对化疗起效需 5 个月时间。

题 11 答案是 C。心脏五腔 CT 图像显示左心室流出道和右心室之间有缺陷(图 53.24,箭头),与室间隔膜部缺损 (VSD)是一致的。患者被指出有大的异物附着到 VSD (未看到的图像)的右心室侧。胸骨旁主动脉瓣短轴观,使膜型(10′)与干下型(2′)的室间隔缺损得以区分。房间隔缺损患者的房缺危害是可以预计的。

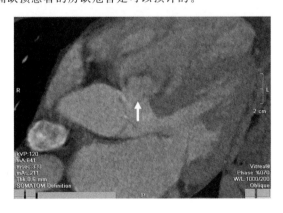

图 53.24

题 12 答案是 B。图像显示左心耳处存在充盈缺损 (LAA)(图 53.25,箭头)在初始注入造影剂以及延迟后显像(2min 后),可以证实左心耳血栓的存在。患者左心房血栓被指出已经严重降低排空及左心耳内附属物灌注速度(<20cm/s 与正常患者的 50cm/s)。另外,左心耳内持续减少的血流量也意味着血栓在左心耳。因此,答案 C 不正确,因为它表明长期血流持续时间。肺静脉内持

续增加的流速预示着肺静脉狭窄,这可能是肺静脉狭窄的并发症之心房颤动,且以上所提供的图像没有能证明这一点的。肺静脉内收缩时的逆流被认为是由于严重的偏心性二尖瓣关闭不全,而这一点也未在图像中给予描绘。收缩期肺静脉内的逆流与严重的二尖瓣关闭不全相关联,增加的流速被认为是在患者的肺静脉狭窄、同时超过 80% 的流量流经左心耳,这在心动周期中被认为是正常的,且不与左心耳血栓相关联,使得答案 A,C 和 D 不正确。

题 13 答案是 C。四腔心脏 MRI 图像表现出心肌大面积延迟增强涉与左心室心尖(图 53.26,箭头)大面积透壁心肌梗死一致。

延迟增强的程度已被证明能够预测病变心肌将来能否再灌注,透壁的患者 75% 或更大的程度有复苏的可能性<10%。舒张末期<0.6cm 的室壁厚度预示低灌注的可能性。

没有证据证明这一图像中有附壁血栓,在这个图像中附壁血栓将显示为黑色,因此,答案 A 不正确。反流束面积充盈左房腔>40% 的二尖瓣关闭不全被认为是重度二尖瓣关闭不全,未在该图像显示出。两相的心脏反应表明低剂量多巴酚丁胺剂量改善不断恶化的心室收缩功能,多巴酚丁胺剂量效应表现于缺血的但存活的心肌。两相的反应已被证明预测复苏后血管再生。图像符合透壁的心肌梗死;因此,两相的反应不会出现在这个患者。

题 14 答案是 D。平静呼吸短轴实时 MR 图像显示(图 53.27 呼气在左边,吸气在右边),这证明显著室间隔反向运动(图 53.27,箭头)。此外,收缩时标记磁共振图像展示不运动。

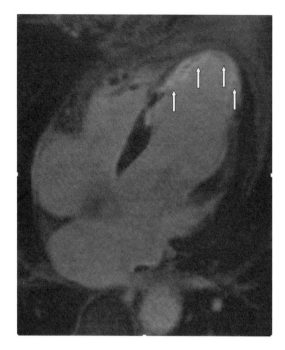

图 53.26

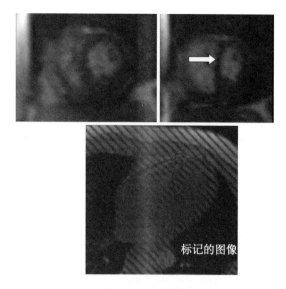

图 53.27

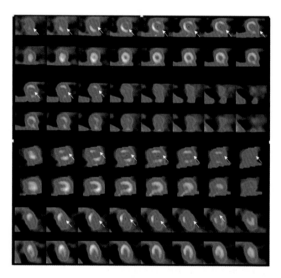

图 53.28

这些图片符合缩窄性心包炎。在缩窄性心包炎,整个心脏运动被心包约束,导致显著室间隔运动的呼吸依赖性。吸气时,左心室增加流量室间隔向右侧运动;由于上述依赖性,呼气时间隔向左移动(室间隔弹跳,箭头)。在 MRI 上短轴实时显示室间隔反向运动以前已经用于诊断缩窄性心包炎。此外,缺乏滑动标记磁共振成像也被用于缩窄性心包炎的诊断。患者的缩窄性心包炎有正常 E′与室间隔 E′>侧壁,即所谓的二尖瓣环缩窄。通常,侧壁 E′大于间隔 E′。

显著升高 E/E′比指出,在个体 LVEDP 升高;因此,答案 A 不正确。显著减少 E′被认为是在限制型心肌病,而不是缩窄性心包炎。

题 15 答案是 B。这些图像显示静息状态下心肌灌注。然而,最明显的灌注缺损是下侧壁和基底(图 53.28,箭头)。此外,短暂性脑缺血扩张(TID)在压力方面符合严重压力诱导缺血。心导管证实 CAD 负荷加重。基于这些图像,最好的答案是 B。最有可能出现超声心动图多室壁运动异常和(或)心腔扩张。

此前研究表明,对 DSE 在预测多支 CAD 存在最强的独立变量是收缩期室壁增厚指数(WMSI),峰值应力($P<0.0001$)和室壁增厚异常多血管区域的存在($P=0.001$)。

心肌梗死患者舒张末期左心室壁厚度<0.6cm 预示病变心肌预后不良,血管再生少。基于正常灌注,答案 A 和 D 的可能性更小,因此不正确。三尖瓣反流流速 4m/s 预示严重肺动脉高压患者。重症患者肺动脉高压时常有显著右心室核素显像(继发于右心室肥大)和(或)D 形室间隔,在该案例中不存在这种情况,因此答案 C 不正确。

(译者　孙　超　王　晶)

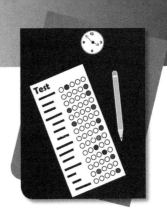

附录

学习经验和策略

本书对成功通过 ASCeXAM 全国超声心动图成人和小儿心血管专业考试的本科生和大专生进行了大量的调研,并将他们在考试复习准备中认为最有用的学习经验和方法做出归纳总结,并在本书做出详尽的介绍。

每个人应该根据自己的知识水平和要求,选择合适的辅导材料,体验模拟测试环境(本书含有模拟测试部分),通过了解自身的弱项和不足从而清楚自己真正需要掌握和学习的知识内容。我们真诚希望您在超声心动图的继续教育培训过程中发现本书的价值。

教科书

现已出版的很多超声心动图的教科书和手册等,它们会对你通过考试进行复习准备有所帮助。

许多教材还提供带有动态图像的 DVD 配套资料。这些资料涵盖了从基本的解剖到复杂先天性心脏病的临床病例,图像资料不仅详尽且很容易理解。这些教科书都由世界知名超声心动图专家撰写,他们中许多也是本书的撰稿人之一,在 ASE、ACC 和 AHA 等知名杂志发表过关于诊断和管理规范标准的操作指南。如果可能的话,强烈建议考生考试前仔细浏览阅读本书附带的每个视频资料。编者认为,应该先复习侧重于临床应用的基础理论章节,基本原理和方法等章节内容会一直贯穿于学习末期,这是大多数备考者认为值得采纳的一个有创造性和激励效果的复习方法。

经常回顾并摘录出学习资料中的重点,如心室舒缩功能异常疾病、限制性心脏疾病对全身系统的影响等,都是重要的知识点。对考生而言,这些摘录出来的重点是考试涉及的内容,对考生顺利通过考试是有益的。

值得注意的是,有些章节需要读者慢慢"咀嚼"而不是走马观花。这些地方的每个段落每个句子都饱含有价值的信息,对解答问题有很大帮助。而有些章节可快速阅读,可能还会轻松愉悦。还有些章节对超声心动图技术的优点进行了深度剖析,如三维超声心动图,应变成像,心脏再同步评价和心肌造影灌注等,有的则在超声二维成像、M 超成像、多普勒检查方法和技术方面做了更详细的讨论。还有些章节则专注于血管成像和其他一些新技术。

大多数教科书对超声成像基本原理的叙述大同小异,读者只需选择一种教材即可。基本原理应该掌握,有

助于理解超声心动图的临床应用,甚至可能是解答考题的依据。

根据你的兴趣和临床专业要求,可以阅读心血管超声方面更专业的专著。

以下是一些较新的超声心动图专业分类的推荐目录。

1. 三维超声心动图
2. 经食管超声心动图
3. 围术期超声心动图
4. 冠脉血管疾病的超声心动图
5. 急救和监护室超声心动图
6. 小儿和成人先天性心脏病超声心动图
7. 胎儿超声心动图
8. 造影超声心动图

多项选择题参考书和 CD

多项选择题参考书和 CD 是为读者准备的非常方便也容易理解的在线材料,附带的动态视频都是高清晰图像,播放操作相对简单方便。这些是纸质版教材以外的补充资料,对于那些忙于临床工作而没有过多时间阅读纸质读物的应试者是非常有价值的。

编者调查得到考生普遍反映,考试复习材料的难度高低变化幅度很大,难以把握。但总体认为,ASCeXAM 考试难度最大,是那些心血管超声心动图专业知识很全面扎实的精英们进行的水平测试。编者认为,适当难度的复习材料让考生充分复习并进行答题训练,答题正确率与考试通过率比例相似(75%～85%),然而即使正确率接近 100%,但在 ASCeXAM 这样难度水平的考试中却表现不佳。

复习课程

参加复习课程的学员都认为这些课程很有价值,特别喜欢 ppt 的授课形式(或类似),提高学员学习的兴趣和积极性有利于持续学习和继续教育。注意参加该类课程前,要确定课后视频课件是否能自由浏览、查阅。

ASE(美国超声心动图学会)指导

学员可在 ASE 主页(http://www.asecho.org/clinical-information/guidelines-standards/)浏览目录,这是您

进行心脏学临床实践培训的工具,也是超声心动图学会对您学习的潜在指导。

讲座

各大学网址和 YouTube 主页均提供系列精彩的先进技术的讲座,值得那些准备选择超声心动图专业的人点击链接在线学习。

（译者　朱　霆）